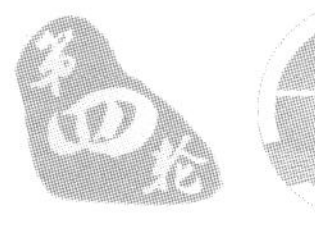
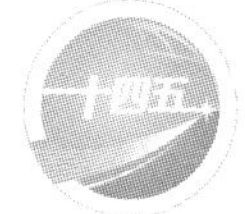

国家卫生健康委员会“十四五”规划教材
全国高等中医药教育教材
供中西医临床医学专业用

中西医结合儿科学

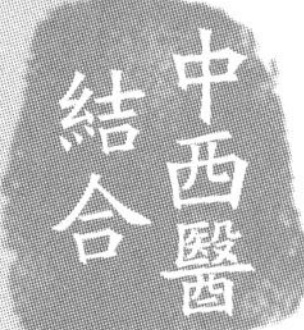

第3版

主　编　吴力群
副主编　任献青　孙丽平　薛　征　张　涤　张雪荣
主　审　丁　樱
编　委（以姓氏笔画为序）
艾　斯（福建中医药大学附属人民医院）
史艳平（西安交通大学附属儿童医院）
任献青（河南中医药大学第一附属医院）
刘　英（江西中医药大学）
孙丽平（长春中医药大学附属医院）
孙香娟（成都中医药大学附属医院）
李　岚（浙江中医药大学附属第一医院）
李伟伟（广西中医药大学第一附属医院）
李江全（南京中医药大学第一附属医院）
杨　阳（贵州中医药大学第一附属医院）
杨　艳（青海大学医学院）
吴力群（北京中医药大学东方医院）
吴振起（辽宁中医药大学附属第二医院）
张　涤（湖南中医药大学第一附属医院）
张桂菊（山东中医药大学）
张雪荣（湖北中医药大学附属医院）
陈晓刚（广州中医药大学第一附属医院）
俞　建（复旦大学附属儿科医院）
姜永红（上海中医药大学附属龙华医院）
梅　花（内蒙古医科大学附属医院）
韩耀巍（天津中医药大学第一附属医院）
燕小宁（山西中医药大学）
薛　征（上海中医药大学附属市中医医院）
薛小娜（北京中医药大学东方医院）
秘　书　李　文（上海中医药大学附属龙华医院）

人民卫生出版社
·北　京·

图书在版编目（CIP）数据

中西医结合儿科学/吴力群主编. -- 3版. -- 北京：人民卫生出版社，2025. 2. -- ISBN 978-7-117-37361-6

Ⅰ. R72

中国国家版本馆CIP数据核字第2025YT3346号

人卫智网	www. ipmph. com	医学教育、学术、考试、健康，购书智慧智能综合服务平台
人卫官网	www. pmph. com	人卫官方资讯发布平台

中西医结合儿科学

Zhongxiyi Jiehe Erkexue

第3版

主　　编：吴力群
出版发行：人民卫生出版社（中继线 010-59780011）
地　　址：北京市朝阳区潘家园南里19号
邮　　编：100021
E - mail：pmph @ pmph. com
购书热线：010-59787592　010-59787584　010-65264830
印　　刷：人卫印务（北京）有限公司
经　　销：新华书店
开　　本：850×1168　1/16　**印张**：26
字　　数：681千字
版　　次：2012年5月第1版　2025年2月第3版
印　　次：2025年2月第1次印刷
标准书号：ISBN 978-7-117-37361-6
定　　价：88.00元

打击盗版举报电话：010-59787491　E-mail：WQ @ pmph. com
质量问题联系电话：010-59787234　E-mail：zhiliang @ pmph. com
数字融合服务电话：4001118166　E-mail：zengzhi @ pmph. com

数字增值服务编委会

主　编　吴力群

副主编　任献青　孙丽平　薛　征　张　涤　张雪荣

主　审　丁　樱

编　委　（以姓氏笔画为序）

艾　斯（福建中医药大学附属人民医院）
史艳平（西安交通大学附属儿童医院）
任献青（河南中医药大学第一附属医院）
刘　英（江西中医药大学）
孙丽平（长春中医药大学附属医院）
孙香娟（成都中医药大学附属医院）
李　岚（浙江中医药大学附属第一医院）
李伟伟（广西中医药大学第一附属医院）
李江全（南京中医药大学第一附属医院）
杨　阳（贵州中医药大学第一附属医院）
杨　艳（青海大学医学院）
吴力群（北京中医药大学东方医院）
吴振起（辽宁中医药大学附属第二医院）
张　涤（湖南中医药大学第一附属医院）
张桂菊（山东中医药大学）
张雪荣（湖北中医药大学附属医院）
陈晓刚（广州中医药大学第一附属医院）
俞　建（复旦大学附属儿科医院）
姜永红（上海中医药大学附属龙华医院）
梅　花（内蒙古医科大学附属医院）
韩耀巍（天津中医药大学第一附属医院）
燕小宁（山西中医药大学）
薛　征（上海中医药大学附属市中医医院）
薛小娜（北京中医药大学东方医院）

秘　书　霍婧伟（北京中医药大学东方医院）

修订说明

为了更好地贯彻落实党的二十大精神和《"十四五"中医药发展规划》《中医药振兴发展重大工程实施方案》及《教育部 国家卫生健康委 国家中医药管理局关于深化医教协同进一步推动中医药教育改革与高质量发展的实施意见》的要求，做好第四轮全国高等中医药教育教材建设工作，人民卫生出版社在教育部、国家卫生健康委员会、国家中医药管理局的领导下，在上一轮教材建设的基础上，组织和规划了全国高等中医药教育本科国家卫生健康委员会"十四五"规划教材的编写和修订工作。

党的二十大报告指出："加强教材建设和管理""加快建设高质量教育体系"。为做好新一轮教材的出版工作，人民卫生出版社在教育部高等学校中医学类专业教学指导委员会、中药学类专业教学指导委员会、中西医结合类专业教学指导委员会和第三届全国高等中医药教育教材建设指导委员会的大力支持下，先后成立了第四届全国高等中医药教育教材建设指导委员会和相应的教材评审委员会，以指导和组织教材的遴选、评审和修订工作，确保教材编写质量。

根据"十四五"期间高等中医药教育教学改革和高等中医药人才培养目标，在上述工作的基础上，人民卫生出版社规划、确定了中医学、针灸推拿学、中医骨伤科学、中药学、中西医临床医学、护理学、康复治疗学 7 个专业 155 种规划教材。教材主编、副主编和编委的遴选按照公开、公平、公正的原则进行。在全国 60 余所高等院校 4 500 余位专家和学者申报的基础上，3 000 余位申报者经教材建设指导委员会、教材评审委员会审定批准，被聘任为主编、副主编、编委。

本套教材的主要特色如下：

1. 立德树人，思政教育　教材以习近平新时代中国特色社会主义思想为引领，坚守"为党育人、为国育才"的初心和使命，坚持以文化人，以文载道，以德育人，以德为先。将立德树人深化到各学科、各领域，加强学生理想信念教育，厚植爱国主义情怀，把社会主义核心价值观融入教育教学全过程。根据不同专业人才培养特点和专业能力素质要求，科学合理地设计思政教育内容。教材中有机融入中医药文化元素和思想政治教育元素，形成专业课教学与思政理论教育、课程思政与专业思政紧密结合的教材建设格局。

2. 准确定位，联系实际　教材的深度和广度符合各专业教学大纲的要求和特定学制、特定对象、特定层次的培养目标，紧扣教学活动和知识结构。以解决目前各院校教材使用中的突出问题为出发点和落脚点，对人才培养体系、课程体系、教材体系进行充分调研和论证，使之更加符合教改实际、适应中医药人才培养要求和社会需求。

3. 夯实基础，整体优化　以科学严谨的治学态度，对教材体系进行科学设计、整体优化，体现中医药基本理论、基本知识、基本思维、基本技能；教材编写综合考虑学科的分化、交叉，既充分体现不同学科自身特点，又注意各学科之间有机衔接；确保理论体系完善，知识点结合完备，内容精练、完整，概念准确，切合教学实际。

4. 注重衔接，合理区分　严格界定本科教材与职业教育教材、研究生教材、毕业后教育教材的知识范畴，认真总结、详细讨论现阶段中医药本科各课程的知识和理论框架，使其在教材中得以凸显，既要相互联系，又要在编写思路、框架设计、内容取舍等方面有一定的区分度。

5. 体现传承，突出特色　本套教材是培养复合型、创新型中医药人才的重要工具，是中医药文明传承的重要载体。传统的中医药文化是国家软实力的重要体现。因此，教材必须遵循中医药传承发展规律，既要反映原汁原味的中医药知识，培养学生的中医思维，又要使学生中西医学融会贯通；既要传承经典，又要创新发挥，体现新版教材“传承精华、守正创新”的特点。

6. 与时俱进，纸数融合　本套教材新增中医抗疫知识，培养学生的探索精神、创新精神，强化中医药防疫人才培养。同时，教材编写充分体现与时代融合、与现代科技融合、与现代医学融合的特色和理念，将移动互联、网络增值、慕课、翻转课堂等新的教学理念和教学技术、学习方式融入教材建设之中。书中设有随文二维码，通过扫码，学生可对教材的数字增值服务内容进行自主学习。

7. 创新形式，提高效用　教材在形式上仍将传承上版模块化编写的设计思路，图文并茂、版式精美；内容方面注重提高效用，同时应用问题导入、案例教学、探究教学等教材编写理念，以提高学生的学习兴趣和学习效果。

8. 突出实用，注重技能　增设技能教材、实验实训内容及相关栏目，适当增加实践教学学时数，增强学生综合运用所学知识的能力和动手能力，体现医学生早临床、多临床、反复临床的特点，使学生好学、临床好用、教师好教。

9. 立足精品，树立标准　始终坚持具有中国特色的教材建设机制和模式，编委会精心编写，出版社精心审校，全程全员坚持质量控制体系，把打造精品教材作为崇高的历史使命，严把各个环节质量关，力保教材的精品属性，使精品和金课互相促进，通过教材建设推动和深化高等中医药教育教学改革，力争打造国内外高等中医药教育标准化教材。

10. 三点兼顾，有机结合　以基本知识点作为主体内容，适度增加新进展、新技术、新方法，并与相关部门制定的职业技能鉴定规范和国家执业医师（药师）资格考试有效衔接，使知识点、创新点、执业点三点结合；紧密联系临床和科研实际情况，避免理论与实践脱节、教学与临床脱节。

本轮教材的修订编写，教育部、国家卫生健康委员会、国家中医药管理局有关领导和教育部高等学校中医学类专业教学指导委员会、中药学类专业教学指导委员会、中西医结合类专业教学指导委员会等相关专家给予了大力支持和指导，得到了全国各医药卫生院校和部分医院、科研机构领导、专家和教师的积极支持和参与，在此，对有关单位和个人表示衷心的感谢！为了保持教材内容的先进性，在本版教材使用过程中，我们力争做到教材纸质版内容不断勘误，数字内容与时俱进，实时更新。希望各院校在教学使用中，以及在探索课程体系、课程标准和教材建设与改革的进程中，及时提出宝贵意见或建议，以便不断修订和完善，为下一轮教材的修订工作奠定坚实的基础。

人民卫生出版社

2023 年 3 月

前　言

为进一步深化高等中医药教育教学改革，以教材建设推动人才培养和高校科技创新，根据广大院校要求，我们在全国高等中医药教育教材建设指导委员会的组织规划下，组织全国相关院校20余位专家编写了全国高等中医药教育（本科）国家卫生健康委员会“十四五”规划教材《中西医结合儿科学》（第3版）。本教材继承上一版的基本编写理念和特点，并在编写中注重突出中西医结合优势及思政教育。

本教材分总论、各论两部分，共20章。总论有5章，内容包括中医儿科学基础、西医儿科学基础、中西医结合儿科学发展概要、儿科思政教育概要、儿科人文关怀与医患沟通。各论有15章，介绍了儿科病症的诊治，病种涉及新生儿疾病、呼吸系统疾病、心血管系统疾病、消化系统疾病、泌尿系统疾病、造血系统疾病、神经系统疾病、小儿常见心理障碍、内分泌系统疾病、变态反应性疾病及风湿性疾病、营养障碍性疾病、感染性疾病、寄生虫病、危急重症、其他病症，共60余种。为坚定信念，在实践中更好地推进儿童健康服务，本教材根据时代及学科发展增加了“儿科思政教育概要”章节，同时增加了“腺样体肥大”“慢性咳嗽”“矮小症”“呼吸衰竭”等儿科临床常见病的诊治介绍。根据相关最新的指南和进展，更新了病名、诊断标准、治疗方案等，如“注意缺陷与多动障碍”更新为“注意缺陷多动障碍”，“免疫性血小板减少性紫癜”更新为“原发免疫性血小板减少症”。全书涵盖了中西医结合儿科的基本知识点和中西医结合执业医师资格考试的儿科部分内容。书中多采用表格、病因病机示意图等，直观性更强；设有知识链接、知识拓展等内容和重要疾病的经典医案分析，以便学生理解；设有数字课程，包括教学幻灯片、某些典型病例图片、复习思考题等，扩展、延伸并丰富了学习内容。附录附有儿科血液一般检测正常值，计划免疫程序，常见急性传染病的潜伏期、隔离期和检疫期；并在书末附有英汉医学名词对照与索引，方剂汇编。

本书编写过程中，参考了上版教材及相关教材与专业著作。在编写中力求彰显中医传统特色，发扬中西医结合优势，注重继承性与创新性结合，科学性与实用性并重。

本教材主要适合高等学校中西医临床医学专业学生使用，也可供从事中西医结合儿科的临床工作者和研究者阅读，并可作为中西医结合医师资格考试的复习辅导用书。

本教材在编写过程中得到各位编委以及编委所在院校的大力支持，凝聚了全国中医药教育教学工作者的集体智慧。在此，谨向所有在本书编写过程中给予帮助和支持的院校领导和参编人员致以诚挚的感谢！

本书的参编人员为全国相关医学院校有多年中西医结合临床和教学经验的专家，在编写过程中力求精益求精。书中或有不足之处，希望各院校师生及广大读者提出宝贵意见，以便进一步修订和完善。

编者

2024年3月

目 录

总 论

各　论

总　论

笔记栏

第一章
中医儿科
学基础
PPT 课件

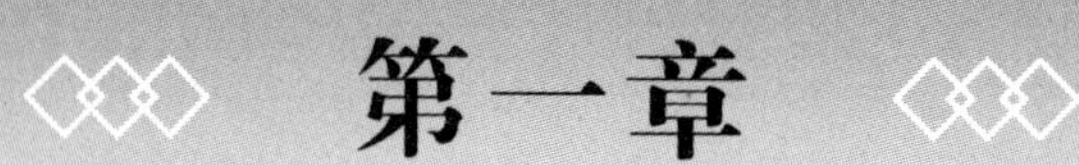

第一章

中医儿科学基础

学习目标

1. 掌握中医儿科学在各个历史时期的重大学术进步及其对中医学术发展的影响；掌握小儿中医生理、病理特点；掌握以望诊为主，四诊合参的儿科诊法要领；掌握儿科外治治法的操作及适应证。

2. 熟悉各个历史时期对中医儿科学有突出贡献的医家及其学术观点、学术著作；熟悉儿科四诊的内容及诊查方法，儿科常用辨证方法；熟悉儿科治法应用特点，儿科常用内治治法。

3. 了解中医儿科学形成与发展简史；中医儿科的代表人物及他们的学术思想、主要著作；了解儿科诊法的应用特点。

第一节　中医儿科学发展简史

中医儿科学是以中医学理论为指导，以中药、推拿、针灸等治疗方法为手段，研究自胎儿至青少年时期的生长发育、生理病理、喂养保健、疾病防治和康复的一门临床学科，是中医学的一个重要组成部分，其发展可划分为四个阶段。

一、远古至南北朝的萌芽期

早在商代就有甲骨文记载了一些儿科病名及疾病，如“龋”“蛊”等。西周《周礼·地官·大司徒》记载，在安养百姓，使之繁衍生息的“保息六政”中，将“慈幼”作为首项，说明当时对抚养小儿已经极为重视。西汉马王堆出土的《五十二病方》有“婴儿病痫”“婴儿瘛”的记述。《汉书·艺文志》载有“妇人婴儿方”19 卷，是早期的妇儿科方书。史书中明确记载儿科医生则始见于《史记·扁鹊仓公列传》：“扁鹊……来入咸阳，闻秦人爱小儿，即为小儿医。”《隋书·经籍志》记载南北朝的医药书中专门列出儿科、产科等医事分科，同时也出现了小儿医学专著，如王末钞的《小儿用药本草》2 卷、徐叔响的《疗少小百病杂方》37 卷等。这个时期出现了最早的儿科医案记载，如西汉名医淳于意（仓公）曾以下气汤治小儿“气鬲病”，东汉名医华佗曾以四物女宛丸治小儿“下利病”。

《黄帝内经》不仅建立了指导临床各科的中医理论体系，还提出了小儿生长发育、体质特点，先天因素致病、部分儿科疾病的诊治及预后判断等，如《灵枢·逆顺肥瘦》指出婴儿的生理特点是“肉脆血少气弱”；如《素问·通评虚实论》中的“乳子而病热，脉悬小者何如？岐伯曰：手足温则生，寒则死。”为中医诊法及预后判断的内容。《伤寒杂病论》建立的辨证论治体系，对后来儿科辨证体系的形成有重要影响。

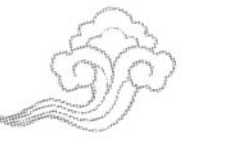

二、隋代至宋代的形成期

隋唐时期，政府在太医署内专设少小科，促进了儿科学专业的发展。隋代巢元方主持编撰《诸病源候论》，其中论小儿杂病诸候6卷255候。该书提出了"不可暖衣……宜时见风日……常当节适乳哺"等正确的小儿护养观，对中医儿童保健学的形成具有重要指导作用。唐代孙思邈的《备急千金要方》首列"少小婴孺方"2卷，收录儿科用方300余首，将儿科病分为9门进行论述。我国现存最早的儿科专著《颅囟经》，流行于唐末宋初，提出婴幼儿体属"纯阳"的观点，论述小儿脉法及惊、痫、癫、疳、痢、火丹等疾病的证治。

钱乙是北宋最享盛名的小儿医，人称"儿科之圣""儿科鼻祖"，专注儿科40余年，学术造诣精湛。《小儿药证直诀》3卷传世，相传是其学生阎孝忠整理。他师法仲景，首创五脏辨证。总结出小儿面部望诊的实践经验，如"目内证""面上证"。概括小儿体质的特点为"脏腑柔弱""易虚易实，易寒易热"。重视小儿脾胃病的调理，提出"疳皆脾胃病"的著名论点。对儿科四大要证（痧、痘、惊、疳）的认识有较为详细的记载，区别麻疹、天花、水痘等出疹性疾病。对惊风和癫痫做出明确的鉴别，指出癫的特征为"口作五畜声"；把惊风分成急惊和慢惊，提出急惊用凉泻、慢惊用温补的治疗大法。善于化裁古方，创制新方，如异功散、七味白术散、六味地黄丸、泻白散、导赤散等，许多方剂至今为临床各科广泛应用。

北宋时期，天花、麻疹等时疫流行，名医董汲擅用寒凉法治疗，总结撰成《小儿斑疹备急方论》，记载了用白虎汤、青黛、大黄等方药的治疗经验，是为天花、麻疹类专著之始。南宋刘昉等编著《幼幼新书》40卷，是当时世界上最完备的儿科学著作。《小儿卫生总微论方》明确指出新生儿脐风撮口是由于断脐不慎所致，提出戒用冷刀断脐，主张用烙脐饼子按脐烧炙脐带，再以封脐散裹敷，预防脐风。南宋陈文中著《小儿痘疹方论》《小儿病源方论》等，主张固养小儿元阳，以擅用温补扶正见长，对于痘疹类时行疾病因阳气虚寒而产生的逆证，擅用温补托毒救急。

三、元代至中华人民共和国成立前的发展期

到金元时期，以金元四大家为首的百家争鸣，对中医儿科学发展推动极大。如刘完素主张用辛凉苦寒、泻热养阴法治疗小儿热病；张从正善用攻下法治热性病；李杲重视调理脾胃；朱震亨认为小儿"阳常有余，阴常不足"，以养阴见长。元代曾世荣所著《活幼口议》《活幼心书》论述小儿常见疾病辨证分类，详论初生诸疾，并归纳惊风"四证八候"，提出镇惊、截风、退热、化痰治法，立琥珀抱龙丸、镇惊丸等方，沿用至今。

明代薛铠、薛己父子曾著《保婴撮要》，包括小儿各科病证221种，医案1 540则。其治脾宗陈文中而偏温；治肾既宗钱乙养元阴，又效陈文中温元阳。脏腑、经络辨证用药，内治、外治、手术兼施，对中医小儿外科专科形成做出了重大贡献。

明代名医万全，著儿科专著《幼科发挥》《育婴秘诀》《片玉心书》等，提出"预养以培其元""胎养以保其真""蓐养以防其变""鞠养以慎其疾"的"育婴四法"；系统总结"阳常有余、阴常不足""肝常有余、脾常不足""心常有余、肺常不足""肾常虚"即"三有余、四不足"学说；且临证尤重脾胃。

清代夏禹铸著《幼科铁镜》，认为"有诸内而形诸外"，主望面色、审苗窍辨别脏腑寒热虚实，尤重儿科推拿。《医宗金鉴·幼科心法要诀》是清政府组织编写的儿科专书，适用于临床和教学。吴灿《济婴撮要》17卷，搜集了多种儿科著作，撮其精要对小儿病的诊治、推拿法及辨证治疗等做了归纳整理。谢玉琼的《麻科活人全书》详细阐述了麻疹各阶段及合并症的辨证与治疗，根据麻疹"喘而无涕，兼之鼻扇"的症状提出了"肺炎喘嗽"的病名。王清任的《医

笔记栏

林改错》记载了小儿的解剖学资料，明确提出“灵机记性不在心在脑”的观点，阐述了活血化瘀治法在紫癜、疳证、痞块等儿科病证中的应用。清代儿科名家陈复正著《幼幼集成》，倡导指纹诊法，以“浮沉分表里，红紫辨寒热，淡滞定虚实”和“三关测轻重”概括了指纹诊法的方法和辨证纲领。

吴瑭明确提出“小儿稚阳未充，稚阴未长者也”的生理特点；易于感触、易于传变的病理特点；“稍呆则滞，稍重则伤”的用药特点。论小儿温病，六气病因，三焦分证，治病求本，与叶天士的卫气营血辨证学说相辅相成。

明清时期，天花、麻疹等时疫流行，大量麻痘专著问世。俞茂鲲《痘科金镜赋集解》记载在明隆庆年间，宁国府太平县的人痘接种法已盛行各地，后流传至俄罗斯、朝鲜、日本、土耳其及欧洲、非洲的其他一些国家，成为世界免疫学发展的先驱。

四、中华人民共和国成立后的新时期

中华人民共和国成立后，国家十分重视儿童健康，在党和政府的政策支持下，在现代科学技术突飞猛进的学术氛围中，中医儿科学也进入了快速发展的新时期。20 世纪 50 年代，开始推进现代中医中等及高等教育，特别是四大中医院校的建立，开始了中医学包括中医儿科学在内的本科教育。20 世纪 70 年代，开始中医儿科学硕士生教育，80 年代开始中医儿科学博士生教育。20 世纪末有了中医学博士后，2017 年开始增设了中医儿科学本科专业教育。大批高级人才的培养，使中医儿科队伍的素质不断提高，成为学科发展的有力保证。

在预防医学方面，我国古代养胎、护胎的经验得到总结推广，对促进优生发挥了积极作用。通过孕妇服药预防新生儿胎黄、胎怯等的发病，取得了创新成果。对体弱儿童辨证给药，调整体质，增强脏腑生理功能，降低反复呼吸道感染发病率，减少哮喘、肾病综合征等疾病的反复发作。中药保健药品、保健食品、保健用品的开发应用，在增强体质、保护易感儿、降低发病率方面发挥了积极作用。

在临床医学方面，更有较多进展。如应用小儿暑温理论指导流行性乙型脑炎的辨证论治，降低了病死率和后遗症发生率；应用胎怯理论指导低出生体重儿的治疗。对哮喘、肺炎喘嗽、泄泻、癫痫、胎黄等儿科常见病的研究不断深入；对厌食、儿童注意缺陷多动障碍、病毒性心肌炎、皮肤黏膜淋巴结综合征、传染性单核细胞增多症等疾病的辨证论治总结了规律；对肾病综合征、维生素 D 缺乏性佝偻病、新生儿硬肿症等疾病的中西医结合治疗研究取得成果。一批儿科新剂型药物，如口服液、注射液等投入临床使用。在临床科研中引进各种实验手段，证实了中医药的临床疗效，说明了药效学原理，而且为进一步提高疗效、筛选方药、改革剂型等提供了科学的方法，加快了中医儿科学现代化发展的进程。

第二节　小儿生理病理特点

一、小儿生理特点

关于小儿生理特点，古代医家论述甚多，可归纳为“脏腑娇嫩，形气未充”“生机蓬勃，发育迅速”两个方面。

1. 脏腑娇嫩，形气未充　小儿出生之后，五脏六腑都是娇柔嫩弱的，其形态结构、四肢百骸、筋骨肌肉、气血津液、气化功能都是不够成熟和相对不足的。清代吴瑭在前人基础上，将之归纳为“稚阳未充，稚阴未长”，逐渐形成“稚阴稚阳”理论。“阴”是指体内精、血、津液

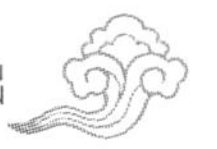

等物质;"阳"是指体内脏腑功能与活动,"稚阴稚阳"说明小儿无论在物质基础还是生理功能上,都是幼稚和不完善的。

2. 生机蓬勃,发育迅速　小儿在形体发育、动作功能、智力发育及脏腑功能活动上不断地迅速向成熟和完善发展的动态变化,理论上用"纯阳"来概括。所以"纯阳"是指小儿在生长过程中,表现为生机旺盛、蓬勃发展的状态,好比旭日之初升,草木之方萌,蒸蒸日上,欣欣向荣,并非说正常小儿是有阳无阴或阳亢阴亏之体。

二、小儿病理特点

由于小儿的生理特点,决定了小儿的病理演变与成人不尽相同。全面认识小儿的病理特点,有助于正确把握儿科疾病的辨证论治规律及预后转归。

1. 发病容易,传变迅速　发病容易是指小儿容易感受病邪而发病。小儿脏腑娇嫩,对疾病的抵抗力较差,加之幼儿寒暖不能自调,乳食不知自节,故在外易为六淫所侵,在内易为饮食所伤,加之胎产禀赋因素,是故小儿较成人易于患病。

小儿肺常不足,肌肤疏薄,腠理不密,加之调护失当,外邪易从口鼻而入,以致肺气失宣,易发感冒、咳嗽等病证。小儿脾常不足,运化失司,易致疳证、食积、泄泻等。小儿肾常虚,易因先天元精不足罹患解颅、胎怯胎弱、五迟五软等疾,亦可由脾胃摄取不足,影响肾藏精、主骨生髓功能,而致佝偻病患。

传变迅速是指小儿在疾病过程中容易发生转化,变化多端,其主要表现为"易虚易实""易寒易热"。易虚易实,是指小儿患病邪气易实,而正气易虚。实证往往迅速转化为虚证,或转为虚实并见;虚证往往兼见实象,出现错综复杂的证候。如感受外邪,化热伤津,炼液为痰,痰热闭阻肺络,发生肺炎喘嗽之实证;肺气闭阻,心血运行不畅,出现心阳虚衰、阳气外脱之虚证;先有脾胃不足,又内伤乳食,发生脾虚兼乳食积滞之虚实夹杂之证。易寒易热,是指因小儿为稚阴稚阳之体,患病后不但寒证易于转化为热证,也容易从热证转化为寒证。如表寒证疏解不及时,风寒可迅速化热入里,或致阳热亢盛,热盛生风;急惊风之实热证,可因正不胜邪而瞬间出现面色苍白、脉微肢冷等虚寒危象。

2. 脏气清灵,易趋康复　小儿发病容易,传变迅速,寒热虚实错综复杂,但小儿体禀纯阳,生机蓬勃,精力充沛,组织再生和修补的过程较快,且病因比较单纯,疾病过程中情志因素干扰和影响相对较少,所以一般较成人治疗反应灵敏,预后好。正如《景岳全书·小儿则》所言,"其脏气清灵,随拨随应,但能确得其本而撮取之,则一药可愈,非若男妇损伤,积痼痴顽者之比。"

第三节　中医儿科诊法概要

儿科疾病的诊查,当望、闻、问、切四诊合参。因闻诊诊查范围有限,婴幼儿不会叙说病情,较大儿童的主诉也不一定准确可靠,切脉按诊易因小儿啼哭叫闹而受到影响,故历来儿科医家在四诊中最为重视望诊。

一、望诊

望诊分整体望诊和分部望诊两个部分。整体望诊:望神色、望形态;分部望诊:审苗窍、辨斑疹、察二便、察指纹。

1. 望神色　包括望精神状态和面部气色。神是脏腑气血精津阴阳是否充足、和调的外

笔记栏

在表现，望神包括望精神、意识、体态、面目等。主要辨得神与失神。若形体壮实，动作灵活自如，睡眠二便如常，表情活泼，反应灵敏，面色红润光泽，目睛明润灵动，呼吸平顺调匀，语声啼哭清亮，是为得神，表现正气尚充，脏腑功能未衰，无病或病轻。若形体羸弱，精神萎靡不振，反应迟钝，动作迟缓或不由自主，表情淡漠，哭笑反常，面色晦暗，目睛呆滞不活，呼吸浅弱或气促不匀，寡言声轻含糊或惊啼谵语，是为失神，表现正气不足，脏腑功能衰败，病重或病危。

望色主要望面部气色。中国小儿的常色为色微黄，透红润，显光泽。面部气色有五色之偏，所主证候各有区别。

面色赤，多为热证，又有表、里、实、虚之分。外感热证，表热常见面红目赤，恶寒发热；里热常见面赤气粗，高热烦渴；虚热常见潮热颧红，低热绵延。小儿也有因衣被过暖、活动过度、日晒烤火、啼哭不宁等原因而面红者，不属病态。

面色黄，如非常色者，多为虚证、湿证。黄疸属湿证，黄而鲜明如橘色是湿热；黄而晦暗如烟熏是寒湿。面色萎黄，是脾胃气虚；面黄浮肿，是脾虚湿滞。

面色白，多为虚证、寒证。面白少华，唇舌淡白，多为血虚；阵阵面白，啼哭不宁，常为中寒腹痛；突然苍白，肢冷汗出，多是气阳暴脱；若小儿少见风日，面肤白皙，又当别论。

面色青，多见于惊风、寒证、痛证、血瘀证。惊风欲作或已作，常见眉间、鼻梁淡青，唇周、爪甲青紫，是为肝风。寒证分虚实，青灰晦暗为阳气虚，乍青乍白为里寒甚。痛证色青多见于腹部中寒，常伴啼哭不宁。血瘀证色青见口唇青紫、面色青灰，乃心阳不振，血脉瘀阻。

面色黑，主虚寒证、水饮证、血瘀证。若因经常日晒风吹，肤色红黑，不属病态。

2. 望形态　指望形体和望姿态。通过神、色、形、态的望诊，可以初步推断病证的性质。

形，指形体、外形，包括头囟、躯体、四肢、肌肤、筋骨、指趾等。凡小儿身高正常，胖瘦适中，皮肤柔嫩，肌肉壮实，筋骨强健，身材匀称，毛发黑泽，是先天禀赋充足、发育营养良好的外形表现；若形体矮小，肌肉瘠薄，筋骨不坚，毛发稀细萎黄，是先天禀赋不足、后天调养失宜的发育营养不良表现。头大囟开，颈不能举，常为肾虚水积之解颅；鸡胸龟背，筋弱肢软，多为肝肾亏虚之证；面浮肢肿，按之凹陷，是为水湿潴留；形体肥胖，躯脂满盈，是为痰湿郁滞；皮肤松弛，肌肉不实，是为脾胃气虚；肌肤干瘦，肤色苍黄，是为气血两虚；四肢枯细，肚腹膨大，是为脾虚夹积。

态，指动静姿态，反映人体脏腑阴阳总体的平衡协调状态。凡坐卧不宁，烦闹不安，是肝阳心火内盛；嗜卧少坐，懒动无力，乃阳虚阴寒内盛。身体蜷缩，喜偎母怀，常为风寒外感；仰卧伸足，揭衣弃被，常为热势炽盛。鼻煽气喘，端坐难卧，是肺气上逆；喘促气短，动则喘甚，是肺脾气虚或肾不纳气。俯卧抚腹，睡卧不安，多是积滞腹痛；身振目直，四肢抽搐，是为肝风。

3. 审苗窍　苗窍指五官九窍。舌为心之苗，肝开窍于目，肺开窍于鼻，脾开窍于口，肾开窍于耳及前后二阴。脏腑病变，多在苗窍上有所反映。

（1）察舌

舌体：正常小儿的舌体灵活，大小适中，伸缩自如。小儿舌常伸出口外，久不回缩，称为吐舌；舌反复伸出舐唇，旋即回缩，称为弄舌。吐舌常因心脾有热，弄舌可为惊风先兆，两者又皆可见于先天禀赋异常、智能低下者。

舌质：正常舌质淡红而润。舌质淡白为气血虚亏，舌质绛红为热入营血，舌红质干为热伤阴津，舌质紫暗为气血瘀滞。舌起粗大红刺，状如草莓，称草莓舌，常见于猩红热、川崎病。

舌苔：正常小儿舌苔薄白，新生儿舌红无苔和乳婴儿的乳白苔，均属正常舌苔。舌苔白腻为寒湿内滞或食积内停；舌苔黄腻为湿热内蕴或食积化热。舌苔花剥，经久不愈，状如地

图，多为胃之气阴不足所致。若舌苔厚腻垢浊不化，伴便秘腹胀者，称“霉酱苔”，为宿食内停，中焦气机阻滞。小儿常有因服药、进食而染苔者，不可误认为病苔。

（2）察目：黑睛等圆，目珠灵活，目光有神，眼睑开合自如，是为肝肾精血充沛。眼睑浮肿，是风水相搏；眼睑开合无力，是元气虚惫；寐时睑开不闭，是脾虚之露睛；寤时睑不能闭，是肾虚之睑废；目眶凹陷，啼哭无泪，是阴津大伤。两目呆滞，转动迟钝，是肾精不足；两目直视，瞪目不活，是肝风内动。白睛发黄，是湿热熏蒸；目赤肿痛，是风热上攻；瞳孔散大，对光反射消失，是正气衰亡。

（3）察鼻：鼻塞流清涕，为外感风邪；鼻流黄浊涕，为风热客肺；长期鼻流浊涕，气味腥臭，为肺经郁热；鼻衄鲜血，为肺热迫血妄行；鼻孔干燥，为肺热伤阴；鼻翼扇动，气急喘促，为肺气闭郁。

（4）察口：包括察唇、口腔、齿龈、咽喉。

唇色淡白为气血亏虚，唇色淡青为风寒束表，唇色红赤为热，唇色红紫为瘀热互结。环口发青为惊风先兆；面颊潮红，唯口唇周围苍白，是猩红热征象。

口腔内黏膜色淡为虚为寒，黏膜色红为实为热。口腔破溃糜烂，为心脾积热；口内白屑成片，为鹅口疮。上下臼齿间腮腺管口红肿如粟粒，按摩腮部无脓水流出者为痄腮，有脓水流出者为发颐。

齿为骨之余，龈为胃之络。牙齿萌出延迟，为肾气不足；齿衄龈痛，为胃火上冲；寐中龂齿，是肝火内亢或脾虚；牙龈红肿，是胃热熏蒸。

外感时咽红为风热，色淡多风寒。喉核红肿，多为肺胃热结；喉核溢脓，是热壅肉腐；喉核大而不红，是为肥大，多为阴伤瘀热未尽或脾虚痰阻。咽喉部有灰白色假膜，拭之不去，重擦出血，常为白喉。

（5）察耳：注意耳之外形、颜色、有无分泌物及耳后有无臖核（淋巴结）等。此外，临床应结合具体病情察看耳部相关的症状和体征。

（6）察二阴：主要观察前后二阴的外观和颜色。如男孩前阴阴囊紧致沉着为健康少病之征，而阴囊松弛颜色变浅则可为病态等。

4. 辨斑疹　斑疹均见于肌肤，是全身性疾患反映于体表的征象，在儿科较为常见。通过色泽、分布部位、出没时间及出没顺序规律等来进行临床辨病和辨证。斑者，点大成片，形态大小不一，色红或紫，一般不高出皮面，摸之不碍手，压之不退色；疹者，点小量多，高出皮面，摸之碍手，压之退色。斑常见于紫癜、疫疹等；疹常见于出疹性温热病，如麻疹、风痧、丹痧、奶麻等。

疹有疱疹、丘疹，以疹内是否有液体而区分。疱疹内液色清，见于水痘；疱疹内液混浊，见于脓疱疮。丘疹细小暗红，先稀后密，面部尤多，常见于麻疹；疹细稠密，色如玫瑰，热退出疹，常见于奶麻；疹点稀疏，色泽淡红，身热不甚，常见于风痧；肤红如锦，稠布疹点，身热舌绛起红刺，常见于猩红热；斑丘疹大小不一，如云出没，瘙痒难忍，常见于荨麻疹。

5. 察二便　主要察二便的次数、量、颜色、性状、气味等。临床要了解婴幼儿正常粪便的特点，才能判断是否为异常粪便。因喂养方式不同，婴幼儿时期正常粪便的特点不一。母乳喂养儿大便呈卵黄色，偶带绿色，稍有酸臭气，稠度均匀。牛乳、羊乳喂养为主者，大便色淡黄，质较干硬，有臭气。小儿饮食过渡到与成人相同时，大便亦与成人相似。小儿正常小便色淡黄而清。小便清澈量多为寒，包括外感寒邪或阳虚内寒；小便色黄量少为热，包括邪热伤津或阴虚内热。尿色红或镜检红细胞增多为尿血，可由多种病证引起，大体鲜红为血热妄行，淡红为气不摄血。

6. 察指纹　指纹为食指桡侧的浅表静脉。婴幼儿皮肤薄嫩，络脉易于显露，故儿科对

笔记栏

于3岁以下小儿常以察指纹作为望诊内容之一。

指纹分三关，自虎口向指端，第1节为风关，第2节为气关，第3节为命关(图1-1)。

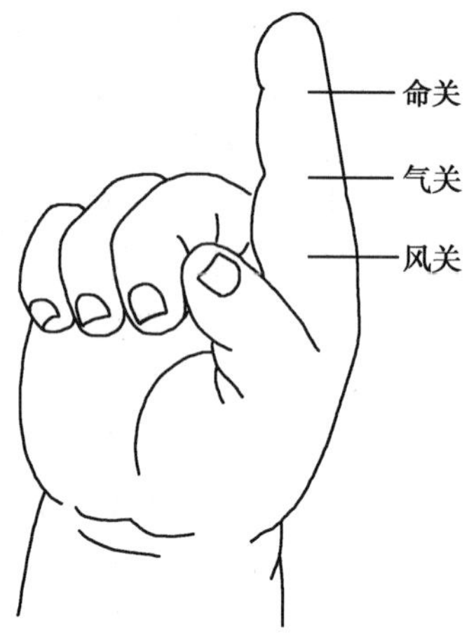

图1-1　婴儿指纹三关图

察指纹时要将小儿抱于光亮处，医生用左手食指、中指固定患儿腕关节，拇指固定其食指末端，用右手拇指在小儿食指桡侧命关向风关轻轻推几次，使指纹显露。

正常小儿的指纹大多淡紫隐隐而不显于风关以上。

指纹辨证纲要，可以归纳为“浮沉分表里，红紫辨寒热，淡滞定虚实，三关测轻重”。浮，为指纹浮现，显露于外，主病邪在表；沉，为指纹沉伏，深而不显，主病邪在里。纹色鲜红浮露，多为外感风寒；纹色紫红，多为邪热郁滞；纹色淡红，多为内有虚寒；纹色青紫，多为瘀热内结；纹色深紫，多为瘀滞络闭，病情深重。指纹色淡，推之流畅，主气血亏虚；指纹色紫，推之滞涩，复盈缓慢，主实邪内滞，如食积、痰湿、瘀热等。纹在风关，示病邪初入，病情轻浅；纹达气关，示病邪入里，病情较重；纹进命关，示病邪深入，病情加重；纹达指尖，称透关射甲，则可能提示病情危重。但需注意到，指纹诊应当结合患儿无病时的指纹状况，以及患病后的其他各种临床表现，全面加以分析，才能准确辨证。

二、闻诊

闻诊是医生运用听觉、嗅觉诊察病情的方法。听声音包括听小儿的啼哭、呼吸、咳嗽、言语等，嗅气味包括嗅口气、大小便气味等。

1. 听声音　是指听小儿啼哭、语言、咳嗽、呼吸等可闻之声，从而辨别病情。儿科闻声音的基本内容与成人相一致，而以啼哭声与呼吸声的闻诊最为重要。

(1) 听啼哭声：啼哭是婴儿的语言，有属生理表现的，也有表示身体某种不适的，还有表现各种病态的。小儿啼哭，有声有泪，哭声洪亮，一日数次，属正常。小儿由于饥饿思食、尿布浸湿、包扎过紧等护理不当亦可啼哭不安，故小儿啼哭不一定都是因为疾病。如果啼哭声尖锐、忽然惊啼、哭声嘶哑、大哭大叫不止，或啼声细弱无力而呻吟者，多提示病态，必须详加诊断。

(2) 听呼吸声：正常小儿呼吸平稳、均匀，声音轻柔。呼吸气粗急促，是肺气失肃；气急鼻煽，多为肺气闭郁；气喘痰鸣，为痰壅气道；鼻息稍促，张口呼吸，可能为鼻塞；呼吸急迫，面青不咳，须防喉风；呼吸声弱，是为肺气虚弱。

(3) 听咳嗽声：有声无痰为咳，有痰无声为嗽，有痰有声为咳嗽。咳嗽声重，鼻塞流涕，多为外感风邪，涕清多风寒，涕浊为风热；干咳无痰，咳声稍嘶，为燥热伤津；咳声重浊，痰多喉鸣，为痰浊阻肺；咳声嘶哑如犬吠，须防喉风、白喉类疫毒攻喉；久咳声哑，为肺阴耗伤；久咳声轻无力，为肺气虚弱；久咳而发作时连咳难止，面红目赤，气急呛咳，涕泪皆出，咳毕回声、作吐，日轻夜重，是为顿咳。

(4) 听言语声：正常小儿的言语声应当清晰，语声有力。妄言乱语，语无伦次，声音粗壮，称为谵语，多属热扰心神或邪陷心包；语声重浊，伴有鼻塞，多为风寒束肺；语声嘶哑，呼吸不利，多为毒结咽喉。小儿惊呼尖叫，多为剧痛、惊风；喃喃独语，多为心虚、痰阻。

2. 嗅气味　嗅气味包括小儿口中之气味及大小便、呕吐物等气味，是临床诊察疾病的一个重要环节。

正常小儿口中无臭气。口气臭秽，多属脾胃积热；口气酸腐，多属乳食积滞；口气腥臭，

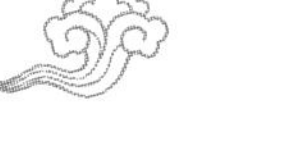

有血腥味，多系血证出血；口气腥臭，咳痰脓血，常为肺热肉腐。

大便臭秽为肠腑湿热，大便酸臭为伤食积滞，便稀无臭为虚寒泄泻。小便臊臭短赤多为湿热下注膀胱，小便少臭清长多为脾、肾二脏虚寒。矢气频作臭浊者，多为肠胃积滞。

三、问诊

儿科问诊通常以询问患儿亲属或保育者为主，年龄较大的患儿也可以作为问诊的对象，但对其所诉是否可靠要加以分析。

1. 问一般情况　包括姓名、性别、年龄、民族、家长姓名、家庭住址、病史陈述者等。其中年龄一项，新生儿应问明出生天数；2 岁以内的小儿应问明实足月龄；2 岁以上的小儿，应问明实足岁数及月数。了解患儿的实际年龄便于判断其生长发育状况，计算体重、饮食量、用药量等。

2. 问个人史　询问胎次、产次，是否为足月产，是顺产还是难产，出生时情况，出生体重等，必要时还要询问母亲孕期情况、家族中遗传病史等。喂养史包括婴儿期喂养方法、添加辅食情况、平时饮食习惯、起病前有无进食不洁饮食或其他特别饮食等。生长发育史包括小儿体格发育、智能发育方面的各项重要指标。预防接种史指接受预防接种的情况，与传染病的诊断关系密切。

3. 问病情　包括询问疾病的症状及持续时间、病程中的变化、发病的原因及治疗情况等。除对主症及伴发症状的询问外，还应注意患儿的饮食、二便、睡眠情况等。主要询问内容可归纳为：一问寒热，二问其汗，三问头身，四问胸腹，五问饮食，六问睡眠，七问饥渴，八问溲便，九问旧病，十问遗传。

四、切诊

切诊是医生用手指切按患者体表以诊察疾病的方法。切诊包括按诊和脉诊两部分，都应在尽可能使患儿安静的状态下进行。

1. 按诊　按诊包括按压和触摸头囟、颈腋、四肢、皮肤、胸腹等。

（1）按头囟：小儿囟门逾期不闭，是肾气不充，发育欠佳；囟门不能应期闭合，反而开大，头缝开解，是为解颅。囟门凹陷，名曰“囟陷”，常为津液亏损，阴伤欲竭；囟门高凸，名曰“囟填”，常为邪热炽盛，肝火上炎。

（2）按颈腋颏下：颈项腋部触及小结节，质稍硬不粘连，是为臖核。臖核触痛，属痰热壅结之臖核肿痛；连珠成串，质地较硬，推之不易移动者，可能为痰核内结之瘰疬。

（3）按四肢：四肢厥冷，多属阳虚；尺肤灼热，多属热证；四肢挛急抽掣，属于惊风；四肢细弱无力，属于痿病。

（4）按皮肤：了解寒、热、出汗情况。肤冷多汗，为阳气不足；肤热无汗，为热盛表束；手足心灼热，为阴虚内热。肌肤肿胀，按之随手而起，属阳水水肿；肌肤肿胀，按之凹陷难起，属阴水水肿。

（5）按胸腹：胸骨前突为鸡胸，脊柱后突为龟背，均因先天不足、后天调养失宜所致。

小儿腹部应当柔软温和，不胀不痛。左胁肋下按及痞块，属脾大；右胁肋下按及痞块，明显增大，属肝大。腹痛喜按，按之痛减者，多属虚属寒；腹痛拒按，按之痛剧者，多属实属热。腹部触及包块，在左下腹如腊肠状者常为粪块；在右下腹如圆团状者常为肠痈；大腹触及包块，推之不散者常为肠结；大腹触及包块，按摩可散者常为虫瘕。腹部胀满，叩之如鼓者为气胀；叩之音浊，随体位移动者为水臌。

2. 脉诊　小儿脉诊，一般用于 3 岁以上儿童。低龄儿童寸口脉位短，切脉时可以用“一

笔记栏

指定三关"法，即以医生右手的示指或者拇指指腹按于患儿寸口部切脉。

正常小儿脉象平和，较成人软而稍数。年龄越小，脉搏越快。若因活动、啼哭等而使脉搏加快，不可认作病态。

儿科基本脉象，分浮、沉、迟、数、有力、无力六种。浮脉主表证，沉脉主里证，迟脉主寒证，数脉主热证，有力主实证，无力主虚证，六种脉象可以兼见。

第四节　中医儿科辨证概要

儿科常用辨证方法，自钱乙提出肝主风、心主惊、脾主困、肺主喘、肾主虚的五脏辨证纲领之后，历代不断应用和发展。目前，儿科常用辨证方法有八纲辨证、脏腑辨证、卫气营血辨证。近年来体质辨识在儿科辨证中也起到了重要的作用。

一、八纲辨证

八纲辨证是辨证的总纲。通过四诊收集的资料，可归纳分析而概括为表、里、寒、热、虚、实、阴、阳八类证候，用以表示疾病的部位、性质及小儿体质强弱和病势的盛衰，这种分析疾病的方法为八纲辨证。八纲辨证可用于各类儿科外感热病和内伤杂病的辨证。治疗大法的选择，如解表治里、祛寒清热、补虚泻实、调和阴阳等，都需要在八纲辨证的基础上确定。

二、脏腑辨证

脏腑辨证，是运用脏象学说的理论，对患儿的病证表现加以归纳，以辨明病变所在脏腑及其性质的辨证方法。脏腑辨证以五脏、六腑、奇恒之腑的生理功能、病理特点为临床分析辨证的依据。

肺与大肠相表里、脾与胃相表里、肝与胆相表里、心与小肠相表里、肾与膀胱相表里，因此，在儿科临床上，脏腑辨证是杂病辨证的基本方法，即使在外感辨证中也时常应用，被认为是儿科最为重要的辨证方法之一。

三、卫气营血辨证

卫气营血辨证，是清代温病学家叶桂在《黄帝内经》《伤寒论》有关论述的基础上，创造性地提出的温病辨证方法，属于病机辨证的范畴。小儿为稚阴稚阳之体，易受温热病邪侵袭，故各种温病在儿科发病率高。卫气营血辨证是小儿温病病机辨证的基本方法。

卫分证是温热病邪侵袭肌表，卫气功能失常所表现的证候。气分证是温热病邪内传脏腑，邪实正盛，正邪剧争，阳热亢盛的里热证。营分证是温热病邪内陷的严重阶段，病位多涉及心与心包络。血分证是温热病由营分进一步发展至血分的深重阶段。

第五节　中医儿科治法概要

小儿疾病的治疗方法与成人基本相同，但由于儿童这一具体对象和儿科疾病的特点，在治法选用、给药剂量、给药方法等许多方面，都具有与成人不同的特点。

一、治法特点

1. 治法选用　临床应根据病证特点及患儿的个体情况选择合适的治法。中药内服是

儿科应用最多的治法，其中汤剂因吸收迅速、药物加减灵活而最为常用；中成药，尤其是新型中成药制剂，具有贮存方便、便于小儿服用的特点。药物外治使用简便，用于辅治或主治部分病证有良好的效果。推拿疗法、艾灸疗法不受条件限制，无痛苦、无损伤，较易为患儿所接受。针刺疗法用于儿科，应选用适合小儿的针刺手法，如采用多针、浅刺疾出的针法。

2. 中药用法　儿科应用中药，要因人、因病、因时，选择内服汤剂、不同剂型中成药、药物外治法，或单用，或合用，择优选用。例如，对于发热患儿的治疗，一般以汤剂疗效最好，若患儿呕吐而无法服药可改为直肠给药，如需应急或当同时补液可用静脉给药，伴昏迷者可鼻饲给药等。

小儿汤剂的煎服方法，一般与成人相同。但小儿服药量需比成人少。汤剂处方用药总量，一般新生儿用成人量的 1/6，乳婴儿用成人量的 1/3，幼儿及幼童用成人量的 1/2～2/3，学龄儿童用成人量。

汤剂的药液总量，要根据年龄大小来调整，一般新生儿 30～50ml，婴儿 60～100ml，幼儿及学龄前儿童 150～200ml，学龄儿童 200～250ml。每日服药次数，按照患儿每次服药量和病情特点灵活掌握，可分 3～5 次不等。

二、内治治法

儿科常用内治治法有以下各种。

1. 疏风解表法　具有发汗解肌、疏风透疹、透邪外出作用的治法，用于外邪犯表的证候。

2. 宣肃肺气法　具有宣发、肃降肺气，恢复肺正常呼吸功能的治法，用于肺失宣肃的证候。

3. 燥湿化痰法　具有调脾化湿、祛除痰饮、分清别浊作用的治法，用于湿浊痰饮的证候。

4. 清热解毒法　具有清热泻火、凉血解毒、清解里热作用的治法，用于里热实证的证候。

5. 通腑泻下法　具有通便下积、攻逐水饮、荡涤实热作用的治法，用于里实积聚的证候。

6. 消食导滞法　具有消乳化食、消痞化积、通导积滞作用的治法，用于乳食积滞的证候。

7. 活血化瘀法　具有疏通血脉、消除瘀积作用的治法，用于血脉瘀滞的证候。

8. 安神开窍法　具有安神定志、镇惊宁心、通窍开闭作用的治法，用于神志不宁、窍闭神昏的证候。

9. 祛风息风法　具有祛风通络、平肝息风作用的治法，用于风邪留络、肝风内动的证候。

10. 收敛固涩法　具有止汗敛肺、涩肠缩尿、固摄精津作用的治法，用于气血精津外泄的证候。

11. 补益健脾法　具有补益脾气、温补脾阳作用的治法，用于脾虚证候。

12. 扶元补肾法　具有滋阴填精、温壮元阳、补肾固本作用的治法，用于肾虚证候。

13. 挽阴救阳法　具有增液挽阴、益气回阳、救逆固脱作用的治法，用于气阳阴津衰竭的证候。

三、药物外治

儿科常用药物外治法有以下各种。

1. 贴敷疗法　是将药物熬制成膏药、油膏，或将药物加赋形剂做成药饼，或用自然薄形药源、人工加工制作得到的药膜，贴敷在施治部位的治疗方法。贴敷疗法是中医学最早的外治法之一，具有清热解毒、消痈散结、活血生肌、舒筋通络、化痰平喘、温中健脾、摄涎敛汗等各种功效，不仅可以治疗局部病变，还可治疗全身疾患，如小儿痄腮、遗尿、泄泻、哮喘等均可

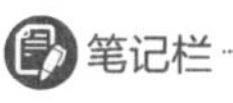
笔记栏

配合使用。

2. 熏洗疗法　是将药物煎成药液，熏蒸、浸泡、洗涤、沐浴患者局部或全身的外治法。熏洗疗法用于治疗局部、全身的多种疾病。熏洗法是借热力将药物作用于局部，促使局部的气血畅达、腠理疏通而起到散寒止痛、止痒、疹毒外透等作用，多用于小儿出疹性疾病、皮肤病证及局部肿胀疼痛等病证，如用苦参、生百部、明矾、白蒺藜、白鲜皮、蛇床子、蝉蜕等煎汤趁热熏洗，可治各型荨麻疹。

3. 热熨疗法　是将药物或适当辅料（如盐、生姜等）经加热处理后，对机体局部进行熨敷的治疗方法，具有温中散寒、畅通气机、镇痛消肿的作用，广泛用于治疗疼痛诸证。如炒热食盐熨腹部，治疗腹痛。

4. 涂敷疗法　是将药物制成药液，或调制成药糊、药泥等剂型，涂抹、湿敷于体表局部或穴位处的治疗方法。如用鲜马齿苋、青黛、紫金锭等，任选一种，调敷于腮部，治疗痄腮；用吴茱萸粉涂敷于足底涌泉穴，治疗滞颐；也可用其他解毒散结的药涂敷患处治疗淋巴结肿大等。

5. 药袋法　是将药物研末，装袋制成香囊佩挂于小儿胸前，或做成药枕当枕头，或做成肚兜系于腹部，用于预防和治疗小儿疾病的方法。如用丁香、肉桂、茴香、山柰、甘松等制成的肚兜，可以治疗脾胃虚寒性腹痛、腹泻、厌食等。

四、其他治法

儿科常用其他治法很多，这些治法一般不需用药，尤其是小儿推拿，成为了目前儿科防治疾病最普及的手段之一。可根据病种及患儿个体情况，单独使用或配合使用。

1. 推拿疗法　是用推拿手法防治疾病的方法，具有促进气血运行、经络通畅、神气安定、脏腑调和的作用，儿科临床常用于治疗泄泻、呕吐、腹痛、便秘、疳证、厌食、感冒、哮喘、遗尿、肌性斜颈、痿病等病证。

捏脊是小儿推拿疗法中常用的一种手法，通过对督脉和膀胱经的捏拿，达到调整阴阳、通理经络、调和气血、恢复脏腑功能的目的。常用于疳证、泄泻、遗尿及脾胃虚弱的患儿。操作方法：患儿俯卧。医生两手半握拳，两示指抵于背脊之上，自尾椎两旁开始，以两手拇指伸向示指前方，合力夹住肌肉提起，而后示指向前，拇指向后退，做翻卷动作，两手同时向前移动，自长强穴起，一直捏到大椎穴，如此反复 5 次，从第 3 次起，每捏 3 把，将皮肤提起 1 次。每日 1 次，连续 6 天为 1 个疗程，休息 1 天，再做第 2 个疗程。对脊背皮肤感染、出血的患儿禁用此法。

2. 针灸疗法　包括针法和灸法。小儿针灸疗法常用于治疗遗尿、哮喘、泄泻、胃脘痛、痿病、痹病等病证。一般采用浅刺、速刺的方法，不常深刺和留针；小儿灸治常用艾条间接灸法，与皮肤有适当距离，以皮肤微热微红为宜。

刺四缝疗法是小儿针法中常用的一种。针刺四缝有解热除烦、通畅百脉、调和脏腑的功效，常用于治疗疳证、厌食。操作方法：皮肤局部消毒后，用三棱针或粗毫针针刺约 0.1 寸深，刺后用手挤出黄白色黏液少许，每周 2 次。

揿针是目前儿科使用较多的一种针法，属于传统针法中的浮刺和浅刺。是一种形似图钉状的针，针柄扁平状，针体直径一般为 0.2~0.3mm，长度有 0.3~1.5mm 不等，一般多用于皮内针或耳针，儿科使用依从性好。根据病情需要，在患儿相应穴位上埋针，针体嵌入皮下，可产生持续而稳定的刺激。

董氏指压火丁法

3. 拔罐疗法　儿科拔罐疗法常用口径 4~5cm 的玻璃罐或竹罐。本法有促进气血流畅、营卫运行，祛风，散寒，止痛的功效，常用于肺炎喘嗽、哮喘、腹痛、遗尿等病证。

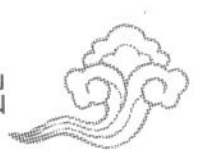

笔记栏

FR-1-3

扫一扫，测一测

知识链接

董氏指压火丁法

董氏指压火丁法是董廷瑶先生独创的治疗婴幼儿吐乳的外治法，有使脾胃气机通畅而平逆降浊之功效。操作方法：医师将双手指甲剪短洗净消毒后，用右手示指蘸以少量冰硼散，并快速按压于患儿舌根部的火丁（悬雍垂对面的会厌软骨处），迅即退出。注意：喂乳后2小时方能施术，指压后1小时方可进乳，隔日1次，3次为1个疗程。

（吴力群）

复习思考题

1. 关于小儿体质特点，钱乙、万全、吴瑭分别提出了哪些著名论点？
2. 小儿患病后为什么易虚易实、易寒易热？
3. 如何运用小儿指纹来诊察疾病？

笔记栏

第二章
西医儿科
学基础
PPT 课件

第二章

西医儿科学基础

学习目标

1. 掌握小儿年龄分期及各年龄期的特点;掌握小儿体格发育和智能发育的一般规律及其临床意义、体格发育正常值及测定方法。

2. 熟悉各年龄期保健的要求及意义;熟悉体液平衡及液体疗法的相关内容。

3. 了解小儿年龄分期的目的与意义。

第一节　儿科学的范围和任务

儿科学是一门研究从胎儿期至青春期各年龄期身心健康和疾病防治的医学学科,其研究对象处于不断生长发育成熟的过程。儿科学的任务是不断研究儿科医学理论,提高疾病的防治水平,降低儿童发病率和死亡率,改善儿童体质,保障儿童身心健康。

儿科学涉及的范围广泛,包括以下研究内容。

(1) 研究儿童生长发育规律及其影响因素,不断提高儿童体格、智力发育水平和社会适应性能力。

(2) 研究儿童各种疾病的发生、发展规律,以及临床诊断、治疗和康复的理论及技术,不断提高疾病的治愈率,降低疾病的致残率和死亡率,提高儿童的生活质量。

(3) 研究各种疾病的预防措施,包括免疫接种、先天性遗传性疾病的筛查、科学知识普及教育等。

第二节　小儿年龄分期

儿童的生长发育是一个连续渐进的动态过程,根据其解剖、生理和心理特点的不同阶段的表现,一般将其分为 7 个期。

1. 胎儿期　从受精卵形成至胎儿娩出前,共 40 周。胎儿的周龄即胎龄。母亲妊娠期间如受外界不利因素的影响,包括感染、创伤、药物滥用、接触放射性物质或毒品、营养缺乏、严重疾病和精神创伤等都可能影响胎儿的正常发育,导致流产、畸形或宫内发育不良。胎儿期又分为妊娠早期(12 周)、妊娠中期(13~27 周)、妊娠后期(28~40 周)三个阶段。

2. 新生儿期　从胎儿娩出脐带结扎至生后 28 天。新生儿适应宫外新环境,全身各系统的功能从不成熟转到初建和巩固。先天畸形、产伤及各种感染较多见,发病多,死亡率高。

围生期:国内定义为胎龄满 28 周至出生后 7 天。此阶段胎儿和新生儿死亡率和患病率

较高，且需要和产科密切合作共同处理。

3. 婴儿期　从生后满 28 天至满 1 周岁。此期为生长发育最迅速的时期，对营养的需求量相对较高，但各器官系统发育不够成熟完善，尤其是消化系统相对较弱，易发生营养和消化功能紊乱。此期，来自母体的抗体逐渐下降，自身免疫系统仍未成熟，保护力弱，易患感染和传染性疾病。

4. 幼儿期　从 1 周岁至满 3 周岁。体格生长速度减慢，智能发育加速。开始会走，活动范围增大，由于缺乏对危险事物的识别能力和自身保护能力，应注意预防发生意外伤害和中毒，预防感染传染病，保证营养和辅食的添加，培养良好的饮食习惯和使用餐具的能力。

5. 学龄前期　从 3 周岁至 6~7 岁。此期体格发育进一步减慢，但智能发育增快，理解力逐渐加强，好奇、好模仿，可用语言表达自己的思维和感情。可进入幼儿园，学习简单文字、图画及歌谣。此时期小儿可塑性很强，应重视思想教育，开始重视眼和口腔卫生。

6. 学龄期　从 6~7 岁至青春期前。此期体格生长相对缓慢，除生殖系统外，各系统器官外形均接近成人。智能发育更加成熟，可接受系统的学习教育。

7. 青春期　一般女孩从 11~12 岁到 17~18 岁，男孩比女孩晚 2 年左右，从 13~14 岁到 18~20 岁。此期迎来第二个体格生长发育高峰，生殖系统发育加速并趋于成熟。青春期结束后，体格生长逐渐停止。各种疾病的患病率和死亡率降低，精神、行为和心理方面的问题开始增加。

第三节　小儿生长发育

一、小儿生长发育规律

小儿生长发育是一个连续的过程，遵循一定的规律。

1. 生长发育有阶段性，呈非匀速性生长　如婴儿期体重、身高增长最快，是第一个生长高峰，青春期为第二个生长高峰。

2. 生长发育的一般规律　由上到下，由近到远，由粗到细，由低级到高级，由简单到复杂。如运动发育先抬头，后抬胸，再会坐、站、走；从臂到手，从腿到脚的活动；先全手掌抓物，发展到手指的灵活运动等。

3. 各器官系统发育不平衡　神经系统发育较早，生殖系统发育较晚，淋巴系统发育迅速，但至青春期后渐降至成人水平。其他系统的发育基本和体格生长平行。

4. 存在个体差异　生长发育受遗传的调控和环境因素的综合影响。每个儿童的生长水平、生长速度、体型特点等都不完全相同，神经心理发育也并不完全同步，即便是同卵双生儿之间也有差异。

二、体格生长发育常用指标及规律

1. 体重　正常小儿出生时体重平均约为 3kg，出生后的前半年每月平均增长约 0.7kg，后半年每月平均增长约 0.5kg，1 周岁以后平均每年增加约 2kg。临床可用以下简化公式推算小儿体重：

1~6 个月　体重(kg)= 出生时体重(kg)+月龄×0.7

7~12 个月　体重(kg)= 7+0.5×(月龄-6)

2~12 岁　体重(kg)= 8+年龄(岁)×2

笔记栏

体重可以反映小儿体格生长状况和衡量小儿营养情况,并且是临床用药量的主要依据。体重过重常见于肥胖症;体重低于正常均值的85%者为营养不良。

2. 身高　身高是指从头顶至足底的垂直长度。3岁以下卧位测量身长,3岁以后站位测量身高。正常新生儿出生时身长平均约为50cm,生后第一年身长增长最快,约生长25cm,1岁时身长约75cm。第二年身长增长速度减慢,约生长10cm。2周岁后至青春期身高(长)增长平稳,每年约5~7cm。进入青春期,身高增长出现第二个高峰,其增长速率约为学龄期的2倍,持续2~3年。2岁后至12岁儿童的身高推算公式:

$$身高(cm)=75+年龄(岁)\times 7$$

3. 头围　用软卷尺自双眉弓上缘处,经过枕骨结节,绕头一周的长度为头围。足月新生儿出生时头围约34cm,出生后1年内前3个月和后9个月各增长6cm,1周岁时约为46cm,2周岁时约为48cm,5周岁时约增长至50cm,15岁时接近成人,约为54~58cm。头围的大小与脑的发育有关。头围小者提示脑发育不良或小头畸形;头围增长过速则常提示为脑积水和佝偻病后遗症。

4. 胸围　用软卷尺平乳头下缘经肩胛骨下角绕胸一周的长度。出生时胸围比头围略小,新生儿胸围平均约32cm。1岁时胸围约等于头围,1岁后胸围发育开始超过头围。头胸围生长曲线交叉年龄延迟与营养不良、胸廓发育差有关。

5. 头颅骨　头颅骨主要由额骨、顶骨和枕骨组成。颅骨间有骨缝和囟门(前囟和后囟),可缓冲颅内压力。前囟是额骨和顶骨间的菱形间隙,后囟是顶骨和枕骨间的三角形间隙。前囟的大小是指菱形对边中点连线的距离,出生时约为1.5~2cm,于生后12~18个月闭合。后囟出生时很小或已闭合,最迟6~8周龄闭合。前囟早闭可见于小头畸形;囟门过大闭合延迟者,常见于脑积水、佝偻病、克汀病等。前囟凹陷见于极度消瘦或脱水者;前囟饱满常提示颅内压增高,见于脑炎、脑膜炎、脑肿瘤、脑积水等。

6. 脊柱　脊柱存在生理性弯曲。3~4月龄抬头动作发育使颈椎前凸,形成颈曲;6~7月龄会坐时胸椎后凸形成胸曲;1岁左右会走时腰椎前凸形成腰曲。儿童6~7岁时脊柱生理性弯曲被韧带固定。

7. 牙齿　人一生有两副牙齿,即乳牙(20枚)和恒牙(28~32枚)。生后4~10个月乳牙开始萌出,出牙顺序通常是先下颌后上颌,自前向后依次萌出,约2~2.5岁出齐。若12月龄后仍未萌牙称为萌牙延迟,常与遗传、疾病及食物性状有关。6岁左右开始萌出第一恒磨牙,随后乳牙按萌出先后逐个脱落,代之以恒牙,最后一颗恒牙(第三恒磨牙)一般在20~30岁时出齐,也有终生不出者。

三、小儿感觉、运动和语言发育

1. 感知觉的发育

(1) 视觉:新生儿已有视觉感应功能,瞳孔有对光反射,但视觉不灵敏,只能短暂注视15~20cm内的物体。1个月可凝视光源,开始有头眼协调,3~4个月可以看自己的手,头眼协调较好。1~2岁喜看图画,能区别形状,5岁时视觉充分发育。

(2) 听觉:出生时听力差,3~7天后听觉已相当好,3~4个月头可转向声源,7~9个月能听懂语气,4岁听觉发育完善。

2. 运动的发育　包括大运动和精细运动发育。

(1) 大运动:如抬头、翻身、坐、爬、站立、走、跑、跳等。一般小儿3个月俯卧时可以抬头,6~7个月能独自坐稳,8个月会爬,1岁能行走,2岁会跳,3岁能快跑。

（2）精细运动：指手和手指的动作。4月龄可两手握物，8~12月龄可拇食指捏起细小的东西，1岁时可握笔乱画，2~3岁会用筷子，4岁能自己穿衣、剪纸、绘画及书写。

3. 语言的发育　语言要经过发音、理解和表达三个阶段，是儿童全面发育的标志。新生儿会用哭声表达饥饿与疼痛，2~4月龄发笑声，6~7月龄开始学语，1岁时能有意识叫爸、妈及单个字；1岁半至2岁词汇量增加很快；3~4岁能说短歌谣、唱歌；5~6岁能讲完整故事。

第四节　小儿营养与保健

一、营养基础

营养是指人体获得和利用食物维持生命活动的整个过程，是维持生命与生长发育的物质基础。儿童尤其是婴幼儿生长发育迅速、代谢旺盛，提供丰富营养素，合理喂养，对其健康成长十分重要。

营养素分为：能量；宏量营养素（蛋白质、脂类、碳水化合物）；微量营养素（矿物质、维生素）；其他膳食成分（膳食纤维、水）。

1. 能量代谢　儿童所需能量主要来自食物中的宏量营养素。总能量消耗量包括基础代谢率、食物的热力作用、生长、活动和排泄过程五个方面。

（1）基础代谢率：小儿基础代谢的能量需要量较成人高，随年龄增长逐渐减少。婴儿的基础代谢率约55kcal/（kg·d）；7岁时为44kcal/（kg·d）；12岁时约需30kcal/（kg·d），接近成人。

（2）食物热力作用：也称为食物的特殊动力作用，是指食物在消化吸收过程中所消耗的能量。蛋白质的热力作用最高，为本身产能的30%，脂肪为4%，碳水化合物为6%。婴儿食物含蛋白质多，食物热力作用占总能量的7%~8%，年长儿的膳食为混合食物，约占5%。

（3）活动消耗：儿童活动所需能量与身体大小、活动强度、活动持续时间和类型有关。故活动所需能量波动较大，并随年龄增加而增加。喜动好哭的婴幼儿比同年龄安静孩子所需能量高3~4倍。

（4）排泄消耗：正常情况下未经消化吸收的食物的损失约占总能量的10%，腹泻时增加。

（5）生长所需：儿童特有，其组织生长合成需要消耗能量。生长所需能量与儿童生长的速度成正比，即随年龄增长逐渐减少。

一般基础代谢占能量的50%，排泄消耗占能量的10%，生长和运动所需能量占32%~35%，食物的特殊动力作用占7%~8%。能量的推荐摄入量为平均需要量，婴儿期需要量<6月龄为90kcal/（kg·d），>6月龄为80kcal/（kg·d）。

2. 营养素

（1）蛋白质：是一切生命的物质基础，是构成人体组织和器官的重要成分。构成人体蛋白质的氨基酸有20种，其中9种是必需氨基酸（亮氨酸、异亮氨酸、缬氨酸、赖氨酸、色氨酸、苯丙氨酸、蛋氨酸、苏氨酸、组氨酸）。优质蛋白质的氨基酸模式与人体接近，生物利用率更高。合理的食物搭配及加工可使蛋白质互补，提高其生物价值。为满足儿童生长发育的需要，应首先保证能量供给，其次是蛋白质，过高与过低蛋白质摄入均对小儿不利。

（2）脂类：为脂肪和类脂的总称，是机体能量的重要来源和主要储存形式。人体不能合

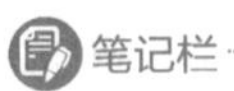
笔记栏

成的不饱和脂肪酸为必需脂肪酸，应占脂肪所提供能量的1%～3%。脂肪所提供的能量占婴儿总能量的45%（35%～50%），随着年龄的增长，脂肪占能比下降，年长儿为25%～30%。

（3）碳水化合物：为供能的主要来源。6个月以内婴儿的碳水化合物主要是乳糖。2岁以上中国儿童膳食中，碳水化合物所产的能量应占总能量的50%～65%。

（4）维生素与矿物质：均属微量营养素。维生素是维持人体正常生理功能所必需的一类有机物质，其主要功能是调节人体的新陈代谢。大部分维生素不能在体内合成贮存，必须由食物供给。维生素的供给量不分年龄、性别，对儿童来说维生素A、D、C、B_1是容易缺乏的营养素。

此外钙、磷、镁、钠、氯、钾、硫等20余种常量元素与铁、碘、锌等多种微量元素或参与构成人体组织成分，或对生理功能的正常发挥有重要作用。其中，钙、铁、碘、锌是容易缺乏的营养素。乳类是钙的最好来源，但钙过量摄入可能造成一定危害，应控制在每日2g以下。

（5）水：水是人体内的重要成分。儿童水的需要量与能量摄入、食物种类、肾功能成熟度、年龄等因素有关。婴儿新陈代谢旺盛，水的需求量相对较多，为100～150ml/（kg·d），以后每3岁减少约25ml/（kg·d）。

二、母乳喂养

母乳喂养具有很多优点。

1. 母乳是满足婴儿生理和心理发育的天然最好食物，能满足婴儿生后4～6个月生长所需要。母乳生物利用率高，含有婴儿所需要的全部营养。母乳中乙型乳糖含量丰富；脂肪颗粒小，不饱和脂肪酸较多；蛋白质以乳清蛋白为主，凝块小，易吸收；钙磷比例适合，维生素C、维生素B_1、维生素B_2不被破坏吸收好，但维生素D、维生素K含量较低。

2. 母乳的生物活性作用是不可替代的。母乳中的各种免疫成分（抗体、免疫活性细胞、生物活性因子等）可增强婴儿的抗病能力。此外，母乳喂养经济、方便，温度适宜，清洁无菌。同时，可以促进母子感情交流，有利于心理健康。母乳喂养还可加快乳母产后子宫复原，降低乳母患乳腺癌和卵巢囊肿的风险。

三、人工喂养

4～6个月以内的婴儿，由于各种原因不能进行母乳喂养，而用代乳品替代，如配方奶粉、牛乳、羊乳等，称为人工喂养。配方奶粉是以牛乳为基础的改造奶制品，使其在营养成分上尽量“接近”母乳，但缺乏有效免疫成分，在生物活性作用方面仍然无法和母乳相比。

四、辅助食品的添加原则

婴儿满6月龄后，纯母乳喂养已无法再提供足够的营养，因而必须在继续母乳喂养的基础上引入各种营养丰富的食物。6月龄是添加辅助食品的最佳时期。辅食添加的原则：①由稀到稠。一般应先加流食如米汤，以后再加半流食如粥，渐渐增加固体食物，如饼干、烤馒头片等。②由少到多。添加食物最初量可少些，以后逐渐增加。③由一种到多种。添加食物时，每次只能添加一种，经过4～5天，如果婴儿没有消化不良或过敏反应，精神食欲均正常，再添加第二种，切勿操之过急，以免造成消化不良。④选择恰当时间。添加辅食最好在喂奶之前，因为饥饿时容易接受辅食；在孩子患病或炎热夏天，可暂缓添加，以免引起胃肠道的消化功能紊乱。⑤注意卫生。添加辅食最好要定时定量，食品应新鲜，注意食品卫生。

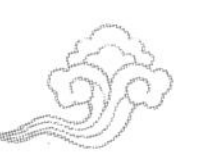

五、各年龄期保健要点和计划免疫

1. 儿童保健　儿童保健的主要任务是在研究小儿各年龄期生长发育规律及其影响因素的基础上，采取有效措施促进和保证小儿健康成长。目的是增强小儿体质，培育品德优良、智力发达、体格健全的下一代，降低小儿发病率和死亡率。儿童保健各年龄期侧重点不同。

（1）胎儿期：胎儿保健亦是孕母保健。此期保健重点在于保证充足营养；预防宫内发育迟缓、感染、窒息；预防先天性疾病与畸形；预防异常产、低出生体重儿等。

（2）新生儿期：新生儿保健是儿童保健的重点，而生后1周内新生儿的保健是重中之重。此期保健重点在于新生儿护理、喂养，预防出生时缺氧、窒息，预防感染、防治疾病等。

（3）婴幼儿期：主要是提倡母乳喂养，合理添加辅食。合理安排小儿生活和营养、培养良好的生活习惯。定期做保健检查，进行生长发育系统监测，以便及时发现问题加以处理，完成基础计划免疫。

（4）学龄前期：继续监测生长发育，随时进行缺点矫治；重视早期教育，注意培养独立生活能力和良好的道德品质。加强体格锻炼，注意安全，预防意外。

（5）学龄期及青春期：保证营养，加强体格锻炼，培养良好的生活习惯。加强品德教育，对中学生进行正面的青春期生活和心理卫生教育。

2. 计划免疫　计划免疫是应用免疫学的原理，根据疾病的疫情监测和儿童免疫的特点，制订科学的免疫程序，有计划、有组织地利用疫苗进行预防接种，以提高人群免疫水平，达到控制和消灭相应疾病的目的。

按照我国卫生健康委员会规定的计划免疫，儿童在1岁内完成卡介苗、乙肝疫苗、脊髓灰质炎灭活及减毒活疫苗、百（日咳）白（喉）破（伤风）疫苗、麻疹减毒活疫苗等的接种。此外，根据流行地区和季节进行乙型脑炎疫苗、流行性脑脊髓膜炎、风疹、流感、腮腺炎和甲型肝炎病毒疫苗接种。

第五节　小儿体液平衡及液体疗法

体液是人体的重要组成部分，保持其生理平衡是维持生命的必需条件。体液平衡包括了体液中水、电解质、酸碱度和渗透压等的动态平衡，其维持依赖于神经、内分泌等系统，以及肺、肾等器官的正常调节功能。小儿体液占比较大，对水、盐需求量大，而调节机制尚未发育完善，故容易发生体液平衡紊乱。

一、小儿体液平衡的特点

1. 体液的总量与分布　体液分布于血浆、组织间隙及细胞内，前两者合称为细胞外液。年龄愈小，体液总量相对愈多，这主要是因为间质液比例较高，而血浆和细胞内液比例与成人相近。足月儿体液总量占体重的78%。在新生儿早期可有生理性体重下降，常有体液的迅速丢失，丢失量可达体重的5%或更多。婴儿期体液约占体重的70%，2岁以后约占65%，在8岁时达成人水平（60%）。体液占体重的比例在婴儿及儿童时期相对保持恒定。在青春期，由于体内脂肪在男女性别间的差异，体液总量在男性中占体重60%，在女性中

笔记栏

为 55%。

2. 体液的电解质组成 细胞内液和细胞外液的电解质组成有显著的差别。细胞外液的电解质成分能通过血浆精确地测定。正常血浆阳离子主要为 Na^+、K^+、Ca^{2+} 和 Mg^{2+}，其中 Na^+ 含量占该区阳离子总量的 90% 以上，对维持细胞外液的渗透压起主要作用。血浆主要阴离子为 Cl^-、HCO_3^- 和蛋白，主要由无机硫和无机磷、有机酸（如乳酸、酮体）等组成。细胞内液阳离子以 K^+、Ca^{2+}、Mg^{2+} 和 Na^+ 为主，其中 K^+ 占 78%，阴离子以蛋白质、HCO_3^-、HPO_4^{2-} 和 Cl^- 等离子为主。除新生儿在生后数日内血钾、氯偏高，血钠、钙和 HCO_3^- 偏低外，儿童体液内电解质组成和成人相似。

3. 水代谢的特点

（1）水的需要量大，交换率高：水的需要量与新陈代谢、摄入热量、食物性质、经肾排出的溶质量、不显性失水、活动量及环境温度有关。儿童对水的需要量大，交换率快，其主要原因为小儿生长发育快；活动量大、机体新陈代谢旺盛；摄入热量、蛋白质和经肾排出的溶质量均较高；体表面积大、呼吸频率快使不显性失水较成人多。细胞组织增长时需积蓄水分也可增加水的摄入。按体重计算，年龄愈小，每日需水量愈多。一般的，<1 岁儿童每日需水 120~160ml/kg；1~3 岁每日需水 100~140ml/kg；4~9 岁每日需水 70~110ml/kg；10~14 岁每日需水 50~90ml/kg。故儿童年龄越小，对缺水的耐受力也越差，在病理情况下将比成人更容易发生脱水。

（2）体液平衡调节功能不成熟：肾脏通过其浓缩和稀释功能调节体液平衡，是唯一能调控细胞外液容量与成分的重要器官。儿童肾脏功能不成熟，年龄越小，肾脏的调节作用愈差。新生儿和婴幼儿，肾脏浓缩功能只达成人的一半，因此，小儿在排泄同量溶质时所需水量较成人为多，尿量相对较多。当入水量不足或失水量增多时，易发生代谢产物储留和高渗性脱水。儿童肾脏的稀释功能相对较好，生后 1 周即可达成人水平，但由于肾小球滤过率低，水的排泄速度较慢，当摄入水过多时易导致水肿和低钠血症。

二、水电解质和酸碱平衡紊乱

1. 脱水 水的摄入不足或丢失过多引起的体液总量减少，超出机体生理调节能力而影响机体正常生理功能的病理状态，称为脱水。脱水时，除水分丢失，尚有钠、钾和其他电解质的丢失。

（1）脱水的程度：是指丢失体液量占体重的百分比。一般临床实际根据前囟、眼窝、皮肤弹性、尿量和循环情况等临床表现综合分析判断。常将脱水程度分为三度。

1）轻度脱水：表示占体重 3%~5% 的体液或相当于 30~50ml/kg 体液减少；

2）中度脱水：表示占体重 5%~10% 的体液或相当于 50~100ml/kg 体液减少；

3）重度脱水：表示占体重 10% 以上的体液或相当于 100~120ml/kg 体液减少。中度与重度脱水的临床体征常有重叠，使估计的液体丢失难以精确计算。

（2）脱水的性质：指现存体液渗透压的改变，反映了水和电解质的相对丢失量。临床根据血清钠的水平将脱水分为低渗性脱水、等渗性脱水、高渗性脱水。其中以等渗性脱水最为常见。

1）等渗性脱水：血清钠在 130~150mmol/L，水和电解质成比例丢失，血浆渗透压正常，以细胞外液丢失为主。多见于急性腹泻、呕吐、胃肠液引流、肠瘘等。

2）低渗性脱水：血清钠<130mmol/L，电解质的丢失量比水多。由于细胞外液渗透压

低，使水从细胞外向细胞内转移，导致细胞外液量减少和细胞内水肿，有效循环血量明显减少。故脱水症状较其他两型严重，较早发生休克。

3）高渗性脱水：血清钠>150mmol/L，电解质的丢失比水少，血浆渗透压增高，丢失的体液主要为细胞内液。由于细胞外液渗透压高，使水从细胞内向细胞外转移，导致细胞内液量减少，而血容量得到部分补偿，有效循环血量变化相对不大，脱水征相对较轻。

（3）临床表现：不同程度、不同性质的脱水，其临床表现不尽相同（表 2-1）。

表 2-1　脱水的临床表现及分度

脱水程度	失水量	精神	眼泪	口渴	尿量	皮肤	黏膜	眼窝	前囟	四肢	休克征
轻度	<5%（50ml/kg）	稍差，略烦躁	有	轻	稍减少	稍干燥	略干	稍凹陷	稍下陷	温	无
中度	5%～10%（50～100ml/kg）	萎靡，烦躁	少	明显	减少	干燥，苍白，弹性差	干燥	凹陷	下陷	稍凉	不明显
重度	>10%（100～120ml/kg）	淡漠，昏迷	无	烦渴	极少，或无	干燥，花纹，弹性极差	极干	明显凹陷	明显下陷	厥冷	有，脉细，血压下降

2. 钾平衡紊乱　正常血清钾浓度为 3.5～5.5mmol/L，血钾在调节细胞的各种功能中起重要作用。当血清钾<3.5mmol/L 时为低钾血症，当血清钾>5.5mmol/L 时为高钾血症，低（高）钾血症的临床表现不仅取决于血钾的浓度，更重要的是血钾变化的速度。

低钾血症在临床较为多见，如长期不能进食致钾的摄入量不足；呕吐、腹泻、各种引流或频繁灌肠而由消化道丢失过多；肾脏排出过多；或者家族性周期性麻痹等导致钾在体内异常分布；以及各种原因的碱中毒。其临床表现包括神经肌肉兴奋性降低，如肌肉软弱无力，重症呼吸肌麻痹或麻痹性肠梗阻、胃扩张；膝反射、腹壁反射减弱或消失；心律失常、心肌收缩力降低、心电图异常等。

高钾血症见于肾脏排钾减少、钾摄入过多、异常分布。其最早受影响的是心脏传导系统，心电图改变先于其他临床症状，典型变化为 T 波高尖、P 波消失、QRS 波群增宽、ST 段压低，最终出现心室颤动及心脏停搏。

3. 酸碱平衡紊乱　正常血液的 pH 值维持在 7.35～7.45，以维持机体的正常代谢和生理功能。pH 值<7.35 为酸中毒，pH 值>7.45 称为碱中毒。

细胞外液的 pH 值主要取决于 HCO_3^- 和 H_2CO_3 两者的比值，正常血液 HCO_3^- 和 H_2CO_3 比值保持在 20∶1。出现酸碱平衡紊乱后，机体可通过调节机制使 HCO_3^-/H_2CO_3 的比值重新维持在正常范围内，称为代偿性酸中毒或碱中毒。常见的酸碱失衡为单纯型（代谢性酸中毒、代谢性碱中毒、呼吸性酸中毒、呼吸性碱中毒），有时亦出现混合型。

（1）代谢性酸中毒：代谢性酸中毒的发生有下列两种可能之一。①细胞外液酸的产生过多；②细胞外液碳酸氢盐的丢失。前者常见病因有酮症酸中毒，肾衰竭时磷酸、硫酸及组织低氧时产生的乳酸增多。后者是由于碳酸氢盐从肾脏或小肠液的丢失，常发生于腹泻、小肠瘘管的引流等。轻度酸中毒的临床症状不明显，常被原发病所掩盖。较重酸中毒可表现呼吸深而有力，口唇樱红，精神萎靡、烦躁不安，恶心、频繁呕吐，心率增快，甚则出现昏睡、昏迷、惊厥等。半岁以内小婴儿呼吸代偿功能差，酸中毒时其呼吸改变可不典型，往往仅有精

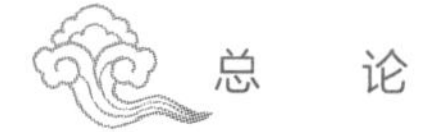

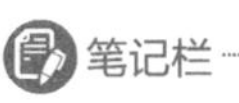
笔记栏

神萎靡、面色苍白等。

（2）代谢性碱中毒：①过度的氢离子丢失，如呕吐或胃液引流导致的氢和氯的丢失，最常见为先天性肥厚性幽门狭窄；②摄入或输入过多的碳酸氢盐；③由于血钾降低，肾脏碳酸氢盐的重吸收增加，如原发性醛固酮增多症、库欣综合征等。轻度代谢性碱中毒可无明显症状，重症者表现为呼吸抑制，精神差。当因碱中毒致游离钙降低时，可引起抽搐；有低血钾时，可出现相应的临床症状。

（3）呼吸性酸中毒：呼吸性酸中毒是原发于呼吸系统紊乱，引起肺泡 $PaCO_2$ 增加所致。临床上许多情况可导致血二氧化碳分压增加，包括呼吸系统本身疾病，如重症肺炎、肺气肿、呼吸道阻塞（如异物、黏稠分泌物、羊水堵塞、喉头痉挛水肿）、支气管哮喘、肺水肿、肺不张、肺萎陷、呼吸窘迫综合征等；胸部疾病所致呼吸受限，如气胸、胸腔积液、创伤和手术等；神经-肌肉疾病，如重症肌无力、急性感染性多发性神经根炎、脊髓灰质炎等；中枢神经系统疾病如头颅损伤、麻醉药中毒以及人工呼吸机使用不当、吸入 CO_2 过多等。呼吸性酸中毒发生时常伴有低氧血症及呼吸困难。

（4）呼吸性碱中毒：呼吸性碱中毒是由于肺泡通气过度增加致血 $PaCO_2$ 降低。其原发病因可为心理因素所致的呼吸过度、机械通气时每分通气量过大，也可见于水杨酸中毒所致的呼吸中枢过度刺激、对 CO_2 的敏感性太高所致的呼吸增加。低氧、贫血、一氧化碳（CO）中毒时呼吸加快，也可使 $PaCO_2$ 降低出现碱中毒。呼吸性碱中毒临床表现主要为呼吸深快，其他症状与代谢性碱中毒相似。

三、液体疗法

液体疗法是通过补充液体及电解质来纠正体液容量及成分的紊乱，以保持机体正常生理功能的一种治疗方法。在制订液体疗法的方案时，要对体液平衡紊乱的性质、程度有正确的估计，并充分考虑到机体的自身代偿能力。补充液体的方法包括口服补液法和静脉补液法两种。补液包括补充生理需要量、累积损失量及继续丢失量三个部分。

1. 补充累积损失量　即补充自发病以来累积损失的液量，根据脱水程度及性质而定。轻度脱水的补液量为 30～50ml/kg，中度为 50～100ml/kg，重度为 100～150ml/kg。对于补液性质，低渗性脱水通常补 2/3 张液，等渗性脱水补 1/2 张液，高渗性脱水补 1/3～1/5 张液。如临床上判断脱水性质有困难，可先按等渗性脱水处理。补液的速度取决于脱水程度和性质，原则上应先快后慢，累积损失量补充常在最初的 8～12 小时内完成。对伴有休克的重度脱水患儿，应先扩容，快速输入等渗含钠液（生理盐水或 2∶1液）按 20ml/kg 于 30 分钟～1 小时内输入。高渗性脱水补液速度要放慢，需缓慢纠正高钠血症（每 24 小时血钠下降 <10mmol/L），以防血钠迅速下降出现脑水肿。在循环改善、出现排尿后可补钾；酸碱平衡紊乱及其他电解质紊乱可以随补液一起纠正。

2. 补充继续丢失量　指治疗过程中因呕吐、腹泻等疾病所致的液体继续丢失。补充原则为“丢多少、补多少”。补液量及性质由实际丢失量决定，具体因原发病不同而异。继续丢失量在余下的 12～16 小时内补充。

3. 补充生理需要量　生理需要量涉及热量、水和电解质，其需求取决于尿量、大便丢失及不显性失水。正常生理需要量的估计可按能量需求计算，即 120～150ml/100kcal。年龄越小，需水相对越多，故也可根据体重计算，即 10kg 以下按 100ml/kg 水量补充；11～20kg 按 1 000ml+（体重-10）kg×50ml/kg 水量补充；>20kg 体重儿童按 1 500ml+（体重-20）kg×20ml/kg 水量补充。持续发热时需水量增加（每增加 1℃，不显性失水增加 12%）；呼吸急促

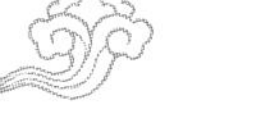

和气管切开患儿的不显性失水量增加。生理需要量应尽可能以口服补充，静脉补液时一般用 1/4～1/5 张含钠液补充。生理需要量在余下的 12～16 小时内匀速补充。

四、液体疗法常用的溶液

常用补液溶液包括非电解质溶液和电解质溶液。其中非电解质溶液常用 5% 或 10% 葡萄糖液，因葡萄糖输入体内将被氧化成水，不能维持血浆渗透压，故属无张力溶液。

电解质溶液包括氯化钠、氯化钾、乳酸钠、碳酸氢钠等溶液以及它们的不同配制液，用于补充液体容量，纠正体液渗透压、酸碱及电解质失衡。溶液张力指溶液中电解质所产生的渗透压，与血浆渗透压相等时即为等张，0.9% 的氯化钠溶液的渗透压和血浆相等，为等张液。

为适应不同情况的补液需要，临床中还常需把不同渗透压的溶液按不同比例配制成混合溶液使用。比如 1 份 5% 葡萄糖液和 1 份 0.9% 氯化钠溶液混合即配制成 1/2 张液。儿科常用的几种混合液的简易协定配制见表 2-2。

口服补液盐是世界卫生组织推荐的用以治疗和预防急性腹泻合并中度以下脱水的一种溶液。其作用是基于小肠的 Na^+-葡萄糖偶联转运吸收机制，促进钠和水的吸收。配方中还含有氯化钾、枸橼酸等成分，具有纠正脱水、酸中毒及补钾的作用。三种常用口服补液盐配方的比较见表 2-3。

表 2-2　常用溶液成分

溶液	每 100ml 含溶质或液量	阳离子/（$mmol \cdot L^{-1}$）			阴离子/（$mmol \cdot L^{-1}$）		Na^+ : Cl^-	渗透压或相对于血浆的张力
		Na^+	K^+	NH_4^+	Cl^-	HCO_3^-/乳酸根		
血浆		142	5		103	24	3∶2	300mOsm/L
①0.9%氯化钠	0.9g	154			154		1∶1	等张
②5%或 10%葡萄糖液	5g 或 10g							0
③5%碳酸氢钠	5g	595				595		3.6 张
④1.4%碳酸氢钠	1.4g	167				167		等张
⑤11.2%乳酸钠	11.2g	1 000				1 000		6 张
⑥1.87%乳酸钠	1.87g	167				167		等张
⑦10%氯化钾	10g		1 341		1 341			8.9 张
⑧0.9%氯化铵	0.9g			168	168			等张
1∶1含钠液	①50ml，②50ml	77			77		1∶1	1/2 张
1∶2含钠液	①35ml，②65ml	54			54		1∶1	1/3 张
1∶4含钠液	①20ml，②80ml	30			30		1∶1	1/5 张
2∶1等张含钠液	①65ml，④/⑥35ml	158			100	58	3∶2	等张
2∶3∶1含钠液	①33ml，②50ml，④/⑥17ml	79			51	28	3∶2	1/2 张
4∶3∶2含钠液	①45ml，②33ml，④/⑥22ml	106			69	37	3∶2	2/3 张

笔记栏

表 2-3　三种口服补液盐配方的比较（每袋）

		ORS Ⅰ	ORS Ⅱ	低渗 ORS
成分/g	氯化钠	3.5	3.5	2.6
	枸橼酸钠	—	2.9	2.9
	碳酸氢钠	2.5	—	—
	氯化钾	1.5	1.5	1.5
	无水葡萄糖	20	20	13.5
电解质/（mmol·L^{-1}）	钠	90	90	75
	钾	20	20	20
	氯	80	80	65
	枸橼酸盐	—	10	10
	碳酸氢盐	30	—	—
	葡萄糖	111	111	70
总渗透压		311mOsm/L	311mOsm/L	245mOsm/L
电解质渗透压		220mOsm/L（2/3 张）	220mOsm/L（2/3 张）	170mOsm/L（1/2 张）

扫一扫，测一测

（吴力群）

复习思考题

1. 母乳喂养的特点有哪些？
2. 简述婴儿添加辅食的原则。
3. 小儿脱水程度如何判断？

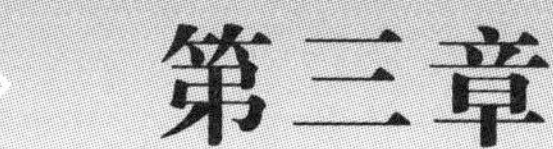

第三章 中西医结合儿科学发展概要

笔记栏

第三章 中西医结合儿科学发展概要 PPT 课件

学习目标

1. 掌握中西医结合儿科病历书写格式及体格检查特点。
2. 了解中西医结合儿科学发展简史及现状。

第一节 中西医结合儿科学发展简史

中医儿科学以其天人合一的思想、辨证论治的体系发展数千年。西医儿科学传入我国，最早可追溯到清代。1843 年，英国人 Hobson 在香港教授医学，组织编译了西医儿科学疾病专著《妇婴新说》。

中西医结合儿科学是一门年轻的学科。清代后期，随着西医传入我国，儿科界也开始有人提出宜中西医合参。清末张锡纯是中西医汇通学派的代表人物之一，著有《医学衷中参西录》。绍兴何炳元撰《新纂儿科诊断学》，在传统四诊之外，更引入检诊，以检查口腔、温度等的变化。

民国时期，许多儿科医家寻求古训，融会新知，为中西医结合做了一些有益的探索。例如，在治疗重症热病时，徐小圃擅用温阳药物回阳救逆，奚咏裳善取寒凉药物清热保津。王静斋提出："中西医所操之术不同，而治病救人的目的则同，当互相取长补短，只要有利于病者，医何分中西哉？"

中华人民共和国成立后，在党和政府的大力支持下，我国儿科工作者通过中医学习西医或西医学习中医，开辟了中西医结合之路。不但继承和发扬了中医儿科学，而且又与西医儿科学有机结合，创造性地发展了我国独特的中西医结合儿科学。

第二节 中西医结合儿科学现状

坚持"中西医并重"、促进"中西医结合"一直是我国发展中医药事业的基本原则，为中西医结合儿科学指明了方向。早在 20 世纪 50 年代中期，毛泽东提出"中国医药学是一个伟大的宝库，应当努力发掘，加以提高"，并号召西医学习中医，倡导中西医结合，并列入中华人民共和国卫生工作的三大原则之一。1991 年，第七届全国人民代表大会第四次会议明确提出，卫生工作方针是"预防为主，依靠科技进步，动员全社会参与，中西医并重，为人民健康服务"。中西医并重终于正式成为国家卫生工作的五大方针之一。1996 年，第八届全国人民代表大会第四次会议提出"继续振兴中医药事业，促进中西医结合"。党的十七大以来反复

笔记栏

强化“坚持中西医并重”的理念，大力发展中医药事业。

中华人民共和国成立以来，中西医结合儿科学在临床实践、科学研究、教育教学等方面取得了丰硕成果。

临床方面，明确不同疾病或者疾病不同阶段中医与西医的治疗优势。“病证结合”已成为目前公认的中西医结合的诊疗模式。西医辨病从微观角度了解疾病的病因、发病机制及病理演变情况；中医辨证则从整体状态、个体化等方面进行把握。因此，将两者结合起来，同时明确患儿所患疾病以及疾病的中医证型是同样重要的，也是制订中西医结合治疗方案的前提和关键。近十多年来，我国儿科界对小儿肺炎、支气管哮喘、小儿腹泻、癫痫等多种常见病、多发病的中医辨证分型进行了规范化研究，并制订了相应的疗效评价标准，使辨病与辨证很好地结合，并被广泛地应用于临床。

西医辨病与中医辨证结合，为中西医治疗的进一步结合提供了基础。中医和西医治疗在临床上结合应用，取长补短，优势互补，极大地提高了临床疗效，改善了患者的生活质量。比如，肾病综合征在采用激素、免疫抑制剂等治疗的同时，根据中医辨证应用中医药治疗，不仅可减少西药不良反应，同时也可提高临床疗效。中药剂型的不断改进，如煮散剂、颗粒剂等，在临床也被广泛应用。

中西医结合儿科学在临床实践发展的同时，科研方面也从基础研究、临床研究等不同层面进行了大量有意义的工作。基础研究方面，小儿病证结合动物模型的建立、证候的物质基础研究等为中西医结合儿科学的科学研究工作奠定了坚实基础。临床研究方面，多次采用大样本、多中心、随机、对照的原则，对单纯中医治疗或单纯西医治疗病例与中西医结合治疗病例进行客观评价，结果表明中西医结合治疗可明显提高总体疗效或改善临床症状和体征，提高患者的生活质量。中西医结合治疗小儿感染性休克、心力衰竭、呼吸衰竭、肾衰竭等，提高了对儿童急危重症抢救的成功率。有学者根据中医传统肺生理功能——“肺朝百脉”等理论，结合西医学对肺炎时产生的充血、水肿、血栓等病理改变的认识，总结了病毒性肺炎“血瘀证”的辨证规律，采用活血化瘀法在临床上起到了很好的治疗作用。

在临床、科研不断发展的同时，中西医结合儿科学教育也在不断发展，中西医结合儿科学的本科生教育、研究生教育在各中医高等院校及医学院校不断开展起来。2008 年《中国医学文摘儿科学》杂志更名为《中国中西医结合儿科学》，为中西医结合医学提供了又一个学术平台。

中、西医儿科学目前虽还未达到完全融会贯通，但其结合的优势已越来越受到人们重视。国家已经将中西医结合专业教育定位在高层次教育上，许多中、西医院校都开设了中西医结合七年制以及五年制专业。在中西医结合医学工作者共同努力下，中西医结合儿科学在理论、实践和学术等诸方面将取得更大成绩，为创造有中国特色的新医学做出更大贡献。

第三节　中西医结合儿科病历书写格式要求和体格检查特点

一、中西医结合儿科病历

病历（病案）是医务人员对患者疾病的发生、发展、转归，以及进行检查、诊断、治疗等医疗活动过程的记录，由医疗机构的病案管理部门按相关规定保存。患者在医院所有的病历最终归档都为病案，并按规定年限保存。病历书写直接反映出医疗工作的质量水平，是临床

笔记栏

工作者必须掌握的基本功。一份好的中西医结合病历必须真实、客观地反映患儿的病情发展和诊疗过程，体现诊疗思路、整体观念和处方用药的合理性。

病历是医务人员通过问诊、查体、辅助检查、诊断、治疗、护理等医疗活动获得有关资料，并进行归纳、分析、整理形成的医疗活动记录，包括门（急）诊病历和住院病历。

1. 门诊病历

（1）门诊病历内容包括门诊病历首页、病历记录、化验单、医学影像检查资料等。

（2）儿科门诊病历首页内容应当包括患者姓名、性别、出生年月、住址、通信方式、父母姓名、药物过敏史等项目。

（3）门诊病历记录分为初诊病历记录和复诊病历记录。

初诊病历记录书写内容应当包括就诊时间、科别、主诉、现病史、既往史、过敏史，阳性体征、必要的阴性体征及中医主要证候、舌脉和辅助检查结果、诊断（包括中医疾病诊断和证候诊断及西医诊断）、治疗意见（包括中医治则方药及西医治疗）、预防调护及医师签名等。

复诊病历记录书写内容应当包括就诊时间、科别、主诉、病史、必要的体格检查和辅助检查结果、诊断、治疗处理意见和医师签名等，应当体现上次就诊后的病情变化。

2. 住院病历

（1）内容：包括住院病案首页、住院病历、首次病程记录、主治及主任医师查房记录、一般病程记录、抢救记录、体温单、医嘱单、化验单、医学影像检查资料、特殊检查（治疗）同意书、手术同意书、麻醉记录单、手术及手术护理记录单、病理资料、护理记录、出院记录、危重病例讨论记录、疑难病例讨论记录、会诊意见、死亡病例讨论记录等。

（2）住院病历：是指患者入院后，由经治医师通过问诊、查体、辅助检查获得有关资料，并对这些资料归纳分析书写而成的记录。住院病历的书写形式分为入院记录、再次或多次入院记录等。入院记录、再次或多次入院记录应当于患者入院后 24 小时内完成。

（3）病史询问与记录：小儿病史一般由家长陈述。虽然学龄前及学龄儿童可以自己叙述相关细节，但往往不能正确体会和完整地表达自己的感觉。而家长陈述的病史，又因其观察能力、文化水平而有差别。因此采集到完整而准确病史的关键在于耐心听取和重点提问，不要随便打断家长的陈述，询问时态度要和蔼可亲，语言通俗易懂，以取得家长与患儿的信任。

1）一般情况包括姓名、性别、年龄、民族、出生地、入院日期、记录日期、发病节气、病史陈述者（与患儿关系）及可靠性、住址及病历书写完成日期。其中年龄对疾病诊断有一定意义，可根据真实年龄对小儿生长发育的程度及与某些疾病的关系做出正确诊断。因此，应记录患儿真实年龄，新生儿记录天数，婴儿记录月数，1 岁以上儿童记录几岁几个月。

2）主诉即来院就诊的主要原因，发病情况和持续时间。例如："咳嗽伴发热 3 天""腹痛 1 个月，加重 1 天"。

3）现病史是病历的主要部分。详细描述患儿本次疾病的发生、演变、诊疗等方面的详细情况，应当按时间顺序书写，并结合中医问诊要求记录目前情况。内容包括发病情况、主要症状特点及其演变情况、伴随症状、发病后诊疗经过及结果、睡眠饮食和二便等一般情况的变化，以及与鉴别诊断有关的阳性或阴性资料等。

①起病情况：发病时间、地点，起病缓急、前驱症状及可能的病因或诱因。

②主要症状特点及发展变化情况：按发生的先后顺序描述主要症状的部位、性质、持续时间、程度、缓解或加剧因素，以及演变发展情况。对慢性患儿及反复发作的患儿，应详细记录描述第一次发作的情况，之后过程中的变化以及最近发作的情况，直至入院时为止。

③伴随症状：注意伴随症状与主要症状的相互关系，伴随症状发生的时间特点和演变情

笔记栏

况，与鉴别诊断有关的阴性症状也应记载。

④诊疗经过：包括发病后自行给予的治疗，或到医疗机构就诊时的诊断、给予的治疗，需按顺序注明药物的名称、剂量、时间及治疗后的效果和实验室检查。

⑤自发病以来的一般情况：结合十问简要记录患儿发病后的寒热、饮食、睡眠、情志、二便、体重等情况。

与本次疾病虽无紧密关系、但仍需治疗的其他疾病情况，可在现病史后另起一段予以记录。

4）既往史包括以往疾病史、预防接种史。

①既往患病史：一般不需要对各系统进行回顾，只需询问一般健康情况和有关疾病史。内容包括既往一般健康状况、与现病相同或类似的疾病史、传染病史、手术史、外伤史、输血史、食物和药物过敏史等。

②预防接种史：何时接受过何项预防接种，具体次数，有无反应，凡属常规接种的疫苗均应逐一询问。如拟诊为结核病，则对生后卡介苗的接种、复种、接种途径等应详细记录。

5）个人史

①出生史：详问胎次、胎龄、分娩方式及过程，出生时有无窒息、产伤、阿普加评分（Apgar score）、出生体重等。对新生儿、小婴儿和疑有神经系统脑发育不全、智力发育迟缓等患儿应更加详细询问。新生儿病历应将出生史写在现病史的开始部分。

②喂养史：包括喂养方式（母乳、人工、混合），断奶时间，辅食添加时间及种类，年长儿是否偏食、异食癖等。对有营养缺乏性疾病或消化功能紊乱者应详细询问。

③生长发育史：3岁以内患儿或所患疾病与发育密切相关者，应详细询问其体格和智力发育过程。常用生长发育指标为体重、身高增长情况。何时会抬头、翻身、独坐、站立及行走；何时会笑、认母、发单字及短语；出牙的时间和顺序等。较大儿童还可询问个人兴趣爱好、生活习惯、学习成绩等。

④预防接种史：应询问曾接种过的疫苗种类、时间和次数，是否有不良反应等。

6）家族史：家族史应询问父母年龄、职业和健康状况，是否近亲结婚，母亲历次妊娠及分娩情况，家庭其他成员的健康状况，家庭中有无其他人员患有类似疾病，有无家族性和遗传性疾病等。

7）体格检查：应当按照系统循序进行书写。内容包括体温、脉搏、呼吸、血压，一般情况（包括中医四诊的神色、形态、语声、气息、舌象、脉象等），皮肤、黏膜，全身浅表淋巴结，头部及其器官，颈部，胸部（胸廓、肺部、心脏、血管），腹部（肝、脾有无肿大，有无压痛、反跳痛等），直肠肛门，外生殖器，脊柱，四肢，神经系统等。

8）专科情况：应当根据专科需要记录专科特殊情况。

9）辅助检查：指入院前所做的与本次疾病相关的主要检查及其结果，如住院患者应当做血、尿、粪便常规检查及其他必要的检查。应当写明检查日期，如系在其他医疗机构所做的检查，应当写明该机构名称。

10）入院诊断：是指经治医师根据患者入院时情况，综合分析所做出的诊断。如初步诊断为多项时，应当主次分明。中医诊断应包括疾病诊断与证候诊断，西医诊断应包括主要疾病和其他疾病。

11）治疗及检查计划

①中医辨证论治，记录治则治法、方药、用法等。

②西医治疗，记录具体用药、剂量、用法等。

③进一步检查项目。

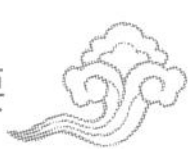

④饮食起居宜忌、调护事宜。

12）书写入院记录的医师签名。

（4）病程记录：是指继入院记录之后，对患者病情和诊疗过程所进行的连续性记录。内容包括患者的病情变化情况及证候演变情况、重要的辅助检查结果及临床意义、上级医师查房意见、会诊意见、医师分析讨论意见、所采取的诊疗措施及效果、医嘱更改及理由、向患者及其近亲属告知的重要事项等。

中医方药记录格式参照中药饮片处方相关规定执行。

病程记录的基本要求及内容。

1）首次病程记录：是指患儿入院后由经治医师或值班医师书写的第一次病程记录，应当在患者入院 8 小时内完成。首次病程记录的内容包括病例特点、诊断依据及鉴别诊断、诊疗计划等。诊断依据包括中医辨病辨证依据与西医诊断依据，鉴别诊断包括中医类证鉴别与西医鉴别诊断。

2）日常病程记录：是指对患者住院期间诊疗过程的经常性、连续性记录。由医师书写，也可以由实习医务人员或试用期医务人员书写。书写日常病程记录时，首先标明记录日期，另起一行记录具体内容。对病危患儿应当根据病情变化随时书写病程记录，每天至少 1 次，记录时间应当具体到分钟。日常病程记录应反映四诊情况及治法、方药变化及其变化依据等。

3）上级医师查房记录：是指上级医师查房时对患儿病情、诊断、鉴别诊断、当前治疗措施疗效的分析及下一步诊疗意见等的记录。主治医师首次查房记录应当于患者入院 48 小时内完成。内容包括查房医师的姓名、专业技术职务、补充的病史和体征、理法方药分析、诊断依据与鉴别诊断的分析及诊疗计划等。

4）科主任或具有副主任医师以上专业技术职务任职资格医师查房记录：包括查房医师的姓名、专业技术职务、对病情和理法方药的分析，疾病诊疗进展及诊疗意见等。

5）疑难病例讨论记录：是指由科主任或具有副主任医师以上专业技术任职资格的医师主持、召集有关医务人员对确诊困难或疗效不确切病例讨论的记录。内容包括讨论日期、主持人、参加人员姓名及专业技术职务、具体讨论意见及主持人小结意见等。

6）出院记录：是指经治医师对患儿此次住院期间诊疗情况的总结，应当在患儿出院后 24 小时内完成。内容主要包括入院日期、出院日期、入院情况、入院诊断、诊疗经过、化验结果、出院诊断、出院情况、出院医嘱、中医调护、医师签名等。

二、中西医结合儿科体格检查特点

体格检查是临床的基本诊断技能，由于部分小儿难以配合等因素，儿科体格检查较成人困难。为了获得准确的体格检查资料，儿科医生在检查时应当注意以下内容。

1. 首先要与患儿建立良好的医患关系，取得信任与合作。对患儿态度和蔼，动作轻柔。可以准备玩具，或偶尔与其攀谈几句，使其不觉生疏，消除恐惧心理。

2. 检查体位不必强求，婴幼儿可让其家长抱着体检。检查顺序宜灵活掌握，一般可先检查呼吸频率、心肺听诊和腹部触诊等，口腔、咽部等易引起小儿恐惧的部位以及主诉疼痛的部位可放在最后检查。

3. 医生的手和用具要保持温暖，检查时不可过多暴露小儿身体。如天冷检查胸部时可以用毛巾遮盖腹部。且检查者需勤洗手，听诊器等检查工具要经常消毒，以防交叉感染。

4. 对于哭闹不合作的患儿，应在家长的配合下完成检查，切不可训斥患儿。对病情危重的患儿，应边检查边抢救，以保护患儿生命为要，或先检查生命体征和与疾病有关的部位，待病情稳定后再进行全面体格检查。

笔记栏

知识链接

附子妙用起沉疴

附子一药因其能起沉疴、拯垂危而为历代医家所推崇。古代医家中最善用附子者当推张仲景。20世纪擅用附子者也不乏其人，其中以祝味菊、徐小圃最具特色，享有盛名，且两人存在一定学术渊源。祝味菊广泛运用附子于各科杂病，剂量常在15～30g，尤精于配伍，或师法先贤，或独出心裁。如附子与羚羊角同用，古方资寿解语汤有之，后世用之不多，而祝氏则常用之。尝谓："羚羊角治脑，附子强心，体虚而有脑症状者最宜。附子与石膏同用，治高热屡效。二药一以制炎而解热，一以扶阳而固本"。徐小圃行医之初，曾偏重"小儿纯阳，无须益火"的理论，用药主"清"。后来由于其子患"伤寒病"垂危，请挚友祝味菊先生诊治，用附子等药化险为夷，乃虚心向祝氏求教，此后广泛应用，也成为擅用附子的大家。他认为，既有所见，自当大胆敢用，以求心之所安。常谓："宁曲突徙薪，勿焦头烂额。""阳虚症端倪既露，变幻最速，若疑惧附子辛热而举棋不定，必待少阴症悉具而后用，往往贻噬脐莫及之悔。"

课堂讨论

小儿脏腑生理病理特点与中医"肺常不足""脾常不足""肾常虚""心常有余""肝常有余"的相关性。

FR-3-2

扫一扫，测一测

（姜永红）

复习思考题

1. 如何进行儿科临床的中西医结合？
2. 现病史指什么？主要内容有什么？
3. 中西医结合儿科体格检查应如何正确操作？

笔记栏

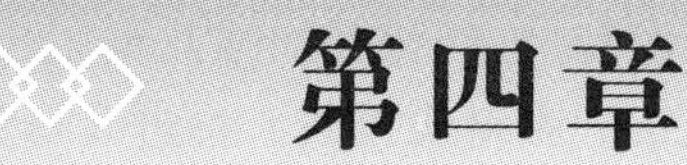

第四章 儿科思政教育概要

第四章 儿科思政教育概要 PPT 课件

学习目标

1. 掌握国家关于促进儿童健康的主要措施。
2. 熟悉历代中医儿科名家的中医精髓，坚定中医药的文化自信。
3. 了解中医文化的核心内容。

第一节 促进儿童健康，引领民族未来

儿童是国家的希望，是建设社会主义现代化强国的生力军，“儿童健康事关家庭幸福和民族未来”。党中央、国务院高度重视儿童健康促进工作，坚持儿童优先原则，强化大卫生、大健康理念，把培养好儿童、少年作为一项战略性、基础性工作，不断推进儿童健康服务的优先供给，完善儿童医疗卫生服务网络，依法行政、强化保障、创新机制、强基固本，深入实施健康儿童计划，不断推进儿童健康事业高质量发展。

1. 坚持依法行政 全国人大及其常委会以宪法为依据，不断完善儿童健康法律体系，制定公布基本医疗卫生与健康促进法，明确规定国家发展妇幼保健事业，建立健全妇幼健康服务体系。修订《人口与计划生育法》，不断强化提高出生人口素质，加强母婴保健和婴幼儿照护服务。修订药品管理法，进一步明确鼓励儿童药品的研制和创新，对儿童用药予以优先审评审批。在民法典、传染病防治法、疫苗管理法、食品安全法、家庭教育促进法、学前教育法、反家庭暴力法等法律修订中，均强化儿童健康促进有关规定。一部部法律的出台和完善，筑牢儿童健康的法治基础，为少年儿童创造越来越好的成长成才环境，推动少年儿童实现全面发展。

国务院及各有关部门认真贯彻落实党中央决策部署和相关法律要求，坚持依法行政，全力推进儿童健康促进工作。制定实施四个周期中国儿童发展纲要，针对儿童健康关键问题，明确主要目标和策略措施。将儿童健康纳入《国务院关于实施健康中国行动的意见》等重要文件，建立健全工作推进机制。

2. 健全保障机制 一是推动建立党委领导、政府主导、多部门分工合作、全社会共同参与的工作机制。强化国务院妇女儿童工作委员会作用，成立国务院未成年人保护工作领导小组，统筹推进儿童健康事业发展。二是建立持续的儿童健康投入保障机制。将预防接种、儿童健康管理、儿童中医药健康管理纳入国家基本公共卫生服务项目，免费向 0~6 岁儿童提供。中央和地方各级财政持续加大投入。加大对贫困地区儿童健康投入，强化贫困地区儿童健康促进。三是建立覆盖包括儿童在内的全民基本医疗保障制度。强化基本医疗保险、大病保险与医疗救助三重保障功能。四是建立残疾儿童康复救助制度。五是健全儿童

笔记栏

用药供应保障机制。支持儿童药品研发和临床研究，加强儿童用药重点监测，鼓励儿童药品集中生产基地建设。六是持续加强儿童健康科研投入。推进儿童健康领域科技创新平台建设，强化儿童健康领域临床医学研究中心和重点实验室建设。

3. 建设防治结合体系　一是加强儿童医疗服务网络建设。有序推进儿科方向国家医学中心和国家区域医疗中心项目建设，持续加强儿科相关国家临床重点专科建设。二是强化儿童保健服务网络建设。构建以省、市、县三级妇幼保健机构为核心、基层医疗卫生机构为基础的儿童保健服务网络。三是加快儿童健康人才队伍建设。四是推进儿童保健与临床服务有机融合。突出以儿童健康为中心，强化中医药服务，改革组建孕产保健部、儿童保健部和妇女保健部，努力构建系统连续、防治结合的服务新模式。五是推动儿童健康服务体系上下联动。推动基层医疗卫生机构、妇幼保健机构与专科医院建立儿童疾病筛查、转诊工作机制，落实分级诊疗制度，强化医疗联合体建设，促进优质资源下沉基层。六是促进儿童健康信息互联互通。促进上下互联、横向互通、方便快捷、智慧服务等。

4. 形成协同支持体系　一是推动形成儿童友好的社会环境。优化城市公共空间规划，推动全社会关心关爱儿童健康成长。二是加大家庭养育支持力度。实施母乳喂养促进行动计划，推进婴幼儿营养喂养咨询指导，保护女职工权益等。三是持续加大环境保护和治理力度。以最严标准推进生态保护和环境治理，淘汰或升级落后产能，推广使用清洁能源，使儿童群体性铅中毒事件明显减少。四是加强食品安全监管。严格落实"四个最严"要求，建立完善食品安全标准体系。五是加大儿童用品质量监督抽查和执法力度，开展儿童和学生用品安全守护行动。六是加大对儿童产品市场反不正当竞争执法力度。七是进一步减轻义务教育阶段学生作业负担和校外培训负担。坚持健康第一的教育理念，强化德智体美劳全面培养，指导学校提高作业管理、课后服务和课堂教学质量，严格校外培训管理，给孩子留出更多运动时间。为保证中小学生享有充足睡眠时间，促进学生身心健康发展，教育部发布了《教育部办公厅关于进一步加强中小学生睡眠管理工作的通知》，其内容包括加强科学睡眠宣传教育；明确学生睡眠时间要求；统筹安排学校作息时间；防止学业过重挤占睡眠时间；合理安排学生就寝时间；指导提高学生睡眠质量；加强学生睡眠监测督导。八是大力促进儿童体育运动。全面加强和改进新时代学校体育工作，深化体育教学改革，不断加大学校体育课比重。开展儿童青少年体育促进活动，针对儿童青少年近视、肥胖、脊柱侧弯等进行体育干预，在社区、公园、绿地等公共场所加强配备适合未成年人身体锻炼的体育设施。

5. 强化全过程全方位服务　从把好生育关、养育关、发育关、教育关、疾病防治关，加强儿童健康全程服务，到结合推进公共服务补短板、强弱项、提质量，促进公共资源向儿童倾斜。一是强化生命早期 1 000 天健康保障。加强全方位孕产期保健，实施母婴安全五项制度，加强危重孕产妇、危重新生儿救治中心建设，保障生育政策调整完善。二是扎实推进出生缺陷三级防治措施落实。实施免费孕前优生健康检查，安排中央专项彩票公益金实施出生缺陷干预救助项目，救助困难家庭患儿。进一步推进儿童罕见病救治。三是加强 7 岁以下儿童健康管理。在全国推广使用《母子健康手册》，规范生育全程基本医疗保健服务，普及科学育儿知识，促进儿童早期发展。四是着力推进儿童营养改善。印发《国民营养计划（2017—2030 年）》，开展相关重大行动。五是加强幼儿园和学校卫生保健。修订印发《中小学生健康体检管理办法》，将健康教育纳入国民教育体系，大力推进青春期保健服务，加强监督指导，提高儿童青少年疾病防控意识和生殖健康水平。

6. 解决重点问题　近视肥胖防控、重大疾病救治、儿童青少年心理健康等重点问题仍然牵动人心。一是综合防控儿童青少年近视。全面加强儿童青少年近视防控，制定发布《综合防控儿童青少年近视实施方案》。二是加强儿童常见传染病的防治，统筹做好国家免疫规

划疫苗常规免疫工作。三是加大儿童重大疾病救治力度，加强综合医疗保障，开展集中定点救治，逐步扩大救治病种范围。四是加强儿童青少年肥胖防控。印发《儿童青少年肥胖防控实施方案》，家校联动、社会联手，加大科学指导和科普宣教力度等。五是促进儿童青少年心理健康。儿童的心理健康在其成长发育过程中至关重要，将儿童青少年心理健康纳入健康中国行动统筹推进，构建儿童心理健康教育、咨询服务、评估治疗、危机干预和心理援助公共服务网络，提高教师、家长的心理引导能力，加强中小学心理健康教育教师配备，重视生命教育和挫折教育，增强儿童珍爱生命意识，提高儿童自我情绪调节能力。针对未成年人沉迷网络游戏，国家新闻出版署出台相关通知，进一步严格管理切实防止未成年人沉迷网络游戏，切实保护未成年人身心健康。包括严格限制向未成年人提供网络游戏服务的时间；严格落实网络游戏用户账号实名注册和登录要求；各级出版管理部门加强对网络游戏企业的监督等；积极引导家庭、学校等社会各方面营造有利于未成年人健康成长的良好环境等。

第二节 中医儿科学中的文化自信

文化的概念分为广义和狭义两种。广义的文化是指人类在改造客观世界和主观世界中创造的一切文明成果；狭义的文化，即指人类的精神文化。“文化自信是更基础、更广泛、更深厚的自信，是一个国家、一个民族发展中最基本、最深沉、最持久的力量，没有高度的文化自信、没有文化的繁荣兴盛，就没有中华民族伟大复兴。”文化的高度自信是精神状态、价值理念的表达，是一个国家、一个民族屹立于世界的底气和力量。文化自信是对中华优秀传统文化的自信、对革命文化的自信和对社会主义先进文化的自信。文化自信是习近平新时代中国特色社会主义思想的重要理念，是马克思主义文化理论中国化的创新性成果，是中华优秀传统文化和革命文化及社会主义先进文化的反映，是科学的、先进的理念和意识，是指导中国特色社会主义文化强国建设的重要理念。

党的十九届六中全会通过的《中共中央关于党的百年奋斗重大成就和历史经验的决议》在谈到新时代的文化建设时指出：“党的十八大以来，我国意识形态领域形势发生全局性、根本性转变，全党全国各族人民文化自信明显增强，全社会凝聚力和向心力极大提升，为新时代开创党和国家事业新局面提供了坚强思想保证和强大精神力量。”新时代“建设社会主义文化强国”，必须“坚持以人民为中心的工作导向”，激发“全民族文化创新创造活力，更好构筑中国精神、中国价值、中国力量，巩固全党全国各族人民团结奋斗的共同思想基础”。

中医药文化“凝聚着深邃的哲学智慧和中华民族几千年的健康养生理念及其实践经验，是中国古代科学的瑰宝，也是打开中华文明宝库的钥匙，在促进文明互鉴、维护人民健康等方面发挥着重要作用。”中医药是几千年来医学、药学积淀出的宝库，同时也融合进了中国古代的历史、文学、哲学等知识，是中华优秀传统文化的重要组成部分。党的十八大以来，中医药发展政策不断出台，把中医药工作摆在更加突出的位置。传承中医药文化在促进文明互鉴、增强文化自信等方面发挥着重要作用。

一、中医文化的核心内容

国家中医药管理局印发的《中医医院中医药文化建设指南》中指出：中医药文化核心价值主要体现为以人为本、医乃仁术、天人合一、调和致中、大医精诚等理念，可将其概括为仁、和、精、诚四个字。这四个字表达了四个层面的意义：医心仁、医道和、医术精、医德诚，是中医学生命观、健康观、疾病观、诊疗观、养生观等的精准体现。

笔记栏

中医药文化崇尚天人合一的生命观，对大自然心存敬畏，同时以人为本，注重人的感受，“天人合一”是人与自然和谐的一种生命智慧。中医药文化注重阴平阳秘的健康观，将健康的人称为“平人”，认为病始于阴阳失衡，好于阴阳平衡。此外，阴平阳秘既强调人体内部的平衡，又强调人体与外部环境的平衡。中医药文化强调辨证施治的治疗观。辨证施治是通过审证求因，辨析病机，分出主次从而认识和解决疾病的过程。其灵魂在于中医理论的灵活运用，通权达变，“唯变所适”。中医药文化重视治未病的养生观。“治未病”体现着防微杜渐，防患于未然，治未病主要包括四个方面：未病先防、欲病救萌、既病防变、愈后防复，防病是中医养生的最终目的，养生又是防病非常有效的手段。

二、历代中医儿科名家的文化精髓

泱泱大国，几千年中医传承，古代名医和国医大师无一不是学识渊博，具有扎实的医学基础，又有着深厚的文化底蕴。优秀的中医药人才，深厚全面的中医理论知识只是基础，同时需要文学、艺术、哲学等多学科的融合，还需要有思想道德素质、人文情怀、高度社会责任感等。

有史记载的第一个“小儿医”为春秋战国时期的名医扁鹊，其原名为秦越人。在《韩非子·喻老》中，讲述扁鹊为蔡桓公多次“诊病”而蔡桓公却多次“忌医”的故事，突出扁鹊慧眼识病，尽职尽责，敢于直言，机智避祸，同时告诉大家要根据疾病的不同阶段和疾病的轻重，及时采取未病先防，既病防变的预防和治疗方法，以达到事半功倍的效果。

东汉末年，医圣张仲景自幼立志“勤求古训，博采众方”，勤奋钻研医术，决心为民除疾，他曾说出“进则救世，退则救民，不能为良相，亦当为良医”的豪迈之语。建安年间，瘟疫大流行，“感往昔之沦丧，伤横夭之莫救”，经过十几年的努力，终于“撰用《素问》《九卷》《八十一难》《阴阳大论》《胎胪药录》，并平脉辨证，为《伤寒杂病论》合十六卷。”

仁心是诸多伟大医者的精神内核，唐代孙思邈在民间被称为“药王”，他不问“贵贱贫富”，不分“昼夜、寒暑、饥渴、疲劳，一心赴救，无作功夫形迹之心”；在《备急千金要方》中提到：“人命至重，有贵千金”，强调医者应将治病救人放在首位，珍爱生命、关爱生命；提示“生民之道，莫不以养小为大。若无于小，卒不成大”，主张应关注全生命周期的健康；他诊病开方慎之又慎，遵循“大医治病……先发大慈恻隐之心，誓愿普救含灵之苦。”孙思邈在其著作《大医精诚》中对医德规范做了深刻阐述，富有丰富的人文精神，其中“精诚合一”的医德观，至今都有着深远的影响。

北宋钱乙自幼“从吕君问医”，精进小儿科 40 年，著成儿科专著——《小儿药证直诀》，被称为中医儿科的鼻祖。他有着医者“上以疗君亲之疾，下以救贫贱之厄，中以保身长全，以养其生”的社会责任感。一生勤奋好学、博学多识，不拘泥守古，善于化裁古方，创制新方，是一位内外兼修、知行合一、守正创新的伟大医者。

明代万全注重胎养及保育，力图破除迷信，他在《育婴家秘》提出育婴四法体现出优生优育、科学育儿的理念。万全常说“医者，仁术也，博爱之心也，当以天地之心为心，视人之子，犹己之子，勿使势力之心易之也”；“视疾若已，见利勿贪”；“救人之疾，为一时之利，活人之多，则为一世之功”；“治不乖方，有如援溺救焚，药不对病，何异带刀背剑”。

温病大医家叶桂先生，孜孜不倦、旁搜博采，凡有学问的人，他都谦逊向贤，拜其为师，后人称其“师门深广”。他博览群书、学究天人，认为“学问无穷，读书不可轻量也”，除精通医术外，在其他领域的研究中也严谨精细，使医术和学术相得益彰。他既是温病学派的奠基人物，也是一位对儿科贡献很大的医学大师。史书称其“贯彻古今医术”，后人称其为“仲景、元化一流人也”。

还有很多儿科大家精勤不倦、自立自强、坚韧不拔，他们推陈破旧、勇于创新、不断求索，他们珍爱生命、仁医仁德、济世救人。他们是我们的楷模，是我们中医药文化的领路人。

三、新时代坚定中医药的文化自觉与文化自信

中医药作为中华民族原创的医学科学，是自然科学和人文科学相互交融的科学体系，深刻反映了中华民族的世界观、价值观、生命观、健康观和方法论，是中华文明的杰出代表。它是研究人类生命活动中健康与疾病转化规律及其预防、诊断、治疗、康复和养生保健的综合性科学，涉及中国古代天文、地理、气象、哲学、军事、音乐等，并将其融为一体，体现了东方文化和东方思维，涵括了中医药的思维模式（整体思维、直觉思维、形象思维、内视思维）、价值观（医乃仁术、整体和谐）和行为方式（维护整体、自然顺势、强盛正气、善治未病、平衡阴阳），符合现代科学一体化的趋势。深入研究和科学总结中医药学对丰富世界医学事业、推进生命科学研究具有积极意义。

中医药学既是传统的，也是现代的，是在实践中不断丰富发展的医学科学。在新时代更要重视中医药传承创新发展，将中医药学创造性转化、创新性发展，在汲取古人经典名方的基础上，结合现代人群病症特点进行创新，同时要不断加强中医药标准化建设，充分发挥其独特优势，注重科学研究，注重学科交叉，充分应用现代生命科学先进技术，深入阐述祖国传统医学的科学内涵，用开放包容的心态促进传统医学和现代医学更好地融合，推动中医药不断现代化与国际化发展，为解决人类健康难题作出贡献。

扫一扫，测一测

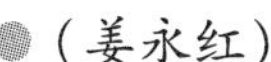

（姜永红）

复习思考题

1. 简述儿童健康促进工作的重要意义。
2. 中医儿科学中的文化自信如何体现？

笔记栏

第五章 儿科人文关怀与医患沟通 PPT 课件

第五章 儿科人文关怀与医患沟通

学习目标

1. 掌握儿科医患沟通的方式及注意事项。
2. 了解儿科人文关怀的基本内容及重要性。

第一节 儿科人文关怀的基本内容及重要性

在西方，“人文”一词源于拉丁文 humanists，即人性与教养，亦即人的精神。在中国，“人文”一词最早出现于《周易》，“文明以止，人文也。”指人类社会的各种文化现象，礼乐教化。人文精神是指人类社会中的各种文化思想意识，涵盖哲学、政治、历史、经济、法律、伦理、文艺、语言等方面的内容。在医学领域的价值体系中，医学人文精神是一种以尊重人为核心的人道伦理精神和意识，医疗服务过程是一次人性化过程。

21 世纪的医学从原来的纯生物医学模式转变为“生物-心理-社会”医学模式，人文社会科学教育在培养健全的医学人才中起着举足轻重的作用。20 世纪 90 年代，英国爱丁堡世界医学教育高峰会议提出 21 世纪的医生应该是思想家、终身学习者、信息专家、经济学和社会学的应用者、卫生管理专家，集多种角色于一体，既要精通医学技术，又要具有仁爱精神。

中医学本身具有强烈人文属性，其医学人文内容起源于中国传统文化，历代中医学家实践并促进着中医人文的发展。“医乃仁术”是中医的道德伦理核心，而《大医精诚》提出了医者的行为准则，体现了古代医家礼遇患者、尊重同行的大医风范。

一、儿科人文关怀的基本内容

医学人文是倡导对人的关怀、对生命的敬畏，维护生命和珍惜生命，主张以人为中心的医学价值观。医护人员和医院管理者是营造医院人文环境的主体，“以人为本”，为患儿及家长创造充分体现人文精神的就医环境，使患儿及其家长在就医的全过程中感到舒适和满意。另一方面，人文关怀是医护人员自觉给予患儿的情感付出，在为患儿提供高超的医疗护理技术的同时，医护人员还应重视患儿及家长的心理情况，在治疗及护理中多沟通，提高服务质量，使患儿在生理、心理、社会精神等方面都处于满足、舒适的状态，有利于疾病的恢复。

1. 设施服务的人文关怀　真正充满人文精神的医院应该在满足各种医疗功能的同时充分考虑儿童这一特殊群体所需的人文关怀，从而创造温馨舒适的环境和提供人性化的服务。儿童医疗环境本身需要抓住儿童的心理活动特点，淡化医疗空间的概念，通过“视觉”这一儿童认知世界的主要方式，给儿童以愉悦感，使其就医过程更加顺利。国外许多儿童医院在医疗环境上的做法都值得借鉴。

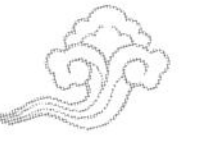

笔记栏

营造温馨友好的气氛:陌生而复杂的医疗空间常令儿童产生恐惧感,儿童对家人的依赖感强,因此模拟家庭化的医疗气氛尤为必要。医务人员整洁的仪态和耐心的倾听以及对患儿及家长的需求进行及时处理、反馈等,都能够缓和他们的紧张情绪和敏感心理。

提供安全活泼的空间:院内游戏区的选址应在保障安全的基础上,便于医护人员、家长亲属的管理和照顾,采用墙面彩绘装饰、发放有趣的小玩具、播放动画片等方式,提供充满自由和想象的空间,使患儿在适当的活动和游戏中能暂时忘却疾病带来的痛苦,有利于康复。

2. 诊疗护理的人文关怀　"治疗即关怀"(to cure is to care)的医学人文理念要求在诊疗过程中,医护人员应在每一个诊治阶段实施人文关怀,以心理疏导和充分沟通为手段,将人文关怀作为治疗手段的一部分,并将患儿最终的心理和身体痊愈作为诊疗结束的标志。针对患儿的具体病情,量身制定诊疗护理方案,体现中医辨证论治特点,也体现了医疗人文关怀。医护人员不仅要对患儿的症状有所了解,同样也要了解患儿的病史、家族史、心理状况、看护情况、家庭生活状态等。在诊治过程中对患儿及其家庭成员实施不同程度的心理干预,尤其是对焦虑的家长,减轻其心理压力和负担,提高依从性,必要的时候可以请专业的心理咨询师进行疏导,医患相互配合,为进一步治疗做好铺垫。

重视患儿隐私的保护:对患儿隐私的保护,不仅是尊重个体,更是人文关怀的体现。非医院工作人员禁止查阅患儿信息;医护人员不得在公共场合讨论患儿病情;门诊接待患儿时应避免正在等待的其他患儿进入诊间;在医疗过程中,涉及隐私部位查体应注意遮挡等。

知情告知:近年来,随着医疗活动法治化建设的加强,患者的维权意识也逐渐加强,患者对医疗方案的知情同意权、对各种检查的选择权等已成为医疗活动中的一项重要内容。这种新型的医患关系改变了传统医疗中患者的被动地位,患者有权对医疗方案进行全面翔实的了解,并对方案有所选择。这时,医患沟通就显得非常重要,要求医生在整个医疗过程中充分考虑到患者的愿望、实际经济情况,与患者进行充分沟通,给患者更多的决定权,以达到最佳的医疗效果。在招募临床试验志愿者时,更是需要充分告知试验方案、权益和义务,确保患儿家长及年龄较长儿童完全知情,自愿加入。

3. 医院管理的人文关怀　医院作为产生医疗行为的主要场所,除了提供健全的管理制度,设计合理的建筑布局,提供相应的安保应急措施和基本的硬件设施之外,还有许多方面也应体现医院管理的人文关怀。

人力资源配备:充足的人力资源、完善的人力动态调配机制是医院提供人文关怀的重要保证。患儿服务团队应由医师、护士、药剂师、儿童生活专家、社会工作者等人员组成。

医务社工服务:医学兼有自然科学和人文科学的双重属性,而医院中人文关怀的集中体现便是对患者躯体疾病之外的了解、关心与帮助,医务社工的主旨正是填补医疗方面的漏洞。例如,构建起医患之间的桥梁,增加两者的沟通,帮助医护人员获取更多对治疗有益的信息。

周到的后勤支持:配备耗材供应及仪器保养维修部门人员,保证医护人员工作所需物品充足和仪器器械的完好性;根据不同民俗习惯提供多样化的饮食服务,如素食、清真食堂等;有条件的医院可提供多种语言的翻译服务,为听力障碍儿童或家长提供手语服务等,帮助患儿及家属和医护人员进行有效的沟通。

强大的信息平台:随着数字化医疗设备、医院信息管理系统(HIS)、影像归档通信系统(PACS)和远程医疗服务的普及,数字化医院可以通过基于互联网、手机等进行个体化医疗保健和公众医疗咨询服务。近年兴起的微信公众号、互联网医院可以成为展现医院的良好平台,及时发布有关医院公益活动、专家门诊时间等信息,能让患儿及其家庭就诊变得更加方便高效。

笔记栏

二、儿科人文关怀的重要性

1. 中医儿科人文的发展　中医学的发展历程中,"人文"精神贯穿始终。历代医家对中医人文的发展起到了积极的促进作用,不断实践和丰富着中医道德与伦理。在中华民族浩瀚的文明发展史中,有一大批医术精湛、医德高尚的医学家。从医和、扁鹊、华佗、张仲景、孙思邈、张景岳、钱乙、李东垣、李时珍,到吴又可、叶天士、施今墨等等,他们精诚仁朴、悬壶济世、平等博爱、仁慈宽厚的中医人文精神和杰出的医学成就名垂青史,为民众和历代行医者所崇敬。

《小儿卫生总微论方》里说"良医"应该具备如下的品质:"性存温雅,志必谦恭,动须礼节,举止和柔,无自妄尊,不可矫饰。广收方论,博通义理,明运气,晓阴阳,善诊切,精察视,辨真伪,分寒热,审标本,识轻重……"将医德列于医术之前,正是体现了对人文关怀的重视。喻昌在《医门法律》中提出了"医,仁术也。仁人君子,必笃于情"的观点。

儿科宗师钱乙考虑到小儿服药困难,在其编撰的《小儿药证直诀》中记载,丸剂、膏剂多加用蜂蜜、糖浆进行矫味以便于儿童喂服。清代名医吴瑭以心理疏导治疗顽疾,且遇疑难重症也从不推诿患者。近代海派儿科徐小圃世代儒医,贫者求治不受诊酬。诊病总是弃座站立,此因小儿不能与医生合作,坐在椅子上难以精确诊断。徐氏临证一丝不苟,并常谓"儿科古称哑科,审证察色不可粗心大意。"对每一个患儿都仔细检查,毫不遗漏,而绝不因业务繁忙而求快。他教育弟子,儿科医生最重要的是要有一颗"老吾老,以及人之老;幼吾幼,以及人之幼"的赤子之心。

近代许多儿科前辈们的医学人文思想和实践经验值得我们学习,他们在医疗工作中秉承着辛勤耕耘、踏实严谨的治学理念,尤其是对患儿细致入微的医疗保护和关怀、与家长们的耐心沟通等蕴藏着儿科特有的职业人文素养,对一批批儿科医师产生潜移默化的影响,并发挥着榜样的作用。医护人员要学会亲切地跟孩子打招呼,以此表示友善;要学会带着爱心跟他们嘘寒问暖,以此表达关注;更要学会通过家长跟孩子商量,尽量争取跟孩子真正沟通。中国现代儿科学的奠基人诸福棠院士不仅学术造诣精深,而且人品敦厚、道德高尚。他在北京儿童医院创建初期制定的"公、慈、勤、和"四字院训至今仍是北京儿童医院的办院方针和工作人员培养良好医德作风的规范,更是他思想品德的生动概括。国医大师丁樱教授始终践行"简、便、廉、验"的原则,为了让患儿尽早得到治疗,无论身体多累,她看病都十分认真负责。有些患者带的医疗费不足,她会帮患者垫付。常有一些难治性肾病患儿辗转至她这里求医,她总是耐心寻找治疗环节中的每一个细节问题,调整方案时,尽力采用最简单有效又便宜的方法治愈或者缓解患儿的病情。

2. 儿科人文关怀的重要性　儿科医生除了要具备丰富的专业知识和临床经验以外,还需要具备敏锐的洞察力、高超的采集病史技巧及与患儿及其家长语言沟通的技巧。提高人文素质,弘扬人文精神,在临床实践中处处体现人文关怀,是作为一名优秀儿科医生所必备的条件。

人文关怀是保证医疗安全、减少医疗纠纷的重要途径。儿科医疗纠纷多因为医疗服务态度、医疗制度、医疗设备和设施等人文关怀方面的不足。所以将单纯的医疗服务转化为全方位体现人文关怀精神的全程服务模式尤为重要。

人文关怀是提高医疗服务质量的保证。随着医学模式的转变,医疗服务质量的内涵也发生了变化,过去医疗质量考评的内容主要是诊断的符合率及治愈率,而现在满意度也已成为质量考评的重要内容。儿科医生应该通过提高自身人文素质,提高与患儿及其家长沟通能力,减轻和消除患儿家长焦虑不安、恐惧心理,取得其信任与合作,有助于提高诊断准确性

笔记栏

及治疗的依从性，同时也就提高了患者的满意度。

人文关怀是正确临床决策分析的重要保障。儿科医生与患儿家长在选择不同风险程度和效益的诊疗方案、选择参与医疗保险计划以及选择医疗服务方案时，都涉及决策问题。要真正使临床决策有益于患者，不能仅仅满足于正确的诊疗，还需要注重人文关怀理念，考虑到患者的整体需要。应提倡建立一种平等尊重、公平诚信、愉快和谐的，以医学人文关怀精神为基础，互动共享决策的临床决策模式。

第二节　儿科医患沟通的重要性和方式

医患沟通就是在医疗卫生保健中，医患双方围绕疾病诊疗、健康及相关因素等主题，通过各种有特征的全方位信息的多途径交流，科学地指引患者进行疾病诊疗，医患双方形成共识并建立信任合作关系，达到维护人类健康，促进医学发展和社会进步的目的。通过医患沟通，医务人员能够及时了解并满足患者被理解和尊重的需求，及时有效地服务患者。随着医学模式的转变，医患关系已经由过去的医生为主导，慢慢转变为医患沟通协商决策的“社会-心理-伦理-文化-生物-医学”模式。

希波克拉底曾经说过，医师有三大法宝：语言、药物、手术刀。美国著名医生特鲁迪奥的墓志铭写道：“有时去治愈，经常去帮助，总是去安慰（To cure sometimes，to relieve often，to comfort always）”。1989 年世界医学教育联合会在《福冈宣言》中指出：“所有医师必须学会交流和处理人际关系的技能。缺少共鸣，应该看作与技术不够一样，是无能力的表现。”以上这些简短而深刻的话语体现了医学的局限、医疗的作用和人文的价值，影响着一代又一代医人，而医学人文素养的高低在很大程度上由医患沟通来体现。

一、儿科医患沟通的重要性

在现代社会，无论是发达国家还是发展中国家，任何医疗机构在进行医疗行为时，都可能产生医疗纠纷。近年来，社会政治制度、民主制度建设不断加强，人民群众法律意识不断提高，自我保护意识和能力逐步提升，医院的医疗纠纷也呈不断增加趋势。在高水准技术要求、家庭期望迫切及特殊环境等情况下，儿科医师的工作显得尤其风险高、责任大，故儿科医患沟通的重要性也突显出来。主要包括以下几方面。

1. 医患之间缺乏有效沟通　医疗活动中，医务人员起着重要的作用，在门诊接待患者时应当态度温和，耐心倾听患者诉说病情，认真进行体格检查及必要的医学设备检查，恰当地解释病情，合理地用药，整个过程涉及医师许多方面的职业修养，某一方面素养的欠缺，都可能会引发恶果。医师由于时间紧、工作忙或者不重视医患沟通，对患者病情交代轻描淡写，没有向患者充分说明诊疗措施和医疗风险等，导致患者对所患疾病缺乏了解、不知所措。尤其是有些医护人员工作经验不足，服务态度欠周到，缺乏良好的语言表达能力及沟通技巧，表现为情绪急躁或语言生硬，不耐心倾听患儿及其家长的诉说，不耐烦地被动应答，不重视患儿及其家长的感受。如果在诊疗活动中一旦发生不良后果，势必产生医疗纠纷。

2. 现有医疗技术水平限制　孙思邈在《备急千金要方》中有云：“人命至重，有贵千金。”随着现代医学的飞速发展，人类的寿命不断延长，很多以前认为的不治之症已成为可治之症。于是，很多人对医学产生了一种幻觉，认为医学无所不能，人类已经具备了与自然规律抗争的能力。只要拥有了最先进的技术，就可以起死回生，忘记了生老病死是自然规律。实

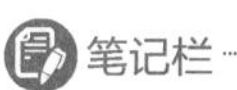
笔记栏

际上医师仍然不能“包治百病”，医学仍有盲区，还有很多疾病认识不清，治疗无方。即使是诊断明确的疾病，由于治疗手段的限制，依然有患者发生死亡，并不能保证百分之百治愈。此外，患儿家长对医学知识缺乏最基本的了解，对儿科疾病特别是急重症患儿的病情变化更是难以理解、难以接受，当患儿病情因病种、病因及患儿体质等原因导致疗效不理想，出现病情恶化甚至死亡时，家长难以接受，易迁怒于医务人员，从而酿成医疗纠纷。

3. 医疗费用和期望值过高　一般而言，患者来到医院的迫切要求是能看病，并且治好病，这是患者的初衷，也是人之常情。儿科疾病病情变化莫测，经常需要动态监测各项辅助检查结果，必要时进行计算机体层成像（CT）或磁共振成像（MRI）等检查，加之因为病情需要的设备和贵重药品的使用等，医疗费用的增加在所难免。一方面，由于我国社会目前各方面的因素，医疗保障制度不健全，收入不均衡等，一些家庭尤其是农民家庭难以承受高额的医疗费用，家长对医疗费用较为敏感；另一方面，为了医疗工作不受到影响，催促患儿家长交费成了儿科医生、护士每天必须面对的一项任务，从而进一步加剧了医患矛盾。一旦患儿治疗效果不理想，没有达到患儿家长的期望值，会无限放大自己认为不满意的地方，医疗纠纷极易产生。

4. 少数媒体的不实报道　新闻媒体对于维护患者正当权益，对医疗卫生系统不良行为进行舆论监督，这是正常且应当的职业行为。但是少数新闻媒体对于医疗纠纷肆意放大，不顾事实真相，缺乏医学科学知识，往往加剧了医患双方的矛盾，使事件进一步扩大和发酵，走向难以挽回的局面。事实上，医疗纠纷发生后，对于医患双方存在的分歧，需要时间来进行调查了解，搜集资料，互相沟通协商，有些医疗纠纷通过这些方法即可得到化解，医患双方言归于好，即使达不成理解，也可以通过其他正当或法律途径进行解决，而不应该为了博取大众眼球，恶意中伤医护工作者，继续激化本就紧张的医患矛盾。

二、儿科医患沟通的方式

医患沟通的方式主要是语言交流。恰当地用词能够很好地表达情感，使对方愉快地接受信息。当患儿及家属对医疗行为不理解的时候，医务人员尤其要注意语言表达的方式，不少纠纷正是由语言表达不当引发的。另一种沟通的方式是非语言表达，通常指肢体语言，如无声的动作：握手、点头、微笑、身体姿势的变化等；以及姿势的表达：站、坐、倚、和说话人保持一定距离等。

1. 语言和非语言沟通的技巧　语言是人际交流的工具，是建立良好医患关系的重要载体，医务人员必须善于运用语言艺术，达到有效沟通，使患者能积极配合治疗，早日康复。首先，医务人员需要做好充分的沟通前准备。若患儿的病史比较复杂，有时询问病史过于简单可能导致误诊或误治。患儿因年龄小或病情危重不能自述病史，需要家长代述，所以儿科医生主要与患儿家长沟通。急重症患儿查体不能合作，易导致医生查体不全面。首先，在进行沟通前，医务人员仔细询问病史及查体，对患儿病情进行全面、细致的了解，对病情的发展进行适当的评估，能使患儿家长建立最初的信任感，有利于进一步的沟通。其次，在医患沟通中重视沟通技巧的应用。在医患语言交流中，医护人员应耐心倾听家长对患儿病情的表述，适当回应，表示正在认真倾听，不能随意打断他们的话语或表现出不耐烦的神情，这样会直接影响家长对医务人员的好感与信任。最后，在交流中要注意语气平和，适时提问，恰当引导，适当重复患儿或其家长讲述的主要内容以求证其一致性与真实性，这样能很好地实现医患互动。切忌使用生硬的语气、敏感的字眼刺激患儿家长，更不能恶语相向。只有通过耐心细致的语言交流，医患之间互相理解，才能增强家长对医生与护士的信任感，消除隔阂，建立和谐的医患关系。

在诊疗过程中，医师如能准确理解、认识并运用肢体语言，对提高医患交谈效率有重要的价值。医师的举手投足都影响着沟通效果，因为在医患接触时，患方首先感受的是医师的仪表、举止、风度等外在的表现。医师必须养成态度和蔼、举止谦和、文明礼貌的行为习惯，才能使患者产生尊敬和信任的心理，增强战胜疾病的信心；眼睛是心灵的窗户，对医师来说，要善于运用温和的目光与患儿及家属进行眼神交流，关键时刻还要注意盯住对方的眼睛，使其受到鼓励和支持，从而判断对方的心理状态。真诚的微笑是最美好的语言，在医患沟通中面带微笑，不仅能拉近与患方的距离，也能显示医师的亲和力、体现人文关怀，促进良好交往和双方的关系；在诊疗过程中，医患肢体接触更多是医师对患者直接实施的医疗行为，同时肢体接触可以减轻患者部分疼痛和精神压力，传达怜悯和关爱。例如，听诊时先将听诊器捂热、体格检查时搓热双手并动作轻柔，轻抚患儿头部、拉拉患儿的小手等。

2. 医患共同决策　过去，从医疗服务模式到信息发布，都是以医生为主导，患者几乎没有话语权。医患共同决策，是指医生跟患者共同参与，双方对治疗的各种结局进行充分讨论，最后得出相互都能够接受的、适合患者个体化治疗方案的过程。从以前所谓的“家长式”的决策，到知情决策，再到现在的医患共同决策，这是一个不断进步的过程。目前国内的医疗环境还做不到和每个患者共同决策，其推行也有很大困难，但是对于疑难或危重患儿可以尝试，告知可以团队形式进行，通过充分告知病情，使患儿及家长完全理解疾病情况，然后经过协商，达成诊疗方案。

3. 防范和应对医疗纠纷　为了减少和避免医疗纠纷的发生，每一个医务工作者都应该掌握防范和应对医疗纠纷的技能。医疗纠纷发生后，医疗机构应主动采取积极措施，指派相关部门与患方进行沟通了解，耐心倾听患方意见，稳定患方情绪；如果患方聚众闹事，打砸医疗设备设施，威胁医务人员人身安全，则应立即报警，运用法律武器，不论什么医疗纠纷都必须在法律框架内解决。

医疗纠纷的防范措施：“为医之道，非精不能明其理；非博不能至其约”，“医本治人，医术不精，反为夭折”。医者必须在钻研医术、精益求精的基础上，具有高度的责任心和敬业精神，热情地接待患者、仔细地询问病史、认真进行查体、客观分析病情、做好病情解释、取得患者信任、合理治疗用药，尽自己所能为患者解除痛苦。患者的知情权是近年来医疗实践中非常强调的一个伦理原则。知情告知和知情同意的过程，也是医患沟通的重要过程。告知患儿家长疾病的发生、发展和预后，既是对病情的真实反映，又是对患方知情权的维护。从法律层面看，医患沟通记录治疗风险以及知情同意书签字等是必需的。患儿或家长签署了知情同意书，医患之间即构成了一种特殊的“合同关系”，一方面是医患间共同的责任，包括对治疗方案的进行、可能出现的并发症、费用的支付、患者或家长配合等；另一方面是风险的承担，对病情危重复杂、存在较大治疗风险的患儿，医患之间都有风险责任，所以要重视知情告知，签署知情同意书，这对防范医疗纠纷十分重要。经过一段时间的治疗后，有的患儿完全康复，有的患儿还必须随访与定期复诊，医护人员在患儿出院时应该对患儿家长告知清楚出院后的相关问题，并在病历上写清楚相关的出院小结、注意事项等，提醒家长要保存好患儿的病历，下次来院复诊时必须一起带来。另外，应该给患儿家长留下咨询与预约专家复诊的联系电话。总之，加强随访与定期复诊等方面的有效沟通，能够促进医患之间建立良好的“伙伴关系”，让患者感受到医师实实在在的关心、帮助，拉近医患之间的距离，增加亲近感，缓解医患矛盾，减少医疗纠纷。

医疗纠纷的应对措施：医疗纠纷的发生，多数是医疗活动中发生了患方不能接受的不良医疗后果。有些不良后果是疾病发生发展过程中出现的临床症状、体征，与医师的诊疗行为并无直接联系，但医疗机构一定不能回避，不能拖延，必须把握解决医疗纠纷的时机和时效

笔记栏

ER-5-2

扫一扫，测一测

性。如果医疗活动中确实存在对患方有损害行为的事件，医疗机构应积极主动与患方沟通，做出合情、合理、合法的赔偿，尽力达到患方满意，如患方过高要求超越有关规定，则应反复沟通说明原因，最后仍然不能达成协商解决则应通过调解、申请技术鉴定或民事诉讼等其他途径进行处理。如医疗活动中不存在医方过失，而是患方由于缺乏医学知识而存在认识上的分歧，则应反复与患方进行解释沟通，力争患方理解，但不能迁就照顾，满足其无理要求，否则助长患方不良行为，同时对无辜的医务人员也是伤害。

（姜永红）

复习思考题

1. 试述儿科人文的基本内容。
2. 试述儿科人文关怀的重要性。
3. 什么是医患共同决策？

各 论

笔记栏

第六章
新生儿疾病
PPT 课件

第六章 新生儿疾病

学习目标

1. 掌握新生儿黄疸、新生儿缺氧缺血性脑病的概念、病因病理、临床表现、辅助检查、诊断及鉴别诊断、临床治疗。

2. 熟悉新生儿的分类、特点及护理。

3. 了解新生儿黄疸、新生儿缺氧缺血性脑病的预防与康复。

第一节 新生儿分类、特点及护理

新生儿(neonate,newborn)是指从脐带结扎到生后28天内的婴儿。新生儿学(neonatology)是研究新生儿生理、病理、疾病防治及保健等方面的学科。新生儿学原属儿科学范畴,近数十年来发展十分迅速,现已形成独立的学科。新生儿是胎儿的延续,与产科密切相关,因此,又属围生医学(perinatology)的一部分。

一、新生儿分类

新生儿分类有不同的方法。临床上常用的有根据胎龄、出生体重、出生体重和胎龄的关系以及出生后周龄等分类方法。

1. 根据出生时胎龄分类　胎龄(gestational age,GA)是指从末次月经第1天起至分娩时为止,通常以周表示。①足月儿:37周≤GA<42周(260~293天)的新生儿;②早产儿:GA<37周(259天)的新生儿;其中GA<28周者称为极早早产儿或超未成熟儿,28~32周者称非常早产儿,32~34周者称中度早产儿;③过期产儿:GA≥42周(294天)的新生儿。

2. 根据出生体重分类　出生体重(birth weight,BW)指出生1小时内的体重。①低出生体重儿:BW<2 500g的新生儿,其中BW<1 500g称极低出生体重儿,BW<1 000g称超低出生体重儿。低出生体重儿中大多是早产儿,也有足月或过期小于胎龄儿。②正常出生体重儿:BW≥2 500g并≤4 000g的新生儿。③巨大儿:BW>4 000g的新生儿。

3. 根据出生时体重和胎龄关系分类　①小于胎龄儿:婴儿的BW在同胎龄平均出生体重的第10百分位以下;②适于胎龄儿:婴儿的BW在同胎龄平均出生体重的第10~90百分位之间;③大于胎龄儿:婴儿的BW在同胎龄平均出生体重的第90百分位以上。

4. 根据出生后周龄分类　①早期新生儿:生后1周以内的新生儿,也属于围生儿,其发病率和死亡率在整个新生儿期最高,需要加强监护和护理;②晚期新生儿:出生后第2~4周末的新生儿。

5. 高危儿　指已发生或可能发生危重疾病而需要监护的新生儿。常见于以下情况:

①母亲疾病史，如母有糖尿病、感染、慢性心肺疾患、吸烟、吸毒或酗酒史。母亲为 Rh 阴性血型或过去有死胎、死产或性传播病史等；②母孕史，如母年龄>40 岁或<16 岁，母孕期有阴道流血、妊娠高血压、先兆子痫、子痫、羊膜早破、胎盘早剥、前置胎盘等；③分娩史，如难产、手术产、急产、产程延长、分娩过程中使用镇静或止痛药物史等；④出生异常，窒息、多胎儿、早产儿、小于胎龄儿、巨大儿、宫内感染和先天畸形等。

二、正常足月儿与早产儿的特点

正常足月儿是指出生时胎龄满≥37 周并≤42 周、出生体重≥2 500g 并≤4 000g，无畸形或疾病的活产婴儿。早产儿又称未成熟儿，据 WHO 资料，全球范围早产儿发生率为 5%～18%，即每年约 1 500 万早产儿出生。近年来，我国早产儿的发生率呈逐年上升的趋势，根据我国国家卫生健康委员会资料，我国的早产儿发生率约为 7%～10%，即每年约有 120 万早产儿出生。胎龄越小，体重越轻，畸形及死亡率愈高。因此，预防早产对于降低新生儿死亡率，降低儿童的伤残率均具有重要意义。母亲孕期感染、吸烟、酗酒、吸毒、外伤、生殖器畸形、过度劳累及多胎、胎儿畸形以及胎盘异常等均是引起早产的原因。另外，种族和遗传因素与早产也有一定的关系。

1. 正常足月儿与早产儿的外观特点　正常足月儿与早产儿在外观上各具有特点（表 6-1）。因此可根据初生婴儿的体格特征和神经发育成熟度来评定其胎龄。

表 6-1　足月儿与早产儿外观特点鉴别表

	早产儿	足月儿
皮肤	发亮，水肿，毳毛多	肤色红润，皮下脂肪丰满，毳毛少
头	头大（约占全身比例 1/3）	头大（占全身比例 1/4）
头发	细而乱	分条清楚
耳壳	软，缺乏软骨，耳舟不清	软骨发育良好，耳舟成形，直挺
乳腺	无结节或结节<4mm	结节>4mm，平均 7mm
指、趾甲	未达指、趾端	达到或超过指、趾端
跖纹	足底纹理少	足纹遍及整个足底
外生殖器	男婴睾丸未降或未全降 女婴大阴唇不能遮盖小阴唇	男婴睾丸已降至阴囊 女婴大阴唇覆盖小阴唇

2. 正常足月儿与早产儿生理特点

（1）呼吸系统：新生儿呼吸频率较快，呈腹式呼吸。安静时约 40 次/min，如持续超过 60～70 次/min 称呼吸急促，常由呼吸系统或其他系统疾病所致。早产儿呼吸中枢发育不成熟，对低氧、高碳酸血症反应不敏感，呼吸浅快且节律不规则，易出现周期性呼吸暂停，或发绀。呼吸暂停是指呼吸停止>20 秒，伴心率>100 次/min 或发绀，氧饱和度下降，严重时伴面色苍白、肌张力下降。因肺泡表面活性物质少，易发生呼吸窘迫综合征。由于肺发育不成熟，易导致支气管肺发育不良。

（2）循环系统：出生后血液循环动力学发生重大变化，完成了胎儿循环向成人循环的转变。新生儿心率波动范围较大，通常为 90～160 次/min。足月儿血压平均为 70/50mmHg。早产儿心率偏快，血压较低，部分可伴有动脉导管开放。

（3）消化系统：足月儿吞咽功能已经完善，消化道已能分泌充足的消化酶，只是淀粉酶

笔记栏

在生后4个月才能达到成人水平，因此不宜过早喂淀粉类食物。若生后24小时仍不能排出胎便，应检查是否有肛门闭锁或其他消化道畸形。因肝内酶的量及活力不足对多种药物处理能力（葡萄糖醛酸化）低下，易发生药物中毒。早产儿吸吮力差，吞咽反射弱，胃容量小，常出现哺乳困难或乳汁吸入引起吸入性肺炎。其消化酶含量接近足月儿，但胆酸分泌少，脂肪的消化吸收差，缺氧、感染或喂养不当等不利因素易引起坏死性小肠结肠炎。由于胎粪形成较少及肠蠕动差，胎粪排出常延迟。肝功能更不成熟，生理性黄疸程度较足月儿重，持续时间更长，且易发生胆红素脑病。肝脏合成蛋白能力差，糖原储备少，易发生低蛋白血症、水肿和低血糖。

（4）泌尿系统：足月儿肾小球滤过率低，浓缩功能差，易发生水肿或脱水。新生儿一般在生后24小时内开始排尿，少数在48小时内排尿，1周内每日排尿可达20次。早产儿肾浓缩功能更差，排钠分数高，肾小管对醛固酮反应低下，易出现低钠血症；葡萄糖阈值低，易发生糖尿。碳酸氢根阈值极低和肾小管排酸能力差，易出现代谢性酸中毒。

（5）血液系统：新生儿血容量的多少与脐带结扎的迟早有关，足月儿血容量为85～100ml/kg，出生时红细胞、网织红细胞和血红蛋白含量较高，白细胞数在生后1天为15～20×10^9/L，5天后接近婴儿值；分类中以中性粒细胞为主，4～6天与淋巴细胞相近，以后淋巴细胞占优势。血小板数与成人相似。由于肝脏维生素K储备少，凝血因子Ⅱ、Ⅶ、Ⅸ、Ⅹ活性低，故出生后常规肌内注射维生素K_1。早产儿血容量为85～110ml/kg，周围血中有核红细胞较多，白细胞和血小板稍低于足月儿，“生理性贫血”出现早，且胎龄越小，贫血持续时间越长，程度越严重。

（6）神经系统：新生儿脑体积相对大，但脑沟、脑回仍未完全形成。足月儿觉醒时间一昼夜仅为2～3小时。常出现不自主和不协调动作。新生儿出生时已具备多种暂时性原始反射。常见的原始反射有觅食反射、吸吮反射、握持反射、拥抱反射等。正常情况下，上述反射在生后数月可自然消失。若在新生儿期这些反射减弱或消失，或数月后仍不消失，常提示有神经系统疾病或其他异常。此外，正常足月儿也可出现年长儿的病理性反射如克尼格征（Kernig sign）、巴宾斯基征（Babinski sign）和佛斯特征（Chvostek sign）等，腹壁和提睾反射不稳定，偶可出现阵发性踝阵挛。早产儿神经系统成熟度与胎龄有关，胎龄愈小，原始反射愈难引出或反射不完全。

（7）体温：新生儿体温调节中枢功能尚不完善，皮下脂肪薄，体表面积相对较大，皮肤表皮角化层差，易散热，早产儿尤甚。生后如不及时保温，可发生低体温、低氧血症、低血糖及代谢性酸中毒或寒冷损伤。环境温度过高、进水少及散热不足，可使体温增高，发生脱水热。早产儿体温调节中枢功能更不完善，皮下脂肪更薄，体表面积相对较大，更易散热，并且胎龄越小，棕色脂肪越少，代偿产热的能力也越差，寒冷时更易发生低体温，甚至硬肿症。

（8）能量及体液代谢：足月儿每日基础热量消耗为209kJ/kg（50kcal/kg），每日总热能约需418～502kJ/kg（100～120kcal/kg）。生后第一天生理需水量为60～100ml/kg，以后每日增加30ml/kg，至每日150～180ml/kg。但由于生后水分丢失较多、进入量少、胎脂脱落、胎粪排出等使体重下降，约1周末降至最低点（小于出生体重的10%，早产儿为15%～20%），经10天左右可恢复到出生体重，称生理性体重下降。早产儿体重恢复的速度较足月儿慢。早产儿吸吮力弱，消化功能差，在生后数周内常不能达到需要量，因此需肠道外营养。

（9）免疫系统：新生儿特异性免疫与非特异性免疫功能均不成熟。皮肤黏膜薄嫩易损伤，易发生新生儿脐炎、呼吸道和消化道感染、新生儿败血症。血-脑屏障发育未完善，易患细菌性脑膜炎，早产儿更易发生。

（10）常见的几种特殊生理状态：①生理性黄疸参见本章第二节。②“马牙”和“螳螂

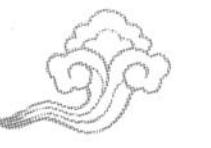

嘴”。在新生儿口腔上腭中线和齿龈部位有散在黄白色、米粒大小的小颗粒，系上皮细胞堆积或黏液腺分泌物积留所致，俗称“马牙”，数周后可自然消退；两侧颊部各有一隆起的脂肪垫，有利于吸吮乳汁。两者均属正常现象，不可挑破，以免发生感染。③乳腺肿大和假月经。男女新生儿生后4~7天均可有乳腺增大，如蚕豆或核桃大小，2~3周消退；部分女婴生后5~7天阴道流出少许血性分泌物，可持续1周，俗称“假月经”。两者均因来自母体的雌激素中断所致。④新生儿红斑及粟粒疹：生后1~2天，在头部、躯干及四肢常出现大小不等的多形性斑丘疹称为“新生儿红斑”，1~2天后可自行消失；因皮脂腺堆积在鼻尖、鼻翼、颜面部形成小米粒大小黄白色皮疹，称为“新生儿粟粒疹”，几天后亦可自行消失。

三、足月儿及早产儿护理

1. 保温　生后应立即用预热的毛巾擦干新生儿，并采取各种保暖措施，使婴儿处于中性温度中。早产儿，尤其是出生体重<2 000g或低体温者，应置于温箱中，并根据体重、日龄选择中性环境温度。温箱中的湿化装置易滋生“水生菌”，应每日换水。无条件者可采取其他保暖措施，如用预热的毯子包裹新生儿。新生儿头部表面积大，散热量多，寒冷季节应戴绒布帽。如体温升高，可打开包被散热，并补充水分，体温则可下降。

2. 喂养　正常足月儿出生后半小时即可抱至母亲处哺乳，促进乳汁分泌，提倡按需哺乳，注意喂奶前的清洁及喂哺方法。无母乳者可用配方乳，每3小时1次，每日7~8次。奶量根据所需热量及婴儿耐受情况计算，遵循从小量渐增的原则，以吃奶后安静、无腹胀和理想的体重增长（足月儿约每日增长15~30g，平均约为每日增长20g）为标准（生理性体重下降期除外）。早产儿也应酌情尽早母乳喂养。无母乳时可暂用早产儿配方奶。哺乳量应因人而异，原则上是胎龄越小，出生体重愈低，每次哺乳量愈少，喂奶间隔时间也愈短，且根据喂养后有无腹胀、呕吐、胃内残留（管饲喂养）及体重增长情况进行调整。

3. 维生素和微量元素补充　足月儿生后应肌内注射1次维生素K_1 0.5~1mg，早产儿应连续应用3次，剂量同前；生后4天加维生素C每日50~100mg，10天后加维生素A每日500~1 000IU，维生素D每日400~1 000IU；4周后添加铁剂，足月儿每日给元素铁2mg/kg；极低出生体重儿每日给3~4mg/kg，并同时加用维生素E 25IU和叶酸2.5mg，每周2次。

4. 呼吸管理　保持呼吸道通畅。早产儿仰卧时可在肩下放置软垫，避免颈部弯曲。低氧血症时予以吸氧，应以维持动脉血氧分压50~80mmHg（早产儿50~70mmHg）或经皮血氧饱和度91%~95%为宜。切忌给早产儿常规吸氧，以防吸入高浓度氧或吸氧时间过长致早产儿视网膜病和慢性肺部疾病。呼吸暂停者可以弹、拍打足底或托背等恢复呼吸，可同时给予甲基黄嘌呤类药物，如枸橼酸咖啡因和氨茶碱，前者安全性较大，不需常规监测血药浓度。首次负荷量为20mg/(kg·d)以后5mg/(kg·d)维持，可酌情用到纠正胎龄34~35周。继发性呼吸暂停应针对病因进行治疗。

5. 预防感染　婴儿室工作人员应严格遵守消毒隔离制度，接触新生儿前应严格洗手；护理和操作时应注意无菌；工作人员或新生儿如患感染性疾病应立即隔离，防止交叉感染；避免过分拥挤，防止空气污染，杜绝乳制品污染。

6. 皮肤黏膜护理　①勤洗澡，保持皮肤清洁。正常新生儿24小时后即可每天洗澡；每次大便后用温水清洗臀部，勤换尿布，防止红臀或尿布疹发生。②保持脐带残端清洁和干燥。一般生后3~7天残端脱落，脱落后如有黏液或渗血，应用碘伏消毒或重新结扎；如有化脓感染，用过氧化氢溶液或碘酒消毒，同时可酌情适当给予抗生素治疗。③口腔黏膜不宜擦洗。④衣服宜宽大，质软，不用纽扣；应选用柔软、吸水性强的尿布。

7. 预防接种按计划免疫　做好接种工作。如卡介苗，生后3天接种，对疑有先天性免疫

笔记栏

缺陷的新生儿，绝对禁忌接种卡介苗，以免发生全身感染而危及生命；乙肝疫苗，生后第24小时内、1个月、6个月时应各注射重组酵母乙肝病毒疫苗1次，母亲为乙肝病毒携带者，婴儿应于生后6小时内肌内注射高价乙肝免疫球蛋白100～200IU，同时换部位注射重组酵母乙肝病毒疫苗10μg。如母亲为HBeAg和HBV-DNA阳性患者，患儿出生后半个月时应再使用相同剂量乙肝免疫球蛋白一次。

8. 筛查　新生儿应开展先天性甲状腺功能减低症及苯丙酮尿症等先天性代谢缺陷病的筛查。

第二节　新生儿黄疸

新生儿黄疸（neonatal jaundice）又称新生儿高胆红素血症，是因胆红素在体内积聚而引起的皮肤黏膜或其他器官黄染。若新生儿血中胆红素超过5～7mg/dl（成人超过2mg/dl）即可出现肉眼可见的黄疸。新生儿黄疸可分为生理性和病理性，本节主要讨论病理性黄疸。未结合胆红素增高是新生儿黄疸最常见的表现形式，重者可引起胆红素脑病（核黄疸），造成神经系统的永久性损害，重者会导致死亡。

中医学认为本病与胎禀因素有关，故称为“胎黄”或“胎疸”，其病名最早见于《诸病源候论·胎疸候》。

一、病因病理

（一）中医病因病机

湿热与寒湿是其主要致病因素。孕母素体湿盛或内蕴湿热之毒，遗于胎儿，或因胎产之时，出生之后，婴儿感受湿热邪毒；或因小儿先天禀赋不足，脾阳虚弱，湿浊内生；或生后为湿邪所侵。另外，部分小儿禀赋不足，脉络阻滞，或湿热蕴结肝经日久，气血郁阻而发黄。

病位主要在肝胆、脾胃。发病机制主要为脾胃湿热或寒湿内蕴，肝失疏泄，胆汁外溢而致发黄，日久则气滞血瘀，脉络瘀阻。热为阳邪，故湿热所致者黄色鲜明如橘皮。寒为阴邪，寒湿所致者，黄色晦暗如烟熏。气滞血瘀所致者，因气机不畅，肝胆疏泄失常，络脉瘀积，故黄色晦暗，伴肚腹胀满，右胁下结成痞块。亦有因先天缺陷，胆道不通，胆液不能正常疏泄，横溢肌肤而发黄。若热毒炽盛，湿热化火，邪陷厥阴，则会出现神昏、抽搐之险象。若正气不支，气阳虚衰，可成虚脱危证（图6-1）。

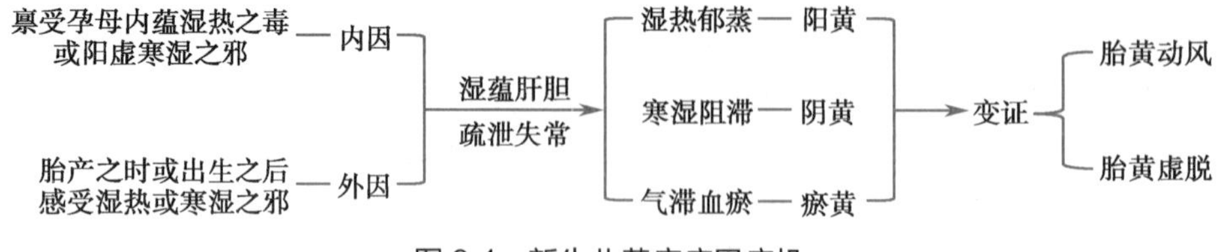

图6-1　新生儿黄疸病因病机

（二）西医病因病理

1. 病因　导致新生儿病理性黄疸的主要原因可分为感染因素和非感染因素两大类。

（1）感染因素

1）新生儿肝炎：多由病毒引起的宫内感染所致，是临床常见的一组综合征。常见病毒有乙型肝炎病毒、巨细胞病毒、风疹病毒、单纯疱疹病毒、肠道病毒及EB病毒等。

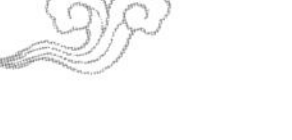

2）新生儿败血症：细菌、病毒、螺旋体、衣原体、支原体和原虫等引起的重症感染皆可致溶血，但以金黄色葡萄球菌及大肠埃希菌引起的败血症多见。

（2）非感染因素

1）新生儿溶血病：系指母婴血型不合引起的同族免疫性溶血。我国以 ABO 血型不合最常见，其次为 Rh 血型不合引起的溶血病。

2）胆管阻塞：先天性胆道闭锁和先天性胆总管囊肿，使肝内或肝外胆管阻塞，结合胆红素排泄障碍，导致病理性黄疸，是新生儿时期阻塞性黄疸的常见原因。

3）肠肝循环增加：先天性肠道闭锁、先天性幽门肥厚、巨结肠、饥饿和喂养延迟等均可使胎粪排泄延迟，使胆红素重吸收增加。

4）母乳性黄疸：一般分为早发性和迟发性。其机制尚未完全明确，可能与母乳中的 β-葡萄糖醛酸酐酶进入肠道，使肠道内未结合胆红素生成增加有关，见于母乳喂养儿。

5）遗传代谢性疾病：红细胞酶缺陷病，如葡萄糖-6-磷酸脱氢酶（G-6-PD）、丙酮酸激酶和己糖激酶缺陷等；红细胞形态异常类疾病，如遗传性球形红细胞增多症、遗传性椭圆形红细胞增多症等；血红蛋白病如 α 地中海贫血；暂时性家族性高胆红素血症；Gilbert 综合征；先天性代谢缺陷性疾病，如半乳糖血症、果糖不耐受症、酪氨酸血症、糖原贮积病Ⅳ型、脂质累积病、先天性甲状腺功能低下等。

6）药物因素：某些药物如磺胺、水杨酸盐、维生素 K_3、吲哚美辛、毛花苷丙等，可与胆红素竞争 Y、Z 蛋白的结合位点，导致胆红素代谢异常。

7）其他因素：如颅内出血、头颅血肿、早产、新生儿窒息、孕妇产前应用催生素均会因导致红细胞破坏增多、抑制结合功能，而使新生儿首次呼吸功能建立不完善、胎儿肠蠕动功能衰弱，影响肠道菌群建立，导致胆红素增高，黄疸程度加重。

2. 发病机制　病理性黄疸的发生是由于各种致病因素导致新生儿体内胆红素代谢异常，致未结合胆红素和/或结合胆红素在体内积聚，浸润皮肤、巩膜及其他机体组织而出现全身发黄。若血清未结合胆红素过高，则可透过血-脑屏障，使基底核等处的神经细胞黄染、坏死，发生胆红素脑病。

3. 病理　由于胆红素的浸润，出现皮肤、巩膜及其他机体组织黄染。胆红素脑病的病理学特征，一种表现为整个脑部弥漫性黄染，另一种黄染主要局限于脑核区域，如基底节，特别是下丘脑、苍白球、纹状体和各种脑干核，小脑也可受累，特别是齿状核和小脑蚓部。

二、主要临床表现

（一）主要症状及体征

全身皮肤、巩膜黄染，黄疸指数明显升高。由溶血所致者可出现不同程度的贫血、肝脾大等，重者可出现抽搐、角弓反张，甚则呼吸暂停；由胆道闭锁所引起的大便常呈灰白色；由肝炎所致者除黄疸还伴有转氨酶升高；由感染所致者可出现发热或体温不升、体温波动，同时伴有感染中毒症状。

生理性黄疸：由于新生儿胆红素的代谢特点，50%～60%的足月儿和80%的早产儿出现生理性黄疸，血清总胆红素峰值足月儿不超过 220.5μmol/L（12.9mg/dl），早产儿不超过 256.5μmol/L（15mg/dl），血清结合胆红素不超过 25μmol/L（1.5mg/dl）。生理性黄疸需排除性诊断，常出现下列临床表现。①一般情况良好；②足月儿生后 2～3 天出现黄疸，4～5 天达高峰，5～7 天消退，但最迟不超过 2 周；早产儿黄疸多于生后 3～5 天出现黄疸，5～7 天达高峰，7～9 天消退，最长可延迟到 3～4 周；③每日血清胆红素升高<85μmol/L（5mg/dl）或每小

笔记栏

时<0.5mg/dl;④血清总胆红素值尚未超过小时胆红素曲线(Bhutani 曲线)的第 95 百分位数,或未达到相应日龄、胎龄及相应危险因素下的光疗干预标准。

病理性黄疸:出现下列任一项情况应该考虑有病理性黄疸。①生后 24 小时内出现黄疸;②血清总胆红素值已达到相应日龄及相应危险因素下的光疗干预标准,或超过小时胆红素风险曲线的第 95 百分位数,或胆红素每日上升超过 85μmol/L(5mg/dl)或每小时>0.5mg/dl;③黄疸持续时间长,足月儿>2 周,早产儿>4 周;④黄疸退而复现;⑤血清结合胆红素>34μmol/L(2mg/dl)。

(二)并发症

病情严重者,当足月儿血清总胆红素超过 342μmol/L 可引起胆红素脑病。

三、辅助检查

1. 肝功能检查　测定血清总胆红素、未结合胆红素、结合胆红素水平,新生儿黄疸患儿出现明显增高。

2. 改良库姆斯试验(Coombs test)　有助于明确是否存在自身免疫性溶血及其类型。

3. 母子血型测定可检测　因 ABO 或 Rh 血型不合引起的溶血性黄疸,明确溶血的类型。

4. 肝炎相关抗原抗体系统检查　怀疑肝炎综合征者应做乙型肝炎、丙型肝炎检测及 TORCH 筛查,明确病原体感染的类型。

5. 血培养　对怀疑由感染所引起的黄疸应做血培养检测,以明确病原体。

6. B 超或 CT 检查　疑为先天性胆道闭锁者可做 B 超或 CT 检查,以协助诊断。

四、诊断及鉴别诊断

(一)诊断要点

1. 黄疸出现早(出生 24 小时内),发展快,黄色明显,可消退后再次出现,或黄疸出现迟,持续不退。肝脾可见肿大,精神倦怠,不欲吮乳,大便或呈灰白色。

2. 血清胆红素、黄疸指数显著增高。

3. 尿胆红素阳性,尿胆原试验阳性或阴性。

4. 母子血型测定,以排除 ABO 或 Rh 血型不合引起的溶血性黄疸。

5. 肝炎综合征应行肝炎相关抗原抗体系统检查。

(二)鉴别诊断

1. 生理性黄疸与病理性黄疸鉴别(表 6-2)。

表 6-2　生理性黄疸与病理性黄疸的鉴别

鉴别点	生理性	病理性
出现时间	生后第 2～3 天	黄疸出现早(出生后 24 小时以内或出现过迟)
消退时间	足月儿<2 周 早产儿 3～4 周	足月儿>2 周 早产儿>4 周或退而复现
黄疸程度	血清胆红素 足月儿<220.5μmol/L 早产儿<256.5μmol/L	血清胆红素 足月儿>221μmol/L 早产儿>257μmol/L
进展情况	每日血清胆红素增加值<85μmol/L	每日血清胆红素增加值>85μmol/L
伴随症状	无其他临床症状	有其他症状,如精神倦怠,不欲吮乳,大便或呈灰白色等;有原发疾病表现

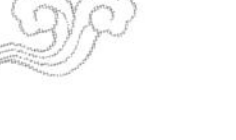

2. 不同疾病所引起的病理性黄疸　由于不同疾病所引起的黄疸各有其特点，临床要注意区分。

五、临床治疗

新生儿黄疸的治疗原则在于降低血清胆红素水平，防止胆红素脑病的发生，纠正贫血，阻止溶血。生理性黄疸不需治疗，若黄疸较重，可静脉补充适量葡萄糖，采用光照疗法或给予肝酶诱导剂；病理性黄疸，应针对病因进行治疗。如感染性黄疸选用有效抗生素治疗，肝细胞性黄疸选用保肝利胆药治疗，胆道闭锁可施行手术治疗等。

（一）中医治疗

1. 中医辨证思路　辨其寒、热、瘀，针对其变证，要注意胎黄动风与胎黄虚脱的区别。湿热熏蒸所致胎黄，起病急，病程短，肤黄色泽鲜明，舌苔黄腻者，为阳黄；寒湿阻滞所致胎黄，起病缓，黄疸日久不退，色泽晦暗，便溏色白，舌淡苔腻者，为阴黄；若肝脾明显肿大，腹壁青筋显露，为瘀积发黄。若黄疸急剧加深，四肢厥冷，脉微欲绝，为胎黄虚脱证。若黄疸显著，伴有尖叫抽搐，角弓反张，为胎黄动风证。此皆属胎黄变证。

2. 治疗原则　以利湿退黄为基本原则。根据阳黄与阴黄的不同，分别治以清热利湿退黄和温中化湿退黄，气滞血瘀证以化瘀消积为主。治疗过程中尚需顾护初生儿脾胃，避免苦寒伤正。

3. 辨证施治

（1）湿热郁蒸

证候：面目皮肤发黄，色泽鲜明如橘，哭声响亮，不欲吮乳，口渴唇干，或有发热，大便秘结，小便深黄，舌质红，苔黄腻。

治法：清热利湿。

代表方：茵陈蒿汤加味。

热重者，加虎杖、龙胆；湿重者，加猪苓、滑石；呕吐者，加半夏、竹茹；腹胀者，加厚朴、枳实。

（2）寒湿阻滞

证候：面目皮肤发黄，色泽晦暗，持久不退，精神萎靡，四肢欠温，纳呆，大便溏薄，色灰白，小便短少，舌质淡，苔白腻。

治法：温中化湿。

代表方：茵陈理中汤加减。

寒盛者，加附片、肉桂；肝脾大，络脉瘀阻者，加三棱、莪术；食少纳呆者，加神曲、砂仁。

（3）气滞血瘀

证候：面目皮肤发黄，颜色逐渐加深，晦暗无华，右胁下痞块质硬，肚腹膨胀，青筋显露，或见瘀斑、衄血，唇色暗红，舌见瘀点，苔黄。

治法：化瘀消积。

代表方：血府逐瘀汤加减。

大便干结者，加大黄、枳实；皮肤瘀斑、便血者，加牡丹皮、仙鹤草；腹胀者加木香、香橼皮；胁下痞块质硬者，加穿山甲、水蛭。

（4）胎黄动风

证候：黄疸迅速加重，嗜睡、神昏、抽搐，舌质红，苔黄腻。

治法：平肝息风，利湿退黄。

代表方：茵陈蒿汤合羚角钩藤汤加减。

笔记栏

（5）胎黄虚脱

证候：黄疸迅速加重，伴面色苍黄、浮肿、气促、神昏、四肢厥冷、胸腹欠温，舌淡苔白。

治法：大补元气，温阳固脱。

代表方：参附汤合生脉散加减。

4. 中医其他疗法

（1）临床常用中成药：①茵陈五苓糖浆，功能清热利湿，通利小便，用于湿热郁蒸证湿偏重者；②茵栀黄口服液，功能清热解毒，利湿退黄，用于湿热郁蒸证热偏重者。

（2）药物外治：茵陈 20g，栀子 10g，大黄 2g，生甘草 3g。煎汤 20ml，保留灌肠，每日或隔日 1 次。

（二）西医治疗

1. 病因治疗

（1）新生儿肝炎以保肝治疗为主，供给充分的热量及维生素。禁用对肝脏有毒的药物。

（2）先天性胆道闭锁的治疗，强调早期诊断，早期手术。

（3）新生儿败血症一般应联合应用抗生素静脉给药治疗，要早用药、足疗程，同时注意药物的不良反应。

（4）对可能发生新生儿溶血病的胎儿拟采取：提前分娩、血浆置换、宫内输血、给予孕妇服用酶诱导剂等治疗。

2. 黄疸治疗

（1）光照疗法：是降低血清未结合胆红素简单而有效的方法。以波长 425~475nm 的蓝光作用最强，日光灯或太阳也有一定疗效。光疗常用的设备有光疗箱、光疗灯、光疗毯等。光疗时应注意对关键器官如眼、生殖器等防护（如用黑色眼罩保护双眼，会阴部可用尿布遮盖）；注意观察温度、湿度并适当补充水分。光疗时不良反应有发热、腹泻、皮疹、维生素 B_2 缺乏、青铜症等。

（2）换血疗法：①换出部分血中游离抗体和致敏红细胞，减轻溶血；②换出血中大量胆红素，防止发生胆红素脑病；③纠正贫血，改善红细胞携氧能力，防止心力衰竭。适用于大部分 Rh 溶血病和个别严重的 ABO 溶血患儿。选择 Rh 溶血病应选用 Rh 系统与母亲同型、ABO 系统与患儿同型的血液；换血量一般为患儿血量的 2 倍。换血途径，一般选用脐静脉或其他较大静脉进行换血，也可选用脐动、静脉进行同步换血。

（3）药物治疗：①静脉输注白蛋白，每次 1g/kg 或血浆 10~20ml/kg；②纠正代谢性酸中毒，应用 5% 碳酸氢钠提高血 pH 值，以利于未结合胆红素与白蛋白的联结；③肝酶诱导剂，常用苯巴比妥，5mg/(kg·d)，分 2~3 次口服，共 4~5 日，也可加用尼可刹米，100mg/(kg·d)，分 2~3 次口服，共 4~5 日；④静脉用免疫球蛋白，1g/kg，于 6~8 小时内静脉滴入，早期应用临床效果较好。

（4）其他治疗：防止低血糖、低体温，纠正缺氧、贫血、水肿和心力衰竭等。

六、预防与康复

1. 妊娠期注意饮食卫生，忌酒和辛热之品。不可滥用药物，如孕母有肝炎病史，或曾产育病理性黄疸婴儿者，产前宜测定血中抗体及其动态变化，并采取相应预防性服药措施。

2. 新生儿出生后即应注意皮肤色泽、黄疸出现时间、黄疸程度变化及大小便颜色，以区别生理性、病理性黄疸。

3. 注意保护新生儿脐部、臀部和皮肤，避免损伤，防止感染。

笔记栏

4. 加强围生期保健，防止产前、产时及产后发生各种高危因素，如窒息、酸中毒等。

5. 注意观察黄疸患儿的全身情况，有无精神萎靡、嗜睡、吸吮困难、惊惕不安、两目直视、四肢强直或抽搐，以便对重症患儿及早发现和治疗。

6. 对发生胆红素脑病的患儿，进行积极抢救，进入恢复期后做好康复治疗工作。

病案分析

病案：张某，女，30天。因面目黄染26天，于1981年8月5日就诊。患儿生后4天即见面目黄染，逐渐加重，小便深黄色，眼泪亦为黄色，眼眵多。经在某院治疗8天，黄疸不减，大便浅黄色，日行3~4次，夹奶瓣。查体见巩膜、面部、周身皮肤黄染，腹胀。舌苔白厚腻，舌质红。

方药：茵陈15g，炒栀子3g，滑石12g，车前子10g，猪苓、泽泻、厚朴各6g。水煎服3剂后，患儿面目皮肤黄染明显减轻，仍小便发黄、腹胀。上方加焦三仙各10g，又服3剂，巩膜黄染消退，面部、周身皮肤黄染亦不明显。因患儿便稀，苔黄厚腻。上方加藿香6g，炒扁豆12g，服3剂，大便成形，停止服药。

分析：该例舌苔白厚腻，舌质红。辨证属湿热蕴郁肝胆，肝胆疏泄失常。治以清利肝胆湿热。方用茵陈蒿汤化裁，重用茵陈，并加入焦三仙。当湿化滞去后，仍有便稀，此为脾虚之故。继加炒扁豆、藿香理脾化湿善其后。可看出湿热久蕴易伤脾，湿化后应酌予补脾。

（毕可恩.小儿疑难病辨证治疗.济南：山东科学技术出版社，1993：182.）

第三节 新生儿缺氧缺血性脑病

新生儿缺氧缺血性脑病（hypoxic-ischemic encephalopathy，HIE）是指各种围生期窒息引起的部分或完全缺氧、脑血流减少或暂停而导致胎儿或新生儿脑损伤。其有特征性的神经病理和病理生理改变以及临床上脑病症状。早产儿发生率明显高于足月儿，但由于足月儿在活产新生儿中占绝大多数，故以足月儿多见。HIE是引起新生儿死亡和慢性神经系统损伤的主要原因之一。本病预后与病情严重程度、抢救是否正确及时有关。

本病属于中医“惊风”“胎惊”“胎痫”范畴。

一、病因病理

（一）中医病因病机

病因包括先天因素、后天失调两个方面。先天因素主要为父母精血亏虚，或孕期调护失宜、禀赋不足或胎元受损。后天失调主要是分娩不顺，导致窒息缺氧，颅脑损伤。

病位以脾、肝、肾三脏关系最为密切。多因分娩不顺，窒息缺氧，颅脑损伤，导致五脏虚损，因风痰内蕴，因痰生风，因风而惊，可见抽搐、惊厥反复发生。脾气虚，不能上荣于心，神智不开，思维迟钝，则体格发育及智能发育均滞后。肝血不足，血不养脑，神志失职，谋虑失常，肝失濡养，筋弱失养，虚风内动则拘急或弛缓。肾气虚损，脑髓空虚，大脑失养，临床上则可表现为反应迟钝，目光呆滞，肢体活动不协调（图6-2）。

笔记栏

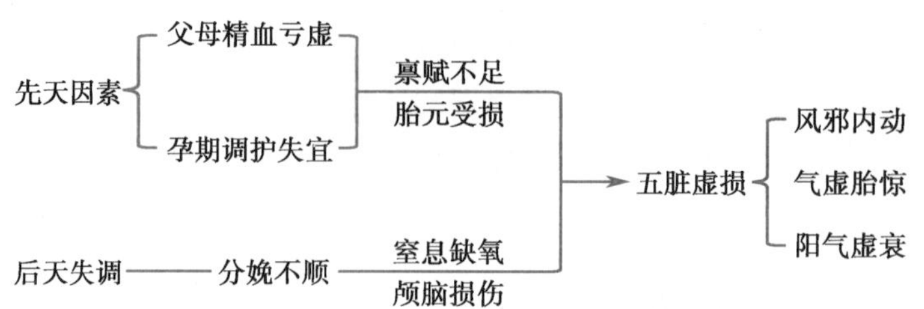

图 6-2 新生儿缺氧缺血性脑病中医病因病机

（二）西医病因病理

1. 病因 缺氧是发病的核心，其中围生期窒息是最主要的原因。出生后肺部疾患、心脏病变及严重失血或贫血等严重影响机体氧合状态的新生儿疾病也可引起缺氧缺血性脑病。

2. 发病机制 主要发病机制为窒息缺氧时脑血流改变，脑血管自主调节功能障碍，脑组织代谢改变，导致脑细胞缺血损伤坏死。

3. 病理 病变轻重不一。病变的范围、分布和类型主要取决于损伤时脑组织成熟度、严重程度及持续时间。早期常见脑水肿；选择性神经元死亡包括凋亡、坏死及梗死；足月儿主要病变在脑灰质，包括脑皮质（呈层状坏死）、海马、基底节、丘脑、脑干和小脑半球，后期表现为软化、多囊性变或瘢痕形成；可见脑室、原发性蛛网膜下腔、脑实质出血；早产儿多见脑室周围白质软化和脑室周围-脑室内出血，脑室扩大和脑室周围终末静脉出血。

二、主要临床表现

（一）主要症状及体征

临床症状因新生儿日龄、损伤严重程度及持续时间而异。

急性脑损伤、病变在两侧大脑半球者，症状常发生在生后 24 小时内，其中 50%～70% 可发生惊厥，特别是足月儿。惊厥最常见的表现形式为轻微发作型或多灶性阵挛型，严重者为强直型，同时有前囟隆起等脑水肿症状体征。病变在脑干、丘脑者，可出现中枢性呼吸衰竭、瞳孔缩小或扩大、顽固性惊厥等脑干症状，并且常在 24～72 小时病情恶化或死亡。少数患儿在宫内已发生缺氧缺血性脑损伤，出生时 Apgar 评分可正常，多脏器受损不明显，但生后数周或数月逐渐出现神经系统受损症状。

（二）临床分度

根据意识、肌张力、原始反射改变、有无惊厥、病程及预后等，临床上分为轻、中、重三度（表 6-3）。

表 6-3 新生儿缺氧缺血性脑病临床分度

分度	轻度	中度	重度
意识	激惹	嗜睡	昏迷
肌张力	正常	减低	松软
原始反射			
拥抱反射	活跃	减弱	消失
吸吮反射	正常	减弱	消失
惊厥	可有肌阵挛	常有	有，可呈持续状态

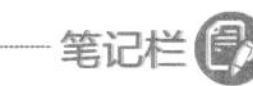

续表

分度	轻度	中度	重度
中枢性呼吸衰竭	无	有	明显
瞳孔改变	扩大	缩小	不等大，对光反射迟钝
脑电图（EEG）	正常	低电压，可有痫样放电	爆发抑制，等电位
病程及预后	症状在72小时内消失，预后好	症状在14日内消失，可能有后遗症	数天至数周死亡，症状可持续数周，病死率高，存活者多有后遗症

三、辅助检查

1. 血气分析　新生儿出生时应取脐动脉血行血气分析，pH 值减低可反映胎儿宫内缺氧和酸中毒程度；BE 和 PCO_2 有助于识别酸中毒性质。

2. 脑影像学检查

（1）B 超：有助于了解脑水肿，基底核和丘脑、脑室内及其周围出血、白质软化等病变，但对矢状旁区损伤不敏感。可在本病病程早期（72 小时内）进行，并动态监测。

（2）CT：有助于了解颅内出血的范围和类型，对于脑水肿、基底核和丘脑损伤、脑梗死等有一定的参考作用。最适检查时间为生后 4~7 天。不能床边检查，辐射量较大。

（3）MRI：无放射线损伤，对脑灰质、白质的分辨率异常清晰，且轴位、矢状位及冠状位成像，能清晰显示 B 超或 CT 不易探及的部位，对于矢状旁区损伤尤为敏感，为判断足月儿和早产儿脑损伤的类型、范围、严重程度及评估预后提供了重要的影像学信息。应尽可能早期（生后 48 小时内）进行。弥散加权磁共振对早期缺血脑组织的诊断更敏感，在生后第一天即可显示病变性质。

3. 脑电生理检查

（1）脑电图：本病表现为脑电活动延迟（落后于实际胎龄）、异常放电，背景活动异常（以低电压和暴发抑制为主）等。应在生后 1 周内检查，可客观反映脑损害的严重程度、判断预后以及有助于惊厥的诊断。

（2）振幅整合脑电图：是常规脑电图的一种简化形式，具有简便、经济、可床边连续监测危重新生儿脑功能等优点，评估本病程度及预测预后。

4. 腰椎穿刺　无围生期窒息史，需要排除其他疾病引起的脑病时，可行腰椎穿刺进行脑脊液常规、生化及脑特异性肌酸激酶检测。

四、诊断及鉴别诊断

（一）诊断标准

目前国内足月儿 HIE 的诊断标准是根据 2005 年长沙会议制定而成。其诊断标准：①有明确的可导致胎儿宫内窘迫的异常产科病史，以及严重的胎儿宫内窘迫表现（胎心率<100 次/min，持续 5 分钟以上和/或羊水Ⅲ度污染），或在分娩过程中有明显窒息史；②出生时有重度窒息，指 Apgar 评分 1 分钟≤3 分，并延续至 5 分钟时仍≤5 分，或出生时脐动脉血气 pH 值≤7；③出生后不久出现神经系统症状，并持续 24 小时以上；④排除电解质紊乱、颅内出血和产伤等原因引起的抽搐，以及宫内感染、遗传代谢性疾病和其他先天性疾病所引起的脑损伤。

同时具备以上 4 条者可确诊，第 4 条暂时不能确定者可作为拟诊病例。目前尚无早产

笔记栏

儿 HIE 的诊断标准。

（二）鉴别诊断

本病应与先天性病毒感染、遗传代谢性疾病及寄生虫感染等疾病引起的神经系统疾病相鉴别。

五、临床治疗

早期干预，及时采用有效的支持疗法及综合措施，同时采用中西医结合治疗。后遗症期以中医治疗为主。

（一）中医治疗

1. 中医辨证思路　本病辨证重在脏腑，旨在辨虚实阴阳，虚证者以肺、脾、肾三脏为主，具体表现以阴虚、气虚、阳虚为主。属于实证者多表现为风邪内动、痰瘀阻络。

2. 治疗原则　本病治疗以扶正祛邪为原则，属于风邪内动者，以祛风安神定惊为主；气虚胎惊者，以益气定惊为主；阳气衰脱者，以开窍定惊、回阳救逆为法。

3. 辨证施治

（1）风邪内动

证候：生后即哭闹不安，物动则恐，声响即动，肢体拘紧，下颌抖动，吮乳如常，面色虚白，前囟不填，舌质淡红，指纹在风关内。

治法：安神定惊。

代表方：钩藤汤加减。

（2）气虚胎惊

证候：生后嗜睡，对外反应淡漠，肢体松软，时而手足抽掣，翻眼，肌紧握拳，面青缩腮，前囟稍填，舌质暗红，指纹达风关以上。

治法：益气定惊。

代表方：参蛤散加减。

面色发青，舌质紫暗者，加丹参、红花、川芎；抽搐明显者，加全蝎、天麻、蝉蜕。

（3）阳气虚衰

证候：生后昏睡，甚则昏迷，肢体松软或拘紧，频作惊搐，一啼气绝，遍体皆紫，复时四肢厥冷。前囟满填，舌质淡白或紫暗，指纹可达命关。

治法：开窍定惊，回阳救逆。

代表方：苏合香丸合参附汤加味。

惊搐频作者，加钩藤、天麻。

4. 中医其他疗法　针灸及推拿疗法为本病后遗症期主要治疗方法（具体方法参见第十二章第四节脑性瘫痪）。

（二）西医治疗

1. 支持疗法　维持良好的通气功能是支持疗法的核心，保持 PaO_2 在 60～80mmHg，$PaCO_2$ 和 pH 值在正常范围；根据血气结果给予不同方式的氧疗，但应避免 PaO_2 过高和 $PaCO_2$ 过低；维持脑和全身良好的血液灌注是支持疗法的关键措施，避免脑灌注过低、过高，或波动。低血压可用多巴胺、多巴酚丁胺等血管活性药物使血压维持在正常范围。维持血糖在正常范围以保持神经细胞代谢所需能源。

2. 控制惊厥　控制惊厥有利于降低脑细胞代谢。首选苯巴比妥，负荷量为 20mg/kg，于 15～30 分钟静脉滴入，若不能控制惊厥，1 小时后可加 10mg/kg，12～24 小时后给予维持量 3～5mg/（kg·d），分 2 次。肝功能不良者改用苯妥英钠，剂量同苯巴比妥。顽固性抽搐者加

用咪达唑仑，每次 0.1～0.3mg/kg 静脉滴注；或加用水合氯醛 50mg/kg 灌肠。

3. 治疗脑水肿　避免输液过量是预防和治疗脑水肿的基础。每日液体总量不超过 60～80ml/kg。颅内压增高时，首选利尿剂呋塞米，每次 0.5～1mg/kg，静脉注射；严重者可用 20% 甘露醇，每次 0.25～0.5g/kg，静脉滴注，每 6～12 小时 1 次，连用 3～5 天。一般不主张使用糖皮质激素。

4. 亚低温治疗　是指用人工诱导方法将体温下降 2～5℃，以降低能量消耗、减少细胞外谷氨酸、氧化反应而达到保护脑细胞作用，是目前国内外唯一证实其安全性、有效性的治疗新生儿 HIE 的措施，可降低严重 HIE 的伤残率和病死率。应用指征为中、重度足月 HIE 新生儿；有头部或全身亚低温 2 种；治疗窗应于生后 6 小时内，即二次能量衰竭间期，且越早疗效越好，持续 72 小时。

5. 其他疗法　重组人类红细胞生成素、干细胞等治疗尚处于临床试验阶段。

6. 新生儿期后的治疗　早期干预和治疗对促进脑细胞的恢复、防治后遗症的发生是有帮助的。包括运动功能的康复训练、营养脑细胞的药物及适当的高压氧治疗。特别对疑有脑瘫早期表现的患儿应尽早开始康复训练，并定期评估，坚持足够的疗程。

六、预防与康复

扫一扫，测一测

1. 注意高危因素，孕期注意养胎、护胎，保持心情舒畅，合理营养，讲究卫生，预防传染病。

2. 做好产前检查，正确指导孕妇分娩，防止产伤，加强对产程的监控，做好保护工作。

3. 积极推广新生儿复苏，防止围生期窒息。

4. 对遗留后遗症的患儿，可进行合理功能训练。

（李江全）

复习思考题

1. 如何判断新生儿出现的黄疸是生理性还是病理性?
2. 试述新生儿缺氧缺血性脑病的诊断标准。
3. 试述新生儿缺氧缺血性脑病的主要病因病机和辨证思路。

笔记栏

第七章
呼吸系
统疾病
PPT 课件

第七章 呼吸系统疾病

学习目标

1. 掌握急性上呼吸道感染、急性扁桃体炎、腺样体肥大、急性支气管炎、肺炎及慢性咳嗽的病因病机、诊断及鉴别诊断、中西医结合治疗。

2. 熟悉小儿呼吸系统解剖、生理病理特点。

3. 了解本章节相关疾病的预防与康复。

第一节　小儿呼吸系统解剖、生理病理特点

呼吸系统以环状软骨下缘为界,分为上、下呼吸道。上呼吸道包括鼻、鼻窦、咽、咽鼓管、会厌及喉;下呼吸道包括气管、支气管、毛细支气管、呼吸性细支气管、肺泡管及肺泡。

一、解剖特点

1. 上呼吸道

(1) 鼻:鼻腔相对短小,鼻道狭窄。婴幼儿鼻黏膜柔软,血管组织丰富,感染后易发生充血肿胀,出现鼻塞,甚至呼吸困难或张口呼吸。

(2) 鼻窦:儿童各鼻窦发育先后不同,新生儿上颌窦和筛窦极小,2 岁以后迅速增长,至 12 岁才充分发育。额窦 2~3 岁开始出现,12~13 岁发育完全,蝶窦 3 岁开始出现并与鼻腔相通。由于鼻窦黏膜与鼻腔黏膜相连续,鼻窦口相对大,故急性鼻炎常累及鼻窦,以上颌窦及筛窦感染多见。

(3) 鼻泪管和咽鼓管:婴幼儿鼻泪管短,开口接近于内眦部,且瓣膜发育不全,故鼻腔感染常易侵入结膜引起炎症。咽鼓管是沟通中耳鼓室与鼻咽部的通道,婴幼儿咽鼓管较宽、直、短,呈水平位,故鼻咽炎时易致中耳炎。

(4) 咽部:咽部较狭窄且垂直。鼻咽部淋巴组织丰富,包括咽扁桃体及腭扁桃体。咽扁桃体又称腺样体,6 个月已发育,位于鼻咽顶部与后壁交界处,严重的腺样体肥大是小儿阻塞性睡眠呼吸暂停综合征的重要原因。腭扁桃体位于两腭弓之间,1 岁末逐渐增大,4~10 岁发育达最高峰,14~15 岁时又逐渐退化,故扁桃体炎常见于年长儿,婴儿则少见。

(5) 喉:以环状软骨下缘为标志。小儿的喉部呈漏斗状,软骨柔软,黏膜柔嫩且富有血管及淋巴组织,轻微的炎症即可引起喉头水肿、狭窄,出现声音嘶哑和吸气性呼吸困难。

2. 下呼吸道

(1) 气管、支气管:婴幼儿的气管和支气管腔较成人短且狭窄,黏膜柔嫩,血管丰富,软骨柔软,因缺乏弹力组织、黏液腺分泌不足及纤毛运动差,故易引起呼吸道感染,感染后黏膜

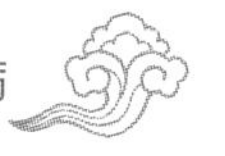

易发生充血、水肿而致呼吸阻塞。左主支气管细长，由气管向侧方伸出，右主支气管短粗，为气道直接延伸，故异物较易进入右主支气管。

（2）肺：小儿肺泡数量少且面积小，弹力组织发育较差，血管丰富，毛细血管和淋巴组织间隙较成人宽，间质发育旺盛，故肺脏含血量多而含气量少，易于感染。感染时易致黏液阻塞，引起间质性炎症、肺不张和肺气肿等。

3. 纵隔与胸廓　小儿纵隔体积相对较大，周围组织松软，故在胸腔积液或气胸时易致纵隔移位。婴幼儿胸廓较短，肋骨呈水平位，膈肌位置较高，胸腔小而肺脏相对较大，故在吸气时肺的扩张受到限制，不能充分进行气体交换，因此当肺部病变时，容易出现呼吸困难，导致缺氧及二氧化碳潴留。

二、生理病理特点

1. 呼吸频率、节律　小儿呼吸频率快，年龄越小，频率越快。婴幼儿由于呼吸中枢发育尚未完善，调节功能差，容易出现呼吸节律不整，可有间歇、暂停等现象，以早产儿或新生儿更为明显（表 7-1）。

表 7-1　不同年龄小儿呼吸次数的平均值

年龄	每分钟呼吸平均次数 /（次·min^{-1}）
出生～1 岁	30（新生儿一般为 40～44）
2～3 岁	24
4～7 岁	22
8～14 岁	20

2. 呼吸类型　婴幼儿呼吸肌发育不全，膈肌较肋间肌相对发达，肋骨呈水平位，肋间隙小，呼吸时肺主要向膈肌方向扩张，膈肌下降，呈现腹式呼吸。此后随小儿站立行走，膈肌与腹腔器官下移，肋骨由水平位变为斜位，胸廓体积增大，逐渐转化为胸腹式呼吸。小儿呼吸肌随着年龄的增长逐渐发达，7 岁以后逐渐接近成人。

3. 呼吸功能特点

（1）肺活量：指一次深吸气后的最大呼气量。它受呼吸肌强弱、肺组织和胸廓弹性以及气道通畅程度的影响，同时也和年龄、性别、身材等因素有关。小儿肺活量约为 50～70ml/kg。在安静时，年长儿仅用肺活量的 12.5% 来呼吸，而婴幼儿则需用 30% 左右。当发生呼吸障碍时其代偿呼吸量最大不超过正常的 2.5 倍，而成人可达 10 倍，故小儿易发生呼吸衰竭。

（2）潮气量：指安静呼吸时每次吸入或呼出的气量。小儿潮气量约为 6～10ml/kg，年龄越小，潮气量越少；无效腔/潮气量比值大于成人。

（3）每分通气量：指潮气量与呼吸频率的乘积。正常婴幼儿由于呼吸频率增快，虽然潮气量小，每分通气量如按体表面积计算与成人接近。

（4）气体弥散量：小儿肺脏小，气体弥散量也小，但以单位肺容积计算则与成人接近。

（5）气道阻力：由于小儿气道管径细小，气道阻力大于成人，因此小儿发生喘息的机会较多。当婴幼儿肺炎时，气道管腔黏膜肿胀、分泌物增加、支气管痉挛等易使管腔更为狭窄，气道阻力增加。随年龄增大，气道管径逐渐增大，从而阻力递减。

总之，小儿各项呼吸功能还不完善，呼吸的储备能力均较低，较易发生气喘和呼吸衰竭。

笔记栏

三、呼吸道免疫特点

小儿呼吸道的非特异性及特异性免疫功能均较差。如咳嗽反射及气管黏膜纤毛运动能力差，难以有效清除吸入的尘埃和异物颗粒。肺泡巨噬细胞功能不足，婴幼儿辅助性 T 细胞功能暂时低下，使分泌型 IgA、IgG 含量低。此外，乳铁蛋白、溶菌酶、干扰素及补体等数量和活性不足，故易患呼吸道感染。

第二节 急性上呼吸道感染

急性上呼吸道感染（acute upper respiratory tract infection）是指各种病原体侵犯喉部以上呼吸道引起的鼻、鼻咽或咽部等急性感染的总称。常用“急性鼻咽炎”“急性咽炎”“急性扁桃体炎”等诊断，简称“上感”。四季皆可发生，以气候骤变及冬、春季发病率高。任何年龄皆可发病，婴幼儿更为多见。

本病相当于中医学“感冒”。“感冒”病名最早出自北宋的《仁斋直指方·诸风》。《幼科释谜·感冒》解释为“感者触也，冒其罩乎”，指感受外邪，触罩肌表全身，概括了病名及其含义。

一、病因病理

（一）中医病因病机

感冒的病因有内因和外因之分。外因主要为感受风邪，包括风寒、风热、暑湿、燥邪等；内因为小儿脏腑娇嫩，肌肤疏薄，卫外不固，加之小儿寒暖不能自调，易于感受外邪，常因四时气候骤变，冷热失常，外邪乘虚侵袭而发。

病位主要在肺，可累及肝、脾，病机关键主要为肺卫失宣。外邪从口鼻、皮毛侵入，客于肺卫，导致卫阳被遏，则见恶寒、发热、头痛、身痛。鼻为肺之窍，咽喉为肺之门户，外邪循经上犯则鼻塞流涕，咽喉红肿。由于小儿脏腑娇嫩，肺常不足，感邪之后，肺失宣肃，气机不利，津液不得敷布而内生痰液，痰液壅阻气道，则咳嗽加剧，喉间痰鸣，此为感冒夹痰；小儿脾常不足，感邪之后，脾运失司，稍有饮食不节，致乳食停积，阻滞中焦，则脘腹胀满、不思饮食，或伴呕吐、泄泻，此为感冒夹滞；小儿神气怯弱，肝气未盛，感邪之后，热扰心肝，易致心神不安，睡卧不宁，惊惕抽风，此为感冒夹惊（图 7-1）。

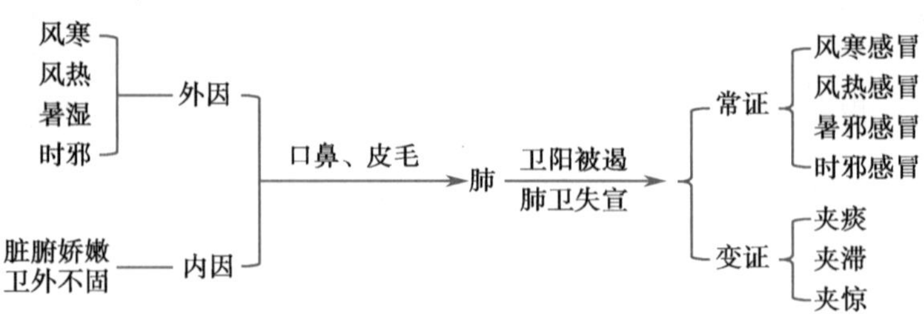

图 7-1 急性上呼吸道感染中医病因病机

（二）西医病因病理

1. 病因　各种病毒和细菌均可引起急性上呼吸道感染，但 90% 以上为病毒，主要是鼻病毒、呼吸道合胞病毒、流感病毒、副流感病毒、腺病毒、柯萨奇病毒、人类偏肺病毒、冠状病毒等；病毒感染后可继发细菌感染，以溶血性链球菌、肺炎链球菌、流感嗜血杆菌、葡萄球菌

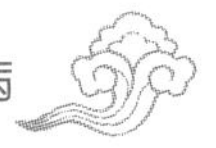

多见;肺炎支原体亦可引起。

婴幼儿时期由于上呼吸道的解剖和免疫特点易患本病。若儿童有营养障碍性疾病,如维生素 D 缺乏性佝偻病、锌或铁缺乏症等,或有免疫缺陷病、被动吸烟、护理不当、气候改变和环境不良等因素,易反复发生上呼吸道感染或使病程迁延。

2. 病理　组织学上可无明显病理改变,亦可出现上皮细胞的破坏。早期仅有上呼吸道黏膜下水肿,主要是血管扩张和单核细胞浸润,浆液性及黏液性炎性渗出。继发细菌感染者可有中性粒细胞浸润及脓性分泌物。上皮细胞受损后剥脱,到恢复期重新增生修复至痊愈。

二、主要临床表现

(一)主要症状及体征

1. 一般类型　婴幼儿起病较急,高热、咳嗽、食欲差,可伴有恶心、呕吐、腹泻、烦躁,甚至高热惊厥。年长儿症状较轻,常见发热、咽痛、鼻塞、流涕、喷嚏、咳嗽等不适。查体可见咽部充血,扁桃体肿大,有时可见颌下及颈部淋巴结肿大。肺部听诊呼吸音一般正常。肠道病毒感染者可见不同形态的皮疹。病程为 3~5 天。

2. 特殊类型

(1)疱疹性咽峡炎:由柯萨奇 A 组病毒感染所致。好发于夏、秋季。起病急骤,临床表现为高热,体温大多在 39℃以上,咽痛、流涎、呕吐等。查体可见咽部充血,在咽腭弓、悬雍垂、软腭等处出现 2~4mm 大小的灰白色疱疹,周围红晕,1~2 日后疱疹破溃后形成小溃疡。病程为 1 周左右。

(2)咽-结合膜热:由腺病毒 3、7 型感染所致。好发于春、夏季。以高热,咽痛,眼部刺痛为主,有时伴消化道症状表现。查体可见咽部充血,可见白色点块状分泌物,周边无红晕,易于剥离,一侧或两侧滤泡性眼结合膜炎,颈部、耳后淋巴结肿大。病程为 1~2 周。

(二)并发症

以婴幼儿多见,可引起中耳炎、鼻窦炎、咽后壁脓肿、扁桃体周围脓肿、颈淋巴结炎、喉炎、支气管炎及肺炎等。年长儿若患 A 组 β 溶血性链球菌咽峡炎,可引起急性肾小球肾炎和风湿热。

三、辅助检查

1. 外周血检查

(1)血常规:病毒感染者白细胞总数正常或偏低,中性粒细胞减少,淋巴细胞计数相对增高;细菌感染者白细胞总数多增高,中性粒细胞增高。

(2)C 反应蛋白(CRP):细菌感染时,CRP 上升,一般情况下随感染的加重而升高;非细菌感染时则上升不明显。

2. 病原学检查　咽拭子或鼻咽分泌物病毒分离和血清特异性抗体检测,可明确病原;咽拭子培养可有病原菌生长;链球菌感染者,血中抗链球菌溶血素 O(ASO)滴度增高。

四、诊断及鉴别诊断

(一)诊断要点

1. 气候骤变、冷暖失调,或与感冒患者接触,有感受外邪病史。

2. 发热、鼻塞、流涕、喷嚏、微咳等为主要表现。

3. 血象及病原学检查支持本病诊断。

(二)鉴别诊断

本病需与急性传染病早期、变应性鼻炎等疾病相鉴别(表 7-2)。

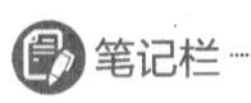
笔记栏

表 7-2　急性上呼吸道感染相关疾病的鉴别

疾病	鉴别
急性传染病早期	急性上呼吸道感染常为多种传染病的前驱症状，如麻疹、流行性脑脊髓膜炎、百日咳、猩红热等，应结合流行病史、临床表现及实验室检查结果等综合分析
变应性鼻炎	如流涕、打喷嚏持续超过 2 周或反复发作，而全身症状较轻，则考虑变应性鼻炎可能，鼻拭子涂片嗜酸性粒细胞增多有助于诊断

五、临床治疗

急性上呼吸道感染多以中医辨证治疗为主，如细菌感染或支原体感染者，则选用适当抗生素治疗，伴有高热或惊厥者，积极对症治疗。

（一）中医治疗

1. 中医辨证思路　本病根据外感病邪性质不同，辨风寒、风热、暑湿、虚实之不同。冬、春季多为风寒、风热；夏季多为暑湿。临床亦注意辨夹痰、夹滞、夹惊的不同。

2. 治疗原则　疏风解表。感受风寒者，治以辛温解表；感受风热者，治以辛凉解表；感受暑邪者，治以清暑解表。夹痰者佐以宣肺化痰；夹滞者佐以消食导滞；夹惊者佐以安神镇惊，或平肝息风。

3. 辨证施治

（1）常证

1）风寒感冒

证候：发热，恶寒，无汗，头痛，流清涕，喷嚏，咳嗽，口不渴，咽不红，舌淡，苔薄白，脉浮紧或指纹浮红。

治法：辛温散寒，疏风解表。

代表方：荆防败毒散加减。

头痛明显者，加葛根、白芷；恶寒重者，加桂枝、麻黄；痰多者，加半夏、陈皮；呕吐者，加旋覆花、生姜。

2）风热感冒

证候：发热，恶风，有汗或少汗，头痛，流浊涕，喷嚏，咳嗽，咽红肿痛，口干渴，舌红，苔薄黄，脉浮数或指纹浮紫。

治法：辛凉清热，疏风解表。

代表方：银翘散加减。

热重者，加石膏、黄芩；咽红肿痛者，加蝉蜕、蒲公英、玄参；大便秘结者，加枳实、大黄。

3）暑邪感冒

证候：发热重，少汗或汗出热不解，头晕，头痛，鼻塞，身重困倦，胸闷泛恶，口渴心烦，食欲不振，或有呕吐、泄泻，小便短黄，苔黄腻，脉数或指纹紫滞。

治法：清暑解表。

代表方：新加香薷饮加减。

热偏重者，加黄连、栀子；湿偏重者，加佩兰、藿香；呕吐者，加半夏、竹茹；泄泻者，加葛根、黄芩、黄连、苍术。

4）时邪感冒

证候：起病急骤，全身症状重。高热，恶寒，无汗或汗出热不解，头痛，目赤咽红，肌肉酸痛，或腹痛，或恶心、呕吐，舌质红，苔黄，脉数或指纹紫滞。

治法：疏风解表，清热解毒。

代表方：银翘散合普济消毒饮加减。

高热者，加柴胡、葛根；恶心呕吐者，加竹茹、黄连；腹痛者，加延胡索、白芍。

（2）兼证

1）夹痰：感冒兼见咳嗽较剧，痰多，喉间痰鸣。偏于风寒者，治以辛温解表，宣肺化痰，加用三拗汤、二陈汤；偏于风热者，治以辛凉解表，清肺化痰，加用桑菊饮加减。

2）夹滞：感冒兼腹胀，不思乳食，或呕吐酸腐，口气秽浊，便溏酸臭，或腹痛泄泻，或大便秘结，小便短黄，舌苔厚腻，脉滑数。治以疏风解表，消食导滞，加用保和丸加减。若大便秘结，小便短黄，壮热口渴，加大黄、枳实。

3）夹惊：感冒兼惊惕哭闹，睡卧不宁，甚至骤然抽搐，舌质红，脉浮弦。治以疏风解表，清热镇惊，加用镇惊丸，常用蝉蜕、钩藤、僵蚕。

4. 中医其他疗法

（1）临床常用中成药：①小儿豉翘清热颗粒，功能疏风解表，清热导滞，用于风热感冒、感冒夹滞；②正柴胡饮冲剂，功能发散风寒，解热止痛，用于风寒感冒；③藿香正气口服液，功能解表化湿，理气和中，用于暑邪感冒；④四季抗病毒合剂，功能清热解毒，消炎退热，用于时邪感冒。

（2）针灸疗法

1）针法：取大椎、风门、太渊、列缺，用泻法，中强刺激不留针，用于风寒感冒；取合谷、曲池、孔最、鱼际，用泻法，用于风热感冒，每日1~2次。

2）灸法：取大椎、风门、肺俞，用艾炷1~2壮，依次灸治，每次5~10分钟，以表面皮肤潮热为宜，每日1~2次，用于风寒感冒。

（3）推拿法：推攒竹，分推坎宫，揉太阳，清肺经，分阴阳，揉肺俞。风寒者加揉外劳宫，掐阳池；风热者加推天柱，清天河水，推六腑；夹滞者加补脾、清胃；夹痰者加按揉天突，揉膻中；夹惊者加清肝经，清天河水，掐五指节。

（二）西医治疗

1. 一般治疗　注意休息，多饮水，防止交叉感染及并发症。

2. 抗感染治疗

（1）抗病毒治疗：大多数上呼吸道感染由病毒引起，若为流感病毒感染，可用磷酸奥司他韦分年龄段口服，每日2次，疗程5日。

（2）抗细菌治疗：可选用抗生素，常选用青霉素类、头孢菌素类或大环内酯类。若证实为链球菌感染，或既往有风湿热、肾炎病史者，青霉素疗程应为10~14日。

3. 对症治疗　①高热可予对乙酰氨基酚或布洛芬口服，亦可采用冷敷、温水浴等物理降温方法。②发生高热惊厥者可予以镇静、止惊处理。③鼻塞者可酌情给予减充血剂。

六、预防与康复

1. 居室保持空气流通，必要时可进行空气消毒。多晒太阳，加强锻炼。
2. 避免与感冒患者接触，感冒流行期间少去公共场所，接触患者后要洗手。
3. 发热期间多饮水，宜食易消化、清淡的食物，忌食辛辣、冷饮和油腻。

第三节　急性扁桃体炎

急性扁桃体炎（acute tonsillitis）是指腭扁桃体的急性非特异性炎症，常伴有轻重程度不

笔记栏

等的咽黏膜及淋巴组织炎症，在春、秋两季及气候变化时容易发病，可发生在任何年龄，多见于学龄前期和学龄期儿童，是儿科常见病、多发病。

本病属于中医学“急乳蛾”“风热乳蛾”“烂乳蛾”范畴，发于一侧者名“单蛾”，发于两侧者名“双蛾”，以其形如蛾腹而得名。

一、病因病理

（一）中医病因病机

急性扁桃体炎起病急骤，病因多为感受风热，或素体肺胃热盛，复感外邪所致。风热外袭，从口鼻入侵肺系，咽喉首当其冲，结聚于咽喉，气血不畅，与邪毒互结喉核；若素体肺胃热盛，复感外邪，或感受风热邪毒失治，外邪入里，火热上蒸，灼腐喉核，故可见喉核溃烂化脓，咽喉肿痛，发为乳蛾。急乳蛾的病位在咽喉，病变脏腑在肺、胃。病理因素为热毒，病机为热毒壅结咽喉，气血壅滞，肌膜灼伤受损（图 7-2）。

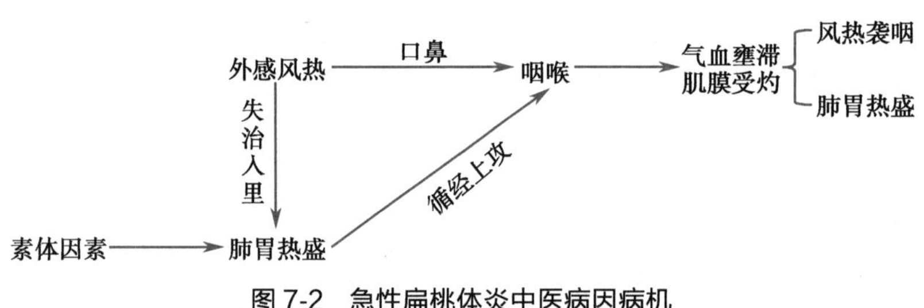

图 7-2 急性扁桃体炎中医病因病机

（二）西医病因病理

1. 病因

（1）感染因素：分为细菌感染和病毒感染。主要致病菌为乙型溶血性链球菌，此外还有非溶血性链球菌、葡萄球菌、肺炎链球菌、流感嗜血杆菌等。致病病毒包括腺病毒、流感病毒、副流感病毒、EB 病毒、鼻病毒、单纯疱疹病毒等。细菌和病毒混合感染较多见。近年来，发现有合并厌氧菌感染的病例，革兰氏阴性杆菌感染有上升趋势。急性扁桃体炎的病原体可通过飞沫、食物或直接接触而传染。通常呈散发性，偶有群体（如学校、部队、工厂）中暴发流行。

（2）免疫因素：咽部黏膜和扁桃体隐窝内常存留某些共生细菌，一般情况下不会致病，当某些诱因（如受凉、过度劳累）使全身或局部的免疫力降低时，病原体侵入体内或原有病原体大量繁殖则可致病。

（3）邻近器官的急性炎症：如急性咽炎、鼻炎等蔓延而累及腭扁桃体。

2. 发病机制　扁桃体内含大量弥散淋巴组织及淋巴小结，包括 B 淋巴细胞、T 淋巴细胞及自然杀伤细胞，它们的数量及发育程度与抗原的刺激密切相关。正常情况下扁桃体表面平整，黏液腺不断分泌黏液，将细菌随同脱落的上皮细胞从隐窝口排出，以此保护机体健康。当机体的免疫力下降时，扁桃体上皮防御功能减弱，腺体分泌能力降低，细菌繁殖加强，扁桃体就会因遭受细菌感染而发炎。当遇急性炎症时，炎症从扁桃体隐窝开始，很快进入扁桃体实质，使扁桃体明显充血肿大，隐窝内充满脱落上皮、脓细胞、细菌等渗出物，继而出现化脓，形成本病。

3. 病理

（1）急性卡他性扁桃体炎：多为病毒引起，病变较轻，炎症仅局限于黏膜表面，隐窝内及扁桃体实质无明显炎症改变。

（2）急性滤泡性扁桃体炎：炎症侵及扁桃体实质内的淋巴滤泡，引起充血、肿胀甚至化脓，可在隐窝口之间的黏膜下呈现黄白色斑点。

（3）急性隐窝性扁桃体炎：炎症位于扁桃体隐窝。扁桃体充血、肿胀。隐窝内充塞由脱落上皮、纤维蛋白、脓细胞、细菌等组成的渗出物，并自隐窝口排出。有时渗出物互相连成一片形似假膜，易于拭去。

临床上将急性滤泡性扁桃体炎和急性隐窝性扁桃体炎统称为急性化脓性扁桃体炎。

二、主要临床表现

（一）主要症状及体征

1. 症状　各种类型扁桃体炎的症状相似，急性卡他性扁桃体炎的局部症状及全身症状均较轻。

（1）局部症状：以剧烈咽痛为主要症状，痛连耳部、颌下，多伴有吞咽困难，婴幼儿常表现为流涎、拒食。部分患儿因颌下和/或颈部淋巴结肿大，有时感到转头不便。葡萄球菌感染者，扁桃体肿大较显著，甚者出现呼吸困难。

（2）全身症状：多见于急性化脓性扁桃体炎。起病急，可有畏寒、高热、头痛、食欲下降、乏力、全身不适、便秘等。甚者可出现因高热引起抽搐、呕吐及昏睡等症。

2. 体征　急性卡他性扁桃体炎，检查可见扁桃体及腭舌弓黏膜充血肿胀，扁桃体实质无明显肿大，表面无渗出物。急性化脓性扁桃体炎，检查可见咽部黏膜充血，腭舌弓、腭咽弓充血肿胀，扁桃体红肿突起，隐窝口之间黏膜下或隐窝口有黄白色渗出物，可连成片状假膜，但不超出扁桃体范围，易于拭去，黏膜表面上皮无坏死，伴颌下淋巴结肿大、压痛。

（二）并发症

1. 局部并发症　炎症直接波及邻近组织、向上或向下蔓延，引起扁桃体周脓肿、急性淋巴结炎、急性中耳炎、急性鼻-鼻窦炎、急性喉炎、急性支气管炎甚至肺炎等。

2. 全身并发症　一般认为全身并发症的发生多与各个靶器官对链球菌所产生的Ⅲ型变态反应有关，可引起风湿热、心肌炎、急性肾炎、急性关节炎及急性骨髓炎等。

三、辅助检查

1. 外周血检查　细菌感染时可见白细胞计数总数及中性粒细胞增加，C 反应蛋白增高。病毒感染时可见白细胞总数正常或降低，淋巴细胞分类增高明显。EB 病毒感染引起传染性单核细胞增多症表现为急性扁桃体炎症时可见白细胞总数、淋巴细胞分类显著增高，血涂片中可见异型淋巴细胞。血沉可加快。

2. 咽部分泌物涂片　可查见乙型溶血性链球菌、葡萄球菌、肺炎链球菌等病原菌。

四、诊断及鉴别诊断

（一）诊断要点

1. 病史　可有受凉、疲劳、感冒病史。

2. 临床症状　起病急，以咽痛为主，咽痛明显，吞咽困难，痛连耳部、颌下。全身可伴有恶寒、发热、头痛、纳差、乏力、周身不适等。

3. 局部检查　扁桃体红肿，表面可有黄白色脓点，重者腐脓成片，颌下淋巴结可肿大。

4. 其他检查　血白细胞计数及分类区分细菌性或病毒性。咽拭子可做病原学检测。

（二）鉴别诊断

本病需与咽白喉、急性疱疹性咽峡炎、单核细胞增多性咽峡炎等相鉴别（表 7-3）。

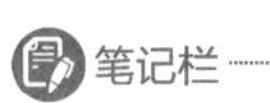
笔记栏

表 7-3 急性扁桃体炎的鉴别诊断

疾病	鉴别
咽白喉	咽痛轻，扁桃体及其周围出现灰白色假膜，常扩展至扁桃体区以外，不易拭去，拭之易出血，常一侧重一侧轻，有时肿大显著，严重者颈周围组织水肿，呈典型的“牛颈”状。假膜涂片可检出白喉杆菌，呈流行性发作
急性疱疹性咽峡炎	咽腭弓、悬雍垂、软腭或扁桃体上可见 2～4mm 大小的疱疹，周围有红晕，疱疹破溃后形成小溃疡
单核细胞增多性咽峡炎	咽痛较轻，扁桃体红肿，全身淋巴结肿大，有“腺性热”之称，外周血检查异型淋巴细胞、单核细胞增多可占 50%以上，血清嗜异性凝集试验（+）

五、临床治疗

本病发病急，病程往往较短，症状明显。若感染因素明确，则应早期使用针对性的抗生素进行抗感染治疗，同时予中药内服、外用含漱等方法，减轻患儿疼痛，减少并发症。

（一）中医治疗

1. 中医辨证思路　本病辨证主要为辨邪在表与在里，即风热之邪在表与外邪入里、肺胃热盛，两者均有喉核充血红肿，表面少量白色脓点或脓腐成片。风热证则兼有外感风热之表证；肺胃热盛则会出现咽痛剧烈，甚则疼痛牵引邻近组织。

2. 治疗原则　清热利咽。外感表证者应疏风解表，邪热入里者宜清解里热。

3. 辨证施治

（1）风热袭咽

证候：病初起，咽喉干燥灼热，疼痛逐渐加剧，吞咽时疼痛明显，伴发热，微恶风，头痛、咳嗽，舌红，苔黄，脉浮数或指纹浮紫。

治法：疏风清热，利咽消肿。

代表方：银翘散或银翘马勃散加减。

头痛者，加蔓荆子、白芷；热甚者加黄芩、栀子；恶心呕吐者，加藿香、竹茹。

（2）肺胃热盛

证候：咽部疼痛剧烈，痛连耳根及颌下，吞咽困难，伴高热、口渴引饮，咳痰黄稠，口臭，尿赤，便秘，舌红，苔黄腻，脉洪大而数或指纹紫滞。

治法：泻热解毒，利咽消肿。

代表方：清咽利膈汤或普济消毒饮加减。

咳痰黄稠，颌下有臖核者加射干、瓜蒌、浙贝母；持续高热者加石膏、天竺黄。

4. 中医其他疗法

（1）临床常用中成药：①双黄连口服液，功能疏风解表，清热解毒，用于风热袭咽证；②小儿咽扁颗粒，功能清热利咽，解毒止痛，用于肺胃热盛证；③蒲地蓝消炎口服液，功能清热解毒，抗炎消肿，两证型皆能用。

（2）刺血法：咽痛剧烈伴发热，扁桃体红肿成脓阶段，可用毫针或三棱针在耳尖、少商、商阳穴点刺放血，每次放血数滴以泻热毒。

（3）耳穴贴压：扁桃体、咽喉、肺、胃、肾上腺等穴，每次取 3~5 穴。

（4）药物吹喉：锡类散或冰硼散吹喉，每次每侧吹少许，每日 2~3 次。

（5）药水含漱：用清热解毒，消肿利咽的中药，如金银花、甘草、桔梗，煎水漱口，每日数次。

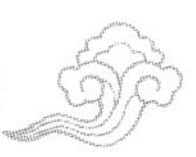

（二）西医治疗

1. 一般治疗　保持室内空气流通，多饮水，加强营养。

2. 抗生素治疗　首选青霉素治疗。若治疗 2~3 天后病情无好转，高热不退，分析原因，根据药敏试验更换抗生素。

3. 对症治疗　发热患儿宜用物理降温，湿敷头部，温水擦浴。高热时用退热药如对乙酰氨基酚、布洛芬等。

六、预防与康复

1. 经过积极治疗，多数患者预后良好。
2. 注意口腔卫生，及时治疗邻近组织疾病。
3. 避免过食辛辣、肥腻、刺激食物。
4. 加强锻炼，增强机体抵抗力，预防受凉、感冒。

第四节　腺样体肥大

腺样体又称增殖体或咽扁桃体，位于鼻咽顶壁与后壁交界处，为咽淋巴环内环的组成部分。正常生理情况下，儿童 2~6 岁时增生最显著，10~12 岁左右逐渐萎缩，成人基本消失。腺样体因反复炎症刺激而发生病理性增生肥大，并引起相应症状者称为腺样体肥大（adenoid hypertrophy），临床以反复鼻塞、流涕、睡眠打鼾、张口呼吸为主要临床表现，伴有慢性咳嗽、咽部不适、耳闷、耳胀等症状，严重者可出现儿童阻塞性睡眠呼吸暂停低通气综合征（obstructive sleep apnea hypopnea syndrome，OSAHS），引起心脑肾等全身各器官的器质性改变。一年四季均可发病。可发生于任何年龄，多见于 2~6 岁学龄前儿童。

本病在中医古籍中未有明确记载，目前常归为"鼻窒""痰核""鼾眠""窠囊""颃颡不开"等范畴。腺样体在鼻咽腔内，其位置及病理表现类似于古文献对"颃颡"的描述，因此本病的发生称为"颃颡不开"。"鼻窒""鼾眠"针对腺样体肥大患儿主要症状而言，最早将鼻塞称作"鼻窒"的记载见于《素问》，最早对"鼾眠"做出明确定义的是《诸病源候论·瘿瘤等病诸候》，描述睡时打鼾症状。"痰核"是从病机特点而言，《丹溪心法·附余》中云："凡人头面、颈颊、身中有结核，不痛不红，不作脓者，皆痰注也。"腺样体肥大是鼻咽部淋巴组织的慢性炎症，类似于"痰核"的特点。"窠囊"源自宋代许叔微所著《普济本事方》中"湿痰、痰饮成癖囊"理论，亦符合腺样体形成的慢性炎症过程。

一、病因病理

（一）中医病因病机

腺样体肥大的病因分为外因、内因。外因责之于感受外邪，以风热之邪多见；内因责之于脏腑虚弱、痰浊内生。感受外邪，肺卫先受，滞于鼻窍，或脏腑虚弱，津液失布，内生痰浊，壅遏气机，气血不畅，痰凝血瘀，聚于鼻咽，从而出现鼻塞、流涕、睡时打鼾、张口呼吸等证候，发为腺样体肥大。病位主要在肺，常累及脾、肾、肝等。病机为肺窍不通，主要病理因素是痰瘀（图 7-3）。

（二）西医病因病理

1. 病因　本病病因尚未明确，多认为是受到鼻咽部炎症刺激（如鼻腔、鼻旁窦、扁桃体炎症）继发肥大或互为因果，反复上呼吸道感染、免疫因素、变态反应、咽喉反流、被动吸烟、肥胖等因素亦有影响。

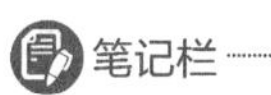

笔记栏

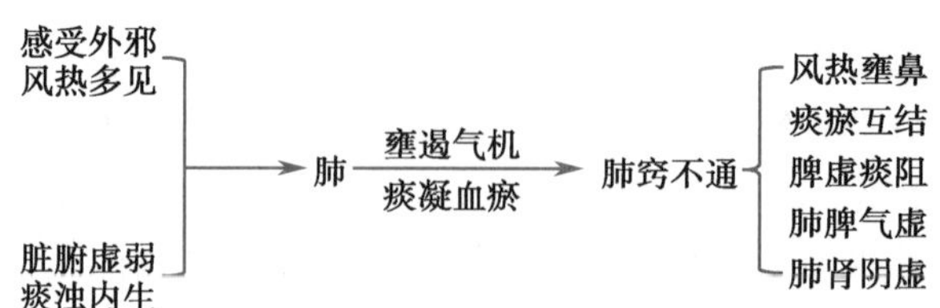

图 7-3 腺样体肥大中医病因病机

2. 发病机制　儿童腺样体肥大致病机制尚未明确，目前认为主要与以下几种机制相关。

（1）感染因素：腺样体位于鼻咽部与外界相通，表面呈橘瓣状含有隐窝和沟壑，病原微生物易通过呼吸道定植于此，滋生繁殖，反复上呼吸道感染亦会造成炎症反应长期存在，持续刺激腺样体导致本病发生。金黄色葡萄球菌、流感嗜血杆菌、EB 病毒、腺病毒、流感病毒、肺炎支原体等感染均可能参与了腺样体增生过程。

（2）免疫反应：儿童在幼儿时期免疫器官（脾脏、胸腺等）发育不足，主要通过局部免疫（腺样体、扁桃体等）发挥作用。腺样体是咽淋巴环的一部分，组织中含有大量免疫淋巴细胞，通过细胞免疫和体液免疫发挥清除病原体的作用。腺样体局部免疫反应亢进，可分泌大量活性物质及淋巴细胞，促进淋巴组织增殖肥大导致本病发生。

（3）变态反应：人体免疫系统介导的变态反应亦是腺样体肥大的主要机制之一。变态反应激发肥大细胞、巨噬细胞等释放炎症活性物质，引起平滑肌收缩，腺体分泌增多，嗜酸性粒细胞增多等炎性浸润现象，导致腺样体增生肥大发生本病。

3. 病理

以局部的慢性炎症为主。腺样体表面的纤毛柱状上皮细胞受慢性炎症反应的长期刺激，嗜酸性粒细胞增多，淋巴细胞浸润，血管壁增厚，纤维组织增生，逐渐化生为鳞状上皮细胞。腺样体自鼻咽后壁至后鼻孔部逐渐增厚，严重情况下可堵塞后鼻孔。

二、主要临床表现

（一）主要症状及体征

1. 症状

（1）局部症状：主要表现为鼻塞、闭塞性鼻音、夜间打鼾、代偿性张口呼吸等鼻腔阻塞症状。同时，肥大的腺样体压迫咽鼓管咽口及分泌物下流刺激咽喉气道，可有耳闷、耳胀、流涕、清嗓样咳、咽部异物感等表现。

（2）全身症状：腺样体肥大是儿童阻塞性睡眠呼吸暂停低通气综合征（OSAHS）的主要诱因，上气道阻塞影响正常通气，导致患儿夜间处于慢性间歇性缺氧状态，主要表现为睡时打鼾和张口呼吸，严重者可有憋气、呼吸暂停。夜间间歇性缺氧导致睡眠片段化及下丘脑交感神经兴奋，出现注意力不集中、记忆力减退、夜间多梦、遗尿等。反复的睡眠困难导致胃肠功能紊乱，出现食欲不振、倦怠乏力、身体消瘦等营养不良、生长发育迟缓的现象。腺样体肥大亦会增加儿童高血压、肺动脉高压、心肌损害等心肺疾病的风险。

2. 体征　儿童鼻咽部狭小，腺样体肥大阻塞气道而影响呼吸，出现长期代偿性张口呼吸，导致面骨发育异常，表现为颚骨高拱，上颌骨变长，上切牙突出，牙列不整，上唇短而上翻，面容呆笨，形成“腺样体面容”。

（二）并发症

本病可合并慢性扁桃体炎、慢性鼻-鼻窦炎、分泌性中耳炎、上气道咳嗽综合征、支气管炎、阻塞性睡眠呼吸暂停低通气综合征等。

笔记栏

三、辅助检查

1. 鼻咽镜检查 鼻咽镜检查能直观反映腺样体的大小、形态、颜色、咽鼓管咽口及后鼻孔阻塞情况，是腺样体肥大临床诊断的金标准。腺样体可分为4度：阻塞后鼻孔25%以下为Ⅰ度；26%~50%为Ⅱ度；51%~75%为Ⅲ度；76%~100%为Ⅳ度。Ⅲ度以上伴有临床症状者诊断为腺样体肥大。

2. 影像学检查 X线鼻咽侧位像及鼻咽CT扫描可显示腺样体形状及大小。

以腺样体最突出点至颅底骨面的垂直距离为腺样体厚度A，硬腭后端至翼板与颅底交点间的距离为鼻咽部的宽度N，A/N≤0.60属正常范围；A/N在0.61~0.70属中度肥大；A/N≥0.71属于病理性肥大。

3. 睡眠相关监测 腺样体Ⅳ度阻塞伴有临床症状，或症状明显的腺样体Ⅲ度阻塞患儿、存在睡眠呼吸障碍及夜间低氧血症的风险，建议行多导睡眠监测（polysomnography，PSG），监测患儿夜间的呼吸气流、胸腹运动、氧饱和度、鼾声、心电、脑电等，评估有无睡眠呼吸暂停及夜间缺氧程度。PSG是诊断OSAHS和判断其程度的金标准，但对环境、设备、技师等要求严格，较难大规模开展。对于没有条件开展PSG的一些基层医院和科室，可进行便携式睡眠监测检查，对腺样体肥大患儿是否患有睡眠呼吸障碍进行初步筛查。

四、诊断及鉴别诊断

（一）诊断要点

结合腺样体肥大的症状、体征及辅助检查可进行诊断。患儿以反复鼻塞、流涕、打鼾、张口呼吸为主要表现，部分可见“腺样体面容”，亦有因口腔矫正、分泌性中耳炎就诊而被发现者。X线鼻咽侧位片A/N值>0.60，或鼻内镜检查Ⅲ度阻塞以上伴有临床症状是腺样体肥大的诊断标准。

（二）鉴别诊断

腺样体肥大需与慢性鼻-鼻窦炎、青少年鼻咽癌、鼻咽囊肿等疾病鉴别（表7-4）。

表7-4 腺样体肥大的鉴别诊断

疾病	鉴别
慢性鼻-鼻窦炎	鼻塞，黏性或黏脓性鼻涕，亦可出现睡眠时打鼾、张口呼吸等症状或为合并症，影像学检查可资鉴别，单纯慢性鼻-鼻窦炎无鼻咽部组织增生
青少年鼻咽癌	初始症状多见颈部肿块，伴有鼻塞、鼻出血、听力下降、耳闷、头痛等症，鼻咽部活检是鼻咽癌确诊的金标准
鼻咽囊肿	主要表现为鼻后部流脓及枕部钝痛，鼻咽部可有压迫胀满感及疼痛，出现耳闷、耳鸣和听力下降等症，鼻内镜检查见囊肿表面光滑，内容物呈液体状态，腺样体是呈条索状的淋巴组织，可资鉴别

五、临床治疗

本病的中医治疗以扶正祛邪为主。西医治疗以鼻腔局部用药为主，严重者给予手术治疗。

（一）中医治疗

1. 中医辨证思路 腺样体肥大病程迁延，辨证上首先区分急性期和慢性期，次辨脏腑虚实。本病为本虚标实之证，本虚在于肺、脾、肾三脏不足，标实包括热盛、痰凝、血瘀等。急

笔记栏

性期多表现为症状突然加重或急性起病，可见鼻塞流涕、睡眠打鼾、张口呼吸主症加重，伴发热，咽红，扁桃体红肿等症，为风热壅盛所致。慢性期病情迁延，除主症外，应当注意分辨脏腑虚实，症见气短懒言，倦怠，多汗，易感，多为肺虚；面色少华，神疲乏力，大便溏泄，多为脾虚；耳鸣，形体消瘦，体弱多病，多为肾虚；鼻塞日久，持续不减可见虚实夹杂诸症，脾虚基础上兼见纳少腹胀，口中气味，苔白腻，为脾虚痰阻；咽痛，痰量少黏白，舌红或紫暗，多为痰瘀互结。

2. 治疗原则　以宣肺通窍，化痰散结为治疗原则，遵循急则治其标，缓则治其本的中医理论，急性期，伴有外感风热，治以疏风清热通窍；慢性期重在调理脏腑功能，治法以益肺运脾，祛瘀化痰为主。

3. 辨证施治

（1）风热壅鼻

证候：发热，睡眠时鼾声阵阵，张口呼吸，鼻塞不通，涕黄稠，咽喉不利，咽红，扁桃体红肿，或伴有咳嗽，胃纳欠佳，大便或正常或不畅；腺样体肿胀微红，少许黄色分泌物；舌红，苔薄，脉浮数或指纹浮紫。

治法：疏风清热，通窍散结。

代表方：银翘散加减。

发热甚者，加青蒿、柴胡等；咽痛甚者，加木蝴蝶、诃子、金果榄；咳嗽较著，加杏仁、百部、款冬花；咳嗽痰多者，加浙贝母、化橘红、姜竹茹、紫菀、蜜枇杷叶；鼻塞较重者，加苍耳子、辛夷、白芷；食欲不振者，加山楂、神曲；食积者，加炒鸡内金、炒麦芽。

（2）痰瘀互结

证候：鼻塞日久，持续不减，涕黏稠，睡眠时有鼾声，张口呼吸，咳嗽咳痰，痰量少黏白，咽痛，听力下降；腺样体肥大，表面凹凸不平，呈明显分叶状，色红或暗红，表面可附有分泌物；舌红或紫暗，苔腻，脉滑或涩或指纹沉滞。

治法：化痰祛瘀，通窍散结。

代表方：桃红四物汤合导痰汤加减。

咽部不适、疼痛者，加蝉蜕、射干；头痛者，加白芷；体虚易感者，加玉屏风散。

（3）脾虚痰阻

证候：鼻塞日久，持续不减，鼻痒，流清涕，睡眠时有鼾声，张口呼吸，面色少华，神疲乏力，纳少腹胀，口中气味，大便不调；腺样体肥大，表面凹凸不平，呈明显分叶状，色淡，表面可附有分泌物；舌质淡、苔白腻，脉滑或指纹淡滞。

治法：运脾化痰，通窍散结。

代表方：运脾化痰通窍方。

鼻痒流涕者，加用苍耳子、白芷；喉中痰多者，加竹茹、射干；腹胀纳差者，加厚朴、山楂；头晕者，加升麻、葛根。

（4）肺脾气虚

证候：睡眠中鼾声时作，交替性、间断性鼻塞，涕清稀或黏白，可见张口呼吸，气短懒言，声音低怯，倦怠，多汗，易感，或有咳嗽，无痰或少量白痰，食少纳呆，大便溏泄；腺样体肥大，色淡，多伴有鼻黏膜苍白；舌淡胖有齿痕，苔白，脉缓弱或指纹淡。

治法：补益脾肺，行气散结。

代表方：补中益气汤合二陈汤。

鼻塞重、涕色白者，加苍耳子、辛夷；纳少腹胀者，加麦芽、谷芽。

（5）肺肾阴虚

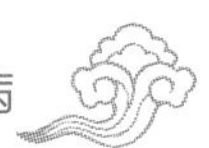

笔记栏

证候：睡眠中鼾声时作，交替性、间断性鼻塞，少量黄白涕，可见张口呼吸，口咽干燥，偶有咽痛，耳鸣，咳嗽，痰黄黏，量不多，形体消瘦，体弱多病，学习能力差，夜卧不宁；腺样体肥大，色红或暗红；舌红少苔，脉沉细弱或细数或指纹淡。

治法：养阴清热，通窍散结。

代表方：六味地黄丸合百合固金汤加减。

鼻塞甚者，加苍耳子、辛夷；遗尿者，加金樱子、覆盆子；头痛健忘者，加益智仁、女贞子、枸杞子；夜卧不宁易惊醒者，加龙骨、牡蛎。

4. 中医其他疗法

（1）推拿疗法：开天门 50 次，推坎宫 1 分钟；补肺经、补脾经、补肾经各 300 次；按揉迎香、鼻通穴、合谷、足三里各 300 次；擦肺俞、肾俞、脾俞，透热为度；捏脊 3~5 遍。每日治疗 1 次，10 次为 1 个疗程，共 2 个疗程。适用于各证型。

（2）耳针疗法：选取咽喉、内鼻、肺、脾、胃、肾、神门、内分泌、肾上腺等穴，每次选取 2~3 穴，王不留行子贴压，或埋针，嘱患者自行揉按，每日 1~2 次。适用于各证型。

（3）针刺疗法：取穴以肺、脾、胃、肾经为主，可根据临床症状选配他穴。常用穴位如肺经的列缺、尺泽、鱼际、孔最；脾经的三阴交、阴陵泉；胃经的内庭、丰隆、足三里、厉兑；肾经的太溪、照海，亦可选膀胱经的肺俞、脾俞、胃俞、肾俞。各经选取 2~3 穴，以补为主，相互配合，轮换使用。鼻塞者可加风池、印堂、上星；头痛加百会、风池等。适用于各证型。

（二）西医治疗

1. 药物治疗

（1）鼻用糖皮质激素：药物直接作用于鼻黏膜，发挥局部抗炎、抗过敏和抗水肿作用，改善鼻塞、流涕等症状。常用的鼻用糖皮质激素包括糠酸莫米松鼻喷雾剂、丙酸氟替卡松鼻喷雾剂、布地奈德鼻喷雾剂等。

（2）白三烯受体调节剂：白三烯受体调节剂通过阻断白三烯与其受体的结合，减轻鼻黏膜水肿，抑制气道炎症反应，改善症状。常用药物为孟鲁司特钠，常与鼻用糖皮质激素联合使用。

（3）抗组胺药：抗组胺药通过竞争性结合组胺 H_1 受体发挥抗炎作用，缓解喷嚏、流涕和鼻痒等症状。临床上常用二代抗组胺药物包括氯雷他定、西替利嗪，可与鼻用糖皮质激素联合使用。

（4）抗生素：明确合并细菌感染者需要使用抗生素，足量足疗程抗感染治疗，一般选择头孢类或大环内酯类药物等。

（5）减充血剂：鼻塞症状严重的患儿，可短期局部使用减充血剂，减轻鼻黏膜充血和肿胀，儿童常用的鼻用减充血剂为羟甲唑啉和赛洛唑啉，不推荐口服减充血剂（伪麻黄碱等）作为常规治疗，连续使用不超过 1 周，3 岁以下儿童不推荐使用。

2. 雾化吸入　常用的雾化药物有吸入用布地奈德混悬液、吸入用丙酸倍氯米松混悬液等，直接作用于鼻咽部发挥抗炎作用，收缩微血管，减少炎症渗出和水肿，改善症状。

3. 鼻腔冲洗　鼻腔冲洗多在其他鼻用药物之前使用，是临床常用的辅助治疗。使用生理盐水或高渗盐水进行鼻腔冲洗可直接清除鼻内刺激性物质和炎性分泌物，减轻黏膜水肿，改善黏液纤毛清除功能。高渗盐水建议连续使用时间不超过 6 周，儿童应注意鼻腔冲洗方法，避免引起或加重中耳炎。

4. 手术治疗　经保守治疗后症状及腺样体肥大未得到改善，或腺样体肥大引发中、重度 OSAHS 的患儿，应考虑手术治疗。目前应用最广泛的是鼻内镜下低温等离子射频消融术，可明显改善通气功能，缓解患儿症状，但存在麻醉风险、手术并发症及术后易复发等。

笔记栏

5. 积极防治并发症　避免反复感染引起本病复发或加重，治疗鼻-鼻窦炎、扁桃体炎、分泌性中耳炎等疾病，关注并积极治疗睡眠呼吸障碍及低氧血症。

六、预防与康复

1. 变换睡姿，建议侧卧位。
2. 锻炼身体，控制体重，提高免疫力，预防感冒。
3. 注意生活起居，避免吸入二手烟，避免接触宠物及过敏原。
4. 合理饮食，少吃辛辣、甜食、海鲜以及油炸食物。
5. 部分患儿随着年龄增长，腺样体可逐渐萎缩，病情得到缓解或症状完全消失。

病案分析

病案：寿某，男，6岁6个月，2015年3月9日初诊。患儿入睡打鼾半年余。半年来，患儿入睡即打鼾明显，无鼻塞流涕，夜间偶咳嗽，干咳。在当地医院五官科就诊，X线检查示腺样体肥大，建议手术治疗，被家长拒绝，转诊中医。患儿胃纳正常，大便偏干。既往反复扁桃体炎。

体格检查：体重21kg，身高115cm，营养发育好，咽部红，扁桃体Ⅲ度肿大，无脓性分泌物，心肺听诊无殊，舌淡红，苔根腻，脉滑。

中医辨证：痰热互结。

治法：清宣通窍散。

处方：蝉蜕6g、僵蚕6g、姜黄6g、制大黄6g、桔梗6g、甘草6g、白芷9g、石菖蒲6g、浙贝母10g、玄参9g、威灵仙10g、穿破石10g、枳壳6g。7剂。

分析：患儿反复患扁桃体炎，致痰热互结，扁桃体肥大，腺样体肥大，故夜寐打鼾，拟升降散升清降浊，清宣利咽，白芷、石菖蒲通窍化痰，威灵仙、穿破石、浙贝母软坚散结，玄参利咽。复诊鼾减，大便转润，去大黄、姜黄、威灵仙、穿破石，以防久用正气受损，另加生牡蛎软坚散结，鸡内金、生麦芽消积，黄芪益气扶正。

（摘自《盛丽光儿科临证经验》）

第五节　急性支气管炎

急性支气管炎（acute bronchitis）是指由各种病原体引起的支气管黏膜感染，常累及气管，故又称急性气管支气管炎（acute tracheobronchitis）。临床以咳嗽、咳痰为主要症状。常继发于上呼吸道感染之后，冬季与早春气候干燥时发病较多。多见于3岁以内的小儿。

属中医学“咳嗽”范畴。有声无痰为咳，有痰无声为嗽，通称咳嗽。“咳嗽”之名首见于《黄帝内经》，如《素问·咳论》篇指出咳嗽系由“皮毛先受邪气，邪气以从其合也”“五脏六腑皆令人咳，非独肺也”等论述。咳嗽可分外感与内伤咳嗽，本节主要讨论外感咳嗽。

一、病因病理

（一）中医病因病机

小儿脏腑娇嫩，卫外不固，易为外邪所伤。风为百病之长，常夹寒、热、燥邪等。外邪从

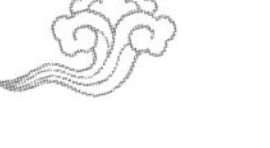

口鼻或皮毛而入，邪侵于肺，肺气不宣，清肃失职而发为咳嗽。病位主要在肺，可涉及脾，病机关键为肺气失宣，主要的病理产物是痰（图 7-4）。

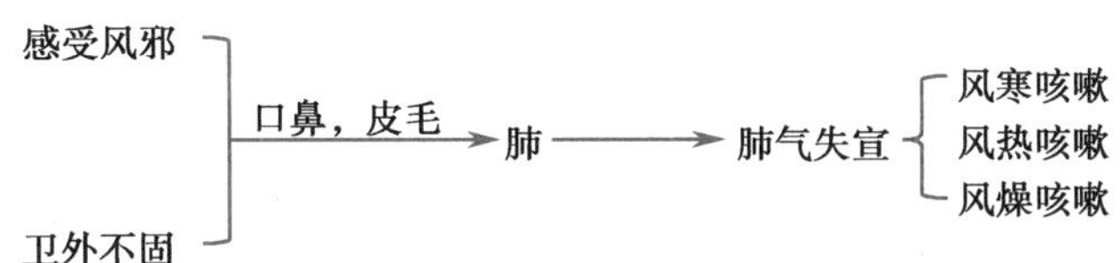

图 7-4　急性支气管炎中医病因病机

（二）西医病因病理

1. 病因　病原为病毒或细菌，或为混合感染。常见的病毒为腺病毒、流感病毒、鼻病毒、单纯疱疹病毒、呼吸道合胞病毒和副流感病毒。常见的细菌为流感嗜血杆菌、肺炎链球菌、卡他莫拉菌等，近年来衣原体和支原体感染明显增加。

2. 发病机制　病原体、致敏原或其他刺激因素，刺激气管-支气管黏膜，导致黏膜充血、水肿，炎性物质分泌等。

3. 病理　气管、支气管黏膜充血、肿胀，淋巴细胞和中性粒细胞浸润；同时可伴纤毛上皮细胞损伤、脱落；黏液腺肥大增生，分泌物增加。合并细菌感染时，分泌物呈脓性。

二、主要临床表现

大多先有上呼吸道感染的症状，之后以咳嗽为主要症状，先为干咳，之后有痰。婴幼儿症状较重，可伴有发热、呕吐、腹泻等症状。一般无全身症状。双肺呼吸音粗，可在两肺闻及散在干、湿啰音，部位不固定，咳嗽后可减少或消失。婴幼儿有痰常不易咳出，可在咽喉部或肺部闻及痰鸣音。

婴幼儿伴有喘息的支气管炎，如伴有湿疹或其他过敏史者，少数可发展为哮喘。

三、辅助检查

1. 血常规　病毒感染时白细胞总数正常或偏低，中性粒细胞减少，淋巴细胞计数相对增高，CRP 不增高；细菌感染时白细胞总数、中性粒细胞及 CRP 均增高。

2. 血沉　细菌感染时，血沉加快。

3. 病原学检查　痰培养可发现致病菌。

4. 胸部 X 线　胸片可见肺纹理增粗，少数可见肺门阴影增深。

四、诊断及鉴别诊断

（一）诊断要点

1. 好发于冬、春二季，常因气候变化而发病。

2. 咳嗽为主要表现。

3. 肺部听诊可闻及两肺呼吸音粗或散在干、湿啰音。

4. 血白细胞计数及分类，痰细菌培养，以区分细菌性或病毒性。

5. 胸部 X 线胸片可见肺纹理增粗，少数可见肺门阴影增深。

（二）鉴别诊断

本病需与百日咳、急性上呼吸道感染、支气管肺炎、肺结核等相鉴别（表 7-5）。

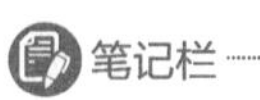
笔记栏

表 7-5　急性支气管炎的鉴别诊断

疾病	鉴别
百日咳	百日咳临床表现为阵发性、痉挛性咳嗽，咳毕吐出痰涎，并伴吸气性鸡鸣样回声，日轻夜重。病程较长，有传染性
急性上呼吸道感染	鼻咽部症状明显，咳嗽轻微，一般无痰。肺部无异常体征。胸部X线正常
支气管肺炎	临床以发热，咳嗽，呼吸急促为主要表现；肺部有固定的中、细湿啰音。X线提示肺部纹理增多、紊乱、透亮度降低，或见小片状、斑点状阴影，也可呈不均匀大片阴影
肺结核	以低热、咳嗽、盗汗为主症。多有结核病接触史，结核菌素实验≥ 20mm，气道排出物中找到结核菌等，胸部X线可见肺结核改变

五、临床治疗

中医以宣肺止咳化痰为原则。西医治疗控制感染，对症治疗。

（一）中医治疗

1. 中医辨证思路　本病的辨证主要为辨外感与寒热。外感咳嗽大多起病急，咳声高扬，伴有表证，病程较短，多属实证。咳嗽，痰稀，咽不红，舌淡，苔白腻或薄白，多属寒证。咳嗽痰黄稠，咽红，舌红，苔薄黄或黄腻，多属热证。

2. 治疗原则　宣肺止咳化痰。根据寒、热证不同治以散寒宣肺、解热宣肺。外感咳嗽一般邪气盛而正气未虚，治疗时不宜过早使用滋腻、收涩、镇咳之药，以免留邪。

3. 辨证施治

（1）风寒咳嗽

证候：咳嗽频作，咽痒声重，痰白清稀，鼻流清涕，恶寒无汗，或发热头痛，舌淡，苔薄白，脉浮紧或指纹浮红。

治法：疏风散寒，宣肺止咳。

代表方：杏苏散加减。

表寒较重，有气喘者，加炙麻黄；咳甚者，加射干、紫菀；痰多者，加金沸草、苏子。若风寒夹热或寒包热者，加黄芩、石膏。

（2）风热咳嗽

证候：咳嗽不爽，痰黄黏稠，不易咳出，咽痛，鼻流浊涕，口渴，或伴发热、头痛、微汗出，舌边尖红，苔薄黄，脉浮数或指纹浮紫。

治法：疏风清热，宣肺化痰。

代表方：桑菊饮加减。

热重者，加石膏、知母；咽喉肿痛者，加板蓝根、玄参；痰多者，加浙贝母、瓜蒌；鼻衄者，加白茅根、竹茹。

（3）风燥咳嗽

证候：干咳少痰，不易咳出，或痰中带血，鼻燥咽干，心烦口渴，皮肤干燥，或发热，微恶风寒，咽红，舌尖红，苔薄黄少津，脉浮数或指纹浮紫。

治法：疏风清肺，润燥止咳。

代表方：桑杏汤加减。

伤津较重者，加麦冬、玉竹；痰中带血者，加生地黄、鱼腥草、牡丹皮；鼻衄者，加白茅根、侧柏叶。

4. 中医其他疗法

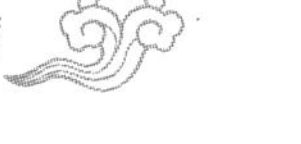

笔记栏

（1）临床常用中成药：①杏苏止咳冲剂，功能宣肺散寒，止咳祛痰，用于风寒咳嗽；②急支糖浆，功能清热化痰，宣肺止咳，用于风热咳嗽。

（2）拔罐疗法：取身柱、风门、肺俞穴，用三棱针点刺大椎穴位，以微出血为佳，然后用中型火罐拔于穴位上，每次5~10分钟，隔日1次，用于外感咳嗽各证型。

（3）穴位贴敷：白芥子、半夏、细辛各3g，麻黄、肉桂各5g，丁香0.5g。共研细末，外敷脐部。用于风寒咳嗽。

（二）西医治疗

1. 一般治疗　注意休息，多饮水，经常变化体位，使呼吸道分泌物易于咳出。

2. 控制感染　如合并细菌感染时，可选用适当的抗菌药，如青霉素、头孢菌素等，如系支原体感染，则应予大环内酯类抗菌药物。

3. 对症治疗　一般尽量不用镇咳剂，以免抑制咳嗽反射，影响痰液排出。①祛痰药：如氨溴索等。②平喘：对喘憋严重者，可采用雾化吸入沙丁胺醇、特布他林等 β_2 受体激动剂。也可以吸入布地奈德等糖皮质激素，喘息严重者可口服泼尼松3~5天。③抗过敏：有过敏体质患儿可酌情选用抗过敏药物，如氯雷他定、孟鲁司特钠片等。

六、预防与康复

1. 经常变换体位及拍背部，以促进痰液排出。

2. 饮食宜清淡，避免辛辣、油腻之品，多饮水。

3. 保持室内空气流通，避免煤气、尘烟等刺激。

4. 注意气候变化，及时增减衣服，防止受凉感冒。加强户外锻炼，增强小儿抗病能力。

病案分析

病案：莫幼。凡稚孩平卧则咳剧者，总是痰作祟。夫痰多而见高热，则痰热交作，肺失清肃，咳、喘、惊乃意中事也。

处方：黄芩9g，炙紫菀9g，连翘12g，白前6g，桔梗5g，地龙9g，重楼3g，紫苏子（包）15g。

分析：痰壅易于内闭致喘，热胜易于风动致惊。方用白前、桔梗等以宣肺化痰平喘；连翘、黄芩、地龙、重楼以清热息风定惊。

（摘自《章次公医案》）

第六节　肺　　炎

肺炎（pneumonia）是由不同病原体或其他因素引起的肺部感染，临床以发热、咳嗽、痰鸣、气促及肺部固定的湿啰音为主要临床表现，严重者可见呼吸困难、面色苍白、口唇发绀等。一年四季均可发病，以冬、春寒冷季节较多。可发生于任何年龄，多见于3岁以下婴幼儿。

属于中医学“肺炎喘嗽”范畴。“肺炎喘嗽”之名首见于清代谢玉琼所著《麻科活人全书》，该书所指的“肺炎喘嗽”只是麻疹变证的一个证候名称。

笔记栏

一、病因病理

（一）中医病因病机

肺炎喘嗽的病因分为外因、内因。外因责之于感受风邪，或其他疾病传变而来；内因责之于形气未充，脏腑娇嫩，卫外不固。外邪由表入里，侵犯肺卫，肺气宣降失常，致肺气郁闭，水液输化无权，炼液成痰，闭阻气道，从而出现发热、咳嗽、痰壅、气促、鼻煽等证候，发为肺炎喘嗽。病位主要在肺，常累及脾、心、肝等。病机为肺气郁闭，主要病理产物是痰，可出现心阳虚衰、邪陷厥阴变证（图 7-5）。

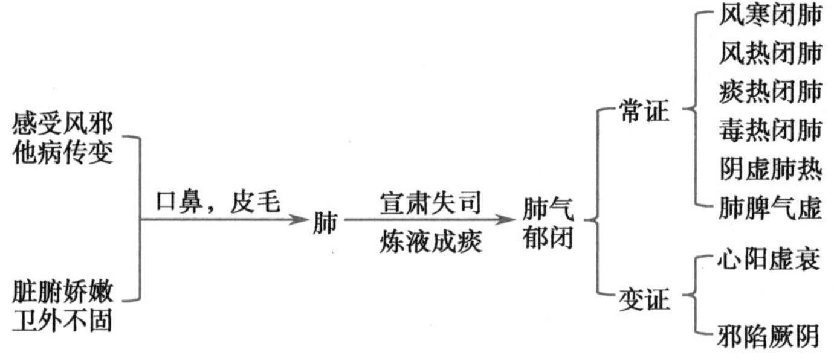

图 7-5　肺炎中医病因病机

（二）西医病因病理

1. 病因　肺炎的病因可分为感染因素和非感染因素。

（1）感染因素：发达国家的小儿肺炎病原体以病毒为主，病毒主要包括腺病毒、呼吸道合胞病毒、流感病毒、副流感病毒，以及柯萨奇病毒等。发展中国家的病原以细菌为主，细菌中以肺炎链球菌多见。近年来，支原体、衣原体和流感嗜血杆菌感染病例数量有增加趋势。此外，临床上还可见细菌和病毒、支原体混合感染者。

（2）非感染因素：常见肺炎类型有吸入性肺炎、坠积性肺炎、过敏性肺炎等。

2. 发病机制　病原体多由呼吸道入侵，少数经血行入肺，致支气管黏膜充血、水肿，管腔变窄，引起通气功能障碍；肺泡壁充血水肿，炎性分泌物增加致换气功能障碍。通气不足导致缺氧和 CO_2 潴留，换气障碍主要引起缺氧；患儿呼吸频率加快，呼吸深度加强，呼吸辅助肌参与活动，出现鼻翼扇动和三凹征，同时心率加快。缺氧、CO_2 潴留和毒血症可引起机体循环系统、中枢神经系统、消化系统功能紊乱、水、电解质紊乱和酸碱平衡失调。

3. 病理　以肺组织充血、水肿、炎性浸润为主。肺泡内充满渗出物，经肺泡壁通道（Kohn 孔）向周围组织蔓延，形成点片状炎症病灶。若病变融合成片，可累及多个肺小叶或更为广泛。当小支气管、毛细支气管发生炎症时，可导致管腔部分或完全阻塞而引起肺不张或肺气肿。

不同病原体造成肺炎的病理改变亦不同：细菌性肺炎以肺实质受累为主；而病毒性肺炎则以间质受累为主，亦可累及肺泡。临床上支气管肺炎与间质性肺炎常同时并存。

4. 分类方式　目前无统一的分类方法，主要依据病理形态学、病原体种类、病程和病情等进行分类。

（1）依据病理形态学分类：分为大叶性肺炎、支气管肺炎及间质性肺炎等。

（2）依据病原体种类分类：包括细菌性肺炎，常见细菌有肺炎链球菌、葡萄球菌、嗜血流感杆菌等。病毒性肺炎，常见病毒如呼吸道合胞病毒、流感病毒、副流感病毒、腺病毒等。另外还有真菌性肺炎、支原体肺炎、衣原体肺炎等。

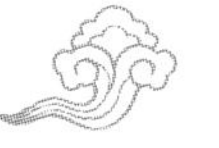

笔记栏

(3) 依据病程分类:分为急性肺炎、迁延性肺炎及慢性肺炎。

(4) 依据病情分类:轻症,除呼吸系统外,其他系统仅轻微受累,无全身中毒症状。重症,除呼吸系统外,其他系统受累,全身中毒症状明显,甚至危及生命。

二、主要临床表现

(一) 主要症状及体征

起病多数较急,发病前多先为上呼吸道感染症状,可见发热,咳嗽、气促等,新生儿及体弱儿可发热不高或体温不升。咳嗽在早期多为干咳,较频繁,极期反略减轻,恢复期痰液增多,新生儿、早产儿可无咳嗽,仅表现为口吐白沫。重者呼吸急促,进而出现呼吸困难,可见鼻翼扇动、三凹征,口唇、鼻唇沟和指趾端发绀,严重者可出现呼吸衰竭。肺部体征早期可不明显或仅有呼吸音粗糙,后可闻及固定中、细湿啰音。病灶融合时出现实变体征,叩诊呈浊音。

(二) 重症肺炎的表现

重症肺炎由于严重缺氧及毒血症,常有全身中毒症状及其他系统受累。

1. 循环系统　常见疾病有心肌炎及心力衰竭。前者表现为面色苍白,心动过速,心音低钝,心律不齐,心电图表现为ST段偏移和T波低平、双向或倒置。肺炎合并心力衰竭时可有以下表现:①安静状态下呼吸突然加快(婴儿>70次/min,年长儿>50次/min)。②安静状态下心率突然增快(达140~160次/min)。③突然极度烦躁不安,明显发绀,面色苍白或发灰,指(趾)甲微血管再充盈时间延长。以上3项不能用发热、肺炎本身和其他合并症解释。④心音低钝、奔马律,颈静脉怒张。⑤肝脏迅速增大。⑥少尿或无尿,眼睑或双下肢水肿,亦有学者认为上述症状为肺炎本身的表现。

2. 神经系统　常见烦躁不安、嗜睡,或两者交替出现。婴幼儿易发生惊厥,多由于高热或缺钙所致。如发生中毒性脑病和/或脑膜炎,则可有惊厥及各种神经系统症状、体征等。如脑水肿时可出现意识障碍、惊厥、呼吸不规则、瞳孔反应异常等。

3. 消化系统　婴幼儿患肺炎时,常伴有食欲不振、呕吐、腹泻、腹胀、腹痛和中毒性肠麻痹等消化道症状。呕吐常发生在强烈的咳嗽之后。严重腹胀使膈肌上移,压迫胸部,加重呼吸困难。

4. 弥散性血管内凝血(DIC)　可表现为血压下降、四肢凉、脉速而弱,皮肤、黏膜及胃肠道出血。

(三) 并发症

病情严重或失治误治者,有发生脓胸、脓气胸及肺大泡等并发症的可能。

三、辅助检查

1. 外周血检查

(1) 血常规:细菌性肺炎白细胞总数和中性粒细胞多增高,甚至可见核左移,胞质有中毒颗粒;病毒性肺炎白细胞总数正常或降低,淋巴细胞增高,有时可见异型淋巴细胞。

(2) C反应蛋白(CRP):细菌感染时,血清CRP浓度上升,一般情况下随感染的加重而升高;非细菌感染时则上升不明显。

2. 病原学检查

(1) 病毒分离和鉴定:应于起病7日内取鼻咽或气管分泌物标本做病毒分离,阳性率高,但时间较长,不能进行早期诊断。

(2) 细菌培养和涂片:采集血、痰液、气管吸出物、支气管肺泡灌洗液、胸腔穿刺液、肺活

笔记栏

检组织等进行细菌培养可明确病原菌，同时应进行药物敏感试验。亦可做涂片染色镜检，进行初筛试验。

（3）病原特异性抗体检测：急性期与恢复期双份血清特异性 IgG 呈 4 倍升高，对诊断有重要意义。急性期特异性 IgM 测定有早期诊断价值。

（4）细菌或病毒核酸检测：应用杂交或 PCR 技术，通过检测病原体特异性核酸（RNA 或 DNA）来发现相关的细菌或病毒，此法特异、灵敏，可进行微量检测。

3. 血气分析　对重症肺炎伴呼吸困难者，可行 PaO_2、$PaCO_2$ 及血 pH 值测定。

4. 胸部 X 线检查　小儿肺炎胸部 X 线检查表现与病原体分类、临床表现等因素有关。

小儿细菌性肺炎可呈支气管肺炎或大叶性、节段性肺炎表现。支气管肺炎表现为两肺下野、心膈角区及中内带见点状或小斑片状肺实质浸润影。大叶性、节段性肺炎病变分布以右上叶最多，左下叶最少见，一般不累及右尖段、左上叶前段，严重者可伴胸腔积液。小儿肺炎支原体肺炎可表现为间质性肺炎、支气管肺炎、节段性肺炎等多种类型，不同类型可混合出现。其中，间质改变最为多见，病变一般仅限于一侧或局部，较少合并肺气肿。病毒性肺炎以间质性病变为主，X 线检查常表现为阴性，部分可表现为肺纹理增多、点状或小结节状模糊阴影、肺气肿等。

5. 胸部 CT 平扫　胸部 CT 检查可更好地对支气管炎症、混合性病理改变、间质性肺炎等病理情况进行良好的判定，当 X 线检查结果不能对肺部炎症情况进行准确判断时，临床多采用 CT 对患儿进行确诊。CT 检查提示肺炎患儿的肺部病变主要为单侧发生，实质性浸润性改变的比例高，肺部支气管壁增厚；部分患儿可见胸腔积液，偶见肺门淋巴结肿大。

小儿支原体肺炎的 CT 影像学表现类型更为多样化，包含大面积斑片状影、斑点状影、肺部纹理增多、条索状影、毛玻璃样影等，其中以大面积斑片状影为主。严重者合并支气管壁加厚、肺门及纵隔淋巴结肿大、空洞征象、胸腔积液等。

四、诊断及鉴别诊断

（一）诊断要点

1. 发热、咳嗽、痰壅、气促为主要表现。

2. 肺部体征早期可不明显或仅有呼吸音粗糙，后可闻及固定中、细湿啰音。

3. 胸部 X 线或 CT 检查可见斑片状阴影。

4. 血白细胞计数及分类，痰、咽拭子细菌培养或病毒分离，免疫荧光检查等，以区分细菌性或病毒性感染。必要时做厌氧菌培养。

（二）鉴别诊断

小儿肺炎需与急性支气管炎、肺结核、支气管异物等疾病鉴别（表 7-6）。

表 7-6　肺炎的鉴别诊断

疾病	鉴别
急性支气管炎	一般无发热或仅低热，全身情况好，以咳嗽为主要症状，肺部有不固定的干、湿啰音。婴幼儿因气管狭窄，易发生痉挛，常出现呼吸困难，有时与肺炎不易区分，宜按肺炎处理
肺结核	婴幼儿活动性肺结核的症状及 X 线改变，与支气管肺炎有相似之处，特别是粟粒性肺结核，可出现咳嗽、气促、发绀等，但肺部啰音常不明显。应根据结核接触史，结核菌素试验阳性，正侧位 X 线胸片，随访结果示有肺结核或粟粒肺结核改变，以及对结核的治疗效果等加以鉴别
支气管异物	吸入异物可致支气管部分或完全阻塞而致肺气肿或肺不张，且易继发感染引起肺部炎症。有异物吸入史，突然出现呛咳病史，胸部 X 线检查，特别是透视可助鉴别，必要时行支气管镜检查

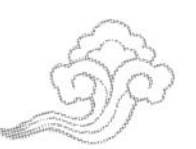

五、临床治疗

轻症肺炎的治疗，应积极控制感染，同时予以中医辨证治疗，可以减少并发症的发生；重症肺炎或有并发症者，则以西医急救治疗为主，同时配合中药；迁延性、慢性肺炎，以中医扶正祛邪为基本治疗原则。

（一）中医治疗

1. 中医辨证思路　本病辨证主要为辨风寒与风热，辨痰热与毒热，辨常证与变证。风寒闭肺或风热闭肺证分别为外感风寒或外感风热证候，若寒热难辨可借鉴是否有咽红等症以佐证；痰热闭肺者，痰、热、咳、喘均剧；毒热闭肺虽痰象不著，但热毒炽盛，壮热、咳剧、喘憋、烦躁及可见伤阴诸象。变证可见面色苍白、口唇爪甲发绀、四肢厥冷，或高热神昏谵语、四肢抽搐等危重证候。

2. 治疗原则　开肺化痰，止咳平喘。痰多者首应涤痰，喘甚者应予平喘，肺热者宜清肺泻热，病久气阴耗伤者，宜补气养阴。

3. 辨证施治

（1）常证

1）风寒闭肺

证候：恶寒发热，无汗，咳嗽气促，痰稀色白，舌淡红，苔薄白，脉浮紧或指纹浮红。

治法：辛温宣肺，化痰止咳。

代表方：华盖散加减。

鼻塞者，加辛夷、苍耳子；痰多者加半夏、莱菔子、白前。寒邪外束，内有郁热，症见发热口渴，面赤心烦，脉数者，宜用大青龙汤，表里双解。

2）风热闭肺

证候：发热恶风，微有汗出，咳嗽气急，痰多，痰黏稠或黄，口渴咽红，舌红，苔薄白或黄，脉浮数或指纹浮紫。

治法：清热宣肺，化痰平喘。

代表方：麻杏石甘汤合银翘散加减。

热重者，加柴胡、黄芩、栀子、板蓝根；咳剧痰多者，加浙贝母、瓜蒌、天竺黄；大便秘结者加瓜蒌仁、大黄。

3）痰热闭肺

证候：壮热烦躁，喉间痰鸣，痰稠色黄，气促喘憋，鼻翼扇动，或口唇发绀，舌质红，苔黄腻，脉滑数或指纹紫滞。

治法：清热宣肺，涤痰定喘。

代表方：五虎汤合葶苈大枣泻肺汤。

热甚者，加黄芩、连翘、栀子；痰盛者，加贝母、天竺黄、桑白皮；喘甚痰涌，便秘者，加生大黄、牵牛子；面唇发绀者，加丹参、红花、赤芍。

4）毒热闭肺

证候：高热持续，咳嗽剧烈，气急鼻煽，喘憋，涕泪俱无，鼻孔干燥，面赤唇红，烦躁口渴，小便短黄，大便秘结，舌红而干，舌苔黄，脉滑数或指纹深紫。

治法：清热解毒，泻肺开窍。

代表方：黄连解毒汤合麻杏石甘汤加减。

热重者，加虎杖、蒲公英、败酱草；腹胀、大便秘结者，加生大黄、玄明粉；口干鼻燥、涕泪俱无者，加生地黄、玄参、麦冬；咳嗽重者，加前胡、款冬花；烦躁不宁者，加白芍、钩藤。

笔记栏

5）阴虚肺热

证候：病程延长、低热盗汗，面色潮红，干咳无痰，舌质红而干，苔光剥，脉细数或指纹淡紫。

治法：养阴清肺。

代表方：沙参麦冬汤加减。

热重者，加鳖甲、青蒿、地骨皮；咳重者，加桑白皮、百部、枇杷叶。

6）肺脾气虚

证候：病程延长，低热起伏，气短多汗，咳嗽无力，纳差，便溏，面白神疲，四肢欠温，舌质偏淡，苔薄白，脉细无力或指纹色淡。

治法：益气健脾。

代表方：人参五味子汤加减。

咳甚者，加紫菀、款冬花、百部；汗多者，加黄芪、防风；痰多者，加陈皮、半夏、胆南星；脾虚便溏明显者，加山药、诃子、扁豆；食欲不振者，加山楂、神曲、麦芽。

（2）变证

1）心阳虚衰

证候：突然面色苍白而青，口唇发绀，呼吸浅促，额汗不温，四肢厥冷，虚烦不安，右胁下可出现瘀块，舌苔薄白，质略紫，脉象微弱疾数或指纹色淡。

治法：温补心阳，救逆固脱。

代表方：参附龙牡救逆汤。

伴见面色、唇舌发绀，右胁下瘀块明显者，加当归、红花、丹参；出现气阴两竭时，宜加生脉散。

2）邪陷厥阴

证候：壮热神昏，烦躁谵语，四肢抽搐，口噤项强，两目上视，舌质红绛，苔黄厚，脉弦数或指纹紫滞。

治法：平肝息风，清心开窍。

代表方：羚角钩藤汤合牛黄清心丸。

4. 中医其他疗法

（1）临床常用中成药：①通宣理肺口服液，功能解表散寒，宣肺止嗽，用于风寒闭肺证；②小儿麻甘颗粒，功能平喘止咳，利咽祛痰，用于风热闭肺证；③止咳橘红口服液，功能清肺止咳，化痰平喘，用于痰热闭肺证；④羚羊清肺散，功能清热泻火、凉血解毒、化痰息风，用于毒热闭肺及热动肝风；⑤紫雪散，功能清热解毒、镇痉开窍，用于肺炎高热不退，或合并神昏抽搐；⑥养阴清肺口服液，功能养阴润肺，清肺利咽，用于阴虚肺热证；⑦玉屏风口服液，功能益气固表，用于肺脾气虚证。

（2）拔罐疗法：取穴为肩胛骨，每次 5~10 分钟，每日 1 次，5 天为 1 个疗程。治疗肺炎后期湿啰音不消失者，一般双侧拔罐；若湿啰音明显局限于单侧，可单独在患侧拔罐。

（3）中药敷贴法：用于肺炎后期迁延不愈或痰多，两肺湿啰音经久不消者。①白芥子末、面粉各 30g，加水调和，用纱布包后，敷贴背部，每日 1 次，每次约 15 分钟，出现皮肤发红为止，连敷 3 日；②大黄、芒硝、大蒜各 15~30g，调成膏状，纱布包，敷贴背部，每日 1 次，每次 15 分钟，连用 3~5 日。

（二）西医治疗

采用综合治疗，原则为控制炎症、改善通气功能、对症治疗、防治并发症。

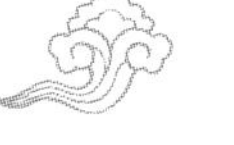

笔记栏

1. 一般治疗　保持室内空气流通，进食需少量，多次，经常翻身，变换体位，以利痰液排出。注意水和电解质的补充，纠正酸中毒和电解质紊乱。

2. 抗感染治疗

（1）抗生素治疗：明确为细菌感染或病毒感染继发细菌感染的应使用抗生素。

抗生素使用原则：①根据病原菌选择敏感药物；②早期治疗；③选用渗入下呼吸道浓度高的药物；④足量、足疗程；⑤重症联合用药或静脉给药。

青霉素敏感者首选青霉素或阿莫西林，青霉素过敏的患儿可用红霉素。若为金黄色葡萄球菌感染可选苯唑西林钠或氯唑西林钠。流感嗜血杆菌感染首选阿莫西林/克拉维酸（或加舒巴坦）。大肠杆菌或肺炎杆菌感染首选头孢曲松或头孢噻肟。肺炎支原体、衣原体感染选用大环内酯类抗生素如红霉素、罗红霉素、阿奇霉素等，支原体感染肺炎至少用药 2~3 周，以免复发。

（2）抗病毒治疗：尚无理想的抗病毒药物，常用于临床的有以下药物。①更昔洛韦目前是治疗巨细胞病毒感染的首选药物。②奥司他韦是神经氨酸酶抑制剂，可用于甲型和乙型病毒感染的治疗。③阿昔洛韦可用于疱疹类病毒性肺炎。

3. 对症治疗

（1）氧疗：凡有呼吸困难、喘憋、口唇发绀、面色苍灰等表现时应立即给氧，一般采用鼻前庭导管持续吸氧，氧流量为 0.5~1L/min，氧浓度不超过 40%。氧气应湿化，以免损伤气道上皮细胞的纤毛。若有三凹征、发绀明显时，宜用面罩或头罩给氧，氧流量为 2~4L/min，氧浓度 50%~60%。

（2）保持呼吸道通畅：清除鼻内分泌物，有痰时用祛痰剂（如氨溴索口服液），痰多时可吸痰。可用雾化吸入使痰液稀释便于排出。

（3）降温止惊：高热者给予药物降温，如口服对乙酰氨基酚或布洛芬。虽然对乙酰氨基酚退热联合温水擦浴短时间内退热效果更好些，但会明显增加患儿不适感，故不推荐使用温水擦浴退热，更不推荐使用冰水或乙醇擦浴方法退热。若伴烦躁不安，可给予苯巴比妥钠每次 3~5mg/kg 肌内注射。

（4）止咳平喘治疗：咳喘重时可雾化吸入布地奈德或丙酸氟替卡松，联合 β_2 受体激动剂和抗胆碱药。口服 β_2 受体激动剂和茶碱类药物。

（5）心力衰竭治疗：除镇惊、给氧外，可给予快速洋地黄制剂，以增强心肌的收缩力，减慢心率，增加心搏出量。一般选用毛花苷丙或毒毛花苷 K。毛花苷丙静脉滴注，年龄<2 岁，负荷用量 0.03~0.04mg/kg；年龄>2 岁，负荷用量 0.02~0.03mg/kg。应用血管扩张剂减轻心脏负荷，是治疗心功能不全方面的一项重要措施，常用酚妥拉明和东莨菪碱。

（6）纠正水、电解质与酸碱平衡。（参照第二章第五节小儿体液平衡与液体疗法）

4. 糖皮质激素　糖皮质激素可减少炎症渗出，解除支气管痉挛，改善血管壁通透性，减少脑脊液产生，降低颅内压，改善微循环，可在下列情况下选用。①喘憋明显伴呼吸道分泌物增多者；②中毒症状明显，如出现休克、中毒性脑病、超高温（体温在 40℃以上持续不退）等；③胸腔短期有大量渗出者。以短疗程（3~5 天）为宜。可静脉滴注甲泼尼龙 1~2mg/(kg·d)、琥珀酸氢化可的松 5~10mg/(kg·d)或地塞米松 0.1~0.3mg/(kg·d)。有细菌感染者，必须在有效抗菌药物使用的前提下加用糖皮质激素。

5. 并发症治疗　对并发脓胸、脓气胸者，应及时抽脓、抽气。对年龄小、中毒症状重，或脓液黏稠，经反复穿刺抽脓不畅者，或张力性气胸都宜考虑胸腔闭式引流。

6. 电子纤支镜下支气管肺泡灌洗术　支气管肺泡灌洗是指利用纤维支气管镜探进至病变肺段，或是亚段支气管的一种新型介入技术手段，同时应用无菌生理盐水对其加以灌

笔记栏

洗，改善气道通气的诊疗技术手段。此法已成为临床治疗难治性肺炎支原体肺炎及肺不张的有效措施。其灌洗液还可用于肺部疾病诊断、鉴别诊断及疗效评价。

六、预防与康复

1. 预防接种　目前有2种肺炎球菌疫苗类型，23价肺炎球菌多糖疫苗（PPV23）和肺炎球菌结合疫苗PCV（PCV11和PCV13）。WHO规定的预防接种程序有两种选择：①6周龄时第1次接种，共接种3次，每次间隔4周；②6周龄时第1次接种，间隔8周后接种2次，9~15月龄时加强1次。

2. 增强体质　对婴幼儿应做到合理喂养，营养适宜。预防营养不良是防止婴儿肺炎的重要措施。加强体育锻炼，增强机体对季节气温变化的适应能力。

3. 保持室内空气流通　呼吸急促时，保持气道通畅，随时吸痰。咳嗽剧烈时可抱起小儿轻拍其背部，伴呕吐时应防止呕吐物吸入气管。重症肺炎患儿应注意监测血压、心率等，密切观察病情变化。

病案分析

病案：关幼，风邪客肺，肺气闭塞，身热逾候，无汗不解，咳呛音哑，痰鸣气急，鼻煽神蒙，涕泪俱无；舌白，脉弦滑。证属棘手，治以辛开。

方药：生麻黄3g，白杏仁12g，白芥子4.5g，广郁金9g，莲白4.5g，紫菀4.5g，远志4.5g，姜半夏9g，橘皮4.5g，天浆壳（去毛，包）5只，活磁石（先煎）30g，干菖蒲9g，生姜汁（冲）10滴。

分析：本例属风寒闭肺。方用麻黄、杏仁、白芥子、半夏、天浆壳、紫菀、远志、生姜汁等辛温解表，开肺化痰。其中远志、郁金又有开窍解郁之功，小圃先生每以此二味与化浊开窍之菖蒲配伍，用治肺闭，症见神蒙，涕泪俱无者。天浆壳为徐小圃先生喜用之宣肺化痰药。

（摘自《徐小圃医案医论集》）

第七节　慢性咳嗽

儿童慢性咳嗽（chronic cough in children）是指以咳嗽为主要或唯一临床表现，病程>4周，胸部X线片未见明显异常的一类疾病。本病一般预后良好，部分患儿易反复发作，迁延难愈。

中医古籍无慢性咳嗽病名的记载，根据其临床表现可归属于中医学“久咳”“久嗽”“顽咳”等范畴。《素问·咳论》已有“久咳”的记载，如“五脏之久咳，乃移于六腑”，“久咳不已，则三焦受之”。《诸病源候论·咳嗽病诸候·久咳嗽候》曰：“肺感于寒，微者则成咳嗽，久咳嗽，是连滞岁月，经久不瘥者是也。”

一、病因病理

（一）中医病因病机

慢性咳嗽多见于中医的内伤咳嗽，为正气不足，屡感六淫之邪，深伏肺络，或脏腑功能失

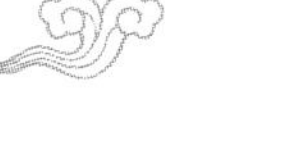

调，风痰诸邪上犯于肺，气机失常而致咳嗽反复迁延。其基本病机为肺失宣肃，肺气上逆；病理因素为风、痰、虚，其产生多归结于外邪留恋、饮食劳倦、情志失调及体质因素等；病位在肺，与脾、肝等多脏功能失调关系密切（图 7-6）。

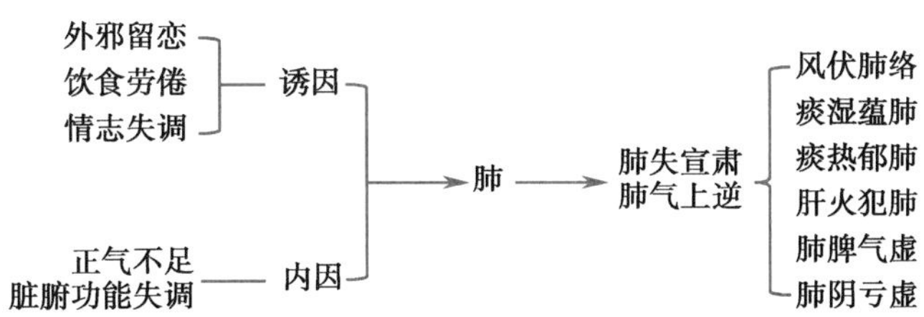

图 7-6　慢性咳嗽中医病因病机

（二）西医病因病理

1. 病因　儿童慢性咳嗽可由多种因素造成，如感染、哮喘、鼻炎、呼吸道发育异常、异物等，此外，被动吸烟、环境、气候也是重要因素。中国儿童慢性咳嗽的常见病因前三位是咳嗽变异性哮喘（cough variant asthma，CVA）、上气道咳嗽综合征（upper airway cough syndrome，UACS）和感染后咳嗽（post-infection cough，PIC）。不同年龄段儿童慢性咳嗽常见病因有所差异，<6 岁儿童主要是 PIC、CVA、UACS 和胃食管反流性咳嗽（gastroesophageal reflux cough，GERC），婴幼儿慢性咳嗽要警惕支气管异物吸入的可能；≥6 岁儿童慢性咳嗽病因则以 CVA、UACS 为主，心因性咳嗽或多病因性咳嗽的比例随年龄增长逐渐增加。另外，变应性咳嗽（atopic cough，AC）、非哮喘性嗜酸性粒细胞性支气管炎（non-asthma eosinophilic bronchitis，NAEB）、药物诱发性咳嗽、耳源性咳嗽等也可导致儿童慢性咳嗽。

2. 病理　咳嗽是呼吸系统的重要反射之一，整个咳嗽反射由外周感受器、传入神经、咳嗽中枢、传出神经及效应器组成，并受到高级中枢的调控，任意环节异常均可能引起咳嗽反射敏感性的改变。当外界的刺激性气味、痰液等刺激因子刺激位于喉、气管和支气管黏膜的感受器，产生的信号经迷走神经传入位于延髓的咳嗽中枢，中枢对此信号做出反应性处理，产生咳嗽症状，进入声门、呼吸肌及相关组织功能被触发，产生一系列协调有序的动作，将痰咳出。

儿童慢性咳嗽的发病机制尚不明确，发生原因可能是咳嗽感受器受到物理、化学刺激增多或者是咳嗽敏感性增加的结果。研究发现气道炎症是慢性咳嗽患者普遍存在的特征，由于炎症的存在导致气道上皮受损（如上皮表面的磷脂屏障被破坏，纤毛正常运动破坏），使咳嗽感受器暴露过多，容易受到物理或化学的刺激，同时气道浸润的炎性细胞释放的炎性介质也可能直接或间接刺激咳嗽感受器。另外感觉神经肽的释放也与咳嗽感受器敏感性增高有关。

二、主要临床表现

1. 咳嗽变异性哮喘（CVA）　临床特征及诊断依据为：①持续咳嗽>4 周，通常为干咳，无喘息表现，常在夜间和/或清晨发作或加重，运动、遇冷空气后咳嗽加重，临床上无感染征象，或经较长期抗生素治疗无效；②支气管舒张剂诊断性治疗咳嗽症状明显缓解；③肺通气功能正常，支气管激发试验提示气道高反应性；④自身或一、二级亲属有过敏性疾病史，或过敏原检测阳性可辅助诊断；⑤除外其他原因引起的慢性咳嗽。

2. 上气道咳嗽综合征（UACS）　是一组疾病的总称，各种鼻炎、鼻窦炎、慢性咽炎、腭扁桃体和/或增殖体肥大、鼻息肉等上气道疾病引起的慢性咳嗽。其临床特征及诊断依据为：

笔记栏

①持续咳嗽>4 周,伴白色泡沫痰(变应性鼻炎)或黄绿色脓痰(鼻窦炎),咳嗽以清晨或体位改变时为甚,伴有鼻塞、流涕、咽干并有异物感和反复清咽等症状;②咽后壁滤泡明显增生,有时可见鹅卵石样改变,或见黏液样或脓性分泌物附着;③由变应性鼻炎所致的慢性咳嗽,糖皮质激素(鼻用型)、白三烯受体拮抗剂、抗组胺药治疗有效,由化脓性鼻窦炎所致慢性咳嗽,应采取 2~4 周的抗菌药物治疗;④鼻咽喉镜或头颈部侧位片、鼻窦 X 线片或 CT 片等对诊断有所帮助。

3. (呼吸道)感染后咳嗽(PIC)　临床特征及诊断依据为:①近期有明确的呼吸道感染病史;②咳嗽持续>4 周,呈刺激性干咳或伴有少许白色黏痰;③胸部 X 线片检查无异常或仅显示双肺纹理增多;④肺通气功能正常,或呈现一过性气道高反应;⑤咳嗽通常有自限性,如果咳嗽时间超过 8 周,应考虑其他诊断;⑥除外其他原因引起的慢性咳嗽。

4. 变应性咳嗽(AC)　临床特征及诊断依据:①咳嗽持续>4 周,呈刺激性干咳;②肺通气功能正常,支气管激发试验阴性;③咳嗽感受器敏感性增高;④有其他过敏性疾病病史,变应原皮试阳性,血清总 IgE 和/或特异性 IgE 升高;⑤除外其他原因引起的慢性咳嗽。

5. 胃食管反流性咳嗽(GERC)　由于胃酸和其他胃内容物反流进入食管,导致以咳嗽为突出表现的临床综合征。其临床特征及诊断依据为:①阵发性咳嗽好发的时相在夜间;②咳嗽可在进食后加剧;③24 小时食管下端 pH 值监测呈阳性;④除外其他原因引起的慢性咳嗽。长期咳嗽也可能导致儿童胃食管反流。

6. 心因性咳嗽　常见于学龄期和青春期的,除外多发性抽动症,并且经过行为干预或心理治疗后咳嗽能得到改善。咳嗽可因习惯或精神因素引起,其临床特征及诊断依据为:①年长儿多见;②日间咳嗽为主,专注于某件事情或夜间休息咳嗽消失,可呈雁鸣样高调的咳嗽;③常伴有焦虑症状,但不伴有器质性疾病;④除外其他原因引起的慢性咳嗽。

其他尚可见于非哮喘性嗜酸性粒细胞性支气管炎、药物诱发性咳嗽、耳源性咳嗽等。

三、辅助检查

1. 影像学检查　X 线胸片是慢性咳嗽的常规检查。对于病情复杂或怀疑鼻窦炎的患儿,可以选择 CT 扫描。

2. 肺功能检查　5 岁以上患儿可行肺通气功能检查,以助 CVA、NAEB 和 AC 的诊断与鉴别诊断。

3. 鼻咽喉镜检查　对怀疑有鼻炎、鼻窦炎、鼻息肉、增殖体肥大/肿大的患儿,可行此检查以明确诊断。

4. 支气管镜检查　①怀疑呼吸道先天畸形;②怀疑有呼吸道异物或寻找吸入性肺炎的证据;③放射学提示有局灶性病变;④需要进行病原学检查或肺泡灌洗。

5. 诱导痰或支气管肺泡灌洗液细胞学检查和病原微生物分离培养　可以明确或提示呼吸道感染病原,也可根据嗜酸性粒细胞分辨率明确 NAEB 的诊断。

6. 呼出气一氧化氮(FeNO)测定　可以反映气道的嗜酸性粒细胞炎症水平,FeNO 增高可辅助诊断 CVA、嗜酸性粒细胞性支气管炎。

7. 血清总 IgE、特异性 IgE 和皮肤点刺试验　对怀疑与过敏相关的慢性咳嗽患儿,了解其有无特应性体质等有一定参考价值。

8. 24 小时食管下段 pH 值监测　是确诊 GERC 的金标准,对怀疑 GERC 患儿,应进行此项检查。

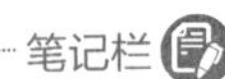

四、诊断及鉴别诊断

（一）诊断要点

1. 咳嗽为主要或唯一的临床表现。

2. 咳嗽症状持续>4周。

3. 胸部X线片未见明显异常者。

（二）鉴别诊断

本病需与先天性呼吸道疾病、异物吸入、迁延性细菌性支气管炎、特定病原体引起的呼吸道感染等疾病相鉴别（表7-7）。

表7-7 慢性咳嗽的鉴别诊断

疾病	鉴别
先天性呼吸道疾病	主要见于婴幼儿，尤其是1岁以内。包括有先天性食管-气管瘘、先天性血管畸形压迫气道、喉-气管-支气管软化和/或狭窄、支气管-肺囊肿、肺囊性腺瘤样增生、原发性纤毛运动障碍、胚胎源性纵隔肿瘤等
异物吸入	咳嗽通常表现为早期阵发性剧烈呛咳，之后发展为慢性咳嗽伴阻塞性肺气肿或肺不张。其他症状尚有呼吸音降低、喘鸣等，通常有可疑异物呛入的病史
迁延性细菌性支气管炎	是指由细菌引起的支气管内膜持续的感染。临床特征为：①湿性（有痰）咳嗽持续>4周；②胸部高分辨CT片可见支气管壁增厚和疑似支气管扩张，但很少有肺过度充气，这有别于哮喘和细支气管炎；③抗菌药物治疗2周以上咳嗽可明显好转；④支气管肺泡灌洗液检查中性粒细胞升高和/或细菌培养阳性；⑤除外其他原因引起的慢性咳嗽
特定病原体引起的呼吸道感染	多种特殊病原微生物如百日咳杆菌、结核杆菌、病毒、肺炎支原体和衣原体等引起的呼吸道感染也可导致儿童慢性咳嗽

五、临床治疗

儿童慢性咳嗽的处理原则是明确病因，针对病因进行中西医结合治疗。病因不明者，可进行经验性对症治疗及辨证论治；如果治疗后咳嗽症状没有缓解，应重新评估。

（一）中医治疗

1. 中医辨证思路　本病辨证，多从辨风、痰、虚进行辨证。风证多因脏腑虚损，屡感风邪或特禀体质，致外风羁留体内，内伏于肺而成，以刺激性咳嗽为主，干咳少痰，可突然发作，咽痒咽干，遇冷空气、油烟、灰尘等容易诱发。痰证需辨别痰湿与痰热。虚证有肺脾气虚和肺阴亏虚之分。

2. 治疗原则　宣肺止咳为基本法则。应辨别病因、病位、病性，结合脏腑虚实特点、风痰病理因素辨证施治。除内服汤药外，还可应用中成药、针灸、推拿等疗法。

慢性咳嗽病程较长，常虚实夹杂，反复发作，日久肺气必虚，气虚而无力推动血行，最终导致气虚血瘀。此外痰壅肺络致气机壅滞，气壅则血瘀，故在治疗久咳顽咳时可加入活血化瘀之品。

3. 辨证施治

（1）风伏肺络

证候：久咳，早晚为甚，遇冷空气或活动后加重，干咳为主，痰少，咳剧易喘，咽痒，晨起鼻塞鼻痒，流涕喷嚏，舌质淡红，苔薄白，脉浮紧或浮数，指纹浮红或浮紫。多见于过敏体质，有过敏性疾病家族史的患儿。

笔记栏

治法:疏风散邪,宣肺止咳。

代表方:三拗汤加减。

流清涕者加荆芥、防风;流黄脓涕者加金银花、鱼腥草;咳频者,加地龙、僵蚕;鼻咽作痒者,加蝉蜕、玄参。

(2)痰湿蕴肺

证候:久咳,咳嗽重浊,痰多色白而稀,喉间痰鸣,神疲肢倦,胸闷纳呆,口不渴,大便溏薄,舌质淡,苔白腻,脉滑或指纹沉滞。

治法:燥湿化痰,肃肺止咳。

代表方:二陈汤合三子养亲汤加减。

湿盛者,加苍术、薏苡仁;咳嗽重者,加款冬花、紫菀;纳呆者加麦芽、焦山楂;胸闷不适者加枳壳、瓜蒌;痰白清稀者,加干姜、细辛。

(3)痰热郁肺

证候:久咳痰多,痰稠色黄难咯,甚则喉间痰鸣,发热口渴,烦躁不宁,尿少色黄,大便干结,舌质红,苔黄腻,脉滑数或指纹紫滞。

治法:清肺化痰,肃肺止咳。

代表方:清金化痰汤加减。

痰多色黄,黏稠难咯出者,加瓜蒌皮、胆南星、葶苈子;心烦口渴者,加淡竹叶、芦根;大便秘结者,加瓜蒌仁、制大黄。

久病入络,痰瘀互阻,症见面色晦暗,舌质紫暗,有瘀点瘀斑,脉弦涩者,加桃仁、红花、当归、丹参活血化瘀之品。

(4)肝火犯肺

证候:久咳,咯吐黄痰,晨起及夜间明显,咽痒阵咳,情志变化时咳甚,烦躁易怒,胸胁胀痛,夜卧不安,口苦,咽干,舌红,苔薄黄,脉弦细或指纹沉紫。

治法:清肝泻肺,理气止咳。

代表方:黛蛤散加减。

火热较盛,咳嗽频作,痰黄者,加枇杷叶、牡丹皮;胸闷痰黏难咳者,加浙贝母、知母;咽燥口干者,加沙参、麦冬、天花粉。

(5)肺脾气虚

证候:久咳不愈,反复不已,咳声无力,痰白清稀,面白神疲,气短懒言,语声低微,自汗恶风,反复感冒,纳少便溏,舌质淡,苔白,脉沉细无力或指纹淡。

治法:健脾益气,补肺固表。

代表方:玉屏风散合异功散加减。

自汗者,加麻黄根、煅牡蛎;咳嗽重者,加紫菀、川贝母;食少纳呆者,加焦山楂、焦神曲;大便不实者,加山药、炒扁豆。

(6)肺阴亏虚

证候:咳嗽日久,干咳无痰或痰少而黏,不易咯出,或痰中带血,口渴咽干,喉痒,声音嘶哑,午后潮热或手足心热,舌红,少苔,脉细数或指纹淡紫。

治法:养阴清热,润肺止咳。

代表方:沙参麦冬汤加减。

久咳无痰者加五味子、乌梅;咳嗽重者,加炙紫菀、川贝母;咽干音哑者加蝉蜕、玄参;咳嗽咯血者,加地黄、白茅根、侧柏叶;低热者,加青蒿、地骨皮。

4. 中医其他疗法

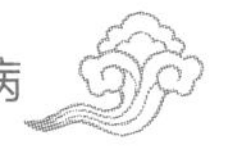

笔记栏

(1) 临床常用中成药:①苏黄止咳胶囊,功能疏风宣肺,止咳利咽,用于风伏肺络证。②橘红痰咳液,功能理气祛痰,润肺止咳,用于痰湿蕴肺证。③小儿肺热清颗粒,功能清肺化痰,止咳平喘,用于痰热郁肺证。④丹栀逍遥丸,功能疏肝解郁清热,用于肝火犯肺证。⑤玉屏风口服液,功能益气固表,用于肺脾气虚证。⑥养阴清肺口服液,功能养阴润肺,清热利咽,用于肺阴亏虚证。

(2) 穴位敷贴疗法:取白芥子、延胡索、甘遂、细辛等药物为末,用鲜生姜汁与醋适量搅匀,调成膏状,纱布包,敷贴于肺俞、脾俞、膈俞、膏肓、定喘、天突、膻中等穴。每周2次。

(3) 针灸疗法:①天突、内关、曲池、丰隆。②肺俞、尺泽、太白、太冲。每日取1组,两组交替使用,1日1次,10~15次为1个疗程,中等刺激,或针后加灸。

(4) 拔罐疗法:一般用于3岁以上儿童,常取大椎、风门、肺俞、膏肓等穴。隔日1次。

(5) 推拿疗法:补肾水,揉二马,揉板门,运内八卦,揉肺俞,揉肾俞,补脾经、肾经,推四横纹,揉小横纹。1日2次。

(6) 耳穴压豆法:取肺、气管、肾、神门、风溪、皮质下等耳穴,耳郭常规消毒,将粘有王不留行子的药用胶布贴敷于所选穴位上,用拇指和食指对压王不留行子,手法由轻到重,以患儿能够承受为宜,每天按压3~5次,每次按压至耳郭发热,每周换贴2~3次。

(二) 西医治疗

1. CVA治疗　可以β_2受体激动剂(如丙卡特罗、特布他林、沙丁胺醇等)作诊断性治疗1~2周,咳嗽症状缓解者则有助诊断。一旦明确诊断CVA,则按哮喘长期规范治疗,选择吸入糖皮质激素或口服白三烯受体拮抗剂或两者联合治疗,疗程至少8周。

2. UACS治疗　①变应性鼻炎:予以抗组胺药物、鼻用糖皮质激素治疗,或联合鼻黏膜减充血剂、白三烯受体拮抗剂治疗;②鼻窦炎:予以抗菌药物治疗,可选择阿莫西林或阿莫西林+克拉维酸钾或阿奇霉素等口服,疗程至少2周,辅以鼻腔灌洗,选用鼻腔局部减充血剂或祛痰药物治疗;③增殖体肥大:根据增殖体肥大程度,轻到中度者可鼻喷糖皮质激素联合白三烯受体拮抗剂,治疗1~3个月并观察疗效,无效者可采取手术治疗。

3. PIC治疗　PIC通常具有自限性,症状严重者可考虑使用口服白三烯受体拮抗剂或吸入糖皮质激素等治疗。

4. GERC治疗　主张使用H_2受体拮抗剂西咪替丁和促胃动力药多潘立酮,年长儿也可以使用质子泵抑制剂。改变体位取半卧位或俯卧前倾30°,改变食物性状,少量多餐等对GERC有效。

5. AC治疗　主张使用抗组胺药物、糖皮质激素治疗。

6. 心因性咳嗽治疗　可给予催眠、暗示、咨询和心理安慰等非药物干预疗法。

六、预防与康复

1. 避免各种诱发因素及接触过敏原,远离花粉、香烟、灰尘、油漆、油烟等刺激性气味。定时开窗通风,保持室内空气新鲜。

2. 适当进行户外运动和体育锻炼,避免剧烈运动,增强体质。

3. 注意气候变化,增减衣物,防止感冒。

4. 合理喂养,均衡饮食,控制生冷瓜果和辛辣香燥食物的摄入。

5. 经常变换体位及拍背部,以促进痰液排出。

扫一扫,测一测

(薛　征)

复习思考题

1. 呼吸系统以什么为界分为上、下呼吸道,各包括哪些组织或器官?

笔记栏

2. 小儿感冒容易出现哪些兼夹证？如何治疗？
3. 急乳蛾的辨证要点有哪些？
4. 腺样体肥大患儿主要注意防治哪些并发症？
5. 急性支气管炎治疗时为何不宜过早使用滋腻、收涩、镇咳之药？
6. 肺炎患儿进行病情观察时应重视哪些问题？
7. 儿童慢性咳嗽的常见病因有哪些？
8. 儿童慢性咳嗽的治疗原则有哪些？

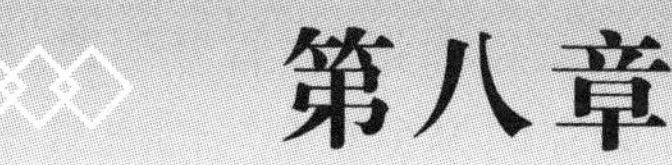

第八章

心血管系统疾病

笔记栏

第八章心血管系统疾病PPT课件

学习目标

1. 掌握病毒性心肌炎、充血性心力衰竭的诊断及中医辨证论治。
2. 熟悉病毒性心肌炎、充血性心力衰竭的西医治疗原则。
3. 了解小儿心血管系统生理病理特点；了解先天性心脏病、心律失常的病理生理及临床表现。

第一节　小儿心血管系统生理病理特点

一、小儿心血管系统的生理特点

小儿的心血管系统出生时尚未发育完善，随着年龄的增长，心血管的生理结构和功能不断形成和完善。新生儿心脏重量仅20~25g，随着年龄增长，1岁时为出生时2倍，5岁时为4倍，青春期后增长到出生时12~14倍，接近成人水平；心腔的容积也从出生时四个心腔仅20~22ml，至18~20岁达到240~250ml；婴儿时期心房相对较大，左右心室厚度也接近，随着年龄增长，心室逐渐增长超过心房，左心室厚度超过右心室，15岁左右接近成人。在心脏传导方面，新生儿期窦房结起搏细胞原始，过渡细胞较少、房室结较大，大约1岁以后逐渐发育成熟。一般来说，年龄愈小，代谢水平相对较高，故心率愈快，血流速度也愈快。但新生儿期迷走神经张力较高，吸吮、恶心、呕吐等兴奋迷走神经的动作均可引起心动过缓，故新生儿期窦性心律极不稳定。小儿血管特点与成人不同，成人血管一般静脉内径比动脉大1倍，而小儿的动静脉内径相差较成人小很多，婴儿的微血管尤其心、肺、肾、皮肤等处内径较粗，故以上器官供血较好，有利于新陈代谢及生长发育。另外，婴幼儿血管壁的弹力纤维较少，至12岁才接近成人。

二、正常胎儿的血液循环

由于胎儿心脏在解剖上和功能上都与成人不同，胎儿时期的营养和代谢产物的交换、氧与二氧化碳的交换，是通过脐血管和胎盘与母体之间进行的。胎儿的肺脏尚无功能，组织结构发育不全，肺循环阻力高于体循环，卵圆孔和动脉导管正常开放，形成基本上只有体循环而无肺循环的特殊时期。

三、出生后胎儿血液循环的改变

出生后呼吸开始建立，肺脏进行气体交换，开始由一个循环变成两个循环，即体循环和

笔记栏

肺循环。由于肺泡扩张,肺小动脉管壁肌层逐渐退化,管壁变薄、扩张,肺循环压力下降,从右心经肺动脉流入肺的血流增多,使肺静脉回流至左心房的血量亦增多,左心房压力因而增高。当左心房压力超过右心房时,卵圆孔瓣膜先从功能上关闭,到出生后5~7个月,解剖上也大多关闭。同时自主呼吸使血氧增高,刺激动脉导管平滑肌收缩,加上出生后体内前列腺素减少,致使导管逐渐萎缩闭塞,血流停止,成为动脉韧带,约80%的婴儿于生后3个月、95%的婴儿于生后1年内形成解剖上的关闭。

四、心血管先天畸形的形成

原始心脏于胚胎第2周开始形成,约于第4周开始有循环作用,至第8周房室间隔完全长成,即成为四腔心脏。所以,心脏发育的关键时期是在第2~8周,先天性心脏畸形的形成主要就在这一时期。原始房室管背、腹两侧心内膜形成的2个心内膜垫,在第5周相互融合,将房室管分割成左、右房室管,并分别参与形成二尖瓣和三尖瓣。若此时心内膜垫发育异常,会导致不同程度的房间隔、室间隔或房室瓣畸形。胚胎早期发自主动脉囊的先后6对动脉弓,其中第6对动脉弓近端形成左、右肺动脉的基部,右侧远端退化消失,左侧远端保留形成动脉导管。如果第6对动脉弓远端在出生后没有纤维化,则形成动脉导管未闭。

五、儿童其他心血管疾病

除先天性心脏病外,由于特有的解剖和生理结构,儿童易患某些心血管相关疾病,如细菌感染性心内膜炎、心包膜炎、病毒性心肌炎、原发或继发性心肌病、心律失常等。大多数患有心血管系统疾病的儿童,可有以下一种或多种病理表现:发绀、心脏杂音、生长发育迟缓、水肿等。

第二节　先天性心脏病

先天性心脏病(congenital heart disease)是指胎儿时期心血管发育异常而致的畸形疾病,是儿童最常见的心脏病。国内外资料显示:先天性心脏病在活产婴儿中的检出率约为2.4‰~10.4‰。若不经及时诊断和治疗,1/3将于1岁以内夭折。随着医学尤其是心脏外科学的发展,80%~85%先天性心脏病患儿通过治疗能够活到成人期。

一、病因病理

(一)病因与发病机制

先天性心脏病的病因大多数尚未明确。

1. 遗传因素　部分心脏畸形有明确的遗传学基础。如部分先天性心脏病患儿有明显的家族遗传倾向,由单基因和染色体异常引起者约占先天性心脏病患儿总数的15%。单个基因突变可引起家族性房间隔缺损伴房室传导延迟、二尖瓣脱垂、室间隔缺损、先天性心脏传导阻滞、心脏转位、肺动脉高压等,如马方综合征(Marfan syndrome)与*Fibrillin*基因异常有关等。染色体异常如40%的21-三体综合征患儿合并心血管畸形,90%~100%的13、18-三体综合征患儿合并心血管畸形。

2. 环境与多基因遗传　多数先天性心脏病的发生是由于环境因素与多基因决定的遗传易感性相互作用的结果。相关性较强的因素包括:①病毒感染,尤其是孕早期(最初3个

月）宫内感染，如风疹、流行性感冒、腮腺炎和柯萨奇病毒感染等，如风疹综合征可合并动脉导管未闭、肺动脉瓣狭窄、房间隔缺损等；②宫内缺氧，如高原地区动脉导管未闭和房间隔缺损发病率较高；③理化物质，包括孕妇与大剂量的放射线接触和服用药物史（如抗癌药、甲苯磺丁脲、抗癫痫药、锂制剂等），如妊娠时摄入锂可出现三尖瓣畸形；妊娠早期酗酒、吸食毒品等引起的胎儿酒精综合征，受累患儿45%出现心脏病变，常是室间隔缺损；④孕妇疾病，如糖尿病、红斑狼疮等。

（二）分类

先天性心脏病的分类方法很多，临床上根据心脏左、右两侧及大血管之间有无血液分流分为三大类。

1. 左向右分流型（潜在青紫型）　此型最为多见，由于心脏间隔缺损畸形或主动脉与肺动脉之间具有异常通路，平时主动脉压力高于肺动脉压力，血液从左向右分流而不出现发绀。当用力啼哭、屏气或任何病理情况使肺动脉或右心室压力增高并超过左心压力时，则可使血液自右向左分流而出现暂时性青紫。属于此组的有室间隔缺损、房间隔缺损和动脉导管未闭等。如未及时治疗，右半心的压力可能不断增高，当超过左半心的压力时，便会发生反向分流，导致持续青紫症状，又称艾森门格综合征（Eisenmenger syndrome）。

2. 右向左分流型（青紫型）　往往较严重，由于右半心狭窄性畸形和大血管连接异常，这一类患儿右半心的压力往往高于左半心，因而静脉血可以直接流入左半心，出现明显的青紫症状。较常见的有法洛四联症、大动脉转位等。

3. 无分流型（无青紫型）　即心脏血管某一部位的狭窄性病变，心脏左右两侧或动、静脉之间无异常通路和分流，故一般无青紫现象，只在心力衰竭时才发生青紫，如肺动脉瓣狭窄和主动脉缩窄等。

（三）病理生理

1. 室间隔缺损（ventricular septal defect，VSD）　血流动力学改变取决于室间隔缺损的分流量，即与缺损大小有关：缺损<0.5cm时，左向右分流量很小，可以无功能紊乱。中等大小的室间隔缺损（0.5~1cm）时，有明显的左向右分流，肺循环流量超过正常2~3倍，肺动脉压正常或轻度升高；大型的室间隔缺损，缺损面积超过1/2主动脉内径，达1cm以上者，则分流量很大，肺循环的血流量可为体循环的3~5倍。室间隔缺损时分流方向为左室到右室，早期由于肺循环量持续增加，致使肺小动脉发生痉挛，产生动力型肺动脉高压。久之，渐渐继发肺小动脉内膜增厚及硬化，形成阻力型肺动脉高压，此时左向右分流量显著减少，继而呈现双向分流，甚至逆向分流，临床上出现发绀，发展成为艾森门格综合征。

2. 法洛四联症（tetralogy of Fallot，TOF）　由4个畸形组成：①室间隔缺损；②右心室流出道狭窄；③主动脉骑跨；④右心室肥厚。最基本的病理改变是漏斗隔向前、向右移位，导致右心室流出道狭窄或者同时并发肺动脉瓣狭窄，也可并发肺动脉主干或分支狭窄。由于肺动脉口狭窄，血液从右心室进入肺循环受阻，引起右心压力增高、右心室肥厚。主动脉除接受左心室的血液外，还直接接受一部分来自右心室的静脉血，因而出现青紫。同时，因肺动脉狭窄，肺循环进行气体交换的血流减少，更加重了青紫。肺动脉口狭窄轻者，右心的血液较多地进入肺循环，故青紫症状较轻。肺动脉口狭窄较重者，由于进入肺循环的血较少，往往有增粗的支气管动脉与肺血管之间形成较多侧支循环。右心室肥厚是肺动脉狭窄的后果，呈进行性改变。婴幼儿右心室肥厚较轻，年龄愈大肥厚愈重，甚至超过左心室厚度。因严重低氧血症，造成红细胞代偿性增多，血液黏滞度增加，可导致脑血栓形成、脑栓塞、脑脓

笔记栏

肿,也可出现感染性心内膜炎。

二、主要临床表现

(一)室间隔缺损

室间隔缺损临床表现决定于缺损的大小。一般小于0.5cm的为小型VSD,0.5~1.0cm为中型VSD,1.0cm以上为大型VSD。小型VSD(Roger病),可无明显症状,仅活动后稍感疲乏,生长发育一般不受影响。中型及大型VSD在新生儿后期及婴儿期即可出现症状,如喂养困难、活动或哭闹时气急、苍白、多汗、体重不增、易患肺部感染,生后6个月以内常发生充血性心力衰竭。

通常胸骨左缘3、4肋间可闻及响亮粗糙全收缩期吹风样杂音,向心前区及周围广泛传导,并有震颤,分流量大者心尖部伴随较短的舒张期隆隆样杂音。当有明显肺动脉高压,哭闹后出现发绀;严重时,安静时也有发绀,此时收缩期杂音减轻或消失,肺动脉第二心音亢进。

(二)房间隔缺损

症状出现的早晚和轻重取决于缺损的大小。缺损小的可无症状,一般由常规体检时闻及杂音而发现此病。缺损较大时分流量也大,导致肺充血,由于肺循环血流增多而易反复发生支气管炎或肺炎等,严重者早期发生心力衰竭;另一方面,体循环血流量不足,表现为体形瘦长、面色苍白、乏力、多汗、活动后气促和生长发育迟缓。

心前区较饱满,右心搏动增强,心浊音界扩大。听诊主要有三种特征:①典型的第二心音分裂;②左侧胸骨旁第2肋间可及柔和的收缩期杂音;③左侧胸骨旁下缘可及早-中期舒张期杂音。

(三)法洛四联症

青紫为其主要表现,大多在1岁以内出现,多在3个月后逐渐加重,毛细血管丰富的浅表部位,如唇、指(趾)甲床、球结膜等明显。因血氧含量下降,活动耐力差,稍一活动如哭闹、情绪激动、体力劳动和寒冷等,即可出现气急及青紫加重。蹲踞症状是其又一特征,由于肺动脉严重狭窄或闭锁,早期即可发生低氧血症,运动后加重,下肢屈曲如蹲踞可使静脉回心血流减少,减轻心脏负荷;同时,下肢动脉受压,体循环阻力增加,右向左分流减少,从而使缺氧症状暂时得以缓解。婴儿则喜欢蜷曲体位。部分婴儿可发生阵发性缺氧发作,表现为突然青紫加重、抽搐,甚至晕厥等。肺动脉狭窄,严重者生长发育缓慢,身高体重低于同龄儿,但智力往往正常。典型患儿全身皮肤及口腔黏膜青紫,眼结膜充血,牙釉质钙化不良。缺氧持续6个月以上,指(趾)端毛细血管扩张,局部软组织增生和肥大,出现杵状指(趾),呈棒槌状,逐渐加重。

多数患儿心前区略隆起,胸骨左缘有抬举性搏动,第2~4肋间可闻及典型喷射性收缩期杂音,此为肺动脉狭窄所致,一般无收缩期震颤,杂音响度与肺动脉狭窄严重程度有关,杂音越长、越响,狭窄越轻,狭窄极严重或呼吸困难时可听不到杂音。肺动脉第二音减弱,部分患儿可听到亢进的第二心音。

(四)并发症

1. 感染性心内膜炎　感染性心内膜炎是先天性心脏病患儿较多见的并发症。常发生在室间隔缺损、动脉导管未闭、法洛四联症(特别是体循环-肺循环吻合术后)、房间隔缺损、主动脉瓣狭窄、肺动脉瓣狭窄的患儿。可一种或多种病原体感染心内膜、心瓣膜或瓣膜相关结构。可以具有临床三方面的症状:①全身感染症状;②心脏症状;③栓塞及血管症状。同

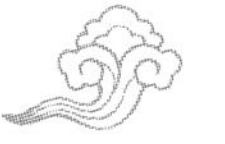

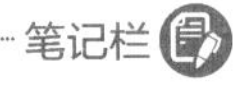

时具有以上三方面症状的典型患者不多，尤其2岁以下婴儿往往以全身感染症状为主，全身中毒症状可掩盖心内膜炎的表现。

2. 脑脓肿　先天性心脏病患儿有发绀伴动脉血氧饱和度不足，常发生脑血管意外和脑脓肿。脑脓肿是青紫型先天性心脏病的重要并发症，18个月以下婴幼儿少见，发病隐匿，常见头痛、低热、呕吐、个性改变等。青紫型先天性心脏病儿童伴有局部神经系统体征应怀疑脓肿。青紫型先天性心脏病患者约2%发生脑脓肿，病死率较高。

3. 脑栓塞　这是青紫型先天性心脏病少见的并发症，通常可在尸检时发现。由于右向左心分流，越过肺循环的正常滤过作用，外周静脉中的栓子直接进入体循环，引起脑栓塞。

4. 咯血　咯血是伴发绀的先天性心脏病患儿少见但重要的并发症，常发生于肺血管发生阻塞时、肺静脉淤血、支气管侧支循环丰富的患儿。大量咯血提示扩张的支气管动脉破裂。

5. 充血性心力衰竭　先天性心脏病患儿多由继发感染，并发心律失常、肺动脉高压等而诱发充血性心力衰竭。

三、辅助检查

（一）室间隔缺损

1. 心电图　小型VSD心电图无明显异常，中型VSD则以左心室肥厚心电图为主，而大型VSD则多见左、右心室合并肥大心电图改变。症状严重、出现心力衰竭，可见心肌劳损心电图改变。

2. X线　小型VSD缺损心肺X线检查无明显改变。大型VSD心影呈中度或中度以上增大，肺动脉段明显突出，肺血管影增粗，搏动强烈，左、右心室增大，左心房也大，主动脉影正常或较小，肺动脉高压者以右心室增大为主。

3. 超声心动图　左心房和左心室内径增宽，右心室内径也可增宽，主动脉内径缩小。可解剖定位和测量大小，<2mm缺损可能不被发现。缺损大时，可直接探到缺损处，扇形切面显像长轴和四腔切面常可直接显示缺损。多普勒彩色血流显像可直接见到分流的位置、方向和区别分流的大小，以及缺损的多少。

4. 心导管检查　单纯室间隔缺损不需要进行创伤性心导管检查。伴有重度肺动脉高压、主动脉瓣脱垂、继发右心室漏斗部狭窄或合并其他心脏畸形者，才需要做心导管检查。右心室血氧含量高于右房，小型缺损增高不明显。大型缺损，右心室和肺动脉压力往往有所增高。伴有右向左分流的患者，动脉血氧饱和度降低，肺动脉阻力显著高于正常。

（二）房间隔缺损

1. 心电图　典型表现为电轴右偏。部分病例尚有右心房和右心室肥大。如果电轴左偏，提示原发孔型房间隔缺损。

2. X线　右心房、右心室、肺动脉总干及其分支均扩大，肺门血管影增粗，透视下可见其随着心脏搏动，肺门影出现浓淡变化，即“肺门舞蹈征”。心影略呈梨形。

3. 超声心动图　右心房、右心室及右心室流出道增宽，室间隔与左室后壁呈矛盾运动（同向）。扇形切面可显示房间隔缺损的部位及大小。彩色多普勒超声心动图可观察到分流的位置、方向及估测大小。

4. 心导管检查　仅在临床资料与房间隔缺损诊断不符或伴肺动脉高压时，才需实施心导管检查。可发现右心房血氧含量高于上下腔静脉平均血氧含量。导管可通过缺损经右心

笔记栏

房进入左心房,还能了解肺动脉压力、阻力及分流大小。

(三)法洛四联症

1. 心电图　电轴右偏和右心室肥厚,且这种改变可以多年无进展,与单纯性肺动脉狭窄有所不同。右心房肥大在婴幼儿少见,但较大儿童有 2/3 可出现。

2. X 线检查　典型者心影大小一般正常,上纵隔影增宽,肺部血管影细小,右心室肥厚使尖上翘、圆钝,肺动脉段内凹,因此心影轮廓呈“靴型”。若双侧肺血管影不对称,提示左、右肺动脉狭窄程度不一致。两肺内有丰富的侧支循环血管所构成的网状结构,说明周围肺动脉发育差。

3. 超声心动图　二维超声心动图可准确诊断法洛四联症,显示右心室流出道狭窄部位和程度,肺动脉及其分支发育不良。彩色多普勒血流显像可见室间隔水平双向分流,右心室血流直接注入骑跨的主动脉。此外,还可以显示右心房和右心室增大,而左心室较小。

4. 心导管检查　心导管检查结合心血管造影用于了解肺动脉分支狭窄的部位和严重程度、周围肺动脉的发育情况、冠状动脉畸形和肺部侧支循环等,这对制定合理的手术计划、预测手术预后等都具有重要意义。

四、诊断及鉴别诊断

(一)诊断要点

先天性心脏病的诊断依据病史、体格检查和辅助检查三部分得出。

1. 病史

(1) 母妊娠史:应询问怀孕早期 3 个月有无病毒感染、放射线(尤其是腹腔与盆腔)接触和服用影响胎儿发育的药物。

(2) 常见症状:轻型先天性心脏病患儿,临床上可无特殊症状。重型患儿婴儿期有喂养困难,气促、呕吐和大量出汗。若小儿自幼有潜伏性或持续性发绀,活动或哭闹后气急,常患肺炎或心功能不全,亦应怀疑本病。严重者在哺乳、哭闹或大便时发生晕厥。

2. 体格检查

(1) 一般表现:轻型先天性心脏病患儿的外观多正常,重型者生长发育较同年龄小儿差。有发绀者不仅体格发育落后,严重时智能发育也落后。患儿呼吸多急促,鼻尖、口唇、指(趾)甲床等发绀最明显,甚至可有杵状指(趾)。眼结膜可充血。

(2) 心脏体征:若发现心脏典型的器质性杂音(胸骨左缘Ⅱ~Ⅵ期收缩期杂音等)或有心脏扩大、形态异常,即可初步确定有心脏畸形。其中杂音更重要,一般在 3 岁以前听到器质性杂音多为先天性心脏病,3~4 岁以后才出现则有可能为获得性心脏病,并需注意与功能性杂音相鉴别。个别新生儿听到心脏杂音,但不一定是先天性心脏病;反之,有先天性心脏病者,可迟至生后 3~6 个月才出现杂音。若小儿生长发育好,杂音在 6 个月以后逐渐消失,则可能无先天性心脏病。反之,即使听不到杂音,但出现中央性发绀或易患肺炎,并反复出现充血性心力衰竭,仍应考虑先天性心脏病。

3. 辅助检查　心电图、X 线胸部摄片、超声心动图、心导管、心血管造影可协助诊断各类先天性心脏病。

(二)鉴别诊断

几种常见的先天性心脏病的鉴别(表 8-1)。

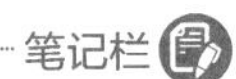

表 8-1　几种常见的先天性心脏病的鉴别

分类		房间隔缺损	室间隔缺损	动脉导管未闭	肺动脉瓣狭窄	法洛四联症
分流		左向右分流			无分流	右向左分流
症状		一般发育落后，乏力，活动后心悸、咳嗽、气短，晚期出现肺动脉高压时有青紫			轻者可无症状，重者活动后心悸、气短、青紫	发育落后，乏力，青紫（吃奶、哭叫时加重），蹲踞，可有阵发性昏厥
心脏体征	杂音部位	胸骨左缘第 2、3 肋间	胸骨左缘第 3、4 肋间	胸骨左缘第 2 肋间	胸骨左缘第 2 肋间	胸骨左缘第 2 ~ 4 肋间
	杂音性质和响度	Ⅱ ~ Ⅲ期收缩期喷射样杂音，传导范围较小	Ⅱ ~ Ⅴ级粗糙全收缩期杂音，传导范围较广	Ⅱ ~ Ⅵ级连续性机器样杂音，向颈部传导	Ⅲ ~ Ⅴ级喷射性收缩期杂音，向颈部传导	Ⅱ ~ Ⅵ级喷射性收缩期杂音，传导范围较广
	震颤	无	有	有	有	可有
	第二心音	亢进，分裂固定	亢进	亢进	减低，分裂	减低
X 线表现	房室增大	右房、右室增大	左、右室增大，左房可增大	左房、左室增大，右室可增大	右室增大，右房可增大	右室增大，心尖上翘呈靴形
	肺动脉段	凸出	凸出	凸出	明显凸出	凹陷
	肺野	充血	充血	充血	清晰	清晰
	肺门舞蹈征	有	有	有	无	无
心电图		不完全性右束支传导阻滞，右室肥大的心电图表现	往往正常，或左室，或左室、右室肥大的心电图表现	左室肥大的心电图表现，或可有左房肥大的心电图表现	右室、右房肥大的心电图表现	右室肥大的心电图表现

五、临床治疗

根据患儿病情轻重不同，安排饮食起居，保证必要的活动及良好的生活质量。加强随访，定期检查，防治感染和并发症，创造手术的最佳条件。对于少部分随年龄增长有自愈可能的轻症患儿要定期随访。

（一）内科治疗原则

1. 消除病因　先天性心脏畸形尤其是常见的左向右分流型的先天性心脏病，应于适当时机手术根治，避免发生不可逆性肺动脉高压，失去手术良机。内科治疗只是为外科手术做准备。其他病因也应积极治疗。如用抗生素控制感染，输红细胞纠正贫血，应用抗心律失常药或电学治疗控制心律失常，心包引流缓解心包填塞，严重肺部疾病患者可使用辅助呼吸措施改善肺功能。

2. 防治并发感染　合并感染是先天性心脏病死亡的主要原因之一。故应积极采用有效抗生素治疗并发感染性心内膜炎及其他感染。先天性心脏病患儿做扁桃体摘除术或拔牙等小手术时，术后应给予足量抗生素，防止并发感染尤其是亚急性感染性心内膜炎。青紫型先天性心脏病患儿由于缺氧，血液浓缩，应注意防止因为腹泻或其他原因引起血液过分黏稠而导致的血栓形成。

3. 防治心力衰竭　心力衰竭是许多先天性心脏病患儿的重要病理结果，也是导致死亡

笔记栏

的重要原因。强心、利尿、扩血管及转换酶抑制剂应用，可改善发生心衰时的临床状况，创造适宜的手术条件。同时，少数后期合并阻塞性肺动脉高压的不适宜手术的患儿，也可以采用洋地黄制剂改善心衰病情，以期延长生命。

4. 中医中药　可选用益气、养阴、活血、化瘀相关中药对症处理。

（二）外科手术适应证

随着医疗技术的不断进步，许多常见的先天性心脏病患儿得到准确诊断，大多可以根治或经过手术后改善及延长生命。

1. 根治手术　常见的左向右分流的和无分流先天性心脏病患儿大都能实行根治手术，且效果较好，但需要选择良好的时机，若发展至晚期梗阻型肺动脉高压，伴右向左分流者则不适宜手术。

2. 手术的最佳年龄　一般先天性心脏病的最适宜手术年龄为学龄前期，但是，随着心脏手术和术后护理条件和技术的提高，畸形矫治必要时可以在婴儿期、新生儿期甚至宫内进行。

3. 心脏介入治疗技术　非开胸治疗法如关闭动脉导管可选择弹簧（coil）、蘑菇伞（amplatzer）、蚌壳型堵塞装置（lock）、双伞堵塞（rashkind）等。堵塞房间隔缺损采用扣式双盘堵塞装置（sideris）、蛙状伞（cardio seal）或蘑菇伞等，但术后可能留有部分残余分流。

六、预防与康复

虽然引起先天性心脏病的病因多数尚未完全明确，但是，加强对孕妇的保健和咨询，在妊娠早期积极预防病毒感染性疾病，避免与发病有关的一些高危因素，对预防小儿先天性心脏病具有重要的意义。

1. 妊娠期谨慎用药。

2. 减少不必要的妊娠期X线等放射检查，必须检查时应采用合适的设备和技术以减少对性腺和胎儿的放射照射，以降低可能造成出生后缺损的潜在危险。

3. 通过羊水检查或选择绒毛膜组织活检，以从胎儿细胞中检测异常染色体，可预测心脏畸形。一些综合征如唐氏综合征、特纳综合征、13、15和18-三体综合征可产生多系统病变。同样，通过这些细胞检测到黏多糖病、同型胱氨酸尿症或Ⅱ型糖原累积病的酶异常，可预测先天性心脏病的最终存在。

4. 中医扶正固本　中医文献中无特定病名和特异治疗方法。本病易合并呼吸道感染，可以采用扶正固本中药方剂，提高患儿的非特异性免疫能力，如玉屏风散、参苓白术散等，减少因感染加重及诱发心衰的情况，先天性心脏病术后体虚可采用中医虚证辨证论治，加快患儿身体康复。

第三节　病毒性心肌炎

病毒性心肌炎（viral myocarditis）是病毒侵犯心脏引起的一种心肌局灶性或弥漫性炎性病变，有的可伴有心包或心内膜炎症改变。本病发病年龄以3~10岁多见，多数患者预后良好，部分因迁延不愈可致顽固性心律失常或扩张性心肌病，少数暴发起病，发生心源性休克、心力衰竭，甚至猝死。

“病毒性心肌炎”病名在古代医籍中无专门记载，根据本病的主要临床症状，属于中医学“心瘅”“风温”“心悸”“怔忡”“胸痹”“猝死”等范畴。

一、病因病理

（一）中医病因病机

本病外因责之为感受风热、湿热邪毒；内因为小儿正气亏虚。外感风热之邪多从鼻、咽而入，首先犯于肺卫；外感湿热邪毒多从口鼻而入，蕴郁肠胃。邪毒由表入里，留而不去，内舍于心，导致心脉痹阻，心血运行不畅，心失所养而出现心悸、怔忡之症；邪毒化热，耗伤气阴，心气不足，运血无力，气滞血瘀而见心悸、胸痛；心阴亏虚，心脉失养，阴不制阳，可见心悸不宁；若患儿素体阳虚，或气损及阳，可导致心阳受损，心脉失于温养，可见怔忡不安、畏寒肢冷等症。素体肺脾气虚，或久病伤及肺脾，常致病情迁延，痰湿内生，与瘀血互结，阻滞脉络，可见胸闷、胸痛之症。少数患儿因正气不足，感邪较重，使正不胜邪，出现心阳虚衰，甚则心阳暴脱而发生猝死。

总之本病病位主要在心，常涉及脾、肺、肾，病机为外感风热、湿热邪毒，正气受损，病性属本虚标实之证。发病初期主要表现为邪毒侵心、正邪交争的病理变化，疾病后期由于病情迁延，机体阴阳气血亏虚，产生瘀血、痰湿等病理产物，形成虚实错杂之证（图 8-1）。

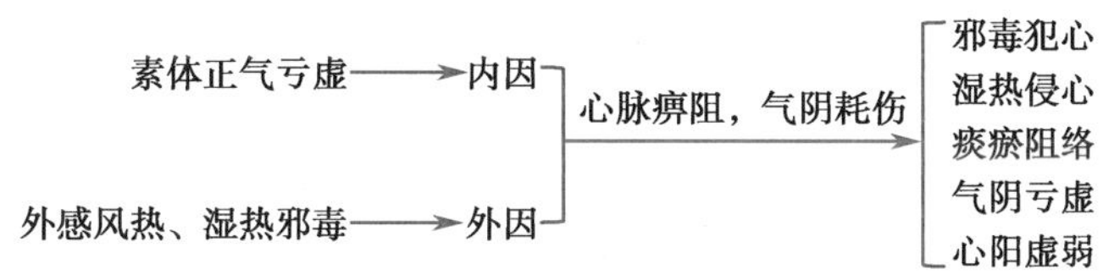

图 8-1 病毒性心肌炎中医病因病机

（二）西医病因病理

1. 病因　引起病毒性心肌炎的病毒种类较多，有柯萨奇病毒、埃可病毒、脊髓灰质炎病毒、流感病毒、腺病毒、呼吸道合胞病毒、传染性肝炎病毒、流行性腮腺炎病毒、麻疹病毒、风疹病毒、巨细胞病毒、单纯疱疹病毒等。其中柯萨奇 B_3 病毒最多见。

2. 发病机制　病毒性心肌炎的发病机制尚不完全清楚。本病急性期，病毒通过心肌细胞的相关受体侵入心肌细胞，在细胞内复制，直接损害心肌细胞，导致变性、坏死和溶解。而严重的慢性持久的心肌病变可能与病毒持续存在及病毒感染后介导的免疫损伤密切相关。一方面是病毒特异性细胞毒性 T 淋巴细胞引起被感染的心肌溶解、破坏；另一方面是自身反应性 T 淋巴细胞破坏未感染的心肌细胞，引起心肌损伤。

3. 病理　心肌间质组织和血管周围可见单核细胞、淋巴细胞及中性粒细胞浸润，心肌纤维变性，横纹消失，肌浆凝固或溶解，严重者出现坏死。

二、主要临床表现

病毒性心肌炎的临床表现轻重不一，取决于年龄和感染的急性或慢性过程。大部分患儿在心脏症状出现前有呼吸道或肠道感染症状，继而出现心脏症状，主要表现为明显乏力，食欲不振，面色苍白，多汗，心悸，气短，头晕，手足凉等；部分患者起病隐匿，仅有乏力等非特异性症状；部分患者呈慢性进程，演变为扩张性心肌病；少数重症患者可发生心力衰竭并发严重心律失常、心源性休克，甚至猝死。新生儿患病时病情进展快，常见高热、反应低下、呼吸困难和发绀，常有神经系统、肝脏和肺的并发症。心尖区第一心音低钝，心动过速，或过缓，或有心律失常，部分有奔马律，可听到心包摩擦音，心界扩大。危重病例可见脉搏微弱及血压下降，两肺出现啰音及肝、脾大。

笔记栏

三、辅助检查

1. 血沉　部分患儿在急性期可见血沉增快。

2. 血清酶的测定　天冬氨酸转氨酶（AST）升高、乳酸脱氢酶（LDH）、α-羟丁酸脱氢酶（α-HBDH）、肌酸磷酸激酶（CK）及同工酶（CK-MB）在急性期均可升高。CK-MB 是心肌特异性胞质同工酶，正常血清含微量，故其血清水平升高对心肌损伤诊断意义较大。LDH 在体内分布较广，特异性差，但 LDH 同工酶对心肌早期损伤的分析价值较大。

3. 肌钙蛋白（troponin，Tn）　近年来观察发现心肌肌钙蛋白（cTnI 或 cTnT）的变化对心肌炎的诊断特异性更强。

4. 病毒病原学检测　病毒分离、病毒抗体检测及病毒核酸检测均有利于病毒病原学诊断。

5. 心电图　常见 ST-T 段改变，T 波低平、双向或倒置，Q-T 间期延长，各种心律失常，如窦房、房室、室内传导阻滞，各种期前收缩，阵发性心动过速及心房扑动或颤动等。

6. X 线检查　轻型病例心影一般在正常范围，伴心力衰竭或心包积液者可见心影扩大，少数病例胸腔可见少量积液。

7. 超声心动图　可显示心房、心室的扩大，心室收缩功能受损程度，探查有无心包积液以及瓣膜功能改变。轻者可正常，重者心脏可有不同程度增大，以左心室为主，搏动减弱。严重者有心功能不全，左室的舒张末期和收缩末期内径增大，左室射血分数下降。

8. 心脏磁共振成像　可显示心肌水肿、充血或心肌坏死和纤维化。

四、诊断及鉴别诊断

（一）诊断要点（参考 2018 年版儿童心肌炎诊断建议）

1. 主要临床诊断依据

（1）心功能不全、心源性休克或心脑综合征。

（2）心脏扩大。

（3）cTnT、cTnI 或 CK-MB 升高，伴动态变化。

（4）显著心电图改变（心电图或 24 小时动态心电图）：以 R 波为主的 2 个或 2 个以上主要导联（Ⅰ、Ⅱ、aVF、V_5）的 ST-T 改变持续 4 天以上伴动态变化，新近发现的窦房、房室传导阻滞，完全性右或左束支阻滞，窦性期前收缩（早搏），成联律、成对、多形性或多源性期前收缩，非房室结及房室折返引起的异位性心动过速，心房扑动、心房颤动，心室扑动、心室颤动，QRS 低电压（新生儿除外）及异常 Q 波等。

（5）心脏磁共振成像呈典型心肌炎症表现：指具备以下 3 项中至少 2 项。①T2 加权像显示局限性或弥漫性高信号，提示心肌水肿；②T1 加权像显示早期钆增强，提示心肌充血及毛细血管渗漏；③T1 加权像显示至少 1 处非缺血区域分布的局限性晚期延迟钆增强，提示心肌坏死和纤维化。

2. 次要临床诊断依据

（1）前驱感染史，如发病前 1~3 周内有上呼吸道或胃肠道病毒感染史。

（2）胸闷、胸痛、心悸、乏力、头晕、面色苍白、面色发灰、腹痛等症状（至少 2 项），小婴儿可有拒乳、发绀、四肢凉等症状。

（3）血清乳酸脱氢酶（LDH）、α-羟丁酸脱氢酶（α-HBDA）或天冬氨酸转氨酶（AST）升高：若在血清 LDH、α-HBDH 或 AST 升高的同时，亦有 cTnI、cTnT 或 CK-MB 升高，则只计为主要指标，该项次要指标不重复计算。

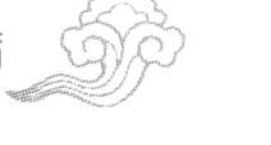

(4) 心电图轻度异常：指未达到心肌炎主要临床诊断依据中“显著心电图改变”标准的ST-T 改变。

(5) 抗心肌抗体阳性。

3. 心肌炎临床诊断标准

(1) 心肌炎：符合心肌炎主要临床诊断依据≥3 条，或主要临床诊断依据 2 条加次要临床诊断依据≥3 条，并除外其他疾病，可以临床诊断心肌炎。

(2) 疑似心肌炎：符合心肌炎主要临床诊断依据 2 条，或主要临床诊断依据 1 条加次要临床诊断依据 2 条，或次要临床诊断依据≥3 条，并除外其他疾病，可以临床诊断疑似心肌炎。

4. 病原学诊断依据

(1) 病原学确诊指标：自患儿心内膜、心肌、心包(活检、病理)或心包穿刺液检查发现以下之一者可确诊。①分离到病毒；②用病毒核酸探针查到病毒核酸。

(2) 病原学参考指标：有以下之一者结合临床表现可考虑心肌炎由病毒引起。①自粪便、咽拭子或血液中分离到病毒，且恢复期血清同型抗体滴度较第 1 份血清升高 4 倍以上或降低至 1/4 以下；②病程早期血清中特异性 IgM 抗体阳性；③用病毒核酸探针自患儿血中查到病毒核酸。

5. 病毒性心肌炎确诊依据　在符合心肌炎诊断的基础上，具备病原学确诊指标之一，可确诊为病毒性心肌炎；具备病原学参考指标之一，可临床诊断为病毒性心肌炎。

6. 心肌炎分期　①急性期：新发病，症状、体征和辅助检查异常、多变，病程多在 6 个月以内。②迁延期：症状反复出现、迁延不愈，辅助检查未恢复正常，病程多在 6 个月以上。③慢性期：病情反复或加重，心脏进行性扩大或反复心功能不全，病程多在 1 年以上。

(二) 鉴别诊断

本病需与多种疾病鉴别，如扩张性心肌病、风湿性心脏病、冠状动脉性心脏病等(表 8-2)。

表 8-2　病毒性心肌炎的鉴别诊断

疾病	鉴别
扩张性心肌病	多隐匿起病，临床上主要表现为心脏扩大、心力衰竭和心律失常，超声心动图显示为左心扩大为主的全心扩大，心脏收缩功能下降，心脏扩大和心脏收缩功能下降的程度较病毒性心肌炎严重。心肌酶谱多正常。多预后不良
风湿性心脏病	多有发热、关节炎等风湿热病史，心脏表现以心脏瓣膜，尤其二尖瓣和主动脉瓣受累为主，心电图 P-R 间期延长最常见，ASO 多升高
冠状动脉性心脏病	多为川崎病合并冠状动脉损害，少数为遗传性高胆固醇血症导致的冠状动脉粥样硬化性心脏病和先天性冠状动脉发育异常。心电图上具有异常 Q 波的病毒性心肌炎需注意鉴别诊断。通过超声心动图、冠状动脉 CT，必要时冠状动脉造影可确诊

五、临床治疗

本病轻型以中医辨证治疗为主，同时配合营养心肌及支持疗法；较重病例可采用中西医结合治疗；危重病例应以西医抢救治疗为主。

(一) 中医治疗

1. 中医辨证思路　本病采用八纲辨证，要注意辨清疾病的虚实及轻重。急性期，病程短，多为实证；恢复期，病程较长，多为虚证。若病情反复，常虚实夹杂。神志清楚，神态自如，面色红润，脉实有力者，病情轻；若面色苍白，气急喘息，四肢厥冷，口唇发绀，烦躁不安，脉微欲绝或频繁结代者，病情危重。

笔记栏

2. 治疗原则　以扶正祛邪为基本治疗原则。病初邪毒犯心，以祛邪为主，治以清热解毒，宁心安神；或湿热侵袭，治以清热化湿，宁心安神。恢复期正气损伤，扶正为要。若气阴两伤者治宜益气养阴，宁心安神；心阳虚弱者治宜益气温阳，活血养心；病久痰瘀阻络者治宜行气豁痰，活血通络。

3. 辨证施治

（1）邪毒犯心

证候：心悸，胸闷胸痛，发热，鼻塞流涕，咽红肿痛，咳嗽，肌肉酸楚疼痛，舌红苔薄，脉数或结代。

治法：清热解毒，宁心安神。

代表方：银翘散加减。

邪毒炽盛者，加黄芩、生石膏；胸闷胸痛者，加丹参、红花、郁金；心悸、脉结代者，加五味子、柏子仁。

（2）湿热侵心

证候：心慌胸闷，寒热起伏，全身肌肉酸痛，腹痛腹泻，肢体乏力，舌红，苔黄腻，脉濡数或结代。

治法：清热化湿，宁心安神。

代表方：葛根黄芩黄连汤加减。

胸闷者，加瓜蒌、薤白；肢体酸痛者，加独活、羌活；心慌、脉结代者，加丹参、珍珠母、龙骨；恶心呕吐者，加生姜、半夏；腹痛腹泻者，加木香、扁豆、车前子。

（3）痰瘀阻络

证候：心悸不宁，胸闷憋气，心前区痛如针刺，脘闷呕恶，舌体胖，舌质紫暗，或舌边尖见有瘀点，舌苔腻，脉滑或结代。

治法：行气豁痰，化瘀通络。

代表方：瓜蒌薤白半夏汤合失笑散加减。

心前区痛甚者，加丹参、郁金、降香、赤芍；咳嗽痰多者，加白前、款冬花；夜寐不宁者，加远志、酸枣仁。

（4）气阴亏虚

证候：心悸不宁，活动后尤甚，少气懒言，神疲倦怠，头晕目眩，五心烦热，夜寐不安，舌光红少苔，脉细数或促或结代。

治法：益气养阴，宁心安神。

代表方：炙甘草汤合生脉散加减。

心脉不整者，加磁石、珍珠母；便秘者，应重用火麻仁，加瓜蒌仁、柏子仁、桑椹等；夜寐不安者，加柏子仁、酸枣仁。

（5）心阳虚弱

证候：心悸怔忡，神疲乏力，畏寒肢冷，面色苍白，头晕多汗，甚则肢体浮肿，呼吸急促，舌质淡胖或淡紫，脉缓无力或结代。

治法：温振心阳，宁心安神。

代表方：桂枝甘草龙骨牡蛎汤加减。

乏力神疲者，加党参、黄芪；形寒肢冷者，加熟附子、干姜；头晕失眠者，加酸枣仁、五味子；阳气暴脱者，加人参、熟附子、干姜、麦冬、五味子。

4. 中医其他疗法

（1）临床常用中成药：①参附注射液，用于心阳虚弱阳气暴脱者。②生脉饮口服液，用

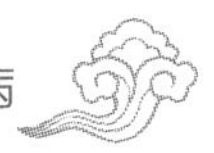

于气阴亏虚证。

（2）针灸疗法：主穴取心俞、间使、神门，配穴取内关、足三里、三阴交（温针灸），留针15~20分钟，每日1次，用于气阴亏虚证。

（二）西医治疗

1. 休息　急性期需卧床休息，减轻心脏负荷。

2. 药物治疗

（1）营养心肌药物

1）磷酸肌酸钠：是心肌和骨骼肌的化学能量储备，并用于ATP的再合成，为心肌细胞提供能量。每日0.5~1g静脉滴注。疗程1~2周。

2）维生素C：能清除自由基，改善心肌代谢，有助于心肌炎的恢复。维生素C每日100mg/kg，加入10%葡萄糖液100~150ml静脉慢滴，疗程1个月。

3）辅酶Q_{10}：为细胞代谢及细胞呼吸的激活剂，有改善心肌代谢、保护细胞膜完整和抗氧自由基作用。每日1mg/kg，分2次口服，连用3个月以上。

4）1,6-二磷酸果糖：具有恢复、改善心肌细胞代谢作用，每次5~10ml，每日2次口服，2周为1个疗程。

（2）大剂量丙种球蛋白：通过免疫调节作用减轻心肌细胞损害。

（3）肾上腺皮质激素：通常不主张使用，主要用于心源性休克、致死性心律失常（Ⅲ度房室传导阻滞、室性心动过速）等严重病例的抢救。

（4）控制心力衰竭：常用药物有地高辛、毛花苷丙等。详见本章第五节。

六、预防与康复

1. 增强体质，积极预防呼吸道或肠道病毒感染。
2. 患儿应尽量保持安静，烦躁不安时，给予镇静剂，以减轻心脏负担。
3. 密切观察患儿病情变化，一旦发现严重心律失常应积极抢救治疗。

病案分析

病案：陆某2个月前患病毒性感冒，治愈后时有低热，心悸阵发，夜间平卧则气短喘促，睡眠不安，时有惊扰，面色无华，容易汗出，纳食尚可，二便如常，舌淡红，苔少，脉细软，时有结代。证属气阴亏虚，治以益气养阴，宁心安神，佐以清热通络。

方药：党参20g，丹参10g，白芍10g，麦冬6g，五味子6g，桂枝10g，毛冬青10g，炙甘草6g，三七末（冲）2g。另用红参须8g炖服，4剂。

分析：本例属感受风热邪毒，治疗不彻底，余邪未尽，内损于心，气阴亏虚。方用红参须、党参、炙甘草补益心气；佐桂枝以温通血脉，鼓动血液运行；白芍、麦冬、五味子酸甘化阴、敛汗，汗为心液，多汗则心血更虚；丹参、三七活血祛瘀；毛冬青清余热而兼能通络。全方补中有通，使气阴复而络脉通，故心悸渐平。

（摘自《黎炳南儿科经验集》）

第四节　心律失常

心律失常（cardiac arrhythmia）是指心肌细胞兴奋性、传导性和自律性等电生理发生改

笔记栏

变，导致心动过速、过缓、心律不齐或异位心律的一类病证，以心悸、胸闷、胸痛、气短、乏力、眩晕、多汗，甚则晕厥，心电图示各种心律失常为主要临床特征。严重者可导致心搏出量降低，并可能引起晕厥或猝死。在小儿，窦性心律失常最为常见，其次为期前收缩，阵发性室上性心动过速亦不少见，心房颤动、心房扑动及完全性束支传导阻滞较少见。偶发性期前收缩无需治疗，而阵发性室性心动过速、完全性房室传导阻滞可引起血流动力学改变，发生心力衰竭或发展为心室颤动则需紧急处理。本病临床症状轻重不一，病情发展趋势个体差异大，需明确心律失常的性质及发生的原因，治疗上才能有的放矢。

心律失常属于中医“心悸”“怔忡”“眩晕”“晕厥”“缓脉证”“迟脉证”“脉律失常”等范畴。

一、病因病理

（一）中医病因病机

本病外因责之于感受外邪或暴受惊恐；内因则为小儿禀赋不足，痰浊瘀血内蕴。各种原因导致心之气血阴阳失调，心失所养，心神被扰，则出现心悸、怔忡、脉律不齐的表现。病位主要在心。病理机制较为复杂，或虚，或实，或虚实并见（图 8-2）。

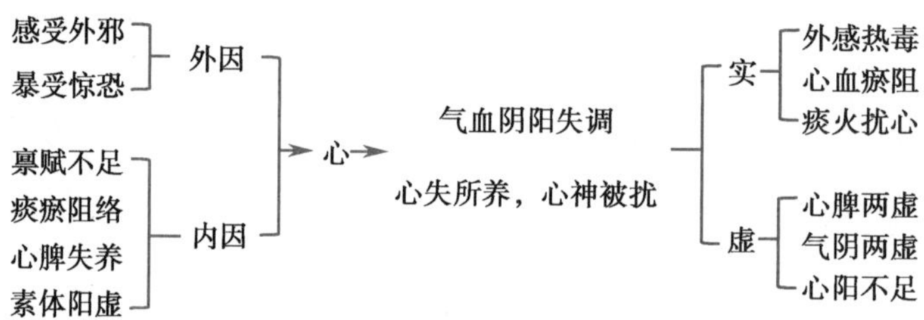

图 8-2 心律失常中医病因病机

（二）西医病因病理

1. 病因 心律失常的病因多而复杂，可发生于心脏病。先天性心脏病如三尖瓣下移常易并发室上性心律失常；大血管错位常并发完全性房室传导阻滞；房间隔缺损常发生Ⅰ度房室传导阻滞及不完全性右束支传导阻滞；先天性心脏病术后也可后遗严重心律失常。后天性心脏病中以风湿性心脏病、风湿性心脏瓣膜病及感染性心肌炎最多见。心脏以外的原因常包括电解质紊乱、药物反应或中毒、内分泌及代谢性疾病、自主神经失调及情绪激动等。

2. 发病机制 心律失常的发病机制主要是心脏活动的起源和/或传导障碍导致心脏搏动的频率和/或节律异常，按其发生原因主要可分为三类：激动形成失常、激动传导失常、激动形成和传导失常并存。激动形成失常包括窦性心律失常（窦性心动过速、窦性心动过缓、窦性心律不齐、游走心律及窦性静止）及异位心律（根据起搏点不同，分为房性、交界性和室性）。激动传导失常是由于生理不应期所引起的传导失常，常发生在房室交界区；也可发生在窦房结与心房之间、心房内、交界区及心室内。当激动通过房室旁路使部分心室先激动，称为预激综合征，此属于传导途径异常。激动形成和传导失常并存常见并行心律、异位心律伴外传阻滞等。

二、主要临床表现

（一）临床表现

期前收缩患儿多数无明显症状，年长儿可有心悸、心前区不适等；阵发性室上性心动过速发作时患儿常有烦躁不安、面色苍白、拒食、呕吐、气促等心源性休克的表现，年长儿可自

诉心悸、心前区不适、头晕等。室性心动过速与阵发性室上性心动过速相似，但症状较重，严重者可发生心力衰竭、休克、晕厥甚至猝死。

（二）体征

阵发性室上性心动过速听诊第一心音强度完全一致，发作时心率较固定而规则；室性心动过速听诊心率增快，常在150次/min以上，节律整齐，心音可有强弱不等现象；期前收缩的听诊，节律不齐；Ⅰ度房室传导阻滞听诊除第一心音较低钝外，并无其他特殊体征；Ⅱ度房室传导阻滞除原有心脏疾患所产生的听诊改变外，尚可发现心律不齐、脱漏搏动；Ⅲ度房室传导阻滞听诊心率缓慢而规律，第一心音强弱不一，有时可闻及第三、第四心音。

三、辅助检查

（一）常规心电图检查

常规心电图检查为诊断心律失常的主要方法。

1. 期前收缩

（1）房性期前收缩：变异P′波提前，可与前一心动的T波重叠；P′-R间期在正常范围；代偿间隙不完全；如伴有变形的QRS波则为心室内差异传导所致。

（2）交界性期前收缩：QRS波提前，形态、时限与正常窦性基本相同。期前收缩所产生的QRS波前或后有逆行P波，P-R<0.10秒；有时P波可与QRS波重叠，而辨认不清；代偿间歇往往不完全。

（3）室性期前收缩：提前出现宽大畸形QRS波群，其前无异位P波；QRS波时限>0.12秒；T波与主波方向相反；代偿间歇完全。

2. 阵发性室上性心动过速　P波形态异常，往往较正常时小，常与前一心动的T波重叠，以致无法辨认。QRS波形态同窦性。发作持续时间较久者，可有暂时性ST段及T波改变。部分患儿在发作间歇期可有预激综合征表现。

3. 室性心动过速　心室率常在150~250次/min之间，QRS波宽大畸形，时限增宽；T波方向与QRS波主波相反。P波与QRS波之间无固定关系；Q-T间期多正常，可伴有Q-T间期延长，多见于多形性室性心动过速；心房率较心室率缓慢，有时可见到室性融合波或心室夺获。

4. 房室传导阻滞

（1）Ⅰ度房室传导阻滞：窦性心律时P-R间期>0.20秒，但每个心房激动都能下传到心室。

（2）Ⅱ度房室传导阻滞：Ⅱ度房室传导阻滞时窦房结的冲动不能全部传达心室因而造成不同程度的漏搏。通常又可分为两型。

1）莫氏Ⅰ型：又称为文氏现象。P-R间期逐步延长；R-R间期逐渐缩短，至脱漏一个QRS波；且脱漏的前后两个R波的距离小于最短的R-R间期的两倍。

2）莫氏Ⅱ型：P-R间期固定不变，P-P周期固定；心房搏动部分不能下传到心室，发生间歇性心室脱漏，且常伴有QRS波的增宽。

（3）Ⅲ度房室传导阻滞：P-P间距固定，R-R间距固定；心房率大于心室率，心房率可以是窦性的，也可以是房性的；P-R间期无关；QRS波可室上性，也可室性。

（二）24小时动态心电图

可提高心律失常的检出率，广泛应用于心律失常的诊断及观察药物的疗效。

（三）心内电生理检查

采用电极导管插入心腔内记录和/或刺激心脏不同部位，进行电生理研究。可判断传导

笔记栏

阻滞的精确位置和心动过速的发生机制。

四、诊断及鉴别诊断

根据症状、体征可以做出初步判定，确诊主要依靠心电图检查，必要时尚需做心电生理检查。

五、临床治疗

轻症心律失常，以中医辨证治疗为主；严重的心律失常者，则以西医治疗为主，同时配合中医治疗。

（一）中医治疗

1. 中医辨证思路　本病辨证首辨轻重。一般心悸较轻，怔忡较重；怔忡可由心悸发展而来。心悸常因外界刺激而发作或加重，常时发时止；怔忡则无惊自悸，经常自觉惕惕不安，悸动不宁，动则尤著，多有脏腑气血亏损之象，日久常夹有痰饮、瘀血。

次辨虚实兼夹。辨气血阴阳之虚与痰饮、瘀血、毒热之实。心悸，伴见头晕乏力，自汗多为心气虚；伴见胸闷短气，形寒肢冷，多为心阳虚；伴见头晕目眩、面色不华多为心血虚；伴见心烦，不寐，五心烦热，盗汗多为心阴虚。心动悸伴见心胸痞闷胀满，食少腹胀，呕吐多为痰浊阻滞；伴见胸痛，胸闷多为瘀血阻络。

2. 治疗原则　调整气血阴阳平衡、扶正祛邪是治疗心律失常的立法、遣方用药的总原则，“以平为期”是治疗目的。外感热毒宜清热解毒，养心复脉；心血瘀阻宜活血化瘀，通络止悸；痰火扰心宜清热化痰，安神定悸；心脾两虚宜健脾益气，养心复脉；气阴两虚宜益气养阴，宁心复脉；心阳不足宜温补心阳，安神定悸。

3. 辨证施治

（1）外感热毒

证候：心悸，咽痛咳嗽，恶寒发热，头身疼痛，舌红苔黄或黄腻，脉浮或结代。

治法：清热解毒，养心复脉。

代表方：银翘散加减。

心悸明显者，加远志、菖蒲、苦参；喉肿痛较著者，加大青叶、山豆根、玄参、蒲公英；咳嗽痰稠者，加杏仁、浙贝母、瓜蒌皮。

（2）心血瘀阻

证候：心悸，胸闷不舒，善叹息，心痛时作，痛如针刺，口唇指（趾）甲青紫，指（趾）如杵状，舌紫暗，或有瘀斑，脉涩或结代，虚里搏动明显，起落无序。

治法：活血化瘀，通络止悸。

代表方：桃仁红花煎加减。

心悸明显者，加玉竹、苦参；胸痛较甚者，加沉香、檀香、降香；胸闷甚者，加瓜蒌、薤白、半夏。

（3）痰火扰心

证候：心悸时作时止，胸闷烦躁，痰多，口干口苦，失眠多梦，食少泛恶，大便秘结，小便短赤，舌红苔黄腻，脉滑数或结代。

治法：清热化痰，安神定悸。

代表方：黄连温胆汤加减。

心悸明显者，加远志、菖蒲、酸枣仁；大便秘结者，加生大黄。

（4）心脾两虚

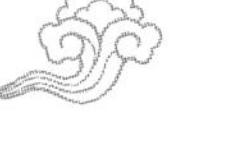

证候：心悸气短，面色无华，神疲纳呆，失眠健忘，舌淡红，苔薄，脉细弱或结代。

治法：健脾益气，养心复脉。

代表方：归脾汤加减。

气短、神疲乏力者，重用人参、黄芪、白术、甘草，少佐肉桂；心悸明显者，重用酸枣仁，加龙骨、牡蛎、菖蒲、远志。

（5）气阴两虚

证候：症见心悸怔忡，胸闷气短，倦怠乏力，面色不华，自汗盗汗，睡时露睛，舌红、苔花剥，脉细数或结代，虚里搏动或显或弱，或起落无序。

治法：益气养阴，宁心复脉。

代表方：炙甘草汤加减。

盗汗自汗者，加麻黄根、浮小麦、生牡蛎；心慌明显者，加当归、酸枣仁、五味子、柏子仁。

（6）心阳不足

证候：心悸不定，动则更甚，胸闷气短，形寒肢冷，反复感冒，自汗肤凉，面色苍白，纳少便溏，舌淡红、苔白，脉沉细、结、代、虚弱，虚里搏动微弱。

治法：温补心阳，安神定悸。

代表方：黄芪建中汤加减。

形寒肢冷明显者，加人参、附子。

4. 中医其他疗法

（1）温针灸　取穴足三里、内关，采用温针灸。

（2）体针疗法　取穴心俞、神门、郄门、巨阙。心脾两虚者，加脾俞、足三里；痰火扰心者，加丰隆、尺泽、内关。每日 1 次，10 天为 1 个疗程。

（二）西医治疗

应根据心律失常的性质、起病原因及心律失常的类型进行对应治疗。

1. 期前收缩　应针对基本病因治疗原发病。若期前收缩次数不多，无自觉症状，或期前收缩虽频发呈联律性，但形态一致，活动后减少或消失一般不需特殊治疗。如在器质性心脏病基础上出现的期前收缩或有自觉症状、心电图上呈多源性者，则应予以抗心律失常药物治疗。根据期前收缩的不同类型选用药物。可服用普罗帕酮或普萘洛尔等 β 受体拮抗剂。房性期前收缩若用之无效可改用洋地黄类药物。室性期前收缩必要时可选用利多卡因、美西律等。

2. 阵发性室上性心动过速

（1）兴奋迷走神经终止发作：对无器质性心脏病，无明显心力衰竭者，可先以压舌板或手指刺激患儿咽部使之产生恶心、呕吐，使患儿深吸气后屏气。如无效时可试用压迫颈动脉窦法、潜水反射法。

（2）药物治疗：以上方法无效或当即有效但很快复发时，可考虑下列药物治疗。

1）洋地黄类药物：适用于病情较重，发作持续 24 小时以上，有心力衰竭表现者。室性心动过速或洋地黄中毒引起的室上性心动过速禁用此药。低钾、心肌炎、阵发性室上性心动过速伴房室传导阻滞或肾功能减退者慎用。

2）β 受体拮抗药：常用美托洛尔，重度房室传导阻滞，伴有哮喘及心力衰竭者禁用。

3）钙通道阻滞药：以维拉帕米为代表，可抑制钙离子进入细胞内，疗效显著。不良反应为血压下降，并能加重房室传导阻滞。合并心功能不全者或有预激旁路前传禁用。

4）钠通道阻滞剂：以普罗帕酮为代表，疗效高，起效快，副作用较少。

（3）电学治疗：对个别药物疗效不佳者，除洋地黄中毒外可考虑用同步直流电复律。有

笔记栏

条件者,可使用经食管心房调搏或经静脉右房内调搏终止室上性心动过速。

（4）射频消融术:药物治疗无效,发作频繁,逆传型、房室折返型可考虑使用此方法。

3. 室性心动过速　室性心动过速是一种严重的快速心律失常,可发展成心室颤动,致心脏性猝死。同时有心脏病存在者病死率可达 50% 以上,所以必须及时诊断,予以适当处理。无血流动力学障碍者,可用药物复律,可选用利多卡因 1 次 0.5~1mg/kg,2~3 分钟内缓慢注射,必要时间隔 5~10 分钟,可重复 1~2 次,总量不超过 5mg/kg。维持量 0.6~3.0mg/(kg·h),或 25~50μg/(kg·min)静脉滴注。此药能控制心动过速,但作用时间很短,剂量过大能引起惊厥、传导阻滞等毒性反应。伴心绞痛、心力衰竭、血压下降等血流动力学障碍及药物治疗无效的阵发性室性心动过速选同步直流电复律(1~2J/kg),转复后再用利多卡因维持。预防复发可用口服美西律、普罗帕酮等。

4. 房室传导阻滞

（1）Ⅰ度房室传导阻滞应着重病因治疗,基本上不需特殊治疗,预后较好。

（2）Ⅱ度房室传导阻滞的治疗应针对原发疾病。当心室率过缓、心脏搏出量减少时可用阿托品、异丙肾上腺素治疗。预后与心脏的基本病变有关。

（3）Ⅲ度房室传导阻滞有心功能不全症状或阿-斯综合征表现者需积极治疗。纠正缺氧与酸中毒可改善传导功能。由心肌炎或手术暂时性损伤引起者,肾上腺糖皮质激素可消除局部水肿。可口服阿托品、麻黄素,或异丙肾上腺素舌下含服,重症者应用阿托品皮下或静脉注射,异丙肾上腺素 1mg 溶于 5%~10% 葡萄糖溶液 250ml 中,持续静脉滴注,速度为 0.05~2μg/(kg·min),然后根据心率调整速度。

（4）安装起搏器　指征为反复发生阿-斯综合征,药物治疗无效或伴心力衰竭者。一般先安装临时起搏器,经临床治疗可望恢复正常,若观察 4 周左右仍未恢复者,考虑安置永久起搏器。

六、预防与康复

1. 治疗基础病因,去除诱因。
2. 保持情绪稳定。

第五节　充血性心力衰竭

充血性心力衰竭(congestive heart failure),简称心衰,是指心脏工作能力(心肌收缩或舒张功能)下降,即心排血量绝对或相对不足,不能满足全身组织代谢需要的病理状态,是小儿时期急危重症之一。

中医古代文献虽无心力衰竭的病名,但类似心力衰竭的一些证候及治疗早已有详细记载。属于中医"心悸""怔忡""水肿""喘证""痰饮"等范畴。

一、病因病理

（一）中医病因病机

心主血脉,血液运行周身皆赖心阳之气推动。心气旺则血脉充,血运正常,五脏六腑皆得以濡养。若患儿先天禀赋不足,先天心脉缺损,或病邪犯心,或他脏之疾累及心脉,阻碍心血运行,致心气亏损,甚者导致心阳虚衰。心阳虚衰可致五脏同病。肺为气之主,心阳虚衰,血瘀内阻,留滞肺络,使肺气壅滞,致心肺同病,则出现咳嗽、气促等症;心阳虚衰,火不生土,

可致脾阳不振，脾阳虚累及于肾，脾肾阳虚，不能温化水液，水湿内停，泛溢肌肤，则为水肿、乏力、体倦等症；肝藏血，心阳虚衰，血运受阻，则血瘀于肝，可见右胁下痞块。

本病病位在心，可累及肺、脾、肝、肾，基本病机为心阳虚衰。本病为标实本虚、虚实夹杂、本虚为主之证，心气、心阳及正气亏虚是发病基础，瘀血、水饮、痰浊为发病的重要病理因素（图 8-3）。

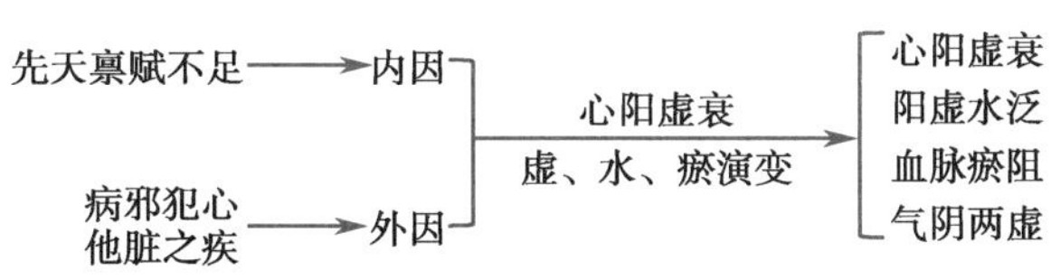

图 8-3　充血性心力衰竭中医病因病机

（二）西医病因病理

1. 病因　充血性心力衰竭 1 岁以内发病率最高，婴儿期引起心力衰竭的主要病因是先天性心血管畸形，流出道狭窄引起后负荷（压力负荷）增加，而左向右分流和瓣膜反流引起前负荷（容量负荷）增加。此外，病毒性或中毒性心肌炎、川崎病、心内膜弹力纤维增生症等亦为重要原因。儿童期，以风湿性心脏病和急性肾炎所致的心衰最为常见；贫血、营养不良、电解质紊乱、严重感染、心律失常和心脏负荷过重等都是儿童心力衰竭发生的诱因。

2. 病理　充血性心力衰竭的病理生理变化十分复杂。心衰不仅有血流动力学障碍，同时有神经体液因子参与。心力衰竭的病理生理，最主要与心肌收缩力减弱，心脏前、后负荷加重，心脏搏出量减少及体循环压力升高有关。心衰早期，机体可通过加快心率、心肌肥厚和心脏扩大等，以调整排血量，满足机体组织器官的需要，此期属心功能代偿期。如基本病因持续存在，即使通过代偿亦不能满足机体的需要，即出现心力衰竭。心力衰竭时，由于心室收缩期排血量减少，心室内残余血量增多，收缩期充盈压力增高，可同时出现组织缺氧以及心房和静脉淤血。组织缺氧则皮肤和内脏血管收缩，肾血流量减少，继而醛固酮分泌增多，出现水钠潴留。临床出现静脉回流受阻、脏器淤血、体内水分潴留等心脏失去代偿功能的表现。

二、主要临床表现

心衰早期可无临床症状。年长儿心力衰竭的症状与成人相似，主要表现为乏力、食欲缺乏、活动后气急和咳嗽。安静时心率增快，呼吸表浅、增速，颈静脉怒张，肝大、有压痛，肝颈静脉反流征阳性。病情较重者尚有端坐呼吸、肺底部可闻及湿啰音，并出现水肿，尿量明显减少。心脏听诊除原有疾病产生的心脏杂音和异常心音外，常可听到心尖区第一心音减低和奔马律。

婴幼儿心力衰竭的临床表现有一定特点。常见症状为呼吸快速、表浅，频率可达 50~100 次/min，喂养困难，体重增长缓慢，烦躁多汗，哭声低弱，肺部可闻及干啰音或哮鸣音。水肿首先见于颜面、眼睑等部位，严重时鼻唇三角区呈现青紫。

三、辅助检查

1. 心电图　心电图不能提示有无心衰，但对于了解心衰的病因、心房心室的肥厚程度，以及洋地黄类药物的应用情况，有一定的指导作用。

2. 胸部 X 线检查　心影多呈普遍性增大，心搏动减弱，肺纹理增多，肺门或肺门附近阴影增加，肺部淤血，肺水肿。

3. 超声心动图　超声心动图可显示心衰时心室、心房的内径增大，心室的收缩时间延

笔记栏

长，射血分数降低。在心脏舒张功能不全时，二维超声心动图对诊断心衰和判断心衰的病因有帮助。

4. 常规检查　B型利钠肽（BNP）或N末端B型利钠肽原（NT-proBNP）是重要的心衰标志物，有助于心衰的诊断与鉴别诊断，以及心衰严重程度、疗效和预后的评估；肌钙蛋白（cTnI或cTnT）可用于急性心衰的病因诊断（如判定急性心肌损伤）和预后评估；肌酸激酶同工酶（CK-MB）为心肌酶指标，对心衰病因诊断有参考意义。

四、诊断及鉴别诊断

（一）诊断要点

心衰的临床诊断依据主要有以下前4项，尚可结合其他几项以及胸部X线和超声心动图等辅助检查做出诊断。

1. 安静时心率增快，婴儿>180次/min，幼儿>160次/min，不能用发热或缺氧解释者。
2. 呼吸困难，发绀突然加重，安静时呼吸达60次/min以上。
3. 肝大达肋下3cm以上，或在密切观察下短时间内较前增大，而不能以横膈下移等原因解释者。
4. 心音明显低钝，或出现奔马律。
5. 突然烦躁不安，面色苍白或发灰，而不能用原有疾病来解释。
6. 尿少、下肢浮肿，已除外营养不良、肾炎、维生素B_1缺乏症等原因造成。

（二）鉴别诊断

年长儿童典型的心力衰竭表现与成人相似，一般诊断无困难。但临床上需与感染、中毒性心肌炎或心瓣膜病、心包炎、急性肾炎合并循环充血相鉴别。

五、临床治疗

重视病因治疗，尽量避免诱因，强调综合措施。急性期采用西医急救控制病情。急性心力衰竭或严重浮肿者，应限制液体入量及摄入食盐。心衰控制后，宜中西医结合治疗。

（一）中医治疗

1. 中医辨证思路　本病辨证要注意辨清疾病的虚实。心阳虚衰，阳虚兼有血瘀，初期症见面色苍白，呼吸浅促，四肢厥冷，胁下痞积，舌质暗，苔白腻；严重血脉瘀阻出现心胸痹痛，胁下痞积，口唇发绀，舌质紫暗或有瘀点瘀斑等；阳虚水泛，阳虚兼痰饮，症见心悸气喘，不得平卧，痰多泡沫，面色晦暗或青紫；严重累及脾肾之阳则出现尿少浮肿等症状；恢复期，病程较长，症见心悸怔忡，气短疲乏，头晕目眩，自汗盗汗，舌质偏红，脉沉细数，为气阴两虚之证。

2. 治疗原则　心阳虚衰，阳气欲脱者，宜温补心阳，救逆固脱；心肾阳虚，水湿泛溢者，宜温补心肾，化气利水；若血脉瘀阻者，宜活血化瘀、益气通脉；心衰控制后，表现为气阴两虚者，治以益气护阴。

3. 辨证施治

（1）心阳虚衰

证候：面色苍白，唇指发绀，呼吸浅促，痰多泡沫，额汗不温，四肢厥冷，皮肤花纹，胁下痞积，虚烦不安，舌质暗，苔白腻，脉促或沉细微弱。

治法：温补心阳，救逆固脱。

代表方：参附龙牡救逆汤加减。

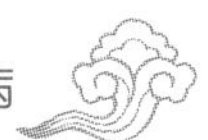

面唇青紫，肝脏增大者，加川芎、赤芍、红花。

(2) 阳虚水泛

证候：心悸气喘，不得平卧，动则喘甚，痰多泡沫，面色晦暗或青紫，形寒肢冷，尿少浮肿，舌质暗，苔白滑，脉促或沉而无力。

治法：温补心肾，化气利水。

代表方：真武汤合苓桂术甘汤加减。

喘息气急者，加葶苈子；唇指青紫，舌暗者，加丹参、红花。

(3) 血脉瘀阻

证候：心悸怔忡，气短，动则更甚，心胸痹痛，胁下痞积，口唇发绀，两颧暗红，下肢浮肿，舌质紫暗或有瘀点瘀斑，脉涩或结代。

治法：活血化瘀，益气通脉。

代表方：血府逐瘀汤加减。

若气虚明显者，加党参；若胸胁胀满疼痛明显者，加用香附、延胡索；若兼失眠者，加酸枣仁、远志。

(4) 气阴两虚

证候：心悸怔忡，气短疲乏，头晕目眩，自汗盗汗，心烦不宁，渴不多饮，舌质偏红，脉沉细数。

治法：益气养阴。

代表方：生脉散加减。

低热盗汗者，加地骨皮、白薇；喘息咳嗽者，加桑白皮、葶苈子、浙贝母。

4. 中医其他疗法

临床常用中成药：①参附注射液，用于心阳虚衰证；②生脉注射液，用于气阴两虚证；③黄芪注射液，用于气虚血瘀证。

(二) 西医治疗

1. 一般治疗

(1) 减轻心脏负担：充分休息、平卧或取半卧位、避免患儿烦躁哭吵，必要时可适当用镇静剂，如苯巴比妥、吗啡等，但需要警惕呼吸抑制。适当限制液体摄入量。给予容易消化及富有营养的食品，饮食中应减少钠盐，但很少需要严格的极度低钠饮食。

(2) 吸氧：有助于缓解组织缺氧状态。

(3) 纠正水、电解质、酸碱平衡紊乱：心力衰竭时易发生水钠潴留、酸中毒、低血糖和低钙症，新生儿时期更是如此，应及时纠正。

2. 洋地黄类药物　洋地黄类药物仍是儿科临床上广泛使用的强心药物。洋地黄作用于心肌细胞上的钠钾 ATP 酶，抑制其活性，使细胞内 Na^+ 浓度升高，通过 Na^+-Ca^{2+} 交换使细胞内的 Ca^{2+} 升高，从而加强心肌收缩力。从临床角度来看，洋地黄可增加心肌收缩力，减慢房室结的传导，使心脏对迷走神经的敏感性增加。儿科常用的洋地黄制剂有地高辛和毛花苷丙。地高辛可供口服及静脉注射，口服吸收良好，起效作用快，蓄积少，为儿科治疗心力衰竭的主要药物。毛花苷丙仅供静脉注射。儿童常用洋地黄类药物剂量和用法(表 8-3)。

(1) 洋地黄化法：对于起病迅速、病情严重的急性心力衰竭患儿，可选用毛花苷丙或地高辛静脉注射，首次给洋地黄化总量的 1/2，余量分 2 次，每隔 6~8 小时给予，多数患儿在 8~12 小时内达到洋地黄化；能口服的患儿开始即可给予口服地高辛，首次给洋地黄化总量的 1/2~1/3，余量分 2 次，每隔 6~8 小时给予。

笔记栏

表 8-3　洋地黄类药物的临床应用

洋地黄制剂	给药方法	洋地黄化总量(mg/kg)	每日平均维持量	效力开始时间	效力最大时间	中毒作用消失时间	效力完全消失时间
地高辛	口服	<2岁 0.03～0.04 >2岁 0.02～0.03	25%洋地黄化量，分2次	2小时	4～8小时	1～2天	4～7天
	静脉	口服量的75%		10分钟	1～2小时		
毛花苷丙	静脉	<2岁 0.03 >2岁 0.04		15～30分钟	1～2小时	1天	2～4天

(2) 维持量:洋地黄化后12小时可开始给予维持量。维持量的疗程视病情而定,急性肾炎合并心衰者往往不需要维持量或仅需短期应用,短期难以祛除病因者如心内膜弹力纤维增生症或风湿性心瓣膜病等,则应注意随患儿体重增长及时调整剂量,以维持小儿血清地高辛的有效浓度。

(3) 使用洋地黄注意事项:用药前了解近期内洋地黄类药物的使用情况,防止过量中毒;用药过程中应注意补充钾盐,但应避免同时使用钙剂(钙与洋地黄有协同作用),以免引起洋地黄中毒;心肌炎、缺血、缺氧、电解质紊乱及肝肾功能不全时,心肌对洋地黄耐受性差,剂量均宜偏小,一般按常规剂量减去1/3;未成熟儿和<2周新生儿因肝肾功能尚不完善,易引起中毒,洋地黄化亦应偏小,可按婴儿剂量减去1/3～1/2。有条件可作洋地黄血浓度监测。

(4) 洋地黄毒性反应:洋地黄药物的治疗量和中毒量十分接近,故易发生中毒。最常见的表现为心律失常,如房室传导阻滞、室性期前收缩和阵发性心动过速等;其次为恶心、呕吐等胃肠道症状;神经系统症状表现为嗜睡、头昏、视力障碍等较少见。

3. β-肾上腺受体激动药　该类药主要有多巴胺、多巴酚丁胺,可增强心肌收缩力和舒张血管,快速起效而作用时间短,为急性心衰的一线抢救药物,推荐最小有效量静脉滴注。多巴胺常用剂量为每分钟5～10μg/kg,多巴酚丁胺剂量为每分钟2.5～10μg/kg,应尽量采用最小有效量。如出现难治性低血压和器官低灌注,宜给予肾上腺素每分钟0.01～1.0μg/kg持续静脉滴注,有助于增加心搏出量、提高血压而心率不一定明显增快。

4. 利尿剂　心衰时体内水、钠潴留,循环量增多,故合理应用利尿剂以减轻心脏负荷是治疗心衰的一项重要措施。儿科最常用的快速利尿剂为呋塞米或依他尼酸,首剂可应用静脉注射,以后改用口服维持;需长期应用利尿剂的患者宜选用氢氯噻嗪或氯噻嗪,并可合并应用保钾利尿剂如螺内酯或氨苯蝶啶较为合适。长期服用利尿剂的患者应测定血清钾、钠、氯等离子的浓度,以防电解质紊乱。

5. 血管扩张剂　可以使小动脉扩张,降低心脏后负荷,从而增加心搏出量,同时静脉的扩张使前负荷降低,心室充盈压下降,肺充血的症状亦可能得到缓解,对左室舒张压增高的患儿更为适用。

(1) 卡托普利:新生儿初始剂量0.05～0.1mg/kg,逐渐增至每次0.5mg/kg,每8～12小时1次;婴儿及儿童初始剂量0.15mg/kg,每8～12小时1次,每周递增1次,渐增至2.0mg/(kg·d),分3次,观察3个月,根据临床疗效可增至最大剂量6mg/(kg·d)。持续应用至少6个月。

(2) 依那普利:初始剂量0.05mg/(kg·d),每12小时1次;每周递增1次,每次增加0.025mg/(kg·d),最大剂量为0.5mg/(kg·d),持续应用至6个月以上。

(3) 硝普钠:剂量为0.5μg/(kg·min),以5%葡萄糖稀释后静脉滴注,以后每隔5分钟

可增加0.1~0.2μg/(kg·min),直到获得疗效或血压有所降低,最大剂量不超过8μg/(kg·min)。如血压过低应立即停药。

(4)酚妥拉明:剂量为3~5μg/(kg·min),以5%葡萄糖稀释后静脉滴注。

6. 病因治疗　在治疗心力衰竭的同时,应初步确定病因。如原发病系小儿先天性心脏畸形,应于适当时机手术根治,避免发生心力衰竭以及不可逆性肺动脉高压。对于心衰的诱因及其他引起心衰的疾病(如贫血、营养不良、电解质紊乱、严重感染、心律失常和心脏负荷过重等)也应及时治疗。

六、预防与康复

1. 避免引起心衰的各种诱因,及时控制感染,纠正贫血;对原发病要及时治疗,如小儿先天性心脏病。适当锻炼身体,增加对疾病的抵抗力。

2. 合理饮食对心衰患儿十分重要。给予易消化、营养丰富的饮食,同时需限制钠和水的摄入。

3. 充分的休息和睡眠可减轻心脏负担。患儿应卧床休息、防止躁动,避免便秘及排便用力,休息是发生心衰后减轻心脏负荷的主要方法之一。但需根据心衰程度决定休息方式。对轻度心衰患者仅限制体力活动,急性心衰和重症心衰均应卧床休息,尽量减少患儿哭闹,保持安静,以减轻耗氧量,有呼吸困难的患者需要取半卧位或坐位。

ER-8-2 扫一扫,测一测

(张雪荣)

复习思考题

1. 儿童易患哪些心血管相关疾病?
2. 试述先天性心脏畸形的形成的关键期。
3. 先天性心脏病的并发症有哪些?
4. 试述病毒性心肌炎的诊断标准。
5. 儿童心律失常常见的病因有哪些?

笔记栏

第九章 消化系统疾病 PPT课件

第九章 消化系统疾病

学习目标

1. 掌握鹅口疮、疱疹性口炎、胃炎、小儿腹泻的概念、病因病机、诊断、鉴别诊断及中、西医的治疗思路和原则。

2. 熟悉小儿消化系统生理病理特点及与中医"脾常不足"的相关性。

3. 了解本章节相关疾病的西医病因病理及康复与预防。

第一节 小儿消化系统生理病理特点

1. 口腔　足月新生儿出生时已具有较好的吸吮吞咽功能,双颊有发育良好的脂肪垫,有助于吸吮活动。但新生儿及婴幼儿唾液腺不够发达,口腔黏膜干燥薄嫩,易受损伤和感染。3个月以下小儿唾液中淀粉酶低下,故不宜喂淀粉类食物。3~4个月时唾液分泌开始增加。婴儿口底浅,尚不能及时吞咽所分泌的全部唾液,常发生生理性流涎。

2. 食管　新生儿和婴儿的食管呈漏斗状,黏膜薄嫩、腺体缺乏、弹力组织及肌层尚不发达,食管下括约肌发育不成熟,控制能力差,常发生胃食管反流。婴儿吸奶时常吞咽过多空气,易发生溢奶。

3. 胃　胃容量在新生儿为30~60ml,1~3个月时为90~150ml,1岁时为250~300ml,5岁时为700~850ml。婴儿胃略呈水平位,开始直立行走后变为垂直。婴儿胃由于贲门和胃底部肌张力低,幽门括约肌发育较好,故易发生幽门痉挛,出现呕吐。胃平滑肌发育尚未完善,在充满液体食物后易使胃扩张。胃排空时间随食物种类不同而异,水的排空时间为1.5~2小时、母乳2~3小时、牛乳3~4小时。早产儿胃排空慢,易发生胃潴留。婴儿胃酸和各种酶分泌较成人少且活性低,故消化功能差。

4. 肠　小儿肠管一般为身长的5~7倍,较成人长(成人仅为4倍)。小儿肠黏膜肌层发育差,肠系膜柔软而长,结肠无明显结肠带与肠脂垂,升结肠与后壁固定差,易发生肠扭转和肠套叠。肠壁薄,故通透性高,屏障功能差,肠内毒素、消化不全产物和过敏原等可经肠黏膜进入体内,容易引起全身感染和变态反应性疾病。婴幼儿结肠较短,不利于水分吸收,故大便多不成形而为糊状。小儿直肠相对较长,肌肉发育不良,固定差,易发生脱肛。由于婴幼儿大脑皮质功能发育不完善,进食时常引起胃-结肠反射,产生便意,所以大便次数多于年长儿。

5. 肝　年龄愈小,肝脏相对愈大。婴幼儿在右锁骨中线肋缘下可触及肝下缘,其边缘钝,质地柔软,无压痛,不超过2cm。学龄期儿童肋缘下一般不能触及肝脏。婴幼儿肝脏血管丰富,肝细胞和肝小叶分化不全,屏障功能差;肝结缔组织发育较差,肝细胞再生能力强,

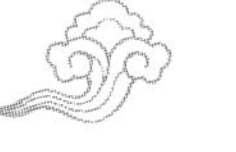

不易发生肝硬化，但易受各种不利因素的影响，如缺氧、感染、药物中毒、先天性代谢异常等均可使肝细胞发生肿胀、脂肪浸润、变性、坏死、纤维增生而肿大，影响其正常功能。婴儿时期胆汁分泌较少，故对脂肪的消化、吸收功能较差。

6. 胰腺　出生后3~4个月时胰腺发育较快，胰液分泌量也随之增多，其分泌量随年龄增长而增加。新生儿胰液所含脂肪酶活性不高，直到2~3岁时才接近成人水平。婴幼儿时期胰液及其消化酶的分泌易受炎热天气和各种疾病的影响而被抑制，容易发生消化不良。儿童时期如反复发生胰腺炎，需考虑先天性胰胆管发育异常的可能。

7. 肠道细菌　在母体内，胎儿肠道是无菌的，生后数小时开始细菌即进入肠道，主要分布在结肠和直肠。肠道菌群受分娩方式、添加辅食时间和食物成分影响，单纯母乳喂养婴儿以双歧杆菌占绝对优势，人工喂养和混合喂养婴儿肠内的大肠埃希菌、嗜酸杆菌、双歧杆菌及肠球菌所占比例几乎相等。正常肠道菌群除了对侵入肠道的致病菌有一定的拮抗作用，肠道菌群及其代谢产物对儿童的免疫、代谢、营养、消化、吸收等功能的发育成熟过程也起着重要的作用。婴幼儿肠道正常菌群脆弱，易受许多内外界因素影响而导致菌群失调，如大量长期使用广谱抗生素等，从而导致消化功能紊乱。

8. 婴儿粪便　胎便是新生儿生后2~3日内排出的粪便，形状黏稠，呈橄榄绿色，无臭味。它由脱落的肠上皮细胞、浓缩的消化液、咽下的羊水所构成。食物进入消化道至粪便排出时间因喂养而异，母乳喂养的婴儿平均为13小时，人工喂养者平均为15小时。①母乳喂养婴儿：粪便多为均匀膏状或带少许黄色或金黄色粪便颗粒，或较稀薄、绿色、不臭，呈酸性反应（pH值为4.7~5.1）。平均每日排便2~4次，一般在添加辅食后次数即减少。②人工喂养婴儿：粪便为淡黄色或灰黄色，较干稠，呈中性或碱性反应（pH值为6~8），因牛乳及其配方奶粉含酪蛋白较多，粪便有明显的蛋白质分解产物的臭味，有时可混有白色酪蛋白凝块。每日排便1~2次，易发生便秘。③混合喂养婴儿：与单纯喂牛乳者相似，但较软、黄。添加淀粉类食物可使粪便增多，稠度稍减，稍呈暗褐色，臭味加重。添加各类蔬菜、水果等辅食时粪便外观与成人粪便相似，初加菜泥时，常有少量绿色便排出。便次每日1~3次不等。

中医学认为，脾胃为后天之本，主运化和输布精微物质，为气血生化之源，饮食的消化吸收，全身的气血充盛，四肢肌肉的正常运动及小儿生长发育均与脾胃有密切的关系。小儿脾胃的结构与运化功能均未健全，但由于生长发育迅速，生机旺盛，对水谷精微物质的需求较成人高，相对而言，脾胃功能较难满足机体的需要，负担较重，古代医家把这种特点称为“脾常不足”。这一认识与西医学消化系统生理病理特点是一致的。当喂养、饮食稍有不慎，即易患腹泻、呕吐及腹痛等消化系统疾病。

第二节　口　　炎

口炎（stomatitis）是指口腔黏膜由于各种感染引起的炎症，若病变限于局部如舌、齿龈、口角亦可称为舌炎、齿龈炎或口角炎等。本病多见于婴幼儿。可单独发生，亦可继发于全身疾病，如急性感染、腹泻、营养不良、久病体弱和维生素缺乏等。感染常由病毒、真菌、细菌引起。目前细菌感染性口炎已很少见，临床以病毒及真菌感染所致者较多。

鹅　口　疮

鹅口疮（thrush，oral candidiasis）是由于白念珠菌感染所致的口腔疾病，以口腔、舌上生有白屑或满布白屑，状如鹅口为主要临床特征。因其色白如雪片，故又名“雪口”。一年四季

笔记栏

均可发生，多见于新生儿、早产儿，以及久病体虚、营养不良、腹泻及长期应用广谱抗生素、类固醇激素或免疫抑制剂的小儿。

“鹅口疮”病名早期记载见于《诸病源候论·小儿杂病诸候·鹅口候》：“小儿初生，口里白屑起，乃至舌上生疮，如鹅口里，世谓之鹅口。此由在胎时，受谷气盛，心脾热气熏发于口故也。”

一、病因病理

（一）中医病因病机

本病病因多由心脾积热、虚火上浮所致。病位主要在心、脾、肾。病机多为胎热内蕴，遗患胎儿；或调护不当，口腔不洁，感受秽毒之邪，致心脾积热；或因胎禀不足，或久病大病之后，气阴不足，虚不制火，致虚火上浮。因少阴之脉通于舌，太阴之脉通于口，故火热循此二经上炎，熏灼口舌而致口舌漫生白屑（图 9-1）。

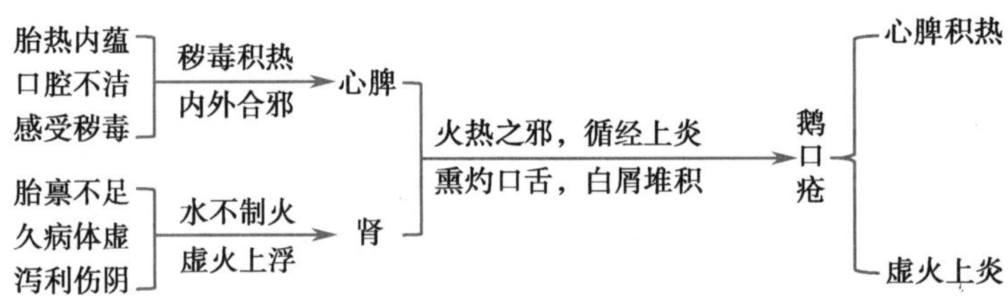

图 9-1　鹅口疮中医病因病机

（二）西医病因病理

本病为白念珠菌感染所致。白念珠菌常存在于正常人口腔、肠道、阴道、皮肤等处，新生儿可在出生时产道感染，或因接触污染的乳具、乳头而感染致病。婴儿常因体质虚弱、营养不良、慢性腹泻、长期使用广谱抗生素或激素致消化道菌群失调，白念珠菌繁殖，故常见真菌性肠炎的同时并发鹅口疮。

二、主要临床表现

本病初期，先于舌上或两颊内侧黏膜上呈点状或小片状白色乳凝块样物，微凸起，以后逐渐融合成大片状，可蔓延到齿龈、上腭及咽部。不易擦去，周围不红，强行剥离后局部黏膜潮红、粗糙，可有溢血。患处不痛，不流涎，一般不影响吃奶，无全身症状。重症可波及咽、喉、气管、肺或食管、肠管，甚至引起全身性真菌病，出现发热、拒食、呕吐、吞咽困难、声音嘶哑或呼吸困难等，此时可危及生命。

三、辅助检查

取口腔白屑少许涂片，加 10% 氢氧化钠液 1 滴，在显微镜下可见白念珠菌的菌丝和孢子。如怀疑合并全身性真菌感染，可做尿、便、血培养以分离出白念珠菌。

四、诊断及鉴别诊断

（一）诊断要点

1. 多见于新生儿，久病体弱者，或长期使用抗生素、类固醇激素及免疫抑制剂的患儿。

2. 舌上、颊内、牙龈或上腭散布白屑，可融合成片。重者可向咽喉处蔓延，影响吸吮与呼吸，偶可累及食管、肠道、气管等。

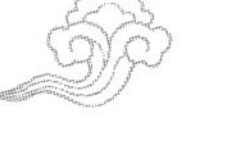

笔记栏

3. 诊断困难者，可取少许白屑涂片，加 10% 氢氧化钠溶液 1 滴，在显微镜下见到白念珠菌孢子和菌丝即可确诊。

（二）鉴别诊断

鹅口疮可与口腔内残留乳块、白喉等相鉴别（表 9-1）。

表 9-1 鹅口疮的鉴别诊断

疾病	鉴别
残留乳块	其状虽与鹅口疮相似，但以温开水或棉签轻拭，即可去之
白喉	白喉假膜多起于扁桃体，渐次蔓延于咽、软腭或鼻腔等处，其色灰白，不易擦去，若强行擦除，则易出血，多有发热、喉痛、声音嘶哑、疲乏等症状，病情严重

五、临床治疗

以局部治疗为主，保持口腔碱性环境，必要时用抗真菌药物。

（一）中医治疗

1. 中医辨证思路　本病以八纲辨证为主，重在辨虚实。实证多见于体壮儿，起病急，病程较短，口腔白屑堆积，周围黏膜焮红，常伴发热面赤、心烦口渴、尿赤便秘等症；虚证多见于早产、久病体弱儿，或大病之后，起病缓，病程较长，迁延反复，口腔白屑较少，周围黏膜不红，常伴消瘦、神疲虚烦、面白颧红或低热等虚羸之象。

2. 治疗原则　实证以清心泻脾为主，虚证以滋阴降火为主。轻症可以局部药物外治，重症则应内治、外治兼施。

3. 辨证施治

（1）心脾积热

证候：口腔舌面满布白屑，周围黏膜焮红，面赤唇红，烦躁不宁，吮乳啼哭，大便干结，小便短黄，舌红，苔白厚腻，脉滑数或指纹紫滞。

治法：清心泻脾，解毒泻火。

代表方：清热泻脾散加减。

大便干结者，加生大黄；口干喜饮者，加石斛、玉竹；纳少作恶者，加佩兰、薏苡仁。

（2）虚火上浮

证候：口舌白屑散在，反复不已，周围红晕不著，口干不渴，面白颧红，手足心热，神疲虚烦，或低热盗汗等，舌红少苔，脉细数或指纹淡紫。

治法：滋阴降火，引火归原。

代表方：知柏地黄丸加减。

食欲不振者，加石斛、鸡内金、炒谷芽；便秘者，加火麻仁；若泄泻日久，便下溏稀者，七味白术散加怀山药、炒扁豆。

4. 中医其他疗法

（1）临床常用中成药：①导赤丸，功能清热泻火，利尿通便，用于心脾积热证；②知柏地黄丸，功能滋阴降火，用于虚火上浮证。

（2）外治疗法：①冰硼散、青黛散等择其一，取适量涂敷患处，每日 3 次，用于心脾积热。②吴茱萸 15g，胡黄连 6g，大黄 6g，生南星 3g，共研细末，1 岁以内患儿每次用 3g，1 岁以上者可增至 5~10g，用醋调成糊状，晚上敷于患儿涌泉穴，外加包扎，晨起除去，用于虚火上浮。

（二）西医治疗

一般不需口服抗真菌药物。可用 2% 碳酸氢钠液于哺乳前后清洁口腔，或局部涂抹制霉

笔记栏

菌素溶液(10 万~20 万 U/ml),每日 2~3 次。亦可口服肠道微生态制剂,纠正肠道菌群失调,抑制真菌生长。

六、预防与康复

1. 加强孕期卫生保健,及时治疗阴道霉菌病。

2. 注意口腔清洁,婴儿奶具要消毒。母乳喂养时,应用温开水清洗乳头,喂奶后给服少量温开水,清洁婴儿口腔。

3. 避免过烫、过硬或刺激性食物,防止损伤口腔黏膜。

4. 注意小儿营养均衡,提倡母乳喂养,及时添加辅食,适当补充维生素 B_2 和维生素 C。

5. 积极治疗原发病。避免长期不合理使用抗生素或类固醇激素,在患本病时应暂停使用。

疱疹性口炎

疱疹性口炎(herpetic stomatitis)是单纯疱疹病毒Ⅰ型感染所致,以口腔内出现单个或成簇小疱疹,破溃后形成黄白色溃疡为主要临床特征的口腔炎症。多见于 1~3 岁小儿,发病无明显季节差异。常在托幼机构等公共场所引起小流行。

本病属于中医学“口疮”范畴。病损仅在口唇两侧者,称“燕口疮”;若溃疡面积较大,弥漫全口,全身症状较重者,称“口糜”;口疮经久不愈或反复发作,致患儿身体瘦弱者,称“口疳”。《素问·气交变大论》中就有口疮的记载:“岁金不及,炎火乃行,生气乃用,长气专胜,庶物在茂,燥烁以行……民病口疮,甚则心痛。”

一、病因病理

(一)中医病因病机

本病病因多由风热乘脾、心脾积热,或虚火上炎所致。病位主要在心、脾、胃、肾。病机多为感受风热之邪,与内蕴湿热之邪互夹,熏灼口舌;或因调护失宜、喂养不当、恣食肥甘厚腻及煎炒炙烤,蕴而生热,邪热内积心脾;或久病久泻,阴津耗伤,水不制火,虚火上浮。因心开窍于舌,心脉通于舌上;脾开窍于口,脾络通于口;肾脉循喉咙连舌本;胃经循颊络齿龈,所以无论外感、内伤,凡化热、化火者均可循此四经上炎,熏蒸口舌而发病(图 9-2)。

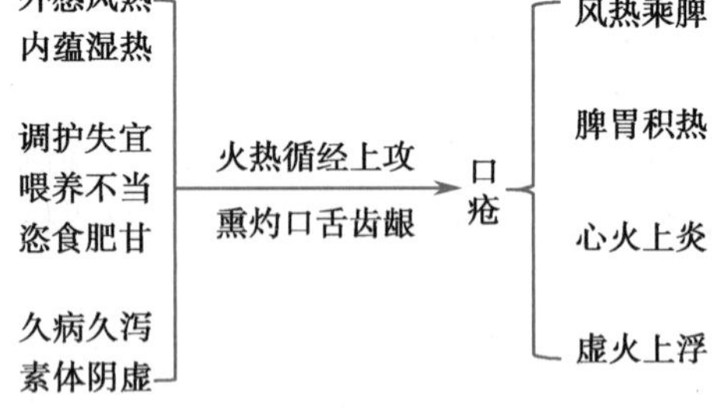

图 9-2　疱疹性口炎中医病因病机

(二)西医病因病理

1. 病因　本病主要为感染单纯疱疹病毒Ⅰ型所致。

2. 发病机制　单纯疱疹病毒广泛存在于人体,密切接触为感染的主要因素。病毒持续存在体内,平时可无症状,当机体抵抗力降低时,即可出现口腔炎或口唇、颊内疱疹,有的表现为反复发作性口腔炎。

二、主要临床表现

多急性起病,发热,体温可达 38~40℃,1~2 天后,齿龈、唇内、舌、颊黏膜等部位口腔黏膜出现单个或成簇的小水疱,直径为 2~3mm,周围绕以红晕,迅速破溃后形成浅表溃疡,上覆黄白色纤维素性渗出物,多个溃疡可融合成不规则的大溃疡。由于疼痛剧烈,患儿常表现

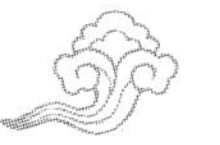

拒食、流涎、烦躁，颌下淋巴结肿大，有压痛等。体温在3~5天后恢复正常，病程约1~2周。

三、辅助检查

用棉拭子取口腔黏膜糜烂面或用针头刺破水疱取疱液，进行病毒分离，可鉴定出单纯疱疹病毒Ⅰ型。

四、诊断及鉴别诊断

（一）诊断要点

1. 齿龈、舌体、两颊、上腭等处出现成簇或散在的水疱或黄白色溃疡点，大小不等，伴有发热、拒食、流涎、烦躁、颌下淋巴结肿大。

2. 疱液可鉴定出单纯疱疹病毒Ⅰ型。

（二）鉴别诊断

疱疹性口炎需与疱疹性咽峡炎、细菌感染性口炎、鹅口疮等鉴别（表9-2）。

表9-2　疱疹性口炎的鉴别诊断

疾病	鉴别
疱疹性咽峡炎	由柯萨奇病毒感染引起，多发生于夏、秋季，疱疹主要在咽部和软腭，有时见于舌，但不累及齿龈及颊黏膜，颌下淋巴结不肿大
细菌感染性口炎	初起口腔黏膜充血水肿，随后发生糜烂和溃疡，可融合成片，覆盖有灰白色、边界或清楚的假膜，涂片染色可见大量细菌，如金黄色葡萄球菌、肺炎链球菌等。多见于抵抗力低下的婴幼儿
鹅口疮	口腔及舌上满布白屑，周围有红晕，其疼痛、流涎一般较轻。多发生于新生儿或体弱多病的婴幼儿

五、临床治疗

对症支持治疗为主，中医清热泻火或滋阴降火，可同时配合外治法。

（一）中医治疗

1. 中医辨证思路　本病可采用八纲及脏腑辨证，首先应分清虚实，实火者多起病急，病程短，口腔溃疡多，周围黏膜红赤，局部灼热疼痛较重，口臭流涎，或伴发热烦躁，哭闹拒食等；虚火者多起病缓，病程长，口腔溃烂及疼痛较轻，周围黏膜淡红，反复发作，或伴低热、颧红盗汗等。其次辨别所属脏腑，舌上、舌边溃烂，伴烦躁叫扰啼哭，夜眠不安，尿赤者，多属于心；口颊部、上腭、齿龈、口角溃烂为主，伴口臭流涎，脘腹胀满，大便秘结者，多属于脾胃。

2. 治疗原则　实证以清热泻火为主；虚证以滋阴降火为主。同时配合外治疗法。

3. 辨证施治

（1）风热乘脾

证候：口唇、颊内、齿龈、上腭等处出现疱疹、溃疡，周围黏膜焮红，灼热疼痛，流涎拒食，伴发热、恶风、咽喉红肿疼痛。舌质红，苔薄黄，脉浮数或指纹浮紫。

治法：疏风清热，泻火解毒。

代表方：银翘散加减。

高热者，加知母、石膏；风热夹湿，苔厚腻，疮面渗出多者，加佩兰、藿香；大便秘结者，加生大黄；咽喉红肿疼痛者，加玄参、板蓝根、蒲公英。

（2）脾胃积热

笔记栏

证候：颊内、齿龈、上腭、唇角等处溃疡较多，或满口糜烂，周围黏膜红赤灼热，疼痛拒食，烦躁流涎，面赤唇红，或伴身热、口臭、小便短赤，大便干结。舌质红，苔黄厚，脉滑数或指纹紫滞。

治法：清热解毒，通腑泻火。

代表方：凉膈散加减。

烦躁口渴者，加芦根、生石膏、天花粉；舌苔厚腻，多涎者，加石菖蒲、滑石、藿香；溃疡满布，有黄色渗出物者，加金银花、蒲公英；食积内停，脘腹胀满者，加焦山楂、炒麦芽、枳实。

（3）心火上炎

证候：舌尖、舌边溃烂，色赤疼痛，烦躁多啼，口干欲饮，小便短黄，舌尖红，苔薄黄，脉数或指纹紫。

治法：清心泻火，解毒除烦。

代表方：泻心导赤散加减。

热毒重者，加石膏、黄芩；心烦尿赤者，加栀子、车前草、灯心草；口渴甚者，加芦根、石膏、天花粉；大便秘结者，加生大黄、厚朴。

（4）虚火上浮

证候：口腔溃疡较少，呈灰白色，周围色不红或微红，口臭不甚，反复发作或迁延不愈，神疲颧红，口干不渴，舌红，苔少或花剥，脉细数或指纹淡紫。

治法：滋阴降火，引火归原。

代表方：六味地黄丸加肉桂。

热病伤阴，口干者，加麦冬、玄参、乌梅；低热、颧红盗汗或五心烦热者，加地骨皮、白薇；大便秘结者，加生地黄、玄参、桑椹；气阴两虚、神气困乏者，加党参、白术、白扁豆。

4. 中医其他疗法

（1）临床常用中成药：①蒲地蓝消炎口服液，功能清热解毒，抗炎消肿，用于口疮实证；②六味地黄丸，功能滋阴降火，用于口疮虚火上炎证。

（2）中药外治法：①开喉剑喷雾剂或金喉健喷雾剂，喷患处，每日数次，用于风热乘脾证；②冰硼散、锡类散或西瓜霜少许，涂敷患处，每日2~3次，用于心火上炎或脾胃积热证；③吴茱萸15g，捣碎，醋调敷涌泉穴，临睡前固定，翌晨去除，用于虚火上炎证。

（二）西医治疗

局部涂碘苷可抑制单纯疱疹病毒。为预防继发感染亦可涂2.5%~5%金霉素鱼肝油，每1~2小时1次。疼痛重者可于餐前用2%利多卡因涂抹局部。发热时可用对乙酰氨基酚，每次10~15mg/kg；或布洛芬每次5~10mg/kg。继发细菌感染可用抗生素治疗。

六、预防与康复

1. 保持口腔清洁，注意饮食卫生，餐具应经常消毒。
2. 食物宜新鲜、清洁，多食新鲜蔬菜和水果，不宜过食肥甘厚腻之食物。
3. 给新生儿、小婴儿清洁口腔时，动作宜轻，以免损伤口腔黏膜。
4. 适龄儿童可适当参加户外活动和锻炼，增强体质，避免各种感染。
5. 患病期间应多饮水，以微温或凉的流质食物为宜，避免刺激性食物，保持大便通畅。

第三节 胃 炎

胃炎（gastritis）是指由各种物理性、化学性或生物性有害因子引起的胃黏膜或胃壁炎性

改变的一种疾病。胃炎是儿科消化系统的常见病，根据病程分急性和慢性两种，后者发病率高。

本病属中医“胃脘痛”“胃胀”“呕吐”等范畴。“胃脘痛”始见于《素问·五常政大论》：“少阳司天，火气下临……心痛胃脘痛，厥逆膈不通，其主暴速。”并最早将此作为症状进行了描述。而金代张元素在《医学启源·主治心法》则首立了“胃脘痛”的病名。

一、病因病理

（一）中医病因病机

本病病因多由乳食积滞，感受寒邪，肝气侵犯，或湿热中阻、脾胃虚寒所引起。病位主要在胃，涉及脾、肝。病机关键是胃气郁滞，不通则痛。多为小儿饮食不节，或过食不易消化的食物，以致损伤脾胃，升降失和，传化失职；或因胃脘部为风冷寒气所侵，或过食生冷瓜果之品，或病程中过服苦寒攻伐之剂，因寒主收引，寒凝则气滞，以致经络不通，气血壅阻不行；或过食辛热之品，或感受夏秋湿热，蕴于中焦，以致湿热积于胃；或先天禀赋不足，脾胃素虚，寒伤中阳，中阳不运，气机不畅；或因环境不适，或所欲不遂，或遭受打骂等，导致肝气不畅，横逆犯胃。因胃为传化之腑，只有保持通降之性，才能维持纳食传导之功；脾主运化水湿，一旦气机壅滞，则水反为湿，谷反为滞，形成气滞、食积、湿阻，甚则痰结、血瘀，均可使传导失常，不通则痛，而发为胃脘痛（图 9-3）。

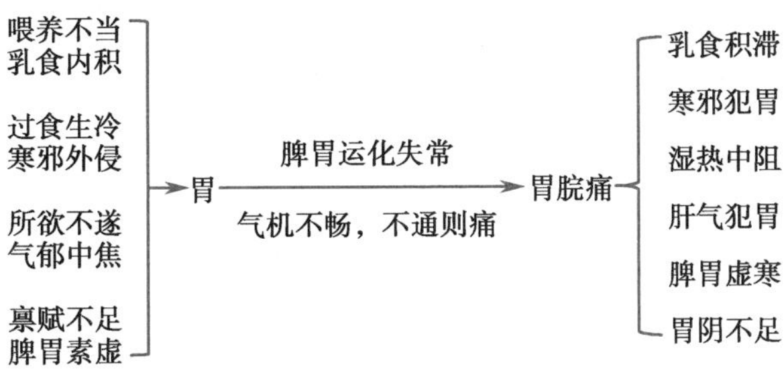

图 9-3　胃炎中医病因病机

（二）西医病因病理

1. 病因和发病机制

（1）急性胃炎：多为继发性，可由严重感染、休克和其他危重疾病所致的应激反应（又称急性胃黏膜损伤）引起；也可由于误服毒性物质或腐蚀剂，摄入由细菌及其毒素污染的食物，及服用对胃黏膜有损害的药物（如阿司匹林）等引起；进食过冷、过热食物或粗糙食物损伤胃黏膜；另外，食物过敏、胃内异物、情绪波动、精神紧张和各种原因所致的变态反应等，均可引起胃黏膜的急性炎症。

（2）慢性胃炎：有害因子长期反复作用于胃黏膜引起的损伤。儿童慢性胃炎中以非萎缩性胃炎最为常见，约占 90%～95%。迄今尚未完全明确病因，目前认为幽门螺杆菌（helicobacter pylori，Hp）感染是胃炎的主要病因，其他细菌及病毒感染、胆汁反流、长期服用刺激性食物和药物、精神神经因素、全身慢性疾病影响或其他（如环境、胃窦内容物滞留、遗传、免疫、营养）等因素均可能参与发病。

2. 病理

（1）急性胃炎：表现为上皮细胞变性、坏死，固有膜大量中性粒细胞浸润，无或极少有淋巴细胞、浆细胞浸润，腺体细胞呈不同程度变性坏死。

（2）慢性胃炎：非萎缩性胃炎见上皮细胞变性，小凹上皮细胞增生，固有膜炎症细胞主

笔记栏

要为淋巴细胞、浆细胞浸润。萎缩性胃炎主要为固有腺体萎缩,肠腺化生及炎症细胞浸润。

二、主要临床表现

1. 急性胃炎　发病急骤,轻者仅有食欲不振、腹痛、恶心、呕吐,严重者可出现呕血、黑便、脱水、电解质及酸碱平衡紊乱。有感染者常伴有发热等全身中毒症状。

2. 慢性胃炎　常见症状为反复发作、无规律性的腹痛,经常出现于进食过程中或餐后,多数位于上腹部、脐周,轻者为间歇性隐痛或钝痛,严重者为剧烈绞痛。常伴有食欲不振、恶心、呕吐、腹胀、嗳气、反酸等,继而影响营养状况及生长发育。胃黏膜糜烂出血者伴呕血、黑便。

三、辅助检查

1. 胃镜检查　最有价值、可靠的诊断手段。可直接观察胃黏膜病变及其程度,可见黏膜广泛充血、水肿、糜烂、出血,有时可见黏膜表面的黏液斑或反流的胆汁。幽门螺杆菌感染胃炎时,还可见胃黏膜微小结节形成(又称胃窦小结节或淋巴细胞样小结节增生)。同时可取病变部位组织进行幽门螺杆菌和病理学检查。

2. 幽门螺杆菌(Hp)检测　分为侵入性和非侵入性两大类。侵入性需通过胃镜检查取胃黏膜活组织进行检测,包括:①快速尿素酶试验;②组织学检查;③Hp 培养。非侵入性检查主要有:①^{13}C 尿素呼吸试验:通过测定呼出气体中^{13}C 含量即可判断胃内 Hp 感染程度,其特异性和敏感性达 90% 以上;②粪便 Hp 抗原检测;③血清学检测抗 Hp-lgG 抗体。

四、诊断及鉴别诊断

(一)诊断要点

根据病史、体检、临床表现、胃镜和病理学检查,基本可以确诊。

(二)鉴别诊断

本病引起的腹部急性疼痛需与外科急腹症,肝、胆、胰、肠等腹腔脏器的器质性疾病以及腹型过敏性紫癜相鉴别。慢性反复发作性疼痛应与肠道寄生虫病、肠痉挛、功能性腹痛等疾病鉴别(表 9-3)。

表 9-3　胃炎的鉴别诊断

疾病	鉴别
急性胰腺炎	上腹疼痛、恶心、呕吐,血清及尿淀粉酶常增高。儿童重症急性胰腺炎腹痛剧烈,早期可出现全身中毒症状,可有明显的腹膜炎、血性腹水
肠蛔虫病	常有不固定腹痛、偏食、异食癖、恶心、呕吐等消化功能紊乱症状,有时出现全身过敏症状。往往有吐、排虫史,粪便查找虫卵、驱虫治疗有效等可协助诊断
肠痉挛	婴儿多见,可出现反复发作的阵发性腹痛,腹部无异常体征,排气、排便后可缓解
心理因素所致的功能性腹痛	原因不明,与情绪改变、生活事件、家庭成员过度焦虑等有关。表现为弥漫性、发作性腹痛,持续数十分钟或数小时而自行缓解,可伴有恶心、呕吐等症状。临床和辅助检查往往无阳性表现

五、临床治疗

祛除病因,积极治疗原发病,避免服用一切刺激性食物和药物,及时纠正水、电解质紊乱及中医辨证治疗。

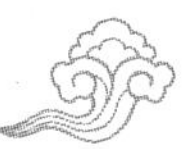

（一）中医治疗

1. 中医辨证思路　本病以八纲辨证为纲。首先辨虚实，实证者应区别寒凝、食积、气滞、热郁、瘀血；虚证者当辨气虚、阳虚与阴虚。病程中或邪实正虚，或以虚为主，或虚中夹实，病机演变多端，须随证辨识。一般规律是喜按为虚，拒按为实；久病多虚，新病多实；得食痛减为虚，食后疼痛加剧为实；痛处不移者为实，反则为虚。其次辨寒热，寒证多见胃脘冷痛，因饮冷受寒而发作或加重，得热则痛减，遇寒则痛增，伴有面色苍白、泛吐清水等症；热证多见胃脘灼热疼痛，进食辛辣燥热食物易于诱发或加重，喜冷恶热，得凉则舒，伴有口干口渴、泛吐酸水、大便干结等症。另外还需辨气血，病在气者，多胀痛连胁，痛无定处，时痛时止，伴胸脘痞满，喜叹息，得嗳气或矢气则痛减者，常与情志不舒有关；病在血者，症见痛如针刺，拒按不移，舌质紫暗，或有出血、瘀血症状。

2. 治疗原则　本病总由脾胃失和，气机不畅所致，故治疗应以调和脾胃，疏畅气机为根本。临床上根据病因不同，分别治以消食导滞、温散寒邪、清热化湿、疏肝理气、温中补虚、益气养阴等。本病除内服药物外，还常配合推拿、针灸等以提高疗效。

3. 辨证施治

（1）乳食积滞

证候：胃脘胀满，疼痛拒按，嗳腐吞酸，甚则呕吐，呕吐物多为酸臭乳块或不消化食物，舌质红，苔厚腻，脉滑或指纹紫滞。

治法：消食消乳，和胃止痛。

代表方：伤食以保和丸加减，伤乳用消乳丸加减。

若乳食积滞化热而便秘者，可加大黄、枳实；呕吐甚者，加藿香、苏梗、生姜。

（2）寒邪犯胃

证候：胃脘冷痛，遇寒痛甚，得温则舒，纳少便溏，口淡流涎，舌质淡，苔白，脉沉紧或指纹色红。

治法：温中散寒，理气止痛。

代表方：香苏散合良附丸加减。

腹胀甚者，加砂仁、枳壳；腹痛甚者，加小茴香、延胡索；大便溏泄者，加焦白术、怀山药；纳谷不香者，加炒谷芽、鸡内金。

（3）湿热中阻

证候：胃脘闷痛，脘腹痞满，口苦、口黏纳呆，甚者呕吐，吐物酸臭，头身重着，口干尿赤，舌质红，苔黄腻，脉滑数或指纹色紫。

治法：清热化湿，理气止痛。

代表方：三仁汤加减。

胃脘痛甚者，加延胡索、枳壳；热偏盛者，加黄连、蒲公英；口黏纳呆者，加藿香、佩兰、焦神曲；呕血黑便者，加茜草根、栀子炭、蒲黄炭。

（4）肝气犯胃

证候：胃脘胀痛连胁，胸闷嗳气，甚者呕吐酸苦，大便不畅，得嗳气、矢气则舒，遇烦恼郁怒则痛作或痛甚，舌边红，苔白腻，脉弦或指纹沉滞。

治法：疏肝理气，和胃止痛。

代表方：柴胡疏肝散加减。

胀重者，加青皮、郁金、木香；痛甚者，加川楝子、延胡索；嗳气频作者，加半夏、苏梗；嘈杂反酸明显者，加吴茱萸、煅瓦楞子、海螵蛸。

（5）脾胃虚寒

笔记栏

证候：胃脘隐隐作痛，绵绵不断，喜暖喜按，得食则减，时吐清水，面色无华，神疲乏力，手足欠温，大便溏薄，甚则便血，舌质淡，苔白，脉细弱或沉缓或指纹淡红。

治法：温阳建中，益气和胃。

代表方：黄芪建中汤加减。

呕吐清水者，加陈皮、半夏、茯苓；反酸者，去饴糖、黄芪，加海螵蛸；脾胃气虚为主，寒象不重者，可以香砂六君子丸加减。

（6）胃阴不足

证候：胃脘隐隐灼痛，似饥而不欲食，口燥咽干，五心烦热，消瘦乏力，口渴思饮，大便干结，舌红少津，苔少或花剥，脉细数或指纹淡紫。

治法：养阴益胃，和中止痛。

代表方：益胃汤加减。

口干渴甚者，加天花粉、知母、芦根；大便干结者，加火麻仁、郁李仁；胃脘灼痛，嘈杂反酸者，加煅牡蛎、海螵蛸。

4. 中医其他疗法

（1）临床常用中成药：①健儿消食口服液，功能健脾益胃、理气消食。用于乳食积滞证；②枳实导滞丸，功能消积导滞、清利湿热，用于湿热中阻证；③气滞胃痛颗粒，功能疏肝理气、和胃止痛，用于肝气犯胃证；④小儿康颗粒，功能健脾开胃、消食导滞，用于慢性胃炎脾胃虚寒者；⑤温胃舒颗粒，功能温中养胃、行气止痛，用于脾胃虚寒证。

（2）针灸疗法：取中脘、内关、公孙、足三里，常规针刺，可行灸法或隔姜灸。

（3）推拿疗法：按揉中脘、气海、天枢、足三里、脾俞、胃俞、三焦俞，捏脊。

（二）西医治疗

1. 急性胃炎　去除病因，积极治疗原发病，及时纠正水、电解质紊乱。有上消化道出血者应卧床休息，保持安静，监测生命体征及呕吐与黑便情况。静脉滴注抑酸剂，口服胃黏膜保护剂，可用局部黏膜止血的方法。细菌感染者应用有效抗生素。

2. 慢性胃炎

（1）黏膜保护剂：如枸橼酸铋钾、硫糖铝、蒙脱石散等。

（2）H_2 受体拮抗剂：常用西咪替丁、雷尼替丁、法莫替丁等。

（3）胃肠动力药：腹胀、呕吐或胆汁反流者加用多潘立酮、西沙必利、莫沙必利等。

（4）质子泵抑制剂（PPI）：常用奥美拉唑、兰索拉唑、艾司奥美拉唑等。

（5）抗幽门螺杆菌治疗：有 Hp 感染的消化性溃疡者，需要 Hp 感染根除治疗。

常用的药物有：①抗生素，如阿莫西林，50mg/（kg·d），分 2 次口服；克拉霉素，15～20mg/（kg·d），分 2 次口服；甲硝唑，20mg/（kg·d），分 2 次口服；替硝唑，20mg/（kg·d），分 2 次口服。②铋剂，如胶体次枸橼酸铋剂（>6 岁）。③抗酸分泌药，如奥美拉唑。

目前多主张联合用药，一线方案：PPI+克拉霉素+阿莫西林，疗程 10 天或 14 天，若青霉素过敏则换用替硝唑。克拉霉素耐药率较高的地区，含铋剂的三联疗法（阿莫西林+甲硝唑+胶体次枸橼酸铋剂）以及序贯疗法（PPI+阿莫西林 5 天，PPI+克拉霉素+甲硝唑 5 天）可作为一线疗法。二线方案：用于一线方案失败者，PPI+阿莫西林+甲硝唑（或替硝唑）+胶体次枸橼酸铋剂或伴同疗法（PPI+克拉霉素+阿莫西林+甲硝唑），疗程 10 天或 14 天。

六、预防与康复

1. 养成良好的生活与饮食习惯，忌暴饮暴食、饥饱不均。

2. 注意饮食卫生，不吃腐败变质食品，忌食生冷及刺激性食品。

3. 注意加强锻炼，重视精神调摄。

4. 慎用水杨酸、类固醇激素等药物。

5. 胃痛剧烈或持续不减者，应密切观察病情变化，配合胃镜等必要的检查，以便尽早确诊，采取有效措施。

6. 呕吐者可进少量清淡易消化流质或半流质食物，较重者应暂禁食。必要时补液。

第四节　腹　泻　病

小儿腹泻病（infantile diarrhea）是一组由多病原、多因素引起的以大便次数增多和大便性状改变为特点的消化道综合征，是我国婴幼儿最常见的疾病之一。本病一年四季均可发生，夏、秋季多见。6 个月~2 岁婴幼儿发病率高，是造成小儿营养不良、生长发育障碍和死亡的主要原因之一。

该病属中医"泄泻"范畴。《灵枢·论疾诊尺》中专论小儿泄泻："婴儿病，……大便赤瓣飧泄，脉小者，手足寒，难已；飧泄，脉小，手足温，泄易已。"

一、病因病理

（一）中医病因病机

小儿泄泻的病因以感受外邪，内伤饮食和脾胃虚弱多见。其主要病位在脾、胃、大肠，主要病机为脾困湿盛。感受外邪、饮食所伤或脾胃本虚，脾胃运化失调，升降失常，水谷不化，精微不布，清浊不分，反生湿滞，清气下陷，浸渍大肠，即成泄泻。

由于小儿稚阳未充，稚阴未长，泄泻后较成人更易于损阴伤阳发生变证。重症泄泻可因泻下过度，易于伤阴耗气，出现气阴两虚，甚至阴损及阳，导致阴竭阳脱的危重变证。若久泻不止，脾气虚弱，土虚木亢，肝旺而生内风出现慢惊风证；若泄泻迁延不愈，脾虚失运，生化乏源，气血不足以荣养脏腑肌肤，日久可致疳证（图 9-4）。

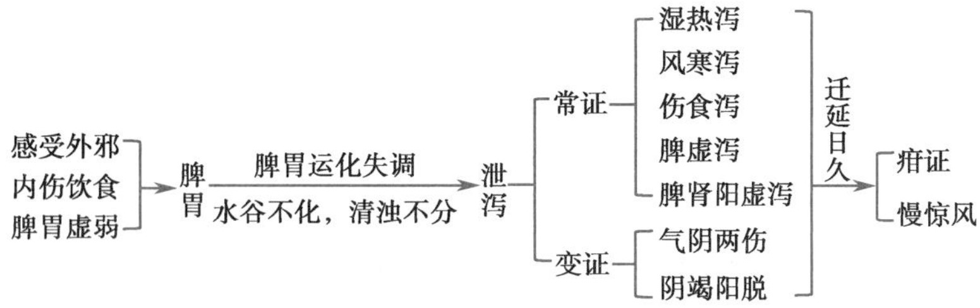

图 9-4　小儿泄泻中医病因病机

（二）西医病因病理

1. 易感因素　小儿易发生腹泻与其特有的解剖、生理特点密切相关。

（1）婴幼儿消化系统发育不成熟，胃酸分泌少，消化酶活性低，不能适应食物质和量的较大变化，但小儿生长发育快，所需营养物质相对较多，胃肠道负担重。婴幼儿水代谢旺盛，神经调节、内分泌、循环、肝肾功能发育不成熟，易发生体液及消化道功能紊乱。

（2）机体及肠黏膜免疫功能不完善，婴儿胃酸偏少，胃排空较快，对进入胃内的细菌杀灭能力较弱；血清免疫球蛋白（尤其是 IgM、IgA）和胃肠道分泌型 IgA（SIgA）均较低。肠黏膜屏障的免疫防御反应及口服耐受机制均不完善，既容易罹患肠道感染，又容易发生食物过敏相关的腹泻。

笔记栏

（3）肠道菌群失调，婴幼儿肠道菌群多样性较低，菌群结构不稳定，饮食习惯的改变或滥用广谱抗生素等，均可使肠道菌群平衡失调而患肠道感染。

（4）人工喂养，母乳中含有大量体液因子（SIgA、乳铁蛋白）、巨噬细胞、粒细胞及溶酶体等，有很强的抗肠道感染作用。动物乳在加热过程中上述成分被破坏，而且人工喂养的食物和食具易受污染，故人工喂养儿易发生肠道感染。

2. 病因　腹泻的病因主要有感染性和非感染性两大类。

（1）感染因素：肠道内感染可由病毒、细菌、真菌、寄生虫引起，以前两者多见，尤其是病毒。①病毒感染：主要病原是人类轮状病毒，其他如诺如病毒、埃可病毒、柯萨奇病毒、星状病毒、肠道腺病毒、冠状病毒等均可引起腹泻。②细菌感染：主要是致腹泻大肠埃希菌，其他细菌如空肠弯曲菌、耶尔森菌、沙门菌、变形杆菌、金黄色葡萄球菌等。③真菌感染：主要是白念珠菌、毛霉菌、曲霉菌等，小儿以白念珠菌感染多见。④寄生虫：常见为蓝氏贾第鞭毛虫、阿米巴原虫和隐孢子虫等。

肠道外感染如患中耳炎、上呼吸道感染、肺炎、尿路感染、皮肤感染或急性传染病时，可由于发热和病原体的毒素作用而并发腹泻。

另外，长期、大量地使用广谱抗生素可引起肠道菌群紊乱，使耐药菌或白念珠菌等大量繁殖，引起药物较难控制的肠炎，所导致的腹泻称之为抗生素相关性腹泻。

（2）非感染因素

1）饮食因素：多由饮食不节，喂养不当造成，如添加辅食过量、突然改变食物品种、过早添加大量淀粉类食品等。

2）变应性因素：肠道对某些食物如牛奶或大豆过敏而发生腹泻。

3）原发性或继发性双糖酶（主要为乳糖酶）缺乏或活性降低，使肠道对糖的消化吸收不良而引起腹泻。

4）气候因素：气候突变、腹部受凉使肠蠕动增加；天气过热、消化液分泌减少等都可能诱发消化功能紊乱而致腹泻。

3. 发病机制　导致腹泻的机制有：因肠腔内存在大量不能吸收的具有渗透活性的物质而致，为"渗透性"腹泻；因肠腔内电解质分泌过多而致，为"分泌性"腹泻；因炎症所致的液体大量渗出，为"渗出性"腹泻；因肠道运动功能异常而致，为"肠道功能异常"腹泻。但在临床上不少腹泻并非由某种单一机制引起，而是在多种机制共同作用下发生的。

4. 分类方式

（1）根据临床病情的轻重，可将腹泻分为轻型腹泻和重型腹泻。重型腹泻多在严重腹泻的同时，伴有明显脱水、电解质紊乱和全身感染中毒症状。

（2）根据腹泻的病程，可将腹泻分为急性腹泻、迁延性腹泻和慢性腹泻。急性腹泻是连续病程在 2 周以内的腹泻，迁延性腹泻的病程在 2 周～2 个月，慢性腹泻的病程达 2 个月以上。

二、主要临床表现

（一）腹泻的共同临床特点

1. 轻型　常由饮食因素及肠道外感染引起。起病急或缓，以胃肠道症状为主，表现为食欲低下，常伴呕吐，大便每日数次，量不多，大便稀薄带水，黄色或黄绿色，有酸味，常见白色或黄白色奶瓣和泡沫。无脱水及全身中毒症状，多在数日内痊愈。

2. 重型　多由肠道内感染引起。起病较急，胃肠道症状较重，包括食欲低下，常有呕吐，严重者可吐咖啡色液体；腹泻次数较多，每日十余次至数十次，多为黄色水样或蛋花样大

便，含有少量黏液，部分患儿可有少量血便。除此之外常有明显的脱水、电解质紊乱和全身感染中毒症状。

（1）脱水：由于吐泻丢失液体和液体摄入量不足，使体液总量尤其是细胞外液量减少，导致不同程度（轻、中、重）脱水。由于腹泻患儿丧失的水和电解质的比例不尽相同，可造成等渗、低渗或高渗性脱水，以前两者多见。临床表现为皮肤黏膜干燥，弹性下降，眼窝、囟门凹陷，尿少，泪少，甚至血容量不足引起四肢发凉等末梢循环改变等症状。

（2）酸碱平衡紊乱：重型腹泻病常出现代谢性酸中毒。患儿可出现精神不振，口唇樱红，呼吸深大等症状，但小婴儿症状很不典型。

（3）电解质平衡紊乱：①低钾血症。表现为精神不振、无力、腹胀、心律不齐、碱中毒等。②低钙和低镁血症。腹泻患儿进食少，吸收不良，从大便丢失钙、镁，可使体内钙、镁减少。活动性佝偻病和营养不良患儿更多见，脱水、酸中毒纠正后易出现低钙症状（手足搐搦和惊厥）；极少数久泻和营养不良患儿输液后出现震颤、抽搐，用钙治疗无效时应考虑低镁血症的可能。

（4）全身感染中毒症状：如发热或体温不升，精神烦躁或萎靡、嗜睡、面色苍白、意识模糊甚至昏迷休克。

（二）几种常见类型肠炎的临床特点

1. 轮状病毒肠炎　轮状病毒是秋、冬季小儿腹泻最常见的病原体。轮状病毒感染呈散发或小流行，经粪-口传播，也可以气溶胶形式经呼吸道感染而致病。潜伏期1~3天，多发生在6~24个月的婴幼儿。起病急，常伴发热和上呼吸道感染症状，无明显感染中毒症状。病初1~2天常发生呕吐，随后出现腹泻。大便次数多，量多，水分多，黄色水样便或蛋花样便，带少量黏液，无腥臭味，常并发脱水、酸中毒及电解质紊乱。轮状病毒感染亦可侵犯全身多个脏器。大便镜检偶有少量白细胞，感染后1~3天即有大量病毒自大便中排出，最长可达6天。血清抗体一般在感染后3周上升。病毒较难分离，有条件可直接用电镜检测病毒，临床常用酶联免疫吸附试验（ELISA法）或胶体金法检测粪便中病毒抗原。本病为自限性疾病，自然病程为3~8天，少数较长。

2. 诺如病毒肠炎　全年散发，暴发高峰多见于寒冷季节（11月至次年2月）。在轮状病毒疫苗高普及的国家，诺如病毒甚至超过轮状病毒成为儿童急性胃肠炎的首要元凶。该病毒是托幼机构、医院、学校等集体机构急性暴发性胃肠炎的首要病原体。感染后潜伏期多为12~36小时，急性起病。首发症状多为阵发性腹痛、恶心、呕吐和腹泻，全身症状有畏寒、发热、头痛、乏力和肌痛等。可有呼吸道症状。吐泻频繁者可发生脱水及酸中毒、低钾血症。本病为自限性疾病，症状持续12~72小时。粪便及周围血象检查一般无特殊发现。

3. 产毒性细菌引起的肠炎　多发生在夏季。潜伏期为1~2天，起病较急。轻症仅大便次数稍增，性状轻微改变。重症腹泻频繁，量多，呈水样或蛋花样，混有黏液，伴呕吐，常发生脱水、电解质和酸碱平衡紊乱。镜检无白细胞。本病为自限性疾病，病程为3~7天，亦可较长。

4. 侵袭性细菌引起的肠炎　主要包括侵袭性大肠埃希菌、空肠弯曲菌、耶尔森菌、鼠伤寒杆菌等所致的肠炎，全年均可发病，多见于夏季。潜伏期长短不一。常引起志贺杆菌性痢疾样病变。根据病原菌不同及侵袭的肠段部位不同，临床特点各异。一般表现为急性起病，高热甚至可以发生热性惊厥。腹泻频繁，大便呈黏冻状，带脓血，有腥臭味。常伴恶心、呕吐、高热、腹痛和里急后重，可出现严重的中毒症状，如高热、意识改变，甚至感染性休克。大便镜检有大量白细胞和数量不等的红细胞，大便细菌培养可找到相应的致病菌。

5. 抗生素诱发的肠炎　长期应用广谱抗生素可使肠道菌群失调，肠道内耐药的金黄色

笔记栏

葡萄球菌、铜绿假单胞菌、变形杆菌、某些梭状芽孢杆菌和白念珠菌大量繁殖而引起肠炎。多见于营养不良、免疫功能低下,或长期应用肾上腺皮质激素患儿,婴幼儿病情多较重。

(1) 金黄色葡萄球菌肠炎:典型的大便为暗绿色,量多,带黏液,少数为血便。大便镜检有大量脓细胞和成簇的革兰氏阳性球菌,培养有葡萄球菌生长,凝固酶阳性。

(2) 真菌性肠炎:多为白念珠菌所致,2 岁以下婴幼儿多见。常并发于其他感染,或肠道菌群失调时。病程迁延,常伴鹅口疮。大便次数增多,黄色稀便,泡沫较多,带黏液,有时可见豆腐渣样细块(菌落)。大便镜检有真菌孢子和菌丝,如芽孢数量不多,应进一步做真菌培养确诊。

三、辅助检查

急性腹泻可查粪便常规、粪便培养等明确病情,怀疑轮状病毒感染所致者可采取酶联免疫吸附试验或酶联免疫斑点试验检测粪便上清液中的病毒抗原。

对于迁延性腹泻或慢性腹泻,必须详细询问病史,进行全面体格检查,正确选用有效的辅助检查,以利寻求确切病因:①肠道菌群分析、大便酸度和还原糖检测,以及细菌培养;②小肠黏膜活检,了解慢性腹泻的病理生理变化;③食物过敏方面的检查,如食物回避-激发试验等。必要时还可做消化道造影或 CT 等影像学检查、结肠镜等综合分析判断。

四、诊断及鉴别诊断

(一) 诊断要点

根据发病季节、病史(包括喂养史和流行病学资料)、临床表现和大便性状可以做出临床诊断。必须判定有无脱水(程度和性质)、电解质紊乱和酸碱失衡,注意寻找病因。

(二) 鉴别诊断

根据大便常规有无白细胞,可将腹泻分为两组。

1. 大便无或偶见少量白细胞者,为侵袭性细菌以外的病因(如病毒、非侵袭性细菌、寄生虫等肠道内、外感染或喂养不当)引起的腹泻,多为水泻,有时伴脱水症状,应与以下疾病鉴别(表 9-4)。

表 9-4 大便无白细胞或偶见少量白细胞的腹泻鉴别诊断

分类	鉴别
生理性腹泻	多见于 6 个月以内婴儿,外观虚胖,常有湿疹,生后不久即出现腹泻,除大便次数增多外,无其他症状,食欲好,不影响生长发育。近年来发现此类腹泻可能为乳糖不耐受的一种特殊类型,添加辅食后,大便即逐渐转为正常
导致小肠消化吸收功能障碍的各种疾病	如乳糖酶缺乏、葡萄糖-半乳糖吸收不良、失氯性腹泻、原发性胆酸吸收不良、过敏性腹泻等,可根据各病特点进行粪便酸度、还原糖试验等检查方法加以鉴别

2. 大便有较多白细胞者,常由各种侵袭性细菌感染所致,仅凭临床表现难以区分,必要时应进行大便细菌培养、细菌血清型和毒性检测。尚需与下列疾病鉴别(表 9-5)。

表 9-5 大便有较多白细胞的腹泻鉴别诊断

分类	鉴别
细菌性痢疾	常有流行病学接触史。便次多,量少,脓血便伴里急后重,大便镜检有较多脓细胞、红细胞和吞噬细胞,大便细菌培养有志贺痢疾杆菌生长可确诊
坏死性肠炎	中毒症状较严重,腹痛,腹胀,频繁呕吐,高热,大便呈暗红色糊状,渐出现典型的赤豆汤样血便,常伴休克,腹部立、卧位 X 线摄片呈小肠局限性充气扩张,肠间隙增宽,肠壁积气等

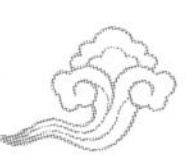

五、临床治疗

急性期轻症腹泻,应以中医辨证治疗为主,同时配合推拿、贴敷、针灸等方法。重症腹泻,应以西医治疗为主,迅速纠正脱水、酸中毒、电解质紊乱,抗感染。迁延性腹泻和慢性腹泻应合理选择中西医结合疗法,既要中医辨证治疗,也要注意肠道菌群失调及饮食疗法。

(一)中医治疗

1. 中医辨证要点　本病以八纲辨证为主,常证重在辨寒、热、虚、实;变证重在辨阴、阳。常证按起病缓急、病程长短分为暴泻、久泻,暴泻多属实,久泻多属虚或虚中夹实;变证起于泻下不止,可出现气阴两伤证,甚则导致阴竭阳脱证,属危重症。其次注意从大便性状及全身症状辨别。湿热泻便次多,便下急迫,色黄褐气秽臭,或见少许黏液,舌苔黄腻;风寒泻大便清稀多泡沫,臭气轻,肠鸣切痛,舌苔薄白;伤食泻大便质稀酸臭,夹不消化物,舌苔垢腻;脾虚泻大便稀溏,食后即泻,无臭,舌质淡,舌苔薄白;脾肾阳虚泻大便澄澈清冷,完谷不化,伴全身阳虚表现。

2. 治疗原则　以运脾化湿为基本法则。实证以祛邪为主,根据不同的证型分别治以清肠化湿、祛风散寒、消食导滞。虚证以扶正为主,分别治以健脾益气,温补脾肾。泄泻变证,总属气阴大伤,分别治以益气养阴、酸甘敛阴,护阴回阳、救逆固脱。

3. 辨证施治

(1)常证

1)湿热泻

证候:大便水样,或如蛋花汤样,泻下急迫,量多次频,气味秽臭,或见少许黏液,腹痛时作,食欲不振,或伴呕恶,神疲乏力,或发热烦闹,口渴,小便短黄,舌质红,苔黄腻,脉滑数或指纹紫。

治法:清肠解热,化湿止泻。

代表方:葛根芩连汤加减。

热偏重者,加金银花、马齿苋;湿重水泻者,加车前子、茯苓、泽泻;泛恶苔腻者,加藿香、佩兰;腹痛者,加枳壳、木香;纳差者,加焦山楂、焦麦芽。

2)风寒泻

证候:大便清稀,夹有泡沫,臭气不甚,肠鸣腹痛,或伴恶寒发热,鼻流清涕,咳嗽,舌质淡,苔薄白,脉浮紧或指纹淡红。

治法:疏风散寒,化湿和中。

代表方:藿香正气散加减。

风寒束表、恶寒发热较重者,加防风、荆芥;腹痛甚,里寒重,加干姜、砂仁、木香;腹胀苔腻者,加枳壳、厚朴;夹有食滞者,去甘草、大枣,加焦山楂、鸡内金;小便短少者,加泽泻、车前子。

3)伤食泻

证候:大便稀溏,夹有乳凝块或食物残渣,气味酸臭,或如败卵,脘腹胀满,便前腹痛,腹痛拒按,泻后痛减,嗳气酸馊,或有呕吐,不思乳食,夜卧不安,舌苔厚腻,或微黄,脉滑实或指纹滞。

治法:运脾和胃,消食化滞。

代表方:保和丸加减。

腹痛者,加木香、枳壳;呕吐者,加藿香、麦芽;积滞化热者,加黄连、金银花。

4)脾虚泻

笔记栏

证候：大便稀溏，色淡不臭，多于食后作泻，时轻时重，面色萎黄，形体消瘦，神疲倦怠，舌淡苔白，脉缓弱或指纹淡。

治法：健脾益气，助运止泻。

代表方：参苓白术散加减。

胃纳呆滞，舌苔腻者，加藿香、苍术、陈皮、焦山楂；腹胀腹痛者，加木香、枳壳；腹痛喜温，舌淡者，加炮姜；久泻不止，内无积滞者，加煨诃子、肉豆蔻、石榴皮。

5）脾肾阳虚泻

证候：久泻不止，大便清稀，澄澈清冷，完谷不化，或见脱肛，形寒肢冷，面色㿠白，精神萎靡，睡时露睛，舌淡苔白，脉细弱或指纹色淡。

治法：温补脾肾，固涩止泻。

代表方：附子理中丸合四神丸加减。

附子理中丸重在温补脾肾，四神丸重在固涩止泻。亦可酌加炒怀山药、炒扁豆；若久泻滑脱不禁者，加诃子、石榴皮、赤石脂。

（2）变证

1）气阴两伤证

证候：泻下过度，质稀如水，精神萎靡或心烦不安，目眶及囟门凹陷，皮肤干燥或枯瘪，啼哭无泪，口渴引饮，小便短少，甚至无尿，唇红而干，舌红少津，苔少或无苔，脉细数。

治法：健脾益气，酸甘敛阴。

代表方：人参乌梅汤加减。

泻下不止者，加荷叶、炒石榴皮、五味子、赤石脂；口渴引饮者，加石斛、玉竹、天花粉；大便热臭，余热未尽者，加黄连、炒金银花。

2）阴竭阳脱证

证候：泻下不止，次频量多，精神萎靡，表情淡漠，面色青灰或苍白，哭声微弱，啼哭无泪，尿少或无，四肢厥冷，舌淡无津，脉沉细欲绝。

治法：挽阴回阳，救逆固脱。

代表方：生脉散合参附龙牡救逆汤加减。

大便洞泄不止者，加干姜、白术。本证病情危重，应及时抢救治疗。

4. 中医其他疗法

（1）临床常用中成药：①藿香正气口服液，功能疏风散寒、化湿和中，用于风寒泻；②儿泻停颗粒，功能清热利湿、涩肠止泻，用于湿热泻；③苍苓止泻口服液，功能清热除湿、运脾止泻，用于湿热泻；④保和丸，功能消食化滞、运脾和胃，用于伤食泻；⑤小儿腹泻宁合剂，功能健脾和胃，生津止泻，用于脾虚泻；⑥附子理中丸，功能温脾补肾、固涩止泻，用于脾肾阳虚泻。

（2）外治法：丁香 2g，吴茱萸 30g，胡椒 30 粒，研为细末，每次 1.5g，醋调成糊状，敷贴脐部，每日 1 次，用于风寒及脾虚泻。

（3）针灸疗法：①针刺，主穴取足三里、中脘、脾俞、天枢，配穴取内庭、气海，发热加曲池，呕吐加内关、上脘，腹胀加下脘，伤食加刺四缝，水样便多加水分，实证用泻法，虚证用补法，每日 1~2 次；②灸法，取足三里、中脘、神阙，隔姜灸或艾条温和灸，每日 1~2 次，用于脾虚泻、脾肾阳虚泻。

（4）推拿疗法：①清补脾土，清大肠，清小肠，退六腑，揉小天心，用于湿热泻；②揉外劳宫，推三关，摩腹，揉脐，揉龟尾，用于风寒泻；③推板门，清大肠，补脾土，摩腹，逆运内八卦，点揉天枢，掐十指节，用于伤食泻；④推三关，补脾土，补大肠，摩腹，推上七节骨，捏脊，重按

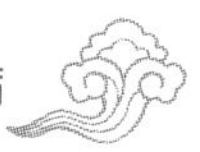

肺俞、脾俞、胃俞、大肠俞，用于脾虚泻。

（二）西医治疗

西医治疗以抗感染，预防和纠正脱水、电解质紊乱及防治并发症为原则。

1. 急性腹泻的治疗

（1）饮食疗法：应强调继续饮食，满足生理需要，补充疾病消耗，以缩短腹泻后的康复时间。尽快恢复母乳及原来已熟悉的饮食。病毒性肠炎可能有继发性双糖酶（主要是乳糖酶）缺乏，对疑似病例可以改喂淀粉类食品，或去乳糖配方奶粉以减轻腹泻，缩短病程。

（2）液体疗法：主要是纠正水、电解质紊乱及酸碱失衡。治疗小儿腹泻常用的液体疗法有口服补液和静脉补液法。

1）口服补液：世界卫生组织推荐的低渗透压口服补液盐（oral rehydration salt，ORS）可用于预防和纠正腹泻轻、中度脱水而无严重呕吐者。轻度脱水 50ml/kg；中度脱水 100ml/kg，少量频服，在 4 小时内用完，继续补充量根据腹泻的继续丢失量而定，一般每次大便后给 10ml/kg。当患儿极度疲劳、昏迷或昏睡、腹胀者不宜用 ORS。在用于维持补液时，需将 ORS 适当稀释，按病情需要口服。

2）静脉补液：适用于中度以上脱水，病情重、呕吐腹泻剧烈或腹胀患儿。根据脱水的程度和性质制定“三定”，即定量（输液总量）、定性（溶液种类）、定速（输液速度），根据病情适度调整。

第 1 天补液：①总量：包括补充累积损失、生理需要及继续损失的液体总量。根据脱水的程度确定，轻度脱水时为 90～120ml/kg，中度脱水时为 120～150ml/kg，重度脱水时为 150～180ml/kg。对少数营养不良，肺、心、肾功能不全的患儿应根据具体病情作较详细的计算。②溶液种类：等渗性脱水用 1/2 张含钠液，低渗性脱水用 2/3 张含钠液，高渗性脱水用 1/3 张含钠液。如临床判断脱水性质有困难，可先按等渗性脱水处理。③输液速度：原则上是先快后慢，对重度脱水有明显休克或微循环障碍者应先快速扩容，可用等渗含钠液 20ml/kg，在 30～60 分钟内快速输入。累积损失量（扣除扩容液量）应在 8～12 小时内补完，每小时 8～10ml/kg。脱水纠正后，补充继续损失量和生理需要量时速度宜减慢，于 12～16 小时内补完，约每小时 5ml/kg。若吐泻缓解，可酌情减少补液量或改为口服补液。④纠正酸中毒：因输入的混合溶液中已含有一部分碱性溶液，输液后循环和肾功能改善，酸中毒即可纠正。也可根据临床症状结合血气测定结果，另加碱性液纠正。对重度酸中毒可用 1.4%碳酸氢钠，兼有扩充血容量及纠正酸中毒的作用。⑤纠正低钾：有尿或来院前 6 小时内有尿即应及时补钾；浓度不应超过 0.3%；每日静脉补钾时间，不应少于 8 小时；切忌将钾盐静脉推入，否则导致高钾血症，危及生命。细胞内的钾浓度恢复正常要有一个过程，因此，纠正低钾血症需要有一定时间，一般静脉补钾要持续 4～6 天。能口服或缺钾不严重时可改为口服补充。⑥纠正低钙、低镁：出现低钙症状时可用 10%葡萄糖酸钙（每次 1～2ml/kg，最大量≤10ml）加葡萄糖稀释后静脉注射。如用钙剂后搐搦不见缓解，考虑低镁的可能，或经血镁测定证实时，可给 25%硫酸镁，每次 0.1～0.2ml/kg，每日 2～3 次，深部肌内注射，症状缓解后停用。

第 2 天及以后的补液量：经第 1 天补液后，脱水和电解质紊乱已基本纠正，第 2 天及以后主要是补充继续损失量（防止发生新的累积损失）和生理需要量，继续补钾，供给热量。一般可改为口服补液。若腹泻仍频繁，或呕吐，或口服量不足者，应继续静脉补液。补液量需根据吐泻和进食情况估算，并供给足够的生理需要量，用 1/3～1/5 张含钠液补充。继续损失量的补充原则为“丢多少补多少”，用 1/3～1/2 张含钠液。将这两部分相加于 12～24 小时内均匀静脉滴注。

（3）药物治疗

笔记栏

1）控制感染：①病毒性及非侵袭性细菌所致，一般不用抗生素，但对重症患儿、新生儿、小婴儿和免疫功能低下的患儿应选用抗生素。②侵袭性细菌感染所致，应针对病原经验性选用抗生素，再根据大便细菌培养和药敏试验结果进行调整。婴幼儿选用氨基糖苷类和其他有明显不良反应的抗生素时应慎重。

2）微生态疗法：有助于恢复肠道正常菌群的生态平衡，抑制病原菌的定植和侵袭，有利于控制腹泻。常用的有双歧杆菌、嗜酸乳杆菌、酪酸梭状芽孢杆菌、布拉酵母菌、粪链球菌、地衣芽孢杆菌、枯草芽孢杆菌、蜡样芽孢杆菌、鼠李糖乳杆菌等制剂。

3）肠黏膜保护剂：与肠道黏液糖蛋白相互作用可增强其屏障功能，同时能吸附病原体和毒素，阻止病原微生物的攻击，维持肠细胞的吸收和分泌功能，如蒙脱石粉。

4）锌制剂疗法：世界卫生组织/联合国儿童基金会建议，对于>6个月的急性腹泻患儿，应每日给予元素锌20mg，6个月以下婴儿每日10mg，疗程10~14天。

5）抗分泌治疗：脑啡肽酶抑制剂消旋卡多曲可以通过加强内源性脑啡肽来抑制肠道水、电解质的分泌，可以用于治疗分泌性腹泻。

6）避免用止泻剂：如洛哌丁醇，因其具有抑制胃肠动力的作用，增加细菌繁殖和毒素的吸收，对于感染性腹泻有时是很危险的。

2. 迁延性和慢性腹泻病的治疗　因迁延性、慢性腹泻常伴有营养不良和其他并发症，病情较为复杂，必须采取综合治疗措施。

（1）积极寻找引起病程迁延的原因：针对病因治疗，切忌滥用抗生素，避免顽固的肠道菌群失调。

（2）预防和治疗脱水，纠正电解质紊乱，调节酸碱平衡。

（3）营养治疗：此类患儿多有营养障碍，因此继续饮食，保证足够热量，对促进疾病恢复是十分重要的。双糖不耐受患儿采用不含乳糖代乳品或去乳糖配方奶粉等；过敏性腹泻应回避过敏食物，也可以采用游离氨基酸或深度水解蛋白配方饮食。少数不能耐受口服营养物质的患儿可采用静脉高营养。推荐方案为脂肪乳剂每日2~3g/kg，复方氨基酸每日2~2.5g/kg，葡萄糖每日12~15g/kg，电解质及多种微量元素适量，液体每日120~150ml/kg，热量每日50~90kcal/kg。好转后改为口服。

（4）药物疗法：抗生素应慎用，仅用于分离出有特异病原的患儿，并要根据药物敏感试验结果选用。注意补充微量元素与维生素，同时给予微生态疗法和肠黏膜保护剂。

六、预防与康复

1. 注意饮食卫生，食品应新鲜、清洁，不吃变质食品，不暴饮暴食。饭前、便后要洗手，乳具、餐具要卫生。

2. 注意科学喂养，提倡母乳喂养，不宜在夏季及小儿患病时断奶，遵守添加辅食的原则。

3. 避免长期滥用广谱抗生素，以防止难治性肠道菌群失调所致的腹泻。

4. 适当控制饮食，减轻胃肠负担，对吐泻严重及伤食泻患儿暂时禁食，以后随着病情好转，逐渐增加饮食量。忌食油腻、生冷及不易消化的食物。有过敏病史者，应避免进食易于过敏的食物。

5. 密切观察病情变化，包括呕吐及大便的次数、大便量和性质以及尿量等。

6. 在中国婴幼儿中推广轮状病毒疫苗接种为理想的预防方法。目前推荐口服五价重配轮状病毒减毒活疫苗或口服轮状病毒活疫苗。

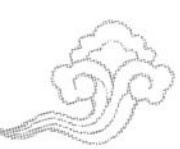

病案分析

病案：张某，男，9个月。2010年5月18日初诊。主诉：腹泻2个月余，伴黏液血便2周。患儿2个月来大便次数增多，日解4~5次，黄色稀糊样，已服双歧杆菌及改服腹泻奶粉，无好转。2周前曾发热，大便夹黏液脓血，日解7~8次，每次量少，便时哭吵，经检查为空肠弯曲菌肠炎，服用呋喃唑酮、阿奇霉素等多种抗生素，无好转。患儿人工喂养，既往体质较差。查体：一般可，无脱水貌，心肺听诊阴性，腹胀气，舌红，苔薄白，脉数。2010年5月2日大便常规：白细胞/脓细胞(+++)，隐血阳性；大便空肠弯曲菌阳性。2010年5月18日大便常规：白细胞/脓细胞(++)，红细胞2~4个/HP，隐血阳性。

中医诊断：泄泻（脾虚夹湿热泻）。

西医诊断：慢性腹泻，空肠弯曲菌肠炎。

治疗：治以健脾益气，清肠化湿。以七味白术散加减。

分析：重用煨葛根以升清止泻，生津止渴；太子参、炒白术、茯苓健脾益气，化湿止泻；乌梅炭酸敛止泻，合甘草酸甘化阴；黄芩、白头翁、黄柏清大肠湿热；砂仁温中化湿，行气消胀。健脾益气助清肠化湿而祛邪；清热祛邪而不伤脾胃；酸甘化阴以护津液，着眼于整体，从本图治，清补并进，攻敛兼施，故能正气来复，邪亦渐清。再投以健脾益气之剂以善后。一诊即效，二诊而愈。

（摘自《俞景茂学术经验传薪录》）

扫一扫，测一测

（李　岚）

复习思考题

1. 如何理解小儿消化系统生理病理特点与中医“脾常不足”的关系？
2. 口疮如何进行中医辨证？
3. 抗幽门螺杆菌治疗如何联合用药？
4. 如何从大便性状进行小儿泄泻的中医辨证？

笔记栏

第十章 泌尿系统疾病 PPT课件

第十章 泌尿系统疾病

学习目标

1. 掌握小儿泌尿系统的解剖生理特点和小儿尿路感染、急性肾小球肾炎、肾病综合征及单纯性血尿的西医诊断要点及中医辨证论治。

2. 熟悉小儿尿路感染、急性肾小球肾炎、肾病综合征及单纯性血尿的西医治疗。

3. 了解本章节相关疾病的西医病因病理及康复与预防。

第一节 小儿泌尿系统解剖生理特点

一、解剖特点

1. 肾脏 位于腹膜后脊柱两侧,左右各一。婴儿肾脏位置较低,其下极可低至髂嵴以下第4腰椎水平,2岁以后始达髂嵴以上。由于右肾上方有肝脏,故右肾位置稍低于左肾。儿童年龄越小,肾脏相对重量越重,新生儿两肾重量约为体重的1/125,而成人两肾重量约为体重的1/220。由于婴儿肾脏相对较大,位置又低,加之腹壁肌肉薄而松弛,故2岁以内健康小儿腹部触诊时容易扪及肾脏。婴儿肾脏表面呈分叶状,至2~4岁时,分叶完全消失。

2. 输尿管 婴幼儿输尿管长而弯曲,管壁弹力纤维和肌肉发育不良,容易受压及扭曲而导致梗阻,发生尿潴留而诱发感染。

3. 膀胱 婴儿膀胱位置比年长儿高,尿液充盈时,膀胱顶部常在耻骨联合之上,顶入腹腔而容易触及,随年龄增长逐渐下降至盆腔内。

4. 尿道 新生女婴尿道长仅1cm(性成熟期3~5cm),且外口暴露又接近肛门,易受细菌污染。男婴尿道虽较长,但常有包茎和包皮过长,尿垢聚积而易致上行性细菌感染。

二、生理特点

肾脏有许多重要功能:①排泄功能,排出体内代谢终末产物,如尿素、有机酸等;②调节机体水、电解质和酸碱平衡,维持内环境相对稳定;③内分泌功能,产生激素和生物活性物质,如红细胞生成素、肾素、前列腺素等。肾脏完成其生理活动,主要通过肾小球滤过和肾小管重吸收、分泌及排泄。儿童肾脏虽具备大部分成人肾的功能,但其发育是由未成熟逐渐趋向成熟。在胎龄36周时肾单位数量(每肾85万~100万)已达成人水平,出生后上述功能已基本具备,但调节能力较弱,贮备能力差,一般1~2岁时才接近成人水平。

1. 胎儿肾功能 胎儿于12周末,由于近曲小管刷状缘的分化及小管上皮细胞开始运转,已能形成尿液。但此时主要通过胎盘来完成机体的排泄和调节内环境稳定,故无肾的胎

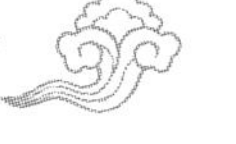

儿仍可存活和发育。

2. 肾小球滤过率　新生儿肾小球滤过率仅为成人的 1/4，早产儿更低，3~6 个月可达到成人的 1/2，6~12 个月可达到成人的 3/4，故不能有效排出过多的水分和溶质，2 岁时达成人水平。

3. 肾小管重吸收和排泄功能　新生儿及婴幼儿肾小管的重吸收功能较低，对水及钠的负荷调节较差，钠负荷量过大时不能迅速排钠而发生钠潴留，出现水肿；但未成熟儿肾的保钠能力又很差，易致低钠血症。对营养物质的重吸收亦不充分（新生儿葡萄糖、氨基酸和磷的肾阈值均较成人低），可有一过性生理性葡萄糖尿及氨基酸尿等。生后 10 天内的新生儿排钾能力较差，故有高钾血症倾向。

4. 浓缩和稀释功能　新生儿及幼婴由于髓袢短、尿素形成量少（婴儿蛋白合成代谢旺盛）以及抗利尿激素分泌不足，使浓缩尿液功能不足，在应激状态下保留水分的能力低于年长儿和成人。婴儿每由尿中排出 1mmol 溶质需水分 1.4~2.4ml，成人仅需 0.7ml。脱水时幼婴尿渗透压最高不超过 700mmol/L，而成人可达到 1 400mmol/L，故入量不足时易发生脱水，甚至诱发急性肾功能不全。新生儿及幼婴尿稀释功能接近成人，可将尿稀释至 40mmol/L，但因肾小球滤过率较低，大量水负荷或输液过快时易出现水肿。

5. 酸碱平衡　新生儿和婴幼儿易发生酸中毒，主要原因有：①肾保留 HCO_3^- 的能力差，碳酸氢盐的肾阈低，仅为 19~22mmol/L；②泌 NH_4^+ 和 H^+ 的能力低；③尿中排磷酸盐量少，故排出可滴定酸的能力受限。

6. 肾脏内分泌功能　新生儿的肾脏已具有内分泌功能，其血浆肾素、血管紧张素和醛固酮均等于或高于成人，生后数周内逐渐降低。新生儿肾血流量低，因而前列腺素合成速率较低。由于胎儿血氧分压较低，故胚肾合成红细胞生成素较多，生后随着血氧分压的增高，红细胞生成素合成减少。婴儿血清 1,25-$(OH)_2D_3$ 水平高于儿童期。

7. 儿童排尿及尿液特点

（1）排尿次数：93% 的新生儿在生后 24 小时内排尿，99% 的新生儿在 48 小时内排尿。生后头几天内，因摄入量少，每日排尿仅 4~5 次；1 周后，因新陈代谢旺盛，进水量较多而膀胱容量小，排尿突增至每日 20~25 次；1 岁时每日排尿 15~16 次，至学龄前和学龄期每日 6~7 次。

（2）排尿控制：正常排尿机制在婴儿期由脊髓反射完成，以后由脑干-大脑皮质控制，至 3 岁已能控制排尿。在 1.5~3 岁之间，儿童主要通过控制尿道外括约肌和会阴肌控制排尿，若 3 岁后仍保持这种排尿机制，不能控制膀胱逼尿肌收缩，则出现不稳定膀胱，表现为白天尿频、尿急，偶然尿失禁和夜间遗尿。

（3）每日尿量：儿童尿量个体差异较大，正常小儿尿量参考表 10-1。

表 10-1　正常小儿尿量

年龄	<2 天	3~10 天	10 天~2 个月	2 个月~1 岁	1~3 岁	3~5 岁	5~8 岁	8~14 岁	>14 岁
尿量（ml/24h）	30~60	100~300	250~450	400~500	500~600	600~700	600~1 000	800~1 400	1 000~1 600

（4）尿的性质：①尿色。生后头 2~3 天尿色深，稍混浊，放置后有红褐色沉淀，此为尿酸盐结晶。数日后尿色变淡。正常婴幼儿尿液淡黄透明，但在寒冷季节放置后可有盐类结晶析出而变混浊，尿酸盐加热后、磷酸盐加酸后可溶解，可与脓尿或乳糜尿鉴别。②酸碱度。生后头几天因尿内含尿酸盐多而呈强酸性，以后接近中性或弱酸性，pH 值多为 5~7。③尿

笔记栏

渗透压和尿比重。新生儿的尿渗透压平均为380~800mOsm/L,直到1.5岁时才达到成人水平,正常成人尿的渗透压为30~1 200mOsm/L。新生儿尿比重为1.012左右,儿童为1.001~1.035,14岁以上随意尿比重为1.003~1.030。④尿蛋白。正常儿童尿中仅含微量蛋白,通常≤100mg/(m^2·24h),定性为阴性,随机尿的尿蛋白/尿肌酐≤0.2。正常每天尿中排泄的蛋白<150mg。尿蛋白主要来自血浆蛋白,2/3为白蛋白,其余为Tamm-Horsfall蛋白和球蛋白等。⑤尿细胞和管型。正常新鲜尿液离心后沉渣镜检,红细胞<3个/HP,白细胞<5个/HP,偶见透明管型。12小时尿细胞计数:红细胞<50万、白细胞<100万、管型<5 000个为正常。

第二节 尿路感染

尿路感染(urinary tract infection,UTI)简称尿感,是指病原体直接侵入尿路,在尿液中生长繁殖,并侵犯尿路黏膜或组织而引起损伤。按病原体侵袭的部位不同,分为上尿路感染(肾盂肾炎)和下尿路感染(膀胱炎、尿道炎)。由于儿童时期感染局限在泌尿系某一部位者少见,临床定位困难,故统称为尿路感染。可根据有无临床症状,分为症状性尿路感染和无症状性菌尿。

本病可发生于小儿时期任何年龄,2岁以下幼儿多见,女孩发病率约为男孩的3~4倍。男孩反复尿路感染者,多伴有泌尿系结构异常,应认真查找病因。

本病多属中医学“尿频”“淋证”等范畴。

一、病因病理

(一)中医病因病机

本病外因多为感受湿热之邪,内因与素体虚弱有关。如坐地嬉戏,外阴不洁,湿热上熏膀胱;恣食肥甘,滋生湿热或皮肤疮毒,湿热内侵,流注膀胱;或肝胆湿热,迫注膀胱,致湿热蕴结膀胱,膀胱气化不利,发为本病,从而出现尿频、尿急、尿痛等证候。

本病病位主要在膀胱,也可涉及肾、肝。病理机制主要为湿热之邪蕴结膀胱,膀胱气化不利。若病邪长期留恋,日久耗气损阴伤阳(图10-1)。

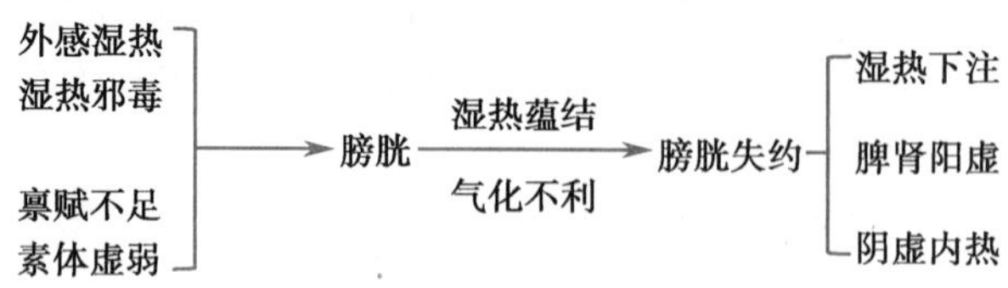

图10-1 尿路感染中医病因病机

(二)西医病因病理

1. 病因 任何致病菌均可引起尿路感染,但绝大多数为革兰氏阴性杆菌,如大肠埃希菌、副大肠埃希菌、变形杆菌、克雷伯杆菌、铜绿假单胞菌,少数为肠球菌和葡萄球菌。大肠埃希菌是尿路感染中最常见的致病菌,约占60%~80%。初次患尿路感染的新生儿、所有年龄的女孩和1岁以下的男孩,主要的致病菌仍是大肠埃希菌,而在1岁以上男孩主要致病菌多数是变形杆菌。对于10~16岁的女孩,白色葡萄球菌亦常见;克雷伯杆菌和肠球菌多见于新生儿尿路感染。

2. 发病机制 本病常见的感染途径有上行性感染、血源性感染、淋巴感染和直接蔓延

等。其中上行性感染是最常见和主要的感染途径，多见于女孩；血源性感染多发生于新生儿及小婴儿，常见于脓疱疮、肺炎、败血症等病程中。

小儿尿路感染常见的易感因素及发病机制如下。

（1）生理特点：因婴儿使用尿布，尿道口常受粪便污染，婴儿（尤其女孩）尿道短，加上外阴防卫能力差，易上行感染引起尿路感染。

（2）先天畸形及尿路梗阻：如肾盂输尿管连接处狭窄、肾盂积水、多囊肾、双肾盂等，均可使尿液引流不畅而继发感染。神经源性膀胱、结石、肿瘤等可引起梗阻而造成尿液潴留，细菌容易繁殖而致感染。

（3）膀胱输尿管反流：主要为先天性膀胱输尿管瓣膜机制不全。部分病例为膀胱逼尿肌功能异常所致。膀胱输尿管反流易导致反流性肾病及肾脏瘢痕形成。

（4）病原菌的致病力：以大肠埃希菌为例，其菌体抗原和荚膜抗原 K 是决定其尿路致病性的必要条件。

3. 病理　主要表现为黏膜充血，上皮细胞肿胀，黏膜下组织充血、水肿和白细胞浸润，较重者有点状或片状出血。急性肾盂肾炎时，病处肾小管腔中有脓性分泌物，小管上皮细胞肿胀、坏死、脱落，间质内有细胞浸润和小脓肿形成。

二、主要临床表现

1. 急性泌尿道感染　临床症状因患儿年龄组的不同存在着较大差异。

（1）新生儿：临床症状极不典型，多以全身症状为主，如发热或体温不升、面色苍白、吃奶差、呕吐、腹泻等。许多患儿有生长发育停滞，体重增长缓慢或不增，可伴有黄疸。部分患儿可有嗜睡、烦躁甚至惊厥等神经系统症状。

（2）婴幼儿：临床症状也不典型，常以发热最突出。拒食、呕吐、腹泻等全身症状也较明显。局部排尿刺激症状可不明显，但细心观察可发现有排尿时哭闹不安、尿布有臭味和顽固性尿布疹等。

（3）年长儿：以发热、寒战、腹痛等全身症状突出，常伴有腰痛和肾区叩击痛、肋脊角压痛等。同时尿路刺激症状明显，患儿可出现尿频、尿急、尿痛、尿液混浊，偶见肉眼血尿。

2. 慢性泌尿道感染　是指病程迁延或反复发作，伴有贫血、消瘦、生长迟缓、高血压或肾功能不全者。

3. 无症状性菌尿　在常规的尿过筛检查中，可以发现健康儿童中存在着有意义的菌尿，但无任何尿路感染症状。这种现象可见于各年龄组，在儿童中以学龄女孩常见。无症状性菌尿患儿常同时伴有尿路畸形和既往有症状的尿路感染史。病原体多数是大肠埃希菌。

三、辅助检查

1. 尿常规检查及尿细胞计数　①尿常规：如清洁中段尿离心沉渣中白细胞≥5 个/HP，即可怀疑为尿路感染。血尿也很常见。肾盂肾炎患儿有中等蛋白尿、白细胞管型尿及晨尿的比重和渗透压减低。②1 小时尿白细胞排泄率测定：白细胞数$>30\times10^4$/h 为阳性，可怀疑泌尿道感染；$<20\times10^4$/h 为阴性，可排除泌尿道感染。

2. 尿培养细菌学检查　通常认为中段尿培养菌落计数$>10^5$/ml 可确诊，$10^4\sim10^5$/ml 为可疑，$<10^4$/ml 为污染。但对尿细菌培养及菌落计数结果分析应结合患儿性别、有无症状、细菌种类及繁殖力综合评价其临床意义。通过耻骨上膀胱穿刺获取的尿培养，只要发现有细菌生长，即有诊断意义。临床高度怀疑泌尿道感染而尿普通细菌培养阴性的，应进行 L 型细菌和厌氧菌培养。

笔记栏

3. 尿液直接涂片法找细菌　油镜下如每个视野都能找到一个细菌，表明尿内细菌数>10^5/ml。

4. 影像学检查　常用的影像学检查有B型超声检查、排泄性膀胱尿路造影（检查膀胱输尿管反流）、99mTc-DMSA肾皮质显像（检查肾瘢痕形成及检测分肾功能）、核素肾动态显像等。

四、诊断及鉴别诊断

（一）诊断要点

典型病例根据症状及实验室检查往往不难诊断。凡符合以下条件者可确诊。

（1）中段尿培养菌落计数>10^5/ml。

（2）离心尿沉渣白细胞≥5个/高倍视野，伴有尿感症状。

具备1、2两条可确诊。如无第2条应再进行中段尿培养菌落计数，如仍>10^5/ml可确诊。

（3）膀胱穿刺尿培养细菌阳性即可确诊。

（4）离心尿沉渣涂片革兰氏染色，细菌数>1个/HP，结合临床尿感症状也可确诊。

如尿培养菌落计数在10^4～10^5/ml为可疑，应复查。

（二）鉴别诊断

尿路感染需与急性肾小球肾炎、肾结核和急性尿道综合征鉴别（表10-2）。

表10-2　尿路感染相关疾病的鉴别

疾病	鉴别
急性肾小球肾炎	早期可有轻微的尿路刺激症状，少数患者尿中白细胞增多，但多有水肿、高血压、血尿，抗链球菌溶血素O升高及补体规律性改变，尿细菌培养阴性
肾结核	患儿常有尿路刺激症状，易误诊为尿路感染。肾结核多有结核病史，起病缓慢，常见低热、盗汗，结核菌素试验阳性。尿沉渣中可找到结核杆菌，普通细菌尿培养阴性
急性尿道综合征	临床表现为尿频、尿急、尿痛、排尿困难等尿路刺激症状，但清洁中段尿培养无细菌生长或为无意义性菌尿

五、临床治疗

本病治疗的关键是积极控制感染，根除病原体，防止复发。中医治疗在辨证治疗基础上以通利小便为治疗原则。

（一）中医治疗

1. 中医辨证思路　本病辨证，关键在于辨虚实。急性期多属实证，病程长者或反复发作的慢性患者多为虚证或虚中夹实，儿科临床实证较多。起病急，病程短，小便频数、尿急、尿痛明显，小便深黄，舌红苔黄者多属于实证、热证；病程长，小便清长，淋漓不尽，舌淡苔白者多属阳虚；病程长，小便频数或短赤，舌红少苔者多属阴虚火旺。

2. 治疗原则　治疗要分清虚实，实证宜清利湿热，虚证宜温补脾肾或滋阴清热，并且要标本兼顾，攻补兼施。

3. 辨证施治

（1）湿热下注

证候：起病急，小便频数短赤，尿道灼热疼痛，小腹坠胀、腰部酸痛，婴儿常伴啼哭不安，可伴有发热、烦躁、恶心呕吐，舌质红，苔薄腻微黄或黄腻，脉数有力，指纹紫滞。

治法：清热利湿，通利膀胱。

代表方：八正散加减。

发热者，加柴胡、黄芩；小便带血，尿道刺痛，排尿突然中断者，可加金钱草、海金沙、石韦；若小便赤涩，尿道灼热刺痛，口渴心烦，舌尖红少苔，为心经热盛，移于小肠，可用导赤散加减。

（2）脾肾阳虚

证候：病程日久，小便频数，淋漓不尽，神倦乏力，甚则畏寒怕冷，手足不温，纳呆便溏，舌质淡，或有齿痕，苔薄腻，脉细弱，指纹淡红。

治法：温补脾肾，升提固摄。

代表方：缩泉丸加味。

夜尿增多者，加桑螵蛸、煅龙骨；小便淋漓涩痛者，为湿热余邪未清，加白花蛇舌草、瞿麦。

（3）阴虚内热

证候：病程日久，小便频数或短赤，低热盗汗，颧红，五心烦热，咽干口渴，舌红，苔少，脉细数，指纹淡。

治法：滋阴补肾，兼清湿热。

代表方：知柏地黄丸加减。

若仍有尿急、尿痛、尿赤者，加淡竹叶、萹蓄、瞿麦；低热者，加青蒿、地骨皮。对于湿热留恋者，滋阴之品易滞湿留邪，清利之品又易耗伤阴液，故应仔细辨别虚实的孰轻孰重，斟酌应用。

4. 中医其他疗法

（1）临床常用中成药：①热淋清颗粒，清热泻火，利尿通淋，用于湿热下注证；②济生肾气丸，功能温阳补肾，利水消肿，用于脾肾阳虚证；③知柏地黄丸，功能滋阴补肾，清热降火，用于阴虚内热证。

（2）药物外治：金银花 30g，蒲公英 30g，地肤子 30g，苦参 20g，通草 6g，水煎坐浴。每日 1~2 次，每次 30 分钟。用于湿热下注证。

（3）针灸疗法　①急性期：主穴取委中、下髎、阴陵泉、束骨。热重加曲池，尿血加血海、三阴交，少腹胀痛加曲泉，寒热往来加内关，腰痛取耳穴肾、腰骶区；②慢性期：主穴取委中、阴谷、复溜、照海、太溪。腰背酸痛加关元、肾俞；多汗补复溜、泻合谷；尿频、尿急、尿痛加中极、阴陵泉；气阴两虚加中脘、照海；肾阳不足加关元、肾俞。

（二）西医治疗

1. 一般治疗

（1）急性期需卧床休息，鼓励患儿多饮水，勤排尿，促进细菌、细菌毒素及炎性分泌物加速排出，并降低肾髓质及乳头部组织的渗透压，抑制细菌生长繁殖。另外女孩应注意外阴清洁。

（2）鼓励患儿进食，供给足够的热能、丰富的蛋白质和维生素，以增强机体的抵抗力。

2. 抗感染治疗

（1）抗生素选用原则：①根据感染部位选用抗生素，对肾盂肾炎患儿应选择血浓度高的药物，对膀胱炎患儿应选择尿浓度高的药物；②根据感染途径选用，如发热等全身症状明显或属血源性感染，多选用青霉素类或头孢类抗生素治疗；③根据尿培养及药物敏感试验结果，同时结合临床疗效选用抗生素；④选用对肾功能损害小的药物。

（2）症状性尿路感染的治疗：①对于下尿路感染，经验用药初始可选阿莫西林/克拉维

笔记栏

酸钾,20~40mg/(kg·d),分3次;或复方磺胺甲噁唑,30~60mg/(kg·d),分2次,连用7~10天;②对于上尿路感染,经验用药一般选用静脉给药如广谱头孢菌素类,必要时联合两种抗生素治疗,疗程10~14天。必要时随访尿细菌培养以指导和调整用药。

(3)无症状性菌尿的治疗:单纯无症状性菌尿一般无须治疗。但若合并尿路梗阻、膀胱输尿管反流或存在其他尿路畸形,或既往感染使肾脏留有陈旧性瘢痕者,则应积极选用上述抗菌药物治疗。疗程7~14天,继之给予小剂量抗菌药物预防,直至尿路畸形被矫治为止。

(4)再发泌尿道感染的治疗:包括复发和再感染两种类型。再发泌尿道感染的治疗在进行尿细菌培养后选用2种抗菌药物,疗程以10~14天为宜,然后予以小剂量药物维持,以防再发。

3. 积极矫治尿路畸形。

4. 尿路感染的局部治疗　常采用膀胱内药液灌注治疗,主要用于经全身给药治疗无效的顽固性慢性膀胱炎患者。

六、预防与康复

尿路感染的预防非常重要,应认真做好预防和生活护理工作。

1. 婴幼儿每次大便后应清洗臀部,尿布应常换洗,最好用开水烫洗,婴儿所用毛巾及盆应与成人分开,尽早不穿开裆裤等。

2. 在儿童期应加强教育,注意会阴卫生,如经常洗臀部,勤换内裤等。

3. 注意平时多饮水,勤排尿。

病案分析

病案:患儿苏某,女,9岁。患儿于外感用抗生素治疗后,感解而尿频、尿急、尿痛,少腹不适,有时闷痛,面红、唇干,舌苔白厚、舌质红,脉数有力。尿蛋白(±),尿白细胞(++++)。

辨证:热淋,为热结尿路,致之气血失和。

治疗:治用清热通淋,利湿理气之法。

方药:黄芩10g,黄柏10g,紫荆皮10g,石韦10g,海金沙10g,延胡索10g,白芍10g,瞿麦10g,萹蓄10g。水煎服。服药7天症减,尿不痛,不急,尿频大减。前方继服4天,诸症悉除,临证获愈。为巩固疗效,以清淋散(紫荆皮、连翘、滑石、木通、车前子、甘草),每次0.5g,1天3次口服,用药8天。

分析:热淋多为邪热所结于膀胱。治用方药以清热通淋为主,其中黄芩、黄柏、紫荆皮为清热解毒,除邪之剂;石韦、海金沙、瞿麦、萹蓄重在通淋;延胡索、白芍理气缓急。本方应用不及10日而愈。为巩固其效,最后以清淋散仅服8天,尿检阴性而止。

(摘自王烈《婴童医案》)

第三节　急性肾小球肾炎

急性肾小球肾炎(acute glomerulonephritis,AGN)简称急性肾炎,是指一组病因不一,临床表现为急性起病,多有前驱感染,以血尿为主,伴不同程度蛋白尿,可有水肿、高血压,或肾

功能不全等特点的肾小球疾病。可分为急性链球菌感染后肾小球肾炎和非链球菌感染后肾小球肾炎。本节介绍的急性肾炎主要指急性链球菌感染后肾小球肾炎。1982 年全国 105 所医院的调查结果为急性肾炎患儿占同期泌尿系统疾病的 53.7%。本病多见于儿童和青少年，以 5~14 岁多见，小于 2 岁少见，男女之比为 2∶1。

本病多属中医学“水肿”之范畴，并以“阳水”“风水”“皮水”“尿血”等多见。

一、病因病理

（一）中医病因病机

本病内因主要是小儿先天禀赋不足或素体虚弱，外因主要为外感风邪、湿热或疮毒，致肺、脾、肾三脏功能失调，其中以肺、脾功能失调为主。风、热、毒与水湿互结，热伤下焦血络而致尿血；肺、脾、肾三脏通调、运化、开阖失司，水液代谢障碍而发为水肿。其病位在肺、脾、肾，亦可涉及心、肝。

在疾病发展过程中，若水湿、热毒炽盛，正气受损，以致正不胜邪，可出现一系列危重变证。①邪陷心肝：湿热邪毒，内陷厥阴，致使肝阳上亢，肝风内动，心窍闭阻，而出现头痛、眩晕，甚则神昏、抽搐；②水凌心肺：水邪泛滥，上凌心肺，损及心阳，闭阻肺气，心失所养，肺失肃降，而出现喘促、心悸，甚则发绀；③水毒内闭：湿浊内盛，脾肾衰竭，三焦壅塞，气机升降失司，水湿失运，浊毒不得通泄，致使水毒内闭，而发生少尿、无尿，此证亦称“癃闭”“关格”。

恢复期湿热水毒伤及气阴，引起肺、脾、肾三脏气阴不足、湿热留恋，临床可见血尿日久不消，并伴阴虚、气虚之证。病久入络，致脉络阻滞，尚可出现尿血不止、面色晦滞、舌质紫等瘀血之证（图 10-2）。

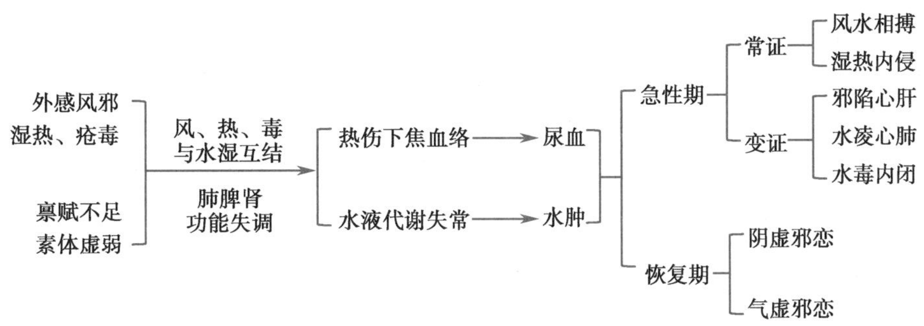

图 10-2　急性肾小球肾炎中医病因病机

（二）西医病因病理

1. 病因　本病最常见的病原为 A 组乙型溶血性链球菌的某些致肾炎菌株，感染部位不同，细菌型也不同，呼吸道感染以 12 型多见，皮肤感染以 49 型多见。

2. 发病机制　细菌感染通过抗原-抗体免疫反应引起肾小球毛细血管炎症病变，而病毒和其他病原体则直接侵袭肾组织而致肾炎，在尿中常能分离到病原体。

溶血性链球菌 A 组中的致肾炎菌株侵袭机体后，链球菌抗原或变性的 IgG 与抗体结合后，形成免疫复合物，称循环免疫复合物（CIC）。CIC 经血液循环流经肾，沉着在肾小球基底膜上，并激活补体，使肾小球基底膜及其邻近组织产生一系列免疫损伤。若原先固着在肾小球基底膜的抗原与其产生的抗体，在抗原存在的部位发生反应，即为原位免疫复合物型损伤。此外，某些链球菌可通过神经氨酸苷酶或其产物的作用，与机体的免疫球蛋白（IgG）结合，改变其免疫原性，产生自身抗体和免疫复合物而致病。免疫损伤使肾小球基底膜破坏，血浆蛋白、红细胞和白细胞渗出形成血尿、蛋白尿和管型尿，肾小球毛细血管内皮增生、肿

笔记栏

胀，管腔变窄，甚至堵塞，肾血流量减少，肾小球滤过率降低，使水钠潴留，产生水肿，血容量扩大，静脉压升高，循环负荷加重并产生高血压。发病机制如图 10-3。

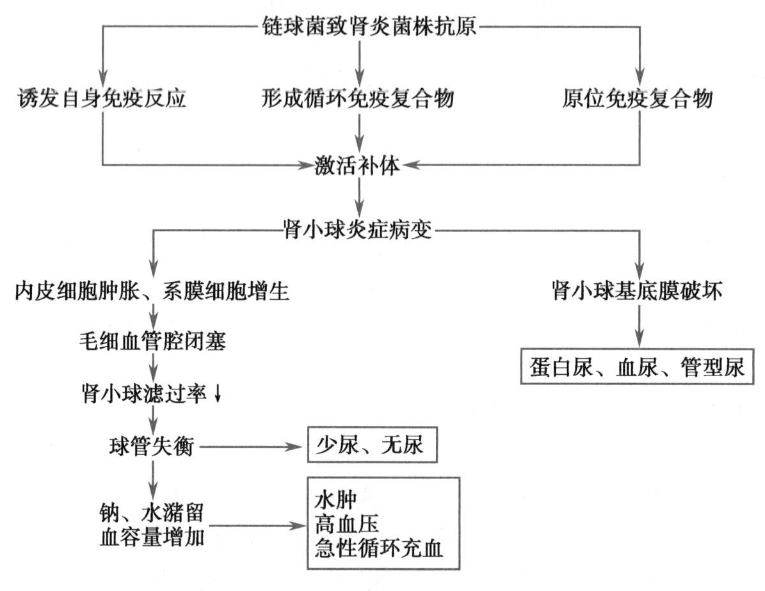

图 10-3 急性肾小球肾炎发病机制

3. 病理 疾病早期的典型肾脏病变呈毛细血管内增生性肾小球肾炎改变。光镜下肾小球表现为程度不等的弥漫性增生性炎症及渗出性病变。肾小球增大、肿胀，内皮细胞和系膜细胞增生，炎症细胞浸润。毛细血管腔狭窄甚或闭锁、塌陷。肾小球囊内可见红细胞、球囊上皮细胞增生。部分患者可见到新月体。肾小管病变较轻，呈上皮细胞变性、间质水肿及炎症细胞浸润。电镜检查可见内皮细胞胞质肿胀，呈连拱状改变，使内皮孔消失。电子致密物在上皮细胞下沉积，呈散在的圆顶状驼峰样分布。基膜有局部裂隙或中断。免疫荧光检查在急性期可见弥漫一致性纤细或粗颗粒状的 IgG、C3 和备解素沉积，主要分布于肾小球毛细血管袢和系膜区，也可见到 IgM 和 IgA 沉积。系膜区或肾小球囊腔内可见纤维蛋白原和纤维蛋白沉积。

二、主要临床表现

急性肾炎临床表现轻重悬殊，轻者全无临床症状，仅发现镜下血尿，重者可呈急进性过程，短期内出现肾功能不全。

1. 前驱感染 发病前 1~3 周有上呼吸道或皮肤等前驱感染，经 1~3 周无症状的间歇期而急性起病。

2. 典型表现 多急性起病，主要症状是血尿、水肿、高血压，起病时可有全身不适、乏力、食欲不振、发热、头痛、头晕、咳嗽、气急、恶心、呕吐、腹痛及鼻出血等。

（1）水肿：70% 的病例有水肿，一般仅累及眼睑及颜面部，重者 2~3 天遍及全身，呈非凹陷性。

（2）血尿：几乎所有病例均见血尿，呈肉眼或镜下血尿。其中 50% ~70% 为肉眼血尿，中性或碱性尿呈鲜红色或洗肉水样，酸性尿呈浓茶样，一般 1~2 周后转为镜下血尿。镜下血尿一般持续 1~3 个月，少数病例可延续半年或更久。

（3）蛋白尿：程度不等。有 20% 可达肾病水平。蛋白尿患者病理上常呈严重系膜增生。

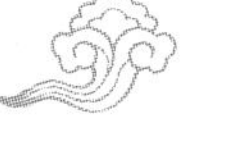

（4）高血压：病程早期30%～80%的患儿有高血压，常和水肿的程度平行，1～2周后随着尿量增加、水肿减轻，血压渐恢复正常。

（5）尿量减少：水肿及肉眼血尿严重者可伴有尿量减少。

3. 严重表现　少数患儿在疾病早期（2周之内）可出现下列严重症状。

（1）高血压脑病：由于脑血管痉挛，导致缺血、缺氧、血管渗透性增高而发生脑水肿，也有人认为是由脑血管扩张所致。常发生在疾病早期，血压突然上升之后，血压可达150～160/100～110mmHg以上。年长儿会主诉剧烈头痛、呕吐、复视或一过性失明，严重者突然出现惊厥、昏迷。

（2）严重循环充血：常发生在起病1周内，由于水、钠潴留，血浆容量增加而出现循环充血。当肾炎患儿出现呼吸急促和肺部有湿啰音时，应警惕循环充血的可能性，严重者可出现呼吸困难、端坐呼吸、颈静脉怒张、频咳、吐粉红色泡沫痰、两肺满布湿啰音、心脏扩大，甚至出现奔马律、肝大而硬、水肿加剧。少数可突然发生，病情急剧恶化。

（3）急性肾功能不全：常发生于疾病初期，出现尿少、尿闭等症状，引起暂时性氮质血症、电解质紊乱和代谢性酸中毒，一般持续3～5日，不超过10日，随尿量增多而好转。

4. 非典型表现

（1）无症状性急性肾炎：患儿仅有显微镜下血尿或仅有血C3降低而无其他临床表现。

（2）肾外症状性急性肾炎：有的患儿水肿、高血压明显，甚至有严重循环充血及高血压脑病，此时尿改变轻微或尿常规检查正常，但有链球菌前驱感染和血C3水平明显降低。

（3）以肾病综合征表现的急性肾炎：少数患儿以急性肾炎起病，但水肿和蛋白尿突出，伴低白蛋白血症和高胆固醇血症，临床表现似肾病综合征。

三、辅助检查

1. 尿常规　尿镜检除见多少不等的红细胞外，还可见白细胞、颗粒管型、红细胞管型等。尿蛋白多在（+）～（+++），且与血尿的程度相平行。

2. 血常规　白细胞计数可增高或正常。

3. 血沉　血沉增快，常提示肾炎病变活动，可在2～3个月内恢复正常。

4. 血清学检查　上呼吸道感染者抗链球菌溶血素O升高，阳性率50%～80%，通常于感染后10～14日出现，3～5周达高峰，3～6个月恢复正常。皮肤感染后患儿可见抗脱氧核糖核酸酶B（Anti-DNase B）、抗透明质酸酶（anti-HAse）升高。

5. 血清补体　80%～90%的患者血清补体C3下降，至第8周90%以上的患者可恢复正常。

6. 肾功能检查　明显少尿时血尿素氮和肌酐可增高；持续少尿无尿者，血肌酐升高，内生肌酐清除率下降，尿浓缩功能也受损，但随利尿消肿后多数患儿迅速恢复正常。

7. 肾活检　具有以下情况者，建议尽早行肾穿刺检查，以明确诊断，指导治疗。①90%患儿起病2周内血清补体C3明显下降，若持续低下，8～10周仍不恢复者；②肾病型肾炎者；③高血压或肉眼血尿持续不消失者；④肾功能不全进行性加重者。

四、诊断及鉴别诊断

（一）诊断要点

根据急性起病，1～3周前有呼吸道感染或皮肤感染史，典型表现为血尿、蛋白尿、非凹陷性水肿、少尿、高血压，结合实验室检查抗链球菌溶血素O升高、补体C3规律性改变，即可诊断为急性肾炎。

笔记栏

（二）鉴别诊断

急性肾小球肾炎需与 IgA 肾病、慢性肾炎急性发作、特发性肾病综合征等鉴别（表 10-3）。

表 10-3 急性肾小球肾炎相关疾病的鉴别

疾病	鉴别
IgA 肾病	以血尿为主要症状，表现为反复发作性肉眼血尿，多在上呼吸道感染后 24 ~48 小时出现血尿，多无水肿、高血压，血清 C3 正常。肾活体组织免疫病理检查可确诊
慢性肾炎急性发作	既往肾炎史不详，无明显前期感染，除有肾炎症状外，常有贫血、肾功能异常、低比重尿或固定低比重尿，尿改变以蛋白增多为主
特发性肾病综合征	具有肾病综合征表现的急性肾炎需与特发性肾病综合征鉴别，若表现急性起病，有链球菌感染史，血清 C3 降低，肾活检为毛细血管内增生性肾炎者有助于急性肾炎诊断

五、临床治疗

西医治疗主要清除残留病灶，改善症状体征，防止急性期合并症。中医治疗急性期以祛邪为主，恢复期以扶正兼祛邪为要。

（一）中医治疗

1. 中医辨证思路　从急性期和恢复期入手，急性期以正盛邪实为主，起病急，变化快，浮肿及血尿较明显；恢复期以正虚邪恋为要，表现为浮肿已退，尿量增加，肉眼血尿消失，但镜下血尿或蛋白尿未恢复，且多有湿热留恋。阴虚邪恋表现以头晕乏力、手足心热、舌红苔少为主，气虚邪恋表现以倦怠乏力、纳少便溏、自汗、舌淡为特征。若出现变证，需区分邪陷心肝、水凌心肺、水毒内闭。

2. 治疗原则　急性期以祛邪为主，治宜宣肺利水，清热凉血，解毒利湿；恢复期以扶正兼祛邪为要，给予滋阴清热或健脾益气。对于变证，分别采用平肝息风、清心利水，泻肺逐水、温阳扶正，通腑泄浊、解毒利尿等治法，必要时应配合西医综合抢救治疗。

3. 辨证施治

（1）急性期

1）常证

①风水相搏

证候：起病急，水肿自眼睑开始迅速波及全身，以头面部为著，皮色发亮，按之凹陷随手而起，尿少色黄或色赤，恶风寒或发热汗出，喉核红肿疼痛，骨节酸痛，鼻塞流涕，咳嗽，舌质淡，苔薄白或薄黄，脉浮紧或浮数，或指纹滞。

治法：疏风宣肺，利水消肿。

代表方：麻黄连翘赤小豆汤加减。

咳嗽气喘者，加葶苈子、射干、桑白皮；偏风寒，症见骨节酸痛者，加羌活、防己；偏风热，症见发热、汗出，加金银花、黄芩；血压升高、头痛明显者，去麻黄，加浮萍、钩藤、夏枯草；血尿甚者，加大蓟、小蓟、茜草、仙鹤草。

②湿热内侵

证候：头面肢体浮肿或轻或重，尿少色赤，烦热口渴或见口苦口黏，头身困重，近期有疮毒史，大便不爽，舌质红，苔黄腻，脉滑数，或指纹紫滞。

治法：清热利湿，凉血解毒。

代表方：五味消毒饮合小蓟饮子加减。

小便赤涩者，加白花蛇舌草、石韦、金钱草；口苦口黏者，加茵陈、龙胆草、苍术；皮肤湿疹

者，加苦参、白鲜皮、地肤子。

2）变证

①邪陷心肝

证候：肢体面部浮肿较甚，头痛眩晕，呕吐，烦躁不安，视物模糊，口苦，甚至抽搐、昏迷，尿短赤，舌质红，苔黄糙，脉弦数，或指纹青紫，可达命关，或透关射甲。

治法：平肝潜阳，清心泻火。

代表方：龙胆泻肝汤合羚角钩藤汤加减。

大便秘结者，加生大黄、芒硝；头痛眩晕较重者，加夏枯草、石决明；呕吐者，加半夏、胆南星；昏迷抽搐者，加服牛黄清心丸或安宫牛黄丸。

②水凌心肺

证候：全身浮肿明显，频咳气急，胸闷心悸，不能平卧，烦躁不宁，面色苍白，甚则口唇青紫，指甲发绀，舌质暗红，舌苔白腻，脉沉细无力，或指纹青紫，可达命关。

治法：泻肺逐水，温阳扶正。

代表方：己椒苈黄丸合参附汤加减。

若见面色灰白，四肢厥冷，汗出脉微，是心阳虚衰之危象，应急用独参汤或参附龙牡救逆汤。

③水毒内闭

证候：全身浮肿，尿少或尿闭，色如浓茶，头晕头痛，恶心呕吐，嗜睡，甚则昏迷，舌质淡胖，苔垢腻，脉象滑数或沉细数，或指纹紫滞。

治法：通腑泄浊，解毒利尿。

代表方：温胆汤合附子泻心汤加减。

呕吐频繁者，先服玉枢丹；昏迷惊厥者，加用安宫牛黄丸或紫雪丹，水溶化后鼻饲。

（2）恢复期

①阴虚邪恋

证候：头晕乏力，手足心热，腰酸盗汗，或反复咽红，镜下血尿持续不消，舌红苔少，脉细数，或指纹紫。

治法：滋阴补肾，兼清余热。

代表方：知柏地黄丸合二至丸加减。

血尿明显者，加小蓟、白茅根，日久不愈者，加仙鹤草、茜草，或加三七、琥珀；反复咽红者，加玄参、山豆根、黄芩；盗汗明显者，加煅龙骨、煅牡蛎。

②气虚邪恋

证候：身倦乏力，面色萎黄，纳少便溏，自汗出，易感冒，舌淡红，苔白，脉缓弱，或指纹淡。

治法：健脾益气，兼化湿浊。

代表方：参苓白术散加减。

血尿持续不消者，加三七、仙鹤草；舌质暗或有瘀点者，加丹参、红花；汗多者，加白芍、龙骨、牡蛎。

4. 中医其他疗法

（1）临床常用中成药：①黄葵胶囊，功能清利湿热、解毒消肿，用于急性期湿热内侵证；②知柏地黄丸，功能滋阴清热，用于恢复期阴虚邪恋证。

（2）灌肠法：大黄 10g，黄柏 20g，槐花 15g，败酱草 10g，车前草 20g，益母草 20g，黄芪 20g，龙骨 10g，牡蛎 10g，每剂煎至 200ml，每次 100ml（婴儿 50ml），1 日 2 次，保留灌肠。7 日为 1 个疗程。用于水毒内闭证。

笔记栏

（二）西医治疗

1. 一般治疗

（1）休息：急性期应强调卧床休息，直至肉眼血尿消失、水肿消退、血压降至正常后，方可下床轻微活动或户外散步。血沉正常后可恢复上学，但应避免剧烈运动。尿检完全正常后方可恢复体力活动。

（2）饮食：有水肿、高血压时应限制水、钠摄入，水的摄入量一般以不显性失水加尿量计算；食盐 60mg/(kg·d)为宜，但不宜长期忌盐。有氮质血症时应限蛋白摄入，可给优质蛋白 0.5g/(kg·d)。

（3）抗感染：有感染灶时用青霉素或其他敏感抗生素治疗 10~14 天。

2. 对症治疗

（1）利尿：经控制水盐摄入量后仍有明显水肿、少尿者可给予利尿剂，常口服氢氯噻嗪片 1~2mg/(kg·d)，分 2~3 次服用。无效时需用袢利尿剂如呋塞米，口服剂量为 2~5mg/(kg·d)，注射剂量为 1~2mg/(kg·次)，每日 1~2 次。注射剂量太大时可有一过性耳聋。

（2）降压：凡经休息、控制水盐、利尿后血压仍高者应给予降压治疗。钙通道阻滞药，如硝苯地平初始剂量 0.25mg/(kg·d)，最大剂量 1mg/(kg·d)，分 3 次口服或舌下含服。血管紧张素转换酶抑制剂，如卡托普利初始剂量 0.3~0.5mg/(kg·d)，最大剂量 5~6mg/(kg·d)，分 3 次口服，与硝苯地平交替使用效果更好。

3. 并发症治疗

（1）高血压脑病：应快速降压，首选硝普钠 5~20mg 加入 5% 葡萄糖注射液 100ml 中以 1μg/(kg·min)速度静脉滴注，监测血压，根据血压调整滴速，滴速不宜超过 8μg/(kg·min)。通常用药后 1~5 分钟内能使血压明显下降，抽搐立即停止，并同时静脉注射呋塞米。有惊厥时应及时止痉。持续抽搐者首选地西泮缓慢静脉注射，每次 0.3mg/kg，总量不超过 10mg。

（2）严重循环充血：矫正水钠潴留，恢复正常血容量，可使用呋塞米注射。表现有肺水肿时，除一般对症治疗外可加用硝普钠(用法同上)。对难治病例可采用腹膜透析或血液滤过净化治疗。

（3）急性肾功能不全：去除病因，积极治疗原发病，减轻症状，改善肾功能，维持水和电解质的平衡，防止并发症的发生。①宜选择高糖、低蛋白、富含维生素的食物，尽可能供给足够的能量，供给热量 210~250J/(kg·d)，蛋白质 0.5g/(kg·d)，应选择优质动物蛋白，脂肪占总热量的 30%~40%。②控制水和钠的摄入，记录 24 小时出入量，严格控制入量，坚持“量出为入”原则。每日补液量=尿量+不显性失水+显性失水(呕吐、大便、引流量等)-内生水。无发热患儿每日不显性失水为 300ml/m^2，体温每升高 1℃，不显性失水增加 75ml/m^2，内生水在非高分解代谢状态约 100ml/m^2，所用液体均为非电解质液。可短期试用髓袢利尿剂呋塞米。③纠正代谢性酸中毒，轻中度代谢性酸中毒一般无须处理。当血浆 HCO_3^-<12mmol/L 或动脉血 pH 值<7.2，可补充 5% 碳酸氢钠 5ml/kg，提高二氧化碳结合力(CO_2CP)5mmol/L。纠正酸中毒时应注意防治低钙性抽搐。④纠正电解质紊乱，包括高钾血症、低钠血症、低钙血症和高磷血症的处理。⑤透析治疗，凡上述保守治疗无效者，均应尽早进行透析。

六、预防与康复

1. 本病的预防最根本的是预防感染，尽量避免呼吸道感染，注意保持皮肤及口腔清洁，预防疮毒及口腔疾患的发生。

2. 平时链球菌感染1~3周后,注意随访尿常规,以便及时发现。

3. 病初应注意休息,尤其水肿、尿少、高血压明显者应卧床休息。待血压恢复,水肿消退,尿量正常后逐渐增加活动。

病案分析

病案:张某,女,12岁。患儿平素易患咽喉病。此次于咽喉病后15天起病。症见发热,浮肿,头痛,尿赤而短,呕吐1次。经当地医院查尿为血尿,诊断为急性肾炎,用青霉素治疗5天,浮肿和尿血不减,而至中医治疗。查体见神乏、面㿠、浮肿、唇干。舌质红、舌苔白厚,脉数有力。心、肺、腹部未见异常。下肢浮肿,轻度压痕。血压114/72mmHg。血常规未见异常。尿蛋白(++),尿红细胞满视野。诊为急性肾炎。

辨证:肾积内热,复感风邪,化火伤肾,肾伤血溢,水积而成。

治疗:治用疏风、清热、利湿、止血之法。

处方:菊花15g,黄芩10g,白茅根15g,紫荆皮10g,大蓟10g,小蓟10g,萆薢10g,淡竹叶10g,甘草5g。水煎服。合服清肾散(连翘、苦参、白茅根、冬瓜子、泽泻、甘草),每次3g,1日3次。经治8天症减,浮肿减轻,尿色淡。服药12天,肿消尿清。前方继服8天诸症悉除而愈。

分析:本证治疗1周症减,2周痊愈。方中菊花疏风清热,黄芩、紫荆皮清热去湿;白茅根、大蓟、小蓟、萆薢、淡竹叶利湿止血;甘草调和,与清肾散相应,用后利尿消肿和止尿血效果显著。再以益气健脾之黄芪、白芍、白术扶正;土茯苓、黄芩、车前子、白茅根调肾,巩固疗效。历时1个月获愈。

(摘自王烈《婴童医案》)

第四节 肾病综合征

肾病综合征(nephrotic syndrome,NS)是一组由多种病因引起的肾小球基底膜通透性增加,大量血浆蛋白自尿中丢失而导致一系列病理生理改变的一种临床综合征,以大量蛋白尿、低白蛋白血症、高脂血症和不同程度水肿为主要临床特点。根据病因可分为先天性、原发性和继发性三类。儿童时期多数属于原发性,本节所述内容以原发性肾病综合征为主。本病可见于任何年龄,2~5岁为发病高峰,男孩多于女孩。本病复发率较高,病程迁延,严重影响儿童身心健康。预后与病理变化密切相关,微小病变型预后较好,局灶节段性肾小球硬化预后较差。

属于中医学“水肿病”范畴,以“阴水”为多见。

一、病因病理

(一)中医病因病机

小儿肾病的病因包括内因和外因。内因与先天禀赋不足,久病体虚,肺、脾、肾三脏亏虚有关;外因为感受外邪,其中以外感风邪(风寒或风热)、湿、热最多见。外邪入里内侵肺脾肾是本病发作或复发的最常见诱因。本病以肺、脾、肾三脏虚弱为本,尤以脾、肾亏虚为主。肺、脾、肾三脏功能虚弱,气化功能失常,封藏失职,精微外泄,水液停聚是主要病机。

笔记栏

人体水液的正常代谢，水谷精微输布、封藏，均依赖肺的通调、脾的转输、肾的开阖与三焦、膀胱气化来完成。当肺、脾、肾三脏虚弱，功能失常，必然导致水液代谢失调。水湿内停，泛溢肌肤，则发为水肿；精微不能输布、封藏而下泄，则出现蛋白尿。

外感、水湿、湿热、瘀血及湿浊是促进肾病综合征发生发展的病理环节，与肺、脾、肾三脏虚弱之间互为因果。当肺、脾、肾三脏不足，卫外不固则易感受外邪，进一步损伤肺、脾、肾，导致水液代谢障碍加重，病情反复或加重。水湿是病理产物，既可阻碍气机运行，使瘀血形成，又可伤阳、化热。伤阳导致肺脾肾更虚，化热酿成湿热，使虚、瘀、湿、热互结，形成虚实夹杂、迁延难愈的复杂证候。水肿日久不愈，脾肾衰惫，气机壅塞，水道不利，而致湿浊瘀毒潴留则病情难愈。

肾病的病情演变，多以肺脾气虚、脾肾阳虚为主，病久不愈、反复发作或长期使用激素，均可阳损及阴，出现肝肾阴虚或气阴两虚之证。

总之，肾病综合征的病因病理涉及内伤、外感，影响到脏腑、气血、阴阳，以正气虚弱为本，邪实蕴郁为标，属本虚标实、虚实夹杂的病证（图 10-4）。

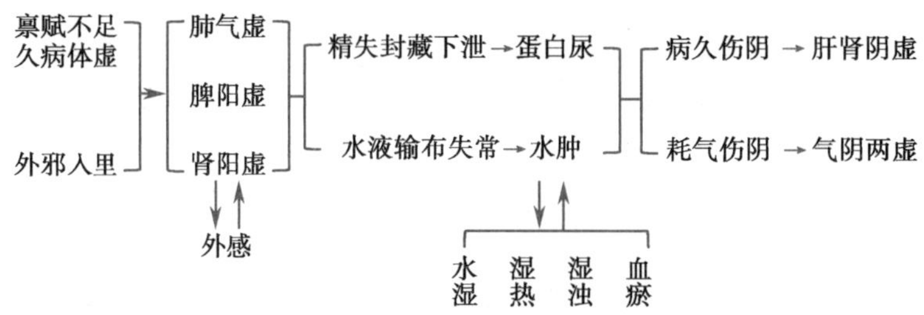

图 10-4 肾病综合征中医病因病机

（二）西医病因病理

1. 病因　肾病综合征的确切病因尚不清楚，多数学者认为是由多种原因（遗传、过敏、感染）引起的免疫障碍性疾病，尤其与细胞免疫功能异常关系密切。

2. 发病机制　目前尚不明确。近年研究已证实下列事实。①肾小球毛细血管壁结构或电化学的改变可导致蛋白尿；②非微小病变型肾病肾小球常见免疫球蛋白和/或补体成分沉积，局部免疫病理过程可损伤滤过膜的正常屏障作用而发生蛋白尿；③微小病变型肾病肾小球未见以上沉积，其滤过膜静电屏障损伤原因可能与细胞免疫失调有关；④T 淋巴细胞功能异常与本病的发生有关；⑤某些类型的肾病可能与基因缺陷或突变有关。

（1）大量蛋白尿：最根本的病理生理改变，也是导致本病其他三大特点的根本原因。由于肾小球滤过膜受免疫或其他原因的损伤，电荷屏障和/或分子筛的屏障作用减弱，血浆蛋白大量漏入尿中。微小病变型肾病主要是电荷屏障减弱或消失，使带阴电荷的白蛋白大量漏入肾小囊，形成选择性蛋白尿；而非微小病变肾病，分子筛也常受损，故不同分子量的血浆蛋白均可漏出，导致非选择性蛋白尿。

（2）低白蛋白血症：大量血浆白蛋白自尿中丢失是低白蛋白血症的主要原因；次要原因为白蛋白从肾小球滤出后被肾小管吸收分解。低白蛋白血症是病理生理改变中的关键环节，可对机体内环境（尤其是渗透压和血容量）的稳定及多种物质代谢产生多方面的影响，包括产生水肿，诱发低血容量休克，影响脂类代谢。

（3）高胆固醇血症：可能由于低蛋白血症致肝脏代偿性白蛋白合成增加，有些脂蛋白与白蛋白经共同合成途径而合成增加，再加以脂蛋白脂酶活力下降、大分子脂蛋白难以从肾脏排出而蓄积于体内等因素而出现高脂血症。

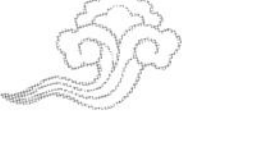

(4) 水肿：肾病综合征时出现的水肿，其机制尚未完全阐明。传统的理论认为，由于血浆白蛋白下降，血浆胶体渗透压降低，血浆中水分由血管内转入组织间隙直接形成水肿；另一方面又导致血容量下降，通过容量和压力感受器使体内神经体液因子发生变化（如抗利尿激素、醛固酮、利钠因子等），引起水钠潴留而导致全身水肿。除上述传统理论外，近年提出原发的肾性水钠潴留，也是形成水肿原因之一。因此，肾病综合征的水肿可能是上述诸多因素共同作用的结果，而且在不同的患儿、不同病期原因有所不同。

3. 病理　根据肾脏穿刺活组织检查，常见的病理为微小病变、系膜增生性肾小球肾炎、局灶节段性肾小球硬化、膜性肾病、膜增生性肾小球肾炎、毛细血管内增生性肾小球肾炎等。小儿原发性肾病以微小病变型最为多见。

二、主要临床表现

1. 一般表现

一般起病隐匿，常无明显诱因。水肿是最常见的临床表现，开始见于眼睑、颜面，逐渐遍及全身。水肿为凹陷性，重者可出现浆膜腔积液如胸腔积液、腹水等，男孩可有显著阴囊水肿。严重水肿患儿大腿和上臂内侧及腹壁皮肤可见皮肤白纹或紫纹。

患儿可因长期蛋白质丢失出现蛋白质营养不良，表现为面色苍白、皮肤干燥、毛发干枯萎黄、指（趾）甲出现白色横纹、耳壳及鼻软骨薄弱，亦可伴有精神萎靡、倦怠无力、食欲减退等症状。肾炎型肾病患儿可有血压增高和血尿。

2. 并发症

(1) 感染：肾病患儿极易患各种感染，其有以下几方面原因。①免疫功能低下（包括体液免疫功能低下、细胞免疫功能不足）；②蛋白质营养不良；③高度水肿造成局部血液循环障碍；④应用激素、免疫抑制剂。常见呼吸道、肠道、皮肤和尿路感染等。对于此类长期应用激素患儿尤需注意结核病的活动与播散。

(2) 电解质紊乱和低血容量：有以下常见的诱因。①呕吐、腹泻、强力利尿而致水液、电解质丢失；②长期禁盐饮食；③低蛋白血症；④长期应用激素后突然停用。常见的电解质紊乱为低钾、低钠、低钙血症。低血容量时可出现体位性低血压、肾前性氮质血症等，严重时甚至出现低血容量性休克。

(3) 血栓形成：肾病综合征易呈高凝状态而致各种动、静脉血栓形成，以肾静脉血栓形成最为多见。典型表现为突发腰痛，出现血尿或血尿加重，少尿，甚至发生肾功能衰竭，双侧下肢不对称肿胀和活动障碍，但大部分病例为亚临床型，无明显症状。导致肾病综合征高凝状态的有以下常见原因。①高脂血症时血黏稠度增加；②肝脏合成凝血物质增加；③尿中丢失抗凝血酶；④血浆纤溶酶原活性下降；⑤感染或血管壁损伤激活内源性凝血系统；⑥肾上腺皮质激素的应用促进高凝；⑦强力利尿而致血液浓缩等。

(4) 急性肾功能减退：急性起病时暂时性轻度氮质血症并不少见。病程中偶可发生急性肾功能减退，其有以下几方面原因。①低血容量、不恰当地大量利尿致肾血流灌注不足，甚至可致肾小管坏死；②严重的肾间质水肿、肾小管被蛋白管型堵塞以致肾小囊及近曲小管内静水压力增高而肾小球滤过减少；③药物引起的肾小管间质病变；④并发双侧肾静脉血栓形成。

(5) 生长迟缓：频繁复发和长期大剂量肾上腺糖皮质激素治疗的患儿，常出现维生素 D 及钙代谢紊乱、生长障碍和青春期开始时间延迟，但多数患儿在肾病缓解后有生长追赶现象。

三、辅助检查

1. 尿液检查　尿蛋白定性多在（+++）以上，24 小时尿蛋白定量≥50mg/kg，并持续 2 周

笔记栏

以上，肾炎型肾病时尿中可见红细胞。

2. 血液检查　血清总蛋白降低，血浆白蛋白<25g/L，白蛋白与球蛋白比值倒置。白蛋白显著降低者可见血浆胆固醇>5.7mmol/L，甘油三酯升高，部分患儿可出现电解质紊乱，患儿血沉多增快。肾功能一般正常，水肿少尿期可有暂时性氮质血症。

3. 免疫学指标　IgG 水平下降，IgA 也可降低；肾炎型肾病时可见补体下降。

4. 凝血检查　大多数患儿存在不同程度的高凝状态，血浆纤维蛋白原增加，血 D-二聚体（D-dimer）升高，尿纤维蛋白降解产物（FDP）增高。

5. 肾穿刺活检　鉴于小儿肾病综合征中主要为微小病变引起且激素敏感，故通常于诊断后即开始激素治疗而不需肾活检，仅于激素耐药、多次复发、激素依赖时；或怀疑先天性肾病；或病程中有急剧的病情变化而怀疑有间质肾炎、新月体形成时；或出现缓慢的肾功能减退时始行肾穿刺活检。

6. 基因检测　对高度怀疑遗传性或先天性肾病者，应尽早送检基因检测，避免过度使用免疫抑制剂。

四、诊断及鉴别诊断

（一）诊断要点

1. 诊断标准　①大量蛋白尿：1 周内 3 次晨尿尿蛋白（+++）~（++++），24 小时尿蛋白定量≥50mg/kg；②血清白蛋白<25g/L；③血清胆固醇>5.7mmol/L；④不同程度的水肿。以上四项中以大量蛋白尿和低白蛋白血症为必要条件。

2. 分型

（1）依临床表现分为两型：符合上述诊断标准者为单纯型肾病；在符合单纯型肾病基础上凡具有以下四项之一或多项者属于肾炎型肾病。①分别在 2 周内 3 次以上离心尿沉渣检查红细胞≥10 个/HP，并证实为肾小球源性血尿者。②反复或持续高血压（学龄儿童≥130/90mmHg，学龄前儿童≥120/80mmHg）并除外糖皮质激素等原因所致者。③肾功能不全，并排除由于血容量不足等所致者。④持续低补体血症。

（2）按糖皮质激素治疗反应分为：①激素敏感型肾病，以泼尼松足量 2mg/（kg·d）治疗≤4 周尿蛋白转阴者。②激素耐药型肾病，以泼尼松足量治疗>4 周尿蛋白仍阳性者。③激素依赖型，指对激素敏感，但连续 2 次减量或停药 2 周内复发者。

（3）肾病复发与频复发：复发指连续 3 天，晨尿蛋白由阴性转为（+++）或（++++），或 24 小时尿蛋白定量≥50mg/kg，尿蛋白/肌酐≥2.0。频复发是指 NS 病程中半年内复发≥2 次或 1 年内复发≥4 次。

（二）鉴别诊断

本病需与急性肾小球肾炎、营养性水肿及继发性肾病等鉴别（表 10-4）。

表 10-4　肾病综合征相关疾病的鉴别

疾病	鉴别
急性肾小球肾炎	以血尿为主，多不伴有低蛋白血症及高胆固醇血症，水肿为非凹陷性，常伴有高血压和补体的规律性改变
营养性水肿	严重的营养不良也可出现凹陷性水肿、低蛋白血症、小便短少。但尿检无蛋白，且有形体渐消瘦等营养不良病史
继发性肾病	常见过敏性紫癜性肾炎、乙肝病毒相关性肾炎、狼疮性肾炎，临床可找到相关的继发证据，必要时可行肾活检

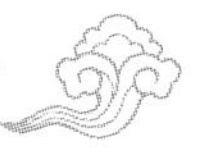

五、临床治疗

（一）中医治疗

1. 中医辨证思路　本病多为本虚标实之证。首先要明辨本证与标证，本证以正虚为主，须明辨肺脾气虚、脾肾阳虚、肝肾阴虚、气阴两虚之证。标证以邪实为患，有外感、水湿、湿热、血瘀及湿浊。外感辨别风热、风寒，湿热有上、中、下焦之区别，水湿多见于水肿期，湿浊多见于病情较重者或疾病晚期，血瘀贯穿于疾病的全过程。临床上本虚标实，虚实夹杂，须明辨虚实轻重，或以扶正为主，或以祛邪为要，或扶正与祛邪并重。

2. 治疗原则　《素问·汤液醪醴论》最早提出治疗水肿的"开鬼门，洁净府，去宛陈莝"三大治疗原则，在临证中要紧扣本病"本虚标实"之病机，以扶正固本为主，即益气健脾补肾、调理阴阳，同时配合宣肺、利水、清热、化湿、祛瘀、降浊等祛邪之法以治其标。临证时须遵循"治病必求于本"的治疗原则，根据不同阶段的主要病理特点选择上述诸法的单用或合用。若感受风邪、水气、湿毒、湿热诸邪，证见表、热、实证者，先祛邪以急则治其标；在外邪或症情减缓或消失后，当扶正祛邪、标本兼治或继以补虚扶正。

3. 辨证施治

（1）本证

1）肺脾气虚

证候：全身浮肿，颜面为著，面色苍白或萎黄，身重困倦，气短乏力，声低懒言，自汗，纳呆，便溏，小便短少，平素易感冒，舌淡或淡胖，苔白或白滑，脉细，或指纹淡红。

治法：健脾益气，宣肺利水。

代表方：防己黄芪汤合五苓散加减。

浮肿明显者，加茯苓皮、大腹皮；常自汗出、易感冒重用黄芪，加防风、煅龙骨、煅牡蛎；伴有腰膝酸软者，加续断、牛膝。

2）脾肾阳虚

证候：全身明显浮肿，按之深陷难起，腰腹下肢尤甚，或伴胸腔积液、腹水，畏寒肢冷，身重困倦，脘腹胀满，腰膝酸软，纳少，便溏，小便短少不利，面白无华，舌淡胖，边有齿痕，苔白滑，脉沉细无力，或指纹淡红。

治法：温肾健脾，通阳利水。

代表方：偏肾阳虚者用真武汤加减，偏脾阳虚者用实脾饮加减。

形寒肢冷者，加淫羊藿、巴戟天；兼有咳嗽、胸满、气促不能平卧者，加防己、椒目、葶苈子。

3）肝肾阴虚

证候：浮肿较轻或无浮肿，头痛，头晕耳鸣，面色潮红，五心烦热，盗汗，失眠多梦，口干咽燥，咽部暗红，腰膝酸软，或伴痤疮，舌红，苔少，脉细数，或指纹淡。

治法：滋补肝肾，养阴清热。

代表方：知柏地黄丸加减。

偏肝阴虚者，加用沙苑子、天冬、夏枯草；偏肾阴虚者，加枸杞子、五味子、龙眼肉；阴虚火旺者，重用生地黄、知母、黄柏；有水肿者，加车前子；头痛头晕，目睛干涩者，加沙苑子、菊花、夏枯草。

4）气阴两虚

证候：浮肿较轻或无浮肿，面色无华，神疲乏力，自汗、盗汗或午后低热，手足心热，头晕，耳鸣，口干咽燥或长期咽痛，咽部暗红，易感冒，舌红少津，苔少，脉细弱，或指纹淡。

笔记栏

治法:益气养阴。

代表方:参芪地黄丸加减。

反复感冒,神疲乏力者,重用黄芪,加白术、防风;阴阳两虚出现面色苍白,少气懒言者,加肉苁蓉、菟丝子、巴戟天。

(2) 标证

1) 外感风邪

证候:水肿初起,发热,头身疼痛,咳嗽,喷嚏,流涕,无汗或有汗,或喘咳气急,或咽红、喉核肿痛,舌红,苔薄白,脉浮,或指纹浮红。

治法:风寒者宣肺利水,疏风散寒;风热者宣肺利水,疏风清热。

代表方:风寒者用麻黄连翘赤小豆汤加减;风热者用越婢加术汤加减。

咽喉肿痛者,加板蓝根、冬凌草;尿血者,加小蓟、白茅根;发热者,加柴胡、黄芩。

2) 水湿内停

证候:全身明显浮肿,皮肤光亮,按之深陷难起,腹水明显,或伴胸腔积液,或见胸闷、气短喘咳,身重,便溏或泄泻,尿少,舌淡,苔白,脉滑,或指纹紫滞。

治法:益气健脾,利水消肿。

代表方:五皮饮加减。

脘腹胀满者,加厚朴、莱菔子、槟榔;胸闷气短,喘咳者,加麻黄、杏仁、葶苈子。

3) 湿热内蕴

证候:全身浮肿,身体困重,身热不扬,皮肤疮疡疖肿;恶心欲呕,口黏口苦,口干不欲饮,脘腹胀满,纳呆,大便不调;腰痛,小腹坠胀,小便频数短黄,或灼热刺痛,舌红,苔黄腻,脉滑数,或指纹紫滞。

治法:清热利湿。

代表方:上焦湿热用五味消毒饮加减;中焦湿热用甘露消毒丹加减;下焦湿热者用八正散加减。

水肿明显者,加猪苓、茯苓皮、大腹皮;血尿明显者,加小蓟、三七粉。

4) 瘀血阻滞

证候:颜面浮肿,面色紫暗或晦暗,眼睑下发青,唇舌紫暗,皮肤粗糙或肌肤甲错,有紫纹或血缕,或胁下痞块,腰痛,舌质紫暗有瘀点瘀斑,苔少,脉涩,或指纹紫滞。

治法:活血化瘀。

代表方:桃红四物汤加减。

尿血者,加蒲黄炭、墨旱莲、茜草;舌质紫暗者,加水蛭粉、三棱、莪术;兼有郁郁不乐、胸胁胀满、嗳气呃逆者,加郁金、陈皮、厚朴。

5) 湿浊停聚

证候:身重困倦,精神萎靡,头痛,眩晕,胸闷,腹胀,纳呆,恶心,呕吐,大便黏腻,小便短黄,口黏腻,舌淡,苔厚腻,脉滑,或指纹紫。

治法:和胃降浊,化湿行水。

代表方:温胆汤加减。

呕吐频繁者,加代赭石、旋覆花;肢冷倦怠、舌质淡胖者,加党参、制附子(先煎)、砂仁;舌苔白腻者,加苍术、薏苡仁。

4. 中医其他疗法

临床常用中成药:①济生肾气丸,功能温肾健脾,用于脾肾阳虚证;②知柏地黄丸,功能滋阴清热,用于肝肾阴虚证;③肾康宁片,补脾温肾,渗湿活血,用于脾肾阳虚证。

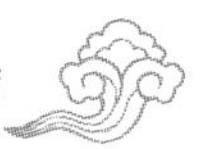

（二）西医治疗

1. 一般治疗

（1）休息：水肿明显或大量蛋白尿、或高血压者应卧床休息。病情缓解后逐渐增加活动量。

（2）饮食：水肿显著和严重高血压时应短期限制水钠的摄入，病情缓解后不必继续限制。活动期应采用少盐饮食（1~2g/d）。在热能供给充足的情况下，蛋白质摄入量应为0.8~1.0g/（kg・d），以高生物价的动物蛋白（乳、鱼、蛋、禽、牛肉等）为宜，避免过高或过低。但当出现氮质潴留时，蛋白质摄入量应为0.5~0.6g/（kg・d），此时可增加必需氨基酸的用量以补充机体对蛋白质的需求，在激素使用中食欲增加者应注意控制饮食。

此外，还必须重视心理治疗和对家属的卫生知识教育。

2. 对症治疗

（1）利尿：对激素耐药或使用激素之前，水肿较重伴有尿少者可配合使用利尿剂，但要密切观察出入水量、体重变化及电解质紊乱。

（2）抗感染：肾病患儿免疫功能低下，易患感染，应及时给予抗感染治疗。

3. 糖皮质激素治疗

（1）肾病综合征初治病例治疗：诊断确定后应尽早选用泼尼松治疗。

1）诱导缓解阶段：泼尼松2mg/（kg・d），最大量60mg/d，分3次口服，尿蛋白转阴后改为每晨顿服，2周内尿蛋白转阴者，疗程共4周。若足量激素诱导治疗>2周尿蛋白转阴者，诱导缓解疗程为6周。

2）巩固维持阶段：激素减量方法较多，临床常采用中长程疗法，提倡逐渐过渡至隔日晨顿服，继续用药4周，以后每2周减量2.5~5mg，直至停药。一般总疗程6~9个月，根据情况可延长至12个月。

激素治疗的副作用：长期使用糖皮质激素易发生感染或诱发结核灶的活动，代谢紊乱，消化性溃疡，精神欣快，生长迟缓，还可出现白内障、无菌性股骨头坏死，急性肾上腺皮质功能不全，戒断综合征等。

（2）非频复发肾病复发的治疗：积极寻找复发诱因，积极控制感染，少数患儿控制感染后可自发缓解。采用足量泼尼松每日2mg/kg重新诱导缓解，然后逐渐减量。患儿在巩固维持阶段患上呼吸道感染时可改隔日口服激素治疗为同剂量每日口服，降低复发率。

（3）频复发和激素依赖型肾病的治疗：可采用拖尾疗法，或在感染时增加激素维持量，或应用提高肾上腺皮质激素受体水平的药物，或更换肾上腺皮质激素种类来降低复发率，也可加用免疫抑制剂治疗。

（4）激素耐药型肾病综合征的治疗：可考虑大剂量甲泼尼龙冲击治疗，增加免疫抑制剂。

4. 免疫抑制剂治疗　主要用于NS频繁复发、激素依赖、激素耐药或激素治疗出现严重副作用者。在小剂量激素隔日顿服时可选择使用。

（1）环磷酰胺（CTX）：剂量为8~12mg/（kg・d）静脉冲击疗法，每2周连用2天，总剂量<150mg/kg，或每个月1次静脉注射，每次500mg/m^2，共6次。

（2）环孢素A（CsA）：3~7mg/（kg・d）或100~150mg/（m^2・d），调整剂量使血药浓度维持在80~120ng/ml，疗程1~2年。对连续长时间使用CsA患儿进行有规律监测，包括对使用2年以上的患儿进行肾活检明确有无肾毒性的组织学证据，如果患儿血肌酐水平较基础值增高30%，应减少CsA的用量或停药。

（3）吗替麦考酚酯（MMF）：20~30mg/（kg・d）或800~1 200mg/m^2，分2次口服（最大

笔记栏

剂量 1g,每天 2 次),疗程 12~24 个月。

(4) 他克莫司(FK506):0.10~0.15mg/(kg·d),维持血药浓度 5~10μg/L,疗程 12~24 个月。

(5) 利妥昔单抗(RTX):375mg/(m^2·次),每周 1 次,用 1~4 次。对上述治疗无反应、副作用严重的激素依赖型肾病患儿,RTX 能有效地诱导完全缓解,减少复发次数,能完全清除 CD19 细胞 6 个月或更长,与其他免疫抑制剂合用有更好的疗效。

5. 重视辅助治疗

(1) 免疫调节剂:左旋咪唑可作为激素辅助治疗,适用于常伴感染的频复发 NS 和激素依赖型 NS。剂量 2.5mg/kg,隔日服用 12~24 个月。根据病情需要亦可用丙种免疫球蛋白。

(2) 抗凝治疗:低蛋白血症、高脂血症及长期使用激素后易合并高凝状态,甚或形成血栓,可使用肝素钠或低分子肝素钠抗凝,双嘧达莫抗血小板聚集,血栓形成时可联合使用华法林。对于 D-二聚体升高者可使用尿激酶。

(3) 血管紧张素转换酶抑制剂(ACEI)和/或血管紧张素受体拮抗剂(ARB):是重要的辅助治疗药物,不仅可控制高血压,而且可降低蛋白尿和维持肾功能,有助于延缓终末期肾脏疾病的进展。

(4) 补充钙剂及维生素 D 制剂:肾病患者由于本身钙的流失增加及激素的副作用,应注意补充钙剂及维生素 D 制剂,必要时可应用骨化醇。

六、预防与康复

1. 感染是引起肾病复发的主要原因,若有呼吸道感染(特别是扁桃体炎)、皮肤疮疖痒疹、龋齿或尿路感染等病灶应及时处理。

2. 注意增强体质,适当体育锻炼,但勿剧烈活动。

第五节 单纯性血尿

凡尿液中红细胞数量超过正常者,即称为血尿(hematuria)。引起血尿的原因很多,可见于全身性和泌尿系统疾病。对于无明确的全身性、泌尿系疾病及其症状(如水肿、高血压、肾功能减退等)者,称为单纯性血尿。与“无症状血尿”“孤立性血尿”含义相似。

血尿分为肉眼血尿和镜下血尿。前者指肉眼能见的尿液呈血样或带有凝血块者,每升尿液中出血量超过 0.5ml 即可呈现肉眼血尿;后者仅在显微镜下见到红细胞。本病可见于任何年龄。

本病多属于中医学“尿血”“血证”范畴。中医古籍所讲的尿血应指肉眼血尿,而现代中医学尿血应包括镜下血尿和肉眼血尿。

一、病因病理

(一)中医病因病机

单纯性血尿的病因分为外感和内伤,外感多见感受风热、湿热之邪,内伤多为阴虚、气虚。血瘀也为常见致病因素。

本病病位主要在肾及膀胱。主要病机为邪热蕴结于肾及膀胱,伤及血络或由气虚不摄,血不归经所致。风热之邪入侵,下迫膀胱,灼伤脉络;外感或内生湿热,湿热互结,蕴结下焦,

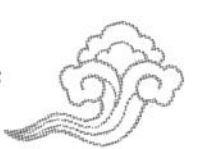

脉络受损，血渗膀胱；小儿素体阴虚或热病伤及肾阴，肾阴亏虚，相火妄动，灼伤脉络；素体脾虚，或久病伤气，肾气不足，气虚统摄无权，血不归经，下渗水道而发为尿血。

此外，离经之血留而为瘀，或阻滞气机，致气滞血瘀，瘀血阻络，血不循经，导致病情迁延难愈（图 10-5）。

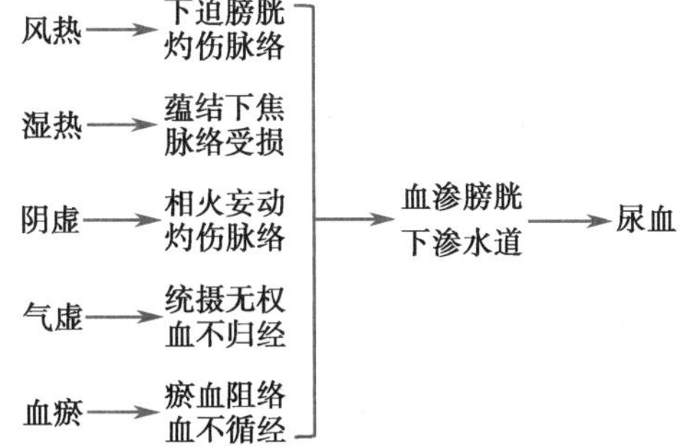

图 10-5 单纯性血尿中医病因病机

（二）西医病因病理

1. 病因　血尿的病因比较复杂，全身性疾病或泌尿系统疾病等各种因素引起的肾小球基底膜完整性受损，通透性增加，或肾小球毛细血管腔内压增高、尿道黏膜损伤、全身凝血机制障碍等均可导致血尿，但单纯性血尿病因往往并不明确。

2. 发病机制　血尿的原因不同，其发病机制也不同。

根据尿中红细胞形态不同将血尿分为肾小球性血尿、非肾小球性血尿。前者为多形型，红细胞形态不同、大小不一；后者多为均一型，红细胞形态和正常血液中红细胞相似，大小一致。

（1）多形型血尿：产生机制有三种假说。①肾小球机械挤压学说。血液流经肾小球毛细血管襻时，由于血流压力作用致使红细胞从血管内径管壁挤压入包曼氏囊腔，致使红细胞变形所致。②肾小管内环境对红细胞影响。其内环境对红细胞内 pH 值及膜成分的影响导致红细胞变形。③肾小管襻渗量梯度作用学说。红细胞在髓襻一系列渗量变化的影响下，形态发生变化。

（2）均一型血尿：主要是肾小球以下部位和泌尿通路上毛细血管破裂的出血所致，因此其红细胞形态与正常血液的红细胞非常相似，大小一致呈均一性。

3. 病理　单纯性血尿临床病因确定非常困难，但部分经肾脏病理检查的患儿其病理类型可见系膜增生性肾炎、肾小球基膜变薄、Alport 综合征、膜增生肾炎、IgA 肾病、微小病变和膜性肾病等。有资料显示我国单纯性血尿以系膜增生性病变为多见。

二、主要临床表现

（一）主要症状与体征

单纯性血尿临床有两种表现形式。一种为持续性镜下血尿，一般无明显症状，多于体检或其他疾病行尿检时发现尿中有红细胞。另外一种是反复发作的肉眼血尿，多于感染或剧烈活动后出现，肉眼血尿消失后尿常规检查正常或有镜下血尿，两次发作间期不等。上述两种形式的血尿患者临床均无水肿、高血压、肾功能不全等改变。少数可伴有腹痛或腰痛症状。

（二）并发症

单纯性血尿临床一般很少出现严重的并发症。

三、辅助检查

1. 尿液检查

（1）尿常规：可见数量不等的红细胞。若同时伴有尿蛋白>++时，多提示病变在肾小球。出现红细胞管型多为肾实质病变。

（2）尿红细胞形态检查：此项检查是鉴别肾小球性血尿和非肾小球性血尿的重要检查。

笔记栏

目前国内外均采用相差显微镜及扫描电镜进行,国内许多单位采用普通光镜油镜观察尿沉渣中的红细胞形态。常用评价标准为:严重变形红细胞(环状、芽孢样、穿孔)>30%以上称为肾小球性血尿,有资料认为变形红细胞超过80%也可认为肾小球性血尿。

2. 肾活检 一般认为,此类患者多数预后较好,病理上多为非特异轻微改变,一般不需肾穿刺检查,定期随访即可。如血尿逐渐加重,或病程中出现蛋白尿,或病程超过1年,尿红细胞形态提示为肾小球性血尿者,应考虑有慢性肾脏疾病的可能,应行肾穿刺以明确病理诊断。

四、诊断及鉴别诊断

(一)诊断要点

1. 血尿的诊断标准

(1)镜下血尿:①离心尿沉渣镜检红细胞≥3个/HP或者非离心尿沉渣镜检红细胞≥1个/HP;②12小时尿Addis计数红细胞>50万,并3次以上。

(2)肉眼血尿:尿液呈“洗肉水”“浓茶色”等,尿沉渣镜检红细胞(++++)或满视野。尿液的颜色与酸碱度有关,中性或弱碱性尿颜色鲜红或呈洗肉水样,酸性尿呈浓茶样或烟灰水样。

2. 单纯性血尿的诊断 首先需符合血尿诊断标准,同时需要除外能引起血尿的其他常见疾患,对于病因尚不能明确的患儿诊断为单纯性血尿。无症状孤立性血尿(不伴蛋白尿)者可诊断为单纯性血尿。在非肾小球性血尿患者中除外高尿钙、肿瘤、感染、结石等常见疾病后,应考虑本症的可能。

(二)鉴别诊断

单纯性血尿为症状性诊断,诊断前应排除以下疾病。

1. 肾小球性疾病

(1)原发性肾小球疾病,如急性肾小球肾炎、IgA肾病等。

(2)继发性肾小球疾病,如狼疮性肾炎、紫癜性肾炎、乙型肝炎病毒相关性肾炎等。

(3)遗传性肾小球疾病,如遗传性肾炎(Alport综合征)、薄基底膜肾病(家族性良性血尿)。

(4)剧烈运动后一过性血尿。

2. 非肾小球性疾病

(1)来源于肾小球以下泌尿系统,常见尿路感染、泌尿系结石、特发性高钙尿症、左肾静脉压迫综合征、先天性尿路畸形、药物性血尿、肿瘤、外伤及异物、肾静脉血栓等。

(2)全身疾病引起的出血,如原发免疫性血小板减少症、血友病等。

五、临床治疗

本病目前西医无特殊治疗方案,中医辨证论治是主要的治疗方法。

(一)中医治疗

1. 中医辨证思路 单纯性血尿临床辨证时应注意“急则治其标,缓则治其本”,针对病因,首辨虚实,实证区分风热、湿热,虚证区分阴虚、气虚。另外需注意瘀血轻重。对于病程较短,尿色鲜红或深黄,舌红苔黄者,多为实证、热证;对于病程较长,尿血缠绵不愈,小便清长者一般为虚证。

2. 治疗原则 实证以祛邪为主,在疏风清热、清热利湿的基础上佐以凉血止血;虚证则以扶正为主,在养阴、益气,或气阴双补的基础上,应分别配合凉血止血、固摄止血之法。对

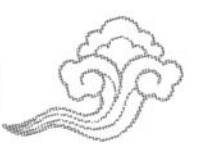

虚中夹实之证，则应扶正祛邪兼顾，在养阴、益气、气阴双补的基础上，注意配合清热、化瘀、止血之法。

3. 辨证施治

（1）下焦湿热

证候：病程短，尿色鲜红或深黄，小便频数短涩，尿道有灼热感，滴沥不爽，或小便浑浊，可伴见发热，口渴，腰部酸痛，少腹作胀，大便秘结，舌质红，苔黄腻，脉滑数。

治法：清热利湿，凉血止血。

代表方：小蓟饮子加减。

发热者，加金银花、连翘、柴胡；腹痛，纳呆者，加薏苡仁、厚朴；尿血量多者，加地榆炭、白茅根。

（2）风热伤络

证候：病程短，尿血鲜红或尿色深黄，常伴有发热，无汗或汗出不畅，鼻塞流涕、咽痒咳嗽、咳痰黄稠，咽喉疼痛，舌红，苔薄黄，脉浮数。

治法：疏风清热，凉血止血。

代表方：连翘败毒散加减。

咳嗽者，加鱼腥草、款冬花、杏仁；尿血甚者，加小蓟、白茅根；血瘀明显者，加丹参、三七；发热者，加生石膏、葛根；咽喉肿痛者，加板蓝根、金果榄。

（3）阴虚火旺

证候：病程迁延，尿血反复或镜下血尿持续不消，色鲜红，或淡红，伴见五心烦热，形体消瘦，腰膝酸软，颧红潮热，头晕目眩，耳鸣心悸，舌红，苔少，脉细数。

治法：滋阴清热，凉血止血。

代表方：知柏地黄丸加减。

尿血甚者，加三七粉、侧柏炭、墨旱莲；腰膝酸软明显者，加杜仲、桑寄生；口干甚者，加麦冬、玄参、石斛；低热颧红，盗汗者，加地骨皮、黄芩、鳖甲。

（4）脾不统血

证候：久病尿血，色淡红，面黄无华，食少纳呆，体倦乏力，脘腹痞满，大便溏泄，或兼齿衄、肌衄、便血，舌质淡，苔薄，脉细弱。

治法：补中健脾，益气摄血。

代表方：归脾汤加减。

纳少便溏者，加山药、薏苡仁、炒麦芽；气虚下陷伴有少腹坠胀者，可加升麻、柴胡；血尿明显者，加仙鹤草、白及；血虚者，加用四物汤。

（5）肾气不固

证候：尿血迁延，时轻时重，小便频数清长，夜尿频多，神疲乏力，头晕耳鸣，腰膝酸软，畏寒怯冷，手足不温，便溏或五更泻，舌质淡，苔薄白，脉沉细无力。

治法：补肾益气，固摄止血。

代表方：无比山药丸加减。

尿血量多者，加藕节、阿胶；夜尿多者，加益智仁、桑螵蛸；若兼有肾阳虚的表现，如畏寒怯冷、手足不温，可加用肾气丸。

（6）瘀血内阻

证候：持续尿血，反复不愈，尿色紫暗，或尿液夹有瘀块，伴小腹刺痛拒按，或可触及包块，或时有低热，面色晦暗，舌质暗或有瘀点瘀斑，苔薄，脉细涩。

笔记栏

治法：活血化瘀，理气止血。

代表方：血府逐瘀汤加减。

尿血量多者，加茜草、侧柏叶、紫草；瘀血日久化热者，加黄连、栀子、牡丹皮；少腹癥积者，加丹参、莪术。

4. 中医其他疗法

（1）临床常用中成药：①银翘解毒丸，功能辛凉解表，清热解毒，用于风热伤络证；②百令胶囊，功能补肺肾，益精气，用于肾气不固证。

（2）针灸疗法：①针刺足三里、隐白、关元为主穴，配穴脾俞、膈俞、肾俞、三阴交，取1~3穴，1日1次，留针15分钟，治疗脾不统血证；②针刺行间、中极、劳宫为主穴，配穴阴陵泉、小肠俞，治疗下焦湿热证。

（二）西医治疗

本病目前无针对性西医治疗方案，临床主要任务是寻找引起血尿的原因。对于血尿较重并有肾脏病理支持者，可根据肾脏病理结果选用治疗药物。对于血尿较轻者，一般不选择太多的西医治疗。

六、预防与康复

1. 患病期间注意休息，避免剧烈活动，避免使用加重血尿的药物，预防继发感染。

2. 多饮水，勤排尿，保持尿路清洁；调畅情志；加强锻炼，增强体质，避免感冒，清淡饮食等。

3. 无论血尿轻重，均应定期进行尿检，有血尿家族史的患儿应随访观察。

病案分析

陈某，男，10岁，就诊时尿常规示蛋白(-)，潜血(+)，尿沉渣红细胞+/HP。纳可眠安，小便短赤，大便偏干，舌红苔少，脉细数。本病属中医“尿血”范畴，辨证属阴虚火旺，治疗以滋阴清热，凉血止血。方药如下：生地黄15g，牡丹皮10g，丹参15g，墨旱莲15g，赤芍15g，三七3g，小蓟15g，茜草15g，乌梅10g，水牛角30g(先煎)，甘草10g。14剂，每日1剂，水煎分早晚两次温服。

分析：本病辨证属阴虚火旺，方用生地黄，清热养阴，凉血止血为君药；墨旱莲凉血止血，益阴补肾；牡丹皮、丹参清热凉血，活血散瘀，共为臣药；三七既可活血散瘀，又善止血，止血而不留瘀，小蓟凉血止血，清热散瘀，茜草既能凉血止血，又能化瘀止血，为血热夹瘀所致出血之要药，共为佐药；甘草一味，既可清热解毒，又可益气补中，缓急止痛，调和诸药药性，为使药。九味药物相合，共奏清热养阴，活血化瘀，凉血止血之功。配加乌梅之酸，可敛浮热，养阴生津，可助水牛角凉血分之热，是丁樱教授惯用的对药之一。

（摘自《河南省名中医学术经验荟萃》）

扫一扫，测一测

（艾　斯　任献青）

复习思考题

1. 肾脏具有哪些重要的生理功能？
2. 尿路感染中医临证如何辨虚实？

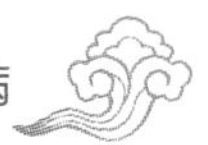

3. 急性肾小球肾炎急性期有哪几个变证？
4. 肾病综合征临床表现及诊断标准是什么？
5. 肾病综合征复发与频复发如何界定？按糖皮质激素的治疗反应分为哪三种情况？
6. 肾病综合征、急性肾小球肾炎如何鉴别诊断？
7. 血尿的诊断标准是什么？

笔记栏

ER-11-1

第十一章
造血系
统疾病
PPT 课件

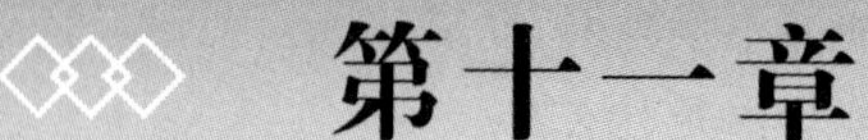

第十一章 造血系统疾病

学习目标

1. 掌握小儿贫血的概念及营养性缺铁性贫血、原发免疫性血小板减少症的病因病机、临床表现、相关鉴别诊断、治疗要点。

2. 熟悉小儿造血及血象特点。

3. 了解中医学对血的功能及生成的认识。

第一节 小儿造血及血象特点

一、小儿造血特点

小儿造血可分为胚胎期造血和生后造血。

1. 胚胎期造血 造血首先在卵黄囊的血岛出现，然后是肝、脾、胸腺、淋巴结等髓外造血器官，最后转移至骨髓，因而形成三个不同的造血期。

（1）中胚叶造血期：胚胎第 3 周开始在卵黄囊形成许多血岛，血岛的内部细胞形成原始的血细胞，血岛外周的细胞分化为血管内皮细胞。胚胎第 6 周后，血岛开始退化，原始的红细胞逐渐减少，至胚胎 12~15 周消失。

（2）肝脾造血期：胚胎中期以肝脏造血为主。自胚胎第 6~8 周开始，肝脏出现活动的造血组织。肝造血时主要产生有核红细胞，也可产生少量粒细胞和巨核细胞，至胎儿期 6 个月后肝造血功能逐渐减退，约至出生时停止。

脾脏于胎儿第 8 周左右可生成红细胞、粒细胞，至 12 周时出现淋巴细胞和单核细胞，至胎儿 5 个月时制造红细胞和粒细胞的活动减少，并逐渐消失，而制造淋巴细胞的功能可维持终身。

胸腺是中枢淋巴器官，第 6~7 周人胚胎已出现胸腺，并开始生成淋巴细胞。来源于卵黄囊、肝脏或骨髓的淋巴干细胞在胸腺中分化为前 T 细胞并逐渐发育为成熟 T 淋巴细胞，随后迁移至周围淋巴组织继续分化为不同的亚群，这种功能维持终生。胚胎期胸腺还可以生成少量的红细胞和粒细胞，但持续时间甚短。

自胚胎 11 周，淋巴结开始生成淋巴细胞。从此，淋巴结成为终生产生淋巴细胞和浆细胞的器官。胎儿期淋巴结亦具有短时间的红系造血功能。

（3）骨髓造血期：自胎儿 4 个月开始，骨髓出现造血活动，并迅速成为主要的造血器官。至胎儿 32 周，骨髓中粒、红及巨核细胞等系统的增生都已很活跃，直至出生 2~5 周后成为唯一的造血场所。

2. 生后造血

（1）骨髓造血：生后骨髓是生成红细胞、粒细胞和巨核细胞的主要器官，它同时也生成淋巴细胞和单核细胞。在婴幼儿期，所有的骨髓均为红髓；5~7 岁开始，于长骨中出现脂肪组织（黄髓）。随着年龄的增长，部分红髓逐渐为黄髓所代替。至 18 岁时红髓仅分布于脊柱、胸骨、肋骨、肩胛骨、颅骨、骨盆以及肱骨、股骨的近端。但当造血需要增加时，黄髓可以转变为红髓，重新发挥造血功能。小儿在出生后前几年缺少黄髓，故造血的代偿潜力甚少，如果需要增加造血，就会出现髓外造血。

（2）骨髓外造血：在正常情况下，出生 2 个月以后骨髓外造血停止（除淋巴细胞与吞噬细胞外）。当婴幼儿遇到各种感染、溶血、贫血、骨髓受异常细胞侵犯及骨髓纤维化等情况时，因骨髓造血储备力小，其肝、脾、淋巴结可以随时适应需要，恢复到胎儿时期的造血状态。此时肝、脾和淋巴结肿大，外周血中出现有核红细胞和幼稚中性粒细胞。这是小儿造血器官的一种特殊反应，称为“骨髓外造血”。当病因祛除后，又可恢复正常的骨髓造血。

二、小儿血象特点

各年龄期小儿的血象不同。

1. 红细胞数和血红蛋白量　红细胞的生成受红细胞生成素的特异性调节，组织缺氧可刺激红细胞生成素的生成。由于胎儿期组织氧含量低，故红细胞数和血红蛋白量较高，出生时红细胞数为 $5.0\times10^{12}/L$~$7.0\times10^{12}/L$，血红蛋白量约 150~220g/L，未成熟儿可稍低。生后 6~12 小时因不显性失水，血液浓缩，红细胞数和血红蛋白量往往比出生时稍高。随着肺呼吸的建立，血氧含量增加，红细胞生成素合成明显减少，骨髓暂时性造血功能降低，网织红细胞减少；另外胎儿红细胞寿命较短，且破坏较多（生理性溶血），加之婴儿生长发育迅速，循环血量迅速增加等因素，红细胞数和血红蛋白量逐渐降低，至 2~3 个月时（早产儿较早）达最低水平，红细胞数降至 $3.0\times10^{12}/L$，血红蛋白量降至 100g/L 左右，出现轻度贫血，称为“生理性贫血”。生理性贫血呈自限性，3 个月以后，红细胞数和血红蛋白量又缓慢增加，于 12 岁时达成人水平。此外，初生时外周血中可见到少量有核红细胞，生后 1 周内消失。

网织红细胞数在出生 3 天内为红细胞数的 4%~6%；于生后 5~7 天迅速下降至 0.5%~1.5%；生后 3 个月以内维持在低水平，约 0.3%，之后增加，婴儿期以后达成人水平的 0.5%~1.5%。

2. 白细胞数与分类　出生时白细胞总数为 $15\times10^9/L$~$20\times10^9/L$，生后 6~12 小时达 $21\times10^9/L$~$28\times10^9/L$，然后逐渐下降，1 周时平均为 $12\times10^9/L$；婴儿期白细胞数维持在 $10\times10^9/L$ 左右；学龄期后接近成人水平。

白细胞分类主要是中性粒细胞与淋巴细胞比例的变化。出生时中性粒细胞约占 65%，淋巴细胞约占 30%。随着白细胞总数的下降，中性粒细胞比例也相应下降，生后 4~6 天时两者比例约相等；至 1~2 岁淋巴细胞约占 60%，中性粒细胞约占 35%，之后中性粒细胞比例逐渐上升，至 4~6 岁时两者又相等；7 岁后白细胞分类与成人相似。新生儿外周血液中也可出现少量幼稚中性粒细胞，但在数日内即消失。

3. 血小板数　血小板计数与成人相同，为 $100\times10^9/L$~$300\times10^9/L$。

4. 血红蛋白的种类　在胚胎、胎儿、儿童和成人的红细胞内，正常情况下有 6 种不同的血红蛋白分子，它们分别由不同肽链组成。胚胎 4~8 周的血红蛋白为 Gower1、Gower2 和 Portland，在胚胎 12 周时消失，并为胎儿血红蛋白（HbF）所代替。胎儿 6 个月时，HbF 约占血红蛋白总量的 90%。此后随着成人血红蛋白（HbA）合成逐渐增加，出生时 HbF 约下降至 70%，HbA 约占 30%，其中 HbA2<1%。生后 HbF 又迅速为 HbA 所代替，1 岁时 HbF 不超过

笔记栏

5%,2 岁时 HbF 不超过 2%。成人的 HbA 约占 95%,HbF 不超过 2%。

5. 血容量　小儿血容量相对较成人多,新生儿血容量约占体重的 10%,平均 300ml;儿童血容量约占体重的 8%~10%;成人血容量约占体重的 6%~8%。

三、中医学对血的功能及生成的认识

1. 中医学对血的生理功能的认识　血的生理功能包括两个方面,其一是濡养滋润全身脏腑组织,《难经·二十二难》将血的这一作用概括为“血主濡之”。全身各部分无一不是在血的濡养作用下发挥其生理功能的。《素问·五脏生成》篇曰:“肝受血而能视,足受血而能步,掌受血而能握,指受血而能摄。”其二是神志活动的主要物质基础,《灵枢·平人绝谷》篇曰:“血脉和利,精神乃居。”《灵枢·营卫生会》曰:“血者,神气也。”血液供给充足,神志活动正常。

2. 血的生成、循行与脏腑的关系

(1) 心主血脉:《素问·阴阳应象大论》篇曰“心主血”,“在体为脉,在脏为心”。全身的血液,依赖心气的推动,通过经脉而输送到全身,发挥其濡养作用。心气的推动是否正常,在血液循环中起着十分重要的作用。

(2) 肺朝百脉:心气的推动是血液运行的基本动力,而血的运行,依赖气的推动,随着气的升降而运行至全身。肺主一身之气而司呼吸,调节着全身的气机,辅助心脏推动和调节血液的运行。

(3) 脾为气血生化之源:《灵枢·决气》曰“中焦受气取汁,变化而赤,是谓血”,故脾胃为气血生化之源。若中焦脾胃虚弱,不能运化水谷精微,化源不足,往往导致血虚。脾主统血,五脏六腑之血全赖脾气统摄,脾气健旺,气血旺盛,则气之固摄作用健全,而血液不会溢出脉外。

(4) 肝主藏血:肝具有贮藏血液和调节血量的功能。根据人体动静的不同情况,调节脉管中的血液流量,使脉中循环血量维持在一个恒定水平上。此外,通过肝的疏泄功能调畅气机,对血液通畅的循行起着作用。《素问·藏象论篇》曰,“肝者,其充在筋,以生血气”,所以肝脏也有造血功能。

(5) 肾藏精,精血同源:《素问·生气通天论》曰,“骨髓坚固,气血皆从”,说明血的生成来源于骨髓。又“肾主骨,生髓”,肾在血的生成中主要有两方面的作用,一是肾中精气化生元气,促进脾胃化生水谷精微,进而奉心化赤为血;二是肾藏精,精与血可以互化,血可养精,精可化血,即古之所谓“精血同源”之说。

血液正常的循行需要两种力量:即推动力和固摄力。推动力是血液循行的动力,体现在心的主血脉功能、肺的助心行血功能及肝的疏泄功能方面;固摄的力量是保障血液不致外溢的因素,体现在脾统血和肝藏血的功能方面,这两种力量的协调平衡维持着血液的正常循行。若推动力量不足,则可出现血液流速缓慢,出现滞涩、血瘀等改变;若固摄力量不足,则可出现血液外溢,导致出血。综上所述,血液循行是在心、肺、肝、脾等脏腑相互配合下进行的,因此,其中任何一个脏腑生理功能失调,都会引起血行失常。

第二节　小儿贫血总论

贫血(anemia)是指外周血中单位容积内的红细胞数、血红蛋白量和血细胞比容低于正常。根据世界卫生组织资料,血红蛋白的低限值在 6 个月~6 岁者为 110g/L;6~14 岁为

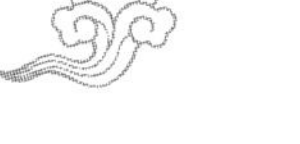

120g/L;海拔每增高 1 000 米,血红蛋白升高约 4%;低于此值者称为贫血。6 个月以下的婴儿由于生理性贫血等因素血红蛋白值变化较大,我国小儿血液学组(1989 年)暂定贫血的诊断标准(以海平面计):生后 10 天内新生儿血红蛋白<145g/L;1~4 个月时<90g/L;4~6 个月时<100g/L。

一、贫血的分类

1. 程度分类　根据检测外周血血红蛋白含量可分为四度。①轻度:血红蛋白在 90~120g/L;②中度:血红蛋白在 60~90g/L;③重度:血红蛋白在 30~60g/L;④极重度:血红蛋白<30g/L。新生儿血红蛋白在 120~144g/L 者为轻度,90~120g/L 为中度,60~90g/L 为重度,<60g/L 者为极重度。

2. 形态分类　根据红细胞平均容积(MCV)、红细胞平均血红蛋白量(MCH)和红细胞平均血红蛋白浓度(MCHC)将贫血分为 4 类,具体见表 11-1。

表 11-1　贫血的细胞形态分类

分类	MCV/fl	MCH/pg	MCHC/%
正常	80~94	28~32	32~38
大细胞性	>94	>32	32~38
正细胞性	80~94	28~32	32~38
单纯小细胞性	<80	<28	32~38
小细胞低色素性	<80	<28	<32

3. 病因分类　造成贫血的主要原因是红细胞的生成与破坏两者失去平衡,故大体可分为 3 类,即红细胞或血红蛋白生成不足性贫血(营养性贫血、再生障碍性贫血等)、溶血性贫血(遗传性球形红细胞增多症、葡萄糖-6-磷酸脱氢酶缺陷、地中海贫血等)和失血性贫血。

二、主要临床表现

1. 一般表现　皮肤、黏膜苍白为突出表现。贫血时皮肤(面、耳轮、手掌等)、黏膜(眼结膜、口腔黏膜)及甲床呈苍白色;重度贫血时皮肤往往呈蜡黄色,易误诊为轻度黄疸;相反,伴有黄疸、青紫或其他皮肤色素改变时可掩盖贫血的表现。此外,病程较长的患者易疲倦、毛发干枯、营养低下、体格发育迟缓等。

2. 造血器官反应　婴幼儿期的骨髓几乎全是红髓,贫血时,骨髓不能进一步代偿而出现骨髓外造血,表现为肝、脾和淋巴结肿大,外周血中可出现有核红细胞、幼稚粒细胞。

3. 伴随症状　呼吸加速,心率加快等循环和呼吸系统症状;食欲减退,恶心腹胀,便秘等消化系统症状;精神不振,注意力不集中,情绪激动等神经系统症状。

三、诊断

贫血的诊断应包括两个方面:查明贫血的原因或原发病;了解贫血的程度和类型。贫血的病因诊断是最重要的,明确贫血的原因是合理和有效治疗的基础。祛除病因对治愈贫血、防止复发及做好预防工作都有重要意义。在病因诊断未明确时不应乱投药物,否则会增加诊断上的困难,反而延误病情。

贫血的诊断步骤如下。

1. 详细询问病史　仔细询问患儿的发病年龄、病程经过及伴随症状;了解患儿的喂养方法及饮食情况；询问患儿的过去史，包括与引起贫血有关的寄生虫病、消化系统疾病、慢性肾病、慢性炎症性疾病等，了解有无家族遗传史。

2. 体格检查　检查时要注意患儿的生长发育营养状况；皮肤、黏膜、指甲、毛发状况。除一般贫血征象外，要特别注意有无黄疸，淋巴结及肝、脾大，骨骼压痛等。

3. 实验室检查

（1）周围血细胞检查：除血细胞计数外，最基本的血液学检查应包括 MCV 和 MCHC 的测定；网织红细胞计数；外周血涂片检查，仔细观察红细胞、白细胞和血小板形态方面的改变，注意有无异常细胞。

（2）骨髓检查：骨髓检查对某些贫血的诊断有一定的意义。通常采用骨髓穿刺物涂片检查，必要时需做骨髓活检。骨髓检查必须包括铁染色，以确诊或排除缺铁性贫血和铁粒幼细胞贫血等。

（3）其他检查：如各种溶血性贫血试验（抗人球蛋白试验、酸溶血试验、血红蛋白电泳等）、血清铁和铁蛋白测定等，应根据个别病例的具体情况而决定。另外，尿液检查、肝肾功能测定、大便隐血试验及寄生虫虫卵检查以及肺部 X 线检查等对贫血的病因诊断均很重要。

第三节　营养性缺铁性贫血

营养性缺铁性贫血（nutritional iron-deficiency anemia，NIDA）是由于体内铁缺乏，使血红蛋白合成减少，临床以小细胞低色素性贫血、血清铁蛋白减少和铁剂治疗有效为特点的贫血症。生后 6 个月~3 岁婴儿发病率最高，严重危害小儿健康，是我国重点防治的小儿常见病之一。

本病属中医“血虚”“萎黄”“黄肿病”“疳证”“虚劳”等范畴。

1. 人体铁元素的含量及其分布　正常人体内的含铁总量随着年龄、体重、性别和血红蛋白水平的不同而异。体内总铁量正常成人男性约为 50mg/kg，女性约为 35mg/kg，新生儿约为 75mg/kg。总铁量中 64% 用于合成血红蛋白，3.2% 用于合成肌红蛋白，32% 以铁蛋白及含铁血黄素形式贮存于骨髓、肝和脾内，<1% 存在于含铁酶内和以运铁形式存在于血浆中。

2. 铁的来源　铁主要有两方面来源。其一，从食物中摄取铁。食物中的铁分为血红素铁和非血红素铁。动物性食物（如瘦肉、血）含铁高且为血红素铁，吸收率达 10%~25%；植物性食物中大豆含铁较高，但属非血红素铁，吸收率低，吸收率为 1.7%~7.9%。其二，红细胞释放的铁。体内红细胞衰老或被破坏所释放的血红蛋白铁，几乎可全部被再利用。

3. 铁的吸收和运转　食物中的铁主要以 Fe^{2+} 形式在十二指肠和空肠上段被吸收。进入肠黏膜细胞的 Fe^{2+} 被氧化成 Fe^{3+}，其中一部分与细胞中的去铁蛋白结合，形成铁蛋白，暂时保存于肠黏膜细胞中；另一部分 Fe^{3+} 与细胞质中载体蛋白结合后移出细胞外，进入血液与血浆中的转铁蛋白结合，随血液循环将铁运送到需铁和储铁的组织。

正常情况下，血浆中的转铁蛋白仅 1/3 与铁结合，此结合的铁称为血清铁（serum iron，SI）；其余 2/3 的转铁蛋白仍具有与铁结合能力，从体外摄入一定量的铁可使其呈饱和状态，所摄入的铁量称为未饱和铁结合力。血清铁与未饱和铁结合力之和称为血清总铁结合力（total iron binding capacity，TIBC）。血清铁在总铁结合力中所占的百分比称之为转铁蛋白饱

和度（transferrin saturation，TS）。

4. 铁的利用、储存与排泄　铁到达骨髓造血组织后即进入幼红细胞，在线粒体中与原卟啉结合形成血红素，血红素与珠蛋白结合形成血红蛋白。此外，铁还在肌红蛋白的合成中和某些含铁酶中被利用。在体内未被利用的铁以铁蛋白及含铁血黄素的形式储存。在机体需要铁时，通过酶的还原作用，使铁蛋白中的 Fe^{2+} 释放，然后被氧化酶氧化成 Fe^{3+}，再与转铁蛋白结合后被转运到需铁的组织。正常情况下每日仅有极少量的铁排出体外，其中约 2/3 随脱落的肠黏膜细胞、红细胞和胆汁由肠道排出，其他经肾脏、汗腺和表皮细胞脱落丢失。

5. 胎儿和儿童期铁代谢特点　胎儿通过胎盘从母体获得铁，孕后期的 3 个月获铁量最多，足够其生后 4~5 个月内之用。另外，由于生后的“生理性溶血”释放的铁增多，“生理性贫血”需铁相对减少，使婴儿早期不易发生缺铁。6 个月 ~2 岁，由于生长发育快，而乳制品中铁含量较低，此期小儿缺铁性贫血发生率较高。

一、病因病理

（一）中医病因病机

本病病因有先天和后天之分。先天责之于禀赋不足。孕母体弱或疾病影响、孕期调护不当、饮食不足或偏食挑食，均可致孕母气血化生乏源，影响胎儿供养，气血内亏。后天则有喂养不当和疾病耗气伤血之分。小儿生机蓬勃，发育迅速，所需营养精微相对较多，但脾常不足，运化功能薄弱。若喂养不当，少食血肉等含铁食物，或未能合理添加辅食，皆可致气血生化不足而致贫血。如若患大病久病，或病后失调，或长期少量失血，又或感染诸虫，暗耗精血，均可导致气血亏虚，形成贫血。故本病病位主要在脾胃，常可累及心、肝、肾，总的病机为气血亏虚，脏腑失荣而疾病丛生（图 11-1）。

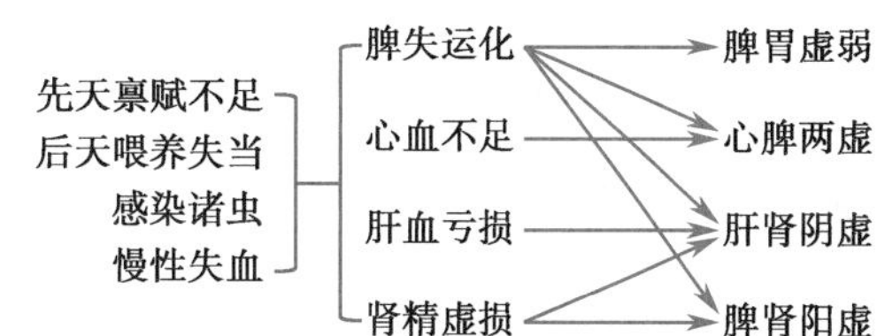

图 11-1　营养性缺铁性贫血中医病因病机

（二）西医病因病理

1. 病因　小儿缺铁有以下常见原因。①先天储铁不足：胎儿从母体获得的铁以妊娠最后 3 个月最多，故早产、双胎或多胎、胎儿失血和孕母严重缺铁等均可使胎儿储铁减少；②铁摄入量不足：乳品含铁少，6 个月以后未及时添加含铁丰富的辅食所致；③生长发育迅速，对铁需要量增加：主要发生在 5 个月 ~1 岁期间；④肠道吸收障碍：主要见于慢性腹泻患儿；⑤铁的丢失过多：主要见于长期慢性失血的疾病，如钩虫病、肠息肉等。

2. 发病机制　铁是合成血红蛋白的原料，当体内缺铁时，血红素的合成减少，红细胞内血红蛋白含量不足，细胞质较少，细胞变小；而缺铁对细胞的分裂、增殖影响较小，故红细胞数量减少的程度不如血红蛋白减少明显，从而形成小细胞低色素性贫血。缺铁还可影响肌红蛋白的合成，引起体内含铁酶的活性减低，以致细胞呼吸发生障碍，影响组织器官的功能，因而临床可出现胃肠道、循环和神经等非血液系统的功能障碍。此外，缺铁还可引起细胞免疫功能降低，对感染的易感性增高。

二、主要临床表现

1. 一般表现　皮肤黏膜逐渐苍白，以唇、口腔黏膜及甲床等处明显。易疲乏，不爱活动。年长儿可诉头晕、眼前发黑、耳鸣等。

笔记栏

2. 髓外造血表现　由于髓外造血，肝、脾可轻度肿大；年龄愈小、病程愈久、贫血愈重，肝脾大愈明显。

3. 非造血系统症状

（1）消化系统症状：食欲减退、少数有异食癖（如嗜食泥土、墙皮、煤渣）等，可有呕吐、腹泻，可出现口腔炎、舌炎或舌乳头萎缩；重者可出现萎缩性胃炎或吸收不良综合征。

（2）神经系统症状：表现为烦躁不安或萎靡不振，精神不集中、记忆力减退，智力多数低于同龄儿。

（3）心血管系统症状：明显贫血时心率增快，严重者心脏扩大甚至发生心力衰竭。

（4）其他：因细胞免疫功能降低，常合并感染。可因上皮组织异常而出现反甲。

三、辅助检查

1. 外周血象　呈小细胞低色素性贫血：血红蛋白（Hb）降低，符合 WHO 儿童贫血诊断标准，即 6 个月~6 岁<110g/L；6~14 岁<120g/L。网织红细胞数正常或轻度减少。白细胞、血小板一般无改变。外周血涂片可见红细胞大小不等，以小细胞为多，中央淡染区扩大。

平均红细胞容积（MCV）<80fl，平均红细胞血红蛋白含量（MCH）<26pg，平均红细胞血红蛋白浓度（MCHC）<310g/L。

2. 骨髓象　有核红细胞增生活跃，粒细胞与红细胞比例正常或红系增多，红系以中幼红细胞增多明显，各期红细胞胞体均小，胞浆少，染色偏蓝，胞浆成熟程度落后于胞核。

3. 铁代谢检查

（1）血清铁蛋白（serum ferritin，SF）：SF 值可较敏感地反映体内贮存铁的情况。>3 个月的患儿若 SF<12μg/L 时，提示缺铁。

（2）血清铁（SI）、总铁结合力（TIBC）和转铁蛋白饱和度（TS）：这三项检查反映血浆中铁含量，通常在缺铁后期（表现明显小细胞低色素性贫血）才出现异常。表现为 SI 减低，<10. 7μmol/L（60μg/dl）有意义；TIBC 增加，>62. 7μmol/L（350μg/dl）有意义；TS 明显下降，<15% 有诊断意义。

（3）红细胞游离原卟啉（free erythrocyte protoporphyrin，FEP）：缺铁时，FEP 不能完全与铁结合成血红素，血红素合成减少，又反馈使 FEP 合成增多。当 FEP>0. 9μmol/L（500μg/dl）时，提示细胞内缺铁。

4. 骨髓可染铁　骨髓涂片用普鲁士蓝染色镜检，可见蓝色的铁蛋白和含铁血黄素（细胞外铁）减少，铁粒细胞数（细胞内铁）亦减少，<15%，甚至消失，是反映体内贮存铁减少的可靠指标。

四、诊断及鉴别诊断

（一）诊断要点

根据喂养史、临床表现和血象特点，一般可做出初步诊断。进一步做有关铁代谢的生化检查有确切意义，必要时可做骨髓检查。用铁剂治疗有效可证实诊断。

（二）鉴别诊断

营养性巨幼细胞贫血、铁粒幼细胞性贫血、地中海贫血、再生障碍性贫血等均可表现出贫血症状，应根据临床特点和实验室检查加以鉴别（表 11-2）。

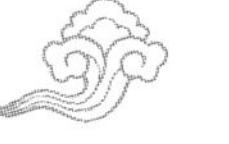

表 11-2　营养性缺铁性贫血相关疾病的鉴别

疾病	鉴别
营养性巨幼细胞贫血	是由于缺乏维生素 B_{12} 或叶酸，使细胞分裂、增殖的速度明显减慢的大细胞性贫血。临床主要表现为贫血，有神经精神症状，红细胞的胞体变大，骨髓中出现巨幼红细胞。用维生素 B_{12} 和/或叶酸治疗有效
铁粒幼细胞性贫血	是由于幼红细胞线粒体内酶的缺乏，铁利用不良，血红蛋白合成障碍的一种低色素性贫血。临床无缺铁的表现，血清铁蛋白和血清铁增高，总铁结合力降低。骨髓内铁蛋白、含铁血黄素和铁粒幼细胞都明显增多，并出现特殊的环形铁粒幼细胞。铁剂治疗无效
地中海贫血	是由于构成血红蛋白的珠蛋白肽链合成异常所致，为不同程度的小细胞低色素性贫血。有家族史，有慢性溶血表现，血涂片中可见较多靶形红细胞，血清铁、骨髓含铁血黄素和铁粒幼细胞都明显增多
再生障碍性贫血	是由多种原因引起的骨髓造血功能低下或衰竭导致的一种全血细胞减少综合征，临床以贫血、出血、感染等为特征。外周血象呈全血细胞减少，网织红细胞减少。骨髓象多部位增生减低，三系造血细胞明显减少，非造血细胞增多

五、临床治疗

西医治疗主要是去除病因和补充铁剂；中医治疗为调理脾胃，补益气血。轻度贫血时，应以合理喂养为主；中度以上贫血时，采用补充铁剂治疗，同时配合中医辨证施治，既可以减轻铁剂的不良反应，又能促进铁的吸收。

（一）中医治疗

1. 中医辨证思路　本病以脏腑辨证为主，兼用气血阴阳辨证。以虚证为多，按“形之不足，温之以气；精之不足，补之以味”的原则，运用调理脾胃，阴阳双补之法，使阳生阴长，精血互生。临证时首先辨明病因，根据脏腑、气血和阴阳虚损的主次，抓住病机，分清轻重缓急辨证施治。

2. 治疗原则　本病由脏腑虚损所致，尤以脾胃虚弱最为多见，故以健脾助运，益气养血为治疗总原则。

3. 辨证施治

（1）脾胃虚弱

证候：面色萎黄无华，唇淡不泽，指甲苍白，长期食欲不振，神疲乏力，形体消瘦，大便不调，舌淡苔白，脉细无力，指纹淡红。

治法：健运脾胃，益气养血。

代表方：六君子汤加减。

食欲不振者，加山楂、谷麦芽、鸡内金；便秘者，加柏子仁、火麻仁；便溏、食物不化者，加干姜、扁豆、山药；腹胀者，加枳壳、木香。

（2）心脾两虚

证候：面色萎黄或苍白，唇甲淡白，发黄枯燥，容易脱落，心悸气短，头晕目眩，夜寐欠安，语声低弱，精神萎靡，注意力不集中，食欲不振，舌淡红，苔薄白，脉细弱，指纹淡红。

治法：补脾养心，益气生血。

代表方：归脾汤加减。

血虚明显者，加鸡血藤、白芍；食少便溏、腹胀明显者，去当归、白芍、熟地黄，加苍术、陈皮、砂仁；心慌、便秘者，加柏子仁、酸枣仁。

笔记栏

（3）肝肾阴虚

证候：头晕目涩，面色苍白，肌肤不泽，毛发枯黄，爪甲易脆，四肢震颤抽动，两颧潮红，潮热盗汗，发育迟缓，舌红，苔少或光剥，脉弦数或细数，指纹淡紫。

治法：滋养肝肾，益精生血。

代表方：左归丸加减。

潮热盗汗者，加地骨皮、鳖甲、白薇；智力发育迟缓者，加紫河车；眼目干涩者，加石斛、夜明砂、羊肝；四肢震颤者，加沙苑子、白芍、钩藤、地龙。

（4）脾肾阳虚

证候：面白虚浮，唇舌爪甲苍白，精神萎靡不振，发育迟缓，囟门迟闭，方颅，鸡胸，毛发稀疏，畏寒肢冷，纳谷不馨，或有大便溏泄，舌淡苔白，脉沉细无力，指纹淡。

治法：温补脾肾，益精养血。

代表方：右归丸加减。

畏寒肢冷者，加熟附子、桂枝；囟门晚闭者，加龟甲、牡蛎、龙骨；发稀者，加党参、当归；大便溏泄者，加益智仁；下肢浮肿，加茯苓、猪苓。

4. 中医其他疗法

（1）临床常用中成药：①小儿生血糖浆，功能健脾养胃，补血生津，用于贫血各证；②健脾生血颗粒，功能健脾和胃，养血安神，用于脾胃虚弱证、心脾两虚证；③归脾丸，功能益气健脾，养血安神，用于心脾两虚证。

（2）推拿疗法：补脾经，推三关，补心经，分手阴阳，运内八卦，揉足三里，摩腹，揉血海，捏脊。每日推拿 1 次，10 次为 1 个疗程，每个疗程后休息 3~5 天继续治疗。

（3）中药外治法：党参、白术、茯苓、黄芪、丹参、陈皮、丁香、肉桂、莱菔子等，制成药膏，敷贴穴位可选血海、足三里、三阴交、气海、神阙等。每次选贴单侧 4 个穴位，隔 3 天换药 1 次，连贴 10 周，共敷药 20 次。具有益气养血生血的作用。

（二）西医治疗

1. 一般治疗　加强护理，避免感染，合理喂养，给予富含铁的食物，注意休息。

2. 去除病因　积极寻找并去除引起缺铁性贫血的原因，是纠正缺铁性贫血、防止复发的关键环节。如喂养不当引起者，应指导其科学喂养；对慢性失血引起者，如钩虫病等，应及时治疗原发病。

3. 铁剂治疗

（1）口服铁剂：应采用亚铁制剂口服补铁，利于铁的吸收。多种亚铁制剂可供选择，应根据供应等情况决定采用何种制剂，但应按元素铁计算补铁剂量，即每日补充元素铁 4~6mg/kg，分 3 次，餐间服用。可同时口服维生素 C 促进铁吸收。牛奶、茶、咖啡及抗酸药等与铁剂同服均可影响铁的吸收。

（2）注射铁剂：对口服不耐受或胃肠道疾病影响铁的吸收时，可用注射铁剂，常用的有右旋糖酐铁复合物，深部肌内注射或静脉注射。注射铁剂较容易发生不良反应，甚至可发生变态反应，故应慎用。

铁剂治疗有效者于 2~3 天后网织红细胞即见升高，5~7 天达高峰，2~3 周后下降至正常；治疗约 2 周后，血红蛋白相应增加，临床症状亦随之好转。血红蛋白达正常水平后应继续服用铁剂 2 个月左右再停药，以补足铁的贮存量。如 3 周内血红蛋白上升不足 20g/L，应注意寻找原因。

4. 输红细胞　一般不必输红细胞，适应证：①贫血严重，尤其并发心力衰竭者。Hb 在 30g/L 以下者，应采用等量换血方法；Hb 在 30g~60g/L 者，可输注 4~6ml/kg 浓缩红细胞；

Hb 在 60g/L 以上,不必输红细胞。②合并感染者。③急需外科手术者。

六、预防与康复

1. 提倡母乳喂养,及时添加辅食。
2. 养成良好的饮食习惯,合理配置饮食结构,纠正偏食、挑食、吃零食等不良习惯。
3. 贫血患儿要预防感冒,注意寒暖调摄。重度贫血应避免剧烈运动,注意休息。
4. 宜摄入易于消化、营养丰富的饮食,多吃含铁丰富且铁吸收率高的食品,如肝、瘦肉、鱼等。

病案分析

病案:黄某,女,3 岁半。因 5 个月来反复感冒,胃纳差,大便溏,面色萎黄,精神不振,唇淡少华,盗汗,而来我院门诊治疗。查血红蛋白 82g/L,血红细胞 3.7×10^{12}/L,舌淡、苔薄白,脉细弱。中医辨证为脾胃虚弱之血虚证。

方药:党参 9g,茯苓 5g,炒白术 9g,炙甘草 3g,陈皮 3g,山药 12g,鸡内金 9g,炒扁豆 9g,焦山楂 9g,焦神曲 9g,谷麦芽各 9g。每日 1 剂,水煎服。服上方 14 剂后,胃口渐开,再以原方去神曲、谷麦芽、焦山楂,加黄芪、当归、白芍各 9g,鸡血藤 30g,隔日 1 剂。10 剂后面色转润,精神渐振,盗汗止。前后服药 2 个月,口唇面色已转红润。血红蛋白 110g/L,血红细胞 4×10^{12}/L,体质增强,2 个月中未曾有过感冒。追踪 1 年,血红蛋白维持在 120g/L 左右,血红细胞亦在 4×10^{12}/L 以上。

分析:小儿肺脏娇嫩,脾常不足。本证患儿肺脾俱虚。卫外不固,反复感冒,脾胃虚弱,运化失健,气血精微化生不足,不能溉养全身,治当健脾益气,予异功散加味。方中党参甘温益气补中为主,脾喜燥恶湿,脾虚不运则每易生湿,辅以白术健脾燥湿,茯苓健脾渗湿,扁豆健脾化湿,加之山药平补脾胃,鸡内金健胃消积,陈皮健脾理气,更以鸡血藤补血行血,甘草甘温和中。全方温而不燥,补而不腻,有健运脾胃,益气生血之功。若食欲不振,加炒神曲 6g、炒山楂 9g、炒麦芽 12g;若脾胃虚寒,见肢冷、腹痛喜按、完谷不化,加干姜 3g、吴茱萸 3g;若积滞化热,见口臭、日晡潮热、手足心热、苔厚腻,去鸡血藤、山药,加槟榔 6g、山楂 9g、胡黄连 3g;若有虫积,酌加槟榔 9g、榧子 12g、使君子 9g 等。

(许华,宋述财. 黎炳南治疗小儿缺铁性贫血经验[J]. 中医杂志,2003,44(9):657-658.)

第四节　原发免疫性血小板减少症

原发免疫性血小板减少症(primary immune thrombocytopenia)是小儿最常见的出血性疾病。其临床特点为皮肤、黏膜自发性出血,血小板减少,骨髓巨核细胞数正常或增多,出血时间延长和血块收缩不良。在各年龄期均可发生,一般多见于 2~8 岁的小儿。临床上常分急性型与慢性型,小儿以急性型较多见,约占 85%,其预后相对比成人为好。

根据临床证候本病可归属中医“血证”“肌衄”“紫斑”和“虚劳”等范畴。目前国家中医药管理局重点专科紫癜病协作组、中华中医药学会血液病分会临床专家已达成共识,将本病的中医病名标准化为“紫癜病”。

笔记栏

一、病因病理

（一）中医病因病机

本病外因为感受风、热、燥、火、疫毒诸邪，内因为脏腑气血虚损，使邪热内伏营血，致血液离经外溢。

急性期多因外感热毒诸邪，热毒入侵，内扰营血，灼伤血络，迫血妄行，溢于脉外，出现皮肤黏膜紫癜或伴其他血证，多属实证。慢性者多为气虚、阴虚。脾气虚则不能统摄血液，以致血不循经，溢于脉络之外，渗于皮肤之间；若阴虚火旺则虚火灼伤脉络，血溢脉外。本病出血后，血不归经，血流脉外，离经之血常导致瘀血内阻，使出血加重，或反复出血，则为虚实夹杂之证（图 11-2）。

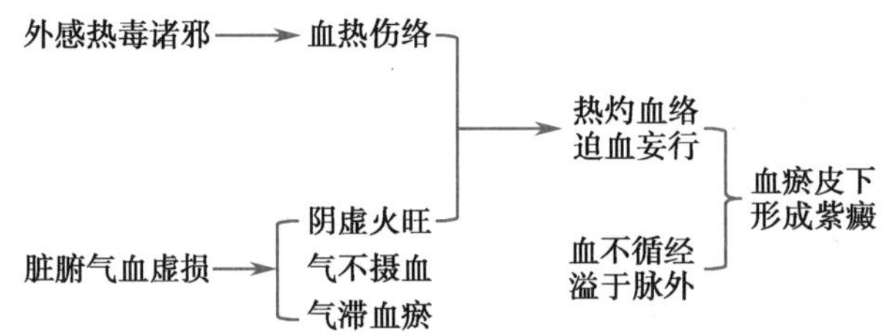

图 11-2　免疫性血小板减少症中医病因病机

（二）西医病因病理

1. 病因　原发免疫性血小板减少症的发病原因尚未完全阐明，一般认为与病毒感染有关，少数发生在疫苗接种之后。因多数患儿在发病前 1~3 周有病毒感染史，如上呼吸道感染、风疹、麻疹、水痘、传染性单核细胞增多症、病毒性肝炎和巨细胞病毒感染症等。

2. 发病机制　目前认为病毒感染引起的急性原发免疫性血小板减少症不是由于病毒的直接作用，而是由于免疫机制，可能有两种形式。①机体在病毒感染后，血液循环中病毒抗原与病毒抗体形成免疫复合物，非特异性地吸附在血小板上，使血小板受损；②病毒感染后产生血小板相关免疫球蛋白（PAIgG），PAIgG 与血小板膜发生交叉反应，使血小板损伤而被单核-巨噬细胞系统吞噬和破坏。PAIgG 的含量与血小板呈负相关：即 PAIgG 愈高，血小板数愈低，但也有少数患儿的 PAIgG 含量不增高。因血小板和巨核细胞有共同抗原性，抗血小板抗体同样作用于骨髓中的巨核细胞，导致巨核细胞成熟障碍，使血小板进一步减少。

脾脏是产生血小板抗体及清除和破坏血小板的主要场所。血小板破坏加速和生成减少致血小板总数降低是导致出血的主要原因。

二、主要临床表现

1. 急性型　约占 80%，好发于婴幼儿时期，冬、春季发病率较高，以往无出血病史。病前 1~3 周或同时伴有病毒感染。起病急，以自发性皮肤和/或黏膜出血为突出表现，瘀点、瘀斑呈针尖至米粒大，遍布全身，而以四肢多见。常见鼻衄、牙龈出血，呕血、便血少见，偶见肉眼血尿。青春期女孩可有月经过多。重者可有面色苍白、贫血和循环衰竭，偶见失血性休克。颅内出血者约占 1%，表现为颅内高压症状，如头痛、呕吐、嗜睡或躁动、昏迷、抽搐。85% ~90% 的患者于 1~6 个月内自然痊愈。

2. 慢性型　约占 20%，多见于学龄前及学龄期儿童，病前多无病毒感染史，约 10% 的患者由急性型转化而来。大多数患儿起病缓慢，出血症状较轻，出血部位限于皮肤、黏膜，很少有内脏出血，脾脏可轻度肿大。出血症状及血小板减少时轻时重，或发作与缓解交替。但最终有 30% ~50% 的病例自然痊愈。

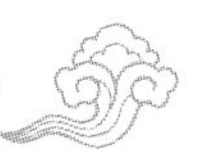

三、辅助检查

1. 外周血检查　血小板计数<100×10^9/L,出血轻重与血小板数量有关。急性型血小板计数一般在50×10^9/L以下,易有出血倾向;低于20×10^9/L时,出血明显;低于10×10^9/L则出血严重。慢性型多为30×10^9/L~80×10^9/L。

2. 骨髓象　急性型巨核细胞数正常或轻度增多;慢性型巨核细胞显著增多。均可见幼稚巨核细胞增加,核分叶减少,且常有空泡形成,颗粒减少和胞浆少等现象,产生血小板的巨核细胞明显减少,具有成熟巨核细胞而不能释放血小板的特点。

3. 血小板相关免疫球蛋白测定　PAIgG含量明显增高,但并非原发免疫性血小板减少症的特异性改变,其他免疫性疾病亦可增高;若同时测定PAIgM和PAIgA,以及测定结合在血小板表面的糖蛋白、血小板内抗GPⅡb/Ⅲa的自身抗体可提高临床诊断的敏感性和特异性。

4. 其他　毛细血管脆性试验阳性,出血时间延长,凝血时间正常,血块收缩不良。

四、诊断及鉴别诊断

(一)诊断要点

1. 诊断标准(参考中华医学会儿科学分会血液学组2021版《中国儿童原发性免疫性血小板减少症诊断与治疗改编指南》)

(1)至少2次血常规检测示血小板计数(PLT)<100×10^9/L,血细胞形态无异常;

(2)脾脏一般不肿大;

(3)骨髓检查示巨核细胞增多或正常伴成熟障碍;

(4)排除其他继发性血小板减少症,如低增生性白血病、以血小板减少为首发血液学异常的再生障碍性贫血、遗传性血小板减少症、继发于其他免疫性疾病,以及感染和药物因素等。

2. 病程分类

(1)新诊断免疫性血小板减少症:是指血小板减少持续时间<3个月。

(2)持续性免疫性血小板减少症:是指血小板减少持续时间在3~12个月。

(3)慢性免疫性血小板减少症:是指血小板减少持续时间>12个月。

(二)鉴别诊断

本病应与IgA血管炎、继发性免疫性血小板减少症、再生障碍性贫血等疾病鉴别(表11-3)。

表11-3　原发免疫性血小板减少症相关疾病的鉴别

疾病	鉴别
IgA血管炎	紫癜多见于下肢伸侧、臀部皮肤,为出血性斑丘疹,呈对称分布,伸侧面多于屈侧面,血小板并不减少。常伴有荨麻疹及不同程度的关节痛和腹痛
继发免疫性血小板减少症	由于其他系统性免疫性疾病导致的免疫性血小板减少,如系统性红斑狼疮、抗磷脂综合征。在有相应免疫性血小板减少的同时伴其他系统、器官的免疫性损伤。实验室检查示特异性血小板抗体及针对其他组织的特异性抗体
再生障碍性贫血	以贫血为主要表现,除出血及血小板减少外,呈全血减低现象,红细胞、白细胞总数及中性粒细胞多减少,网织红细胞不高。骨髓系统生血功能减低,三系造血细胞均减少,巨核细胞减少或极难查见

五、临床治疗

对于急性期出血严重者,应采用包括限制活动、糖皮质激素、输注血小板等治疗措施及中西医结合疗法。慢性期则在中医辨证论治基础上酌情选用糖皮质激素、免疫抑制剂等西医治疗。

笔记栏

（一）中医治疗

1. 中医辨证思路　本病的辨证以八纲辨证为主，兼用脏腑辨证。根据起病的缓急和临床不同的证候，分清实证、虚证、虚实夹杂证。

2. 治疗原则　急性型多属实证，常为外感邪热，治疗宜采用清热解毒、凉血止血之法；慢性型多属虚证，大多因脏腑虚损所致，治疗宜采用益气健脾，养血摄血之法；兼有瘀血者，配合活血化瘀法；久病伤阴者，应用滋阴清热之法。

3. 辨证施治

（1）血热伤络

证候：起病急骤，皮肤出现瘀斑瘀点，色红鲜明，伴有齿衄鼻衄，偶有尿血，面红目赤，心烦口渴，便秘尿少，舌红，苔黄，脉数，或指纹紫滞。

治法：清热解毒，凉血止血。

代表方：犀角地黄汤加减（犀角现已禁用，多用水牛角代）。

发热烦渴喜饮者，加羚羊角粉、生石膏、知母；便秘者，加生大黄；瘀点成片者，加紫草、侧柏炭；尿血者，加小蓟、白茅根、仙鹤草；便血者，加三七粉、地榆。

（2）气不摄血

证候：皮肤、黏膜瘀斑瘀点反复发作，色青紫而暗淡，伴鼻衄齿衄，神疲乏力，面色萎黄或苍白无华，食欲不振，大便溏泄，头晕心悸，舌淡红，苔薄，脉细弱，或指纹淡。

治法：益气健脾，摄血养血。

代表方：归脾汤加减。

出血不止者，加云南白药、白及、蒲黄炭；纳呆便溏者，去酸枣仁、龙眼肉，加焦山楂、谷麦芽、陈皮、山药。

（3）阴虚火旺

证候：皮肤黏膜散在瘀点瘀斑，下肢尤甚，时发时止，颜色鲜红，伴齿衄、鼻衄或尿血，低热盗汗，手足心热，心烦颧红，口干咽燥，舌红少苔，脉细数，或指纹淡紫。

治法：滋阴清热，凉血宁络。

代表方：大补阴丸合茜根散加减。

虚火内炽、发热明显者，加青蒿、地骨皮、鳖甲；盗汗明显者，加地骨皮、煅龙骨、煅牡蛎；齿衄、鼻出血明显者，加焦栀子、白茅根、仙鹤草。

（4）气滞血瘀

证候：病程缠绵，出血反复不止，皮肤紫癜色暗，面色晦暗，舌暗红或紫或边有紫斑，苔薄白，脉细涩，或指纹紫滞。

治法：活血化瘀，理气止血。

代表方：桃红四物汤加减。

气虚者，加党参、黄芪；尿血者，加白茅根、大蓟、小蓟；瘀斑久不消者，加三七粉或云南白药。

4. 中医其他疗法

（1）临床常用中成药：①血宁糖浆，功能补气止血，用于气不摄血证；②云南白药，功能活血止血，用于鼻出血、齿衄、便血。

（2）中药外治法：栀子末少许塞两侧鼻孔，用于紫癜伴鼻出血者。

（二）西医治疗

1. 一般疗法　①适当限制活动，避免外伤；②有或疑有细菌感染者，酌情予抗感染治疗；③避免应用影响血小板功能的药物，如阿司匹林等；④慎重预防接种。

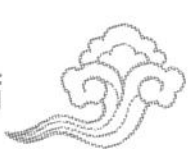

2. 肾上腺糖皮质激素　该类药是原发免疫性血小板减少症的一线治疗药物。常用泼尼松，剂量从1.5~2mg/(kg·d)开始(最大不超过60mg/d)，分次口服，血小板≥100×10^9/L后稳定1~2周，逐渐减量直至停药，一般疗程为4周。

3. 静脉输注丙种球蛋白(IVIG)　常用剂量400mg/(kg·d)，使用3~5天；或0.8~1.0g/(kg·d)，用1天或连用2天，必要时可以重复。

4. 静脉输注抗-D免疫球蛋白　此药用于Rh(D)阳性的患儿，提升血小板作用明显。用药后可见轻度血管外溶血。常用剂量50~75μg/(kg·d)，用1~3天。

5. 脾切除术　鉴于儿童患者的特殊性，应严格掌握适应证，尽可能推迟切脾时间。在脾切除前，必须对原发免疫性血小板减少症的诊断重新评价，骨髓巨核细胞数量增多者方可考虑脾切除术。

脾切除指征可参考以下指标：①经以上正规治疗，仍有危及生命的严重出血或急需外科手术者；②病程>1年，年龄>5岁，且有反复严重出血，药物治疗无效或依赖大剂量糖皮质激素维持(>30mg/d)；③病程>3年，PLT持续<30×10^9/L，有活动性出血，年龄>10岁，药物治疗无效者；④有使用糖皮质激素的禁忌证。

6. 紧急治疗　若发生危及生命的出血，应积极输注浓缩血小板制剂以达迅速止血的目的。同时选用甲泼尼龙冲击治疗10~30mg/(kg·d)共用3天，和/或静脉输注丙种球蛋白1g/(kg·d)连用2天，以保证输注的血小板不被过早破坏。

六、预防与康复

1. 积极参加锻炼，增强体质，提高抗病能力。
2. 积极寻找引起本病的各种原因，防治各种感染性疾病。
3. 急性期或出血量多时，卧床休息，限制患儿活动，消除紧张情绪。
4. 大出血者，应绝对卧床休息。
5. 避免外伤和跌仆碰撞，防止创伤和颅内出血。

病案分析

病案：刘某，女，6岁。鼻腔及牙龈出血半年余。现鼻腔及牙龈反复出血，屡治罔效，慢性病容。语言低微，精神欠佳，乏力嗜睡。舌质红，舌苔白而燥，脉微细数。实验室检查结果见血小板计数38×10^9/L。

方药：生地黄6g，川芎3g，当归5g，白芍5g，白茅根6g，何首乌6g，旱莲草10g，仙鹤草10g，小蓟10g，五味子3g，甘草3g，5剂。水煎服，日服3次。

二诊：药后患儿出血止，精神转佳，药即见效。继服5剂，复查血小板计数为93×10^9/L。上药连服21剂时，血小板计数增至158.8×10^9/L。随访1年未复发。

分析：本案病例病程较长，见鼻腔及牙龈反复出血，舌质红，脉细数，系因反复出血后，阴血耗损，虚火内生，虚火灼络，血脉受损而见鼻腔及牙龈出血。其病机为阴虚火旺，虚火灼络，血脉受损。治以滋阴降火，凉血止血。方用生地黄、川芎、当归、首乌、墨旱莲养血滋阴，凉血止血；白茅根、仙鹤草、小蓟清热凉血止血；五味子滋肾养阴；甘草调和诸药。

(罗和古，曾令真，朱秋俊，等．中华名医医案集成·儿科医案[M]．北京：中国医药科技出版社，2004.)

扫一扫，测一测

(燕小宁)

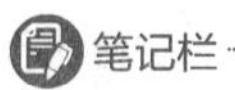
笔记栏

复习思考题

1. 试述血的生成、循行与五脏的关系。
2. 小儿贫血的分类大致有几种？具体如何分类？
3. 小儿缺铁的常见原因是什么？
4. 试论述营养性缺铁性贫血的中医、西医主要治疗侧重点。
5. 试述原发免疫性血小板减少症辨证分型的临床证候要点。

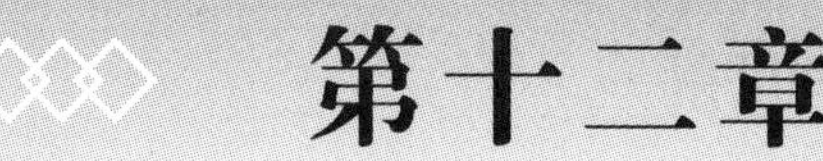

第十二章

神经系统疾病

笔记栏

第十二章 神经系统疾病 PPT 课件

学习目标

1. 掌握癫痫、吉兰-巴雷综合征、脑性瘫痪的概念、诊断及辨证治疗原则。
2. 熟悉小儿神经系统解剖生理病理特点。
3. 了解正常小儿的暂时性生理反射。

第一节　小儿神经系统生理病理特点

一、小儿神经系统解剖生理病理特点

小儿神经系统发育早，速度快。胎儿期 10~18 周是神经元增殖的旺盛时期，28 周是神经传导系统的发育时期，中枢神经系统由胚胎时期的神经管形成，周围神经系统的发育主要来自神经嵴。新生儿的脑平均重量约为 370g，相当于体重的 1/8~1/9，6 个月时约 700g，1 岁时约 900g，7 岁时接近成人脑重（1 500g）。新生儿大脑皮质已具有 6 层结构，有主要的沟回，但较成人浅；皮质较薄，细胞分化不成熟，树突与轴突少而短，但神经细胞数与成人相同；以后的生长变化主要是细胞体积增大、树突增多、髓鞘形成和功能的日趋完善。3 岁时细胞分化基本成熟，8 岁时接近成人。新生儿的脑干在功能上已成熟，维持着呼吸、循环、吞咽等生命中枢功能。小脑在生后 6 个月达生长高峰，1 岁小脑外颗粒层细胞仍继续增殖，生后 15 个月，小脑发育接近成人。脊髓在出生时重 2~6g，已具备功能，2 岁时构造接近成人。脊髓下端在新生儿期位于第二腰椎下缘，4 岁时上移至第一腰椎（腰椎穿刺选择部位时要注意年龄）。正常小儿出生后即有觅食、吸吮、吞咽、拥抱、握持等反射，其中部分无条件反射随年龄增长而消失。某些病理反射可视为生理现象，如 3~4 个月内克尼格征（Kernig sign）阳性，2 岁以内巴宾斯基征（Babinski sign）阳性。

婴幼儿时期，神经纤维外层髓鞘的形成时间相对较晚，且在神经系统各部位均不相同。在幼儿 2 岁时锥体束完成髓鞘化；3 岁时脊髓神经完成髓鞘化；皮层的髓鞘化最晚完成。外界刺激引起的神经冲动传导速度慢，易于泛化，不易在大脑皮质内形成明显的兴奋灶。出生时脑皮层及新纹状体发育尚未成熟，活动主要由皮层下中枢调节，因此动作多缓慢，且肌张力高。后随脑实质逐渐发育成熟，转变为主要由大脑皮质调节。出生时皮质细胞的发育遵循由内向外的规律，如致病因素影响了神经细胞的增殖、移行、凋亡等过程，会导致脑发育畸形。脑在生长发育时期对营养和氧的需求量大，在基础状态下，小儿脑的耗氧量为全身的 50%（成人仅为 20%），长期营养不良或处于缺氧状态，均可引起脑发育落后。

笔记栏

二、正常小儿的暂时性生理反射

1. 觅食反射　轻触婴儿口角或面颊部，头转向刺激侧，唇噘起。生后即有，4～7 个月消失。

2. 吸吮反射　用干净的橡皮奶嘴或小指尖放入婴儿口内，引起口唇及舌的吸吮动作。生后即有，4～7 个月消失。

3. 握持反射　用手指从尺侧进入婴儿手心，手指屈曲握住检查者的手指。生后即有，2～3 个月后消失。

4. 拥抱反射　小儿仰卧，拉住其双手使肩部略微离开检查台面（头未离开台面）时，突然将手抽出，表现为上肢先伸直、外展，再屈曲内收，呈拥抱状，有时伴啼哭。生后即有，4～5 个月后消失。

5. 颈肢反射　小儿仰卧，将其头转向一侧 90°，表现为与颜面同侧的上、下肢伸直，对侧上、下肢屈曲。生后即有，3～4 个月消失。

6. 交叉伸展反射　小儿仰卧，握住其一侧膝部使下肢伸直，按压或敲打此侧足底，可见到对侧下肢屈曲、内收，然后伸直，应注意两侧动作是否对称。新生儿期有此反射，2 个月后减弱，6 个月后仍存在则为异常。

第二节　癫　痫

癫痫（epilepsy）是由多种原因引起的一种发作性脑功能障碍疾病，其特征是脑内神经元群反复发作性过度放电引起的突发性、一过性脑功能失常，临床出现运动、感觉、行为、知觉或意识方面的功能障碍。其表现与放电的部位、范围及强度有关，较为复杂，具有发作突然、持续短暂、恢复较快的特点，也可呈持续状态。

西医学癫痫的涵盖范围非常广泛，表现形式多种多样，有些类型除意识障碍外，可伴有幻觉、错觉、精神异常、记忆障碍等；有些类型无意识丧失，仅表现躯体局部抽搐、感觉异常，甚至周期性、反复的头痛、腹痛等症状。本章节所讨论的中医学定义的癫痫，是其中的一个类型，即全身强直-阵挛性发作。

癫痫的发病率约为 4‰～7‰，60% 的患者起病于儿童时期。经过正规治疗，约 70% 的患儿可得到完全控制，能够正常的生活和学习。

一、病因病理

（一）中医病因病机

病因有先天与后天之分，先天之因主要为胎中受惊，孕期调护失宜，后天之因不外乎顽痰内伏、暴受惊恐、惊风频发、颅脑外伤等。

外感疫疠邪毒，热极化火，火盛动风，风火相煽，可发痫证。癫痫频作，未得根除，风邪与伏痰相搏，进而闭塞经络，扰乱神明。痰之所生，常因小儿脾常不足，内伤积滞，水聚为痰，痰阻经络，上逆窍道，阻滞脏腑气机升降之路，清阳被蒙，窍闭神匿。儿在母腹之中，动静莫不随母，若母惊于外，则胎感于内。小儿神气怯弱，元气未充，乍见异物，猝闻异声，不慎跌仆，暴受惊恐，可致气机逆乱，痰随气逆，蒙蔽清窍，阻滞经络。外伤致络脉受损，血溢于外，瘀血停积，脑窍不通，故精明失主，昏乱不知人，筋脉失养，抽搐顿作。以上种种，风、痰、惊、瘀为患，皆可致痫（图 12-1）。

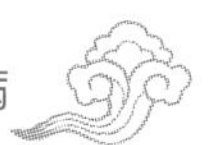

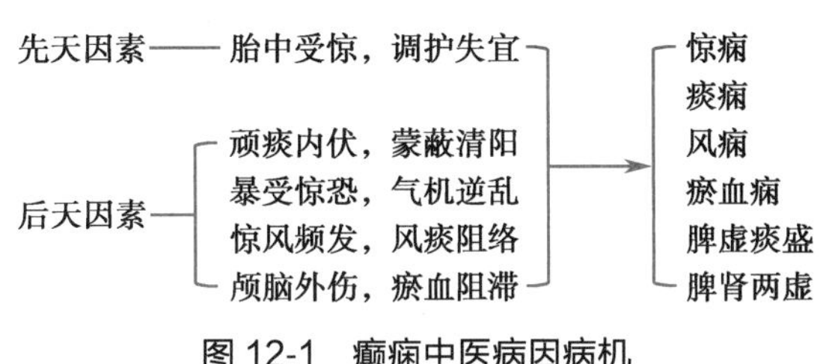

图 12-1　癫痫中医病因病机

（二）西医病因

1. 遗传因素　遗传因素是导致癫痫，尤其是经典的特发性癫痫的重要原因。

2. 获得性因素　①脑部疾患：中枢神经系统感染（如脑炎、脑膜炎、结核瘤、脑脓肿等）、脑发育畸形、脑水肿、脑肿瘤、颅脑外伤、脑血管畸形、脑血管炎等；②缺氧性疾病：窒息、休克、心肺疾患、严重贫血、惊厥性脑损伤等；③代谢紊乱：先天性代谢异常，水、电解质紊乱，肝性、肾性脑病，维生素缺乏症和依赖症等；④重金属、药物、食物、一氧化碳等造成的中毒性脑病。⑤免疫因素：自身免疫性脑炎等。

3. 诱发因素　部分癫痫发作可有明显的诱因，如发热、过度换气、睡眠、情感、饥饿或过饱，以及视觉刺激、听觉刺激、前庭刺激、触觉或本体觉刺激等。

二、主要临床表现

（一）主要症状及体征

以突然仆倒，昏不识人，口吐涎沫，两目上视，肢体抽搐，惊掣啼叫，喉中发出异声，片刻即醒，醒后如常为特征。主要表现为意识障碍和全身抽搐。典型发作可分为三期：强直期、阵挛期和惊厥后期。发作时意识突然丧失，全身肌肉强直收缩，也可在尖叫后突然跌倒，呼吸暂停、面色发绀、双目上视、瞳孔散大、四肢躯干强直，甚至呈现角弓反张状态；持续数秒至数十秒后进入阵挛期，全身节律性抽搐，持续数十秒或更长时间逐渐停止，停止后可伴有尿失禁；发作后常表现为头痛、嗜睡、乏力，甚至在完全清醒前可出现自动症，称之为发作后状态。

（二）癫痫发作的特点

癫痫发作可分为部分发作与全身发作两大类。具有以下特点：①发作性，即突然发作；②阵发性，发作时间短暂，可自行缓解；③重复性，即反复发作。

（三）癫痫发作时的脑电图特征

强直期脑电图表现为每秒 10 次或 10 次以上的快活动，频率渐慢，波幅渐高；阵挛期除高幅棘波外，间断出现慢波；发作间期可出现慢棘波、多棘慢波或尖慢波。

三、辅助检查

1. 脑电图　是诊断癫痫和确定其发作类型的客观指标，如果出现棘波、尖波、棘慢波、尖慢波、多棘慢波等痫性放电波，对癫痫的诊断具有重要意义。但有接近 40% 患儿癫痫发作期间脑电图正常，必要时可进行动态脑电图或视频脑电图检查。少数健康儿童脑电图也可出现癫痫样波，但无临床表现，此时不能诊断癫痫，应注意临床观察、随访。

2. 影像学检查　凡具有局灶性症状体征者、抗癫痫治疗效果不佳者、病情进行性恶化或伴有颅内压增高者，均应进行 CT 或 MRI 检查，可以发现脑结构异常，以明确病因。单光子发射断层扫描（SPECT）和正电子发射体层成像（PET）可检测脑血流量和代谢率，有利于病灶位置的确定。

笔记栏

四、诊断及鉴别诊断

（一）诊断要点

（1）全面（身）性发作时突然昏倒，项背强直，四肢抽搐；或仅两目瞪视，呼之不应，或头部下垂，肢软无力。

（2）部分性发作时可见多种形式，如口、眼、手等局部抽搐而无突然昏倒，或幻视，或腹痛，或呕吐，多汗，或言语障碍，或无意识的动作等。

（3）起病急骤，醒后如常人，反复发作。

（4）多有家族史，每因惊恐、劳累、情志过激等诱发。

（5）发作前常有眩晕、胸闷、惊恐、恶心等先兆症状。

（6）脑电图检查有阳性表现，必要时可进行 CT、MRI 检查以明确病因。

（二）鉴别诊断

癫痫需与多种疾病相鉴别，如高热惊厥、晕厥、屏气发作、抽动障碍等（表 12-1）。

表 12-1　癫痫相关疾病的鉴别

疾病	鉴别
高热惊厥	多发生于外感热病中，高热初起，6 个月至 3 岁小儿容易发生，随年龄增大，发病明显减少，多数只发作一次，惊厥停止后，精神如常，脑电图检查正常
晕厥	急性广泛性脑供血不足而导致的短暂意识丧失状态。大多发生于立位时，有头晕、眼花、面色苍白、腹部不适等前驱症状，缓慢倒下，伴有面色苍白，血压降低，脉搏慢弱，无呼吸暂停，极少见抽搐。脑电图主要为慢波，恢复后正常
屏气发作	又称呼吸暂停症。多有诱因，性格偏激任性，可有家族史。哭喊后呼吸暂停（呼气相），面色青紫或苍白，短暂意识丧失，可有角弓反张、强直抽搐或尿失禁。恢复呼吸后意识清醒。脑电图正常。患儿多于 6 个月 ~2 岁起病，后逐渐减少，5 岁前大多停止发作，并不在睡眠中发生
抽动障碍	局部肌肉或肌群突然、快速、不自主地反复收缩，可伴有异常发声。多从反复眨眼开始，呈波浪式进展，逐步发展至颈、肩、四肢及全身。不影响智力，无神经系统异常体征，可有脑电图异常，但多无特异性，无痫性放电波

五、临床治疗

采用中西医结合治疗为主的综合疗法，控制发作，祛除病因。强调早期、长期规范化用药，抗癫痫药物用药剂量个体化。西医治疗效果不佳，或不能耐受抗癫痫药的患儿，采用中医辨证论治为主的综合疗法。

（一）中医治疗

1. 中医辨证思路

（1）辨病因：病因多由惊、风、痰、瘀所引发。惊痫发病前常有受惊病史，发作时多伴有惊叫、恐惧等精神症状；风痫多由外感发热诱发，发作时抽搐症状明显，或伴有发热；痰痫发作以神志异常为主，常有失神、摔倒、手中持物坠落等；瘀血痫常有明显的颅脑外伤史，头部疼痛位置或抽搐部位、状态较为固定。

（2）辨虚实：实证责之于惊、风、痰、瘀等病理因素。虚证病史较长，病证以脾虚痰盛、脾肾两虚为主。脾虚痰盛者，表现癫痫反复发作，面色少华，神疲乏力，纳差便溏；脾肾两虚者，常伴智力迟钝，腰膝酸软，四肢不温等症。

2. 治疗原则　实证以治标为主，着重豁痰息风，镇惊开窍。惊痫者，治以镇惊安神；痰痫者，治以豁痰开窍；风痫者，治以息风止痉；瘀血痫者，治以化瘀通窍。虚证以治本为重，或

健脾化痰，或补益脾肾。癫痫持续状态应采用中西药配合积极抢救。

3. 辨证施治

（1）惊痫

证候：多因受惊吓而起病，发作时惊叫，吐舌，急啼，神志恍惚，面色时红时白，惊惕不安，如人将捕之状，四肢抽搐，夜卧不宁，舌淡红，苔白，脉弦滑，乍大乍小，或指纹色青。

治法：镇惊安神。

代表方：镇惊丸加减。

发作频繁者，加蜈蚣、全蝎、僵蚕、白芍；夜间哭闹者，加磁石、琥珀；反复发作，损伤气阴，偏于气虚者，加太子参、白术；偏于阴虚者，加生地黄、龟甲、黄精。

方中朱砂用量需慎重，一般入丸剂，必要时可每日 0.5～1g（冲服），服药时间应控制在 1 个月之内。全蝎、蜈蚣、僵蚕等动物类药物，以研末冲服为宜。

（2）痰痫

证候：发作时痰涎壅盛，喉间痰鸣，神志恍惚，状如痴呆，或失神，瞪目直视，或仆倒于地，手足抽搐不甚明显，肢体麻木、疼痛，或头痛、腹痛、呕吐，骤发骤止，日久不愈，舌苔白腻，脉弦滑，或指纹紫滞。

治法：豁痰开窍。

代表方：涤痰汤加减。

眨眼、点头，发作频繁者，加天竺黄、琥珀、莲子心；头痛者，加菊花、天麻、石决明；肢体疼痛者，加威灵仙、鸡血藤。

（3）风痫

证候：发作时突然仆倒，神志丧失，颈项及全身强直，继而四肢抽搐，两目上视或斜视，牙关紧闭，口吐白沫，口唇及面部色青，舌苔白，脉弦滑，或指纹红滞。

治法：息风止痉。

代表方：定痫丸加减。

抽搐频繁者，加青礞石、生铁落；伴高热者，加生石膏、黄芩、连翘；大便秘结者，加大黄、芒硝；烦躁不安者，加黄连、竹叶；久治不愈，出现肝肾阴虚，虚风内动之象，加白芍、龟甲、当归、生地黄。

（4）瘀血痫

证候：常有明显的产伤或脑外伤病史，发作时头晕眩仆，神志不清，单侧或双侧肢体抽搐，抽搐部位及动态较为固定，头痛，大便干硬如羊屎，舌红少苔或见瘀点，脉涩，或指纹沉滞。

治法：化瘀通窍。

代表方：通窍活血汤加减。

抽搐较重者，加全蝎、地龙；头痛剧烈、肌肤枯燥色紫者，加三七、阿胶、丹参、五灵脂；大便秘结者，加火麻仁、芦荟；血瘀伤阴者，加生地黄、白芍、当归。

（5）脾虚痰盛

证候：发作频繁或反复发作，神疲乏力，面色无华，时作眩晕，食欲欠佳，大便稀薄，舌质淡，苔薄腻，脉濡缓，或指纹淡。

治法：健脾化痰。

代表方：六君子汤加味。

抽搐明显者，加僵蚕、全蝎；大便稀薄者，加山药、扁豆、藿香；纳呆食少者，加焦三仙、砂仁。

笔记栏

（6）脾肾两虚

证候：发病年久，屡发不止，瘛疭抖动，神疲乏力，少气懒言，时有眩晕，智力迟钝，腰膝酸软，四肢不温，睡眠不宁，大便溏薄，舌质淡，舌苔白，脉沉细无力，或指纹淡。

治法：补益脾肾。

代表方：河车八味丸加减。

抽搐频繁者，加鳖甲、白芍滋阴；智力迟钝者，加益智仁、石菖蒲；便稀溏者，加炮姜、扁豆。

4. 中医其他疗法

（1）临床常用中成药：①琥珀抱龙丸，功能镇惊安神，用于惊痫；②羊痫疯丸，功能清热化痰、镇惊安神，用于痰痫。

（2）针灸疗法：①体针，实证取穴人中、十宣、内关、涌泉，针刺，用泻法；虚证取穴大椎、神门、心俞、丰隆、合谷，针刺，平补平泻法；并灸百会、手三里、足三里，隔日1次；癫痫持续状态，针刺取穴：内关、人中、风府、大椎、后溪、申脉；或长强、鸠尾、阳陵泉、筋缩；或头维透率谷、百会透强间。②耳针取脑点、神门、心、脑干、皮质下、肝、肾，每次2~4穴，强刺激，留针20~30分钟。

（二）西医治疗

1. 药物治疗的原则　①以控制发作为目的，兼顾去除病因。②明确诊断后应尽早给予抗癫痫药物，对首次发病者，可暂缓给药，但应密切观察。③根据发作类型，参考药物不良反应、患者依从性，正确选用抗癫痫药物。通常可选择丙戊酸、拉莫三嗪、卡马西平、奥卡西平等。④尽量采用单药治疗，难治性癫痫，特别是多发作类型者也可联合用药。⑤用药应从小剂量开始，逐渐增加，直至达到有效血药浓度或临床控制发作。⑥如需调整、替换药物，应逐渐过渡。⑦视药物半衰期，保证规律服药，疗程一般保持在控制发作后2~4年。⑧停药过程要大于3~6个月，甚至需要1年的缓慢减量过程。⑨治疗过程中，尤其是用药初期，定期检查血、尿常规，肝肾功能、血药浓度监测等，以观察疗效和药物毒副作用。

2. 癫痫持续状态的治疗　指癫痫发作持续30分钟以上，或反复发作连续30分钟以上，发作间期意识不恢复者。①快速控制惊厥：首选安定类药物，如地西泮、氯硝西泮或劳拉西泮。地西泮每次用量0.3~0.5mg/kg，最大不超过10mg，幼儿1次不超过5mg，静脉注入速度1mg/min，大多5分钟内生效，必要时20分钟后可重复使用，24小时内可用2~4次。注射过程中若惊厥控制，剩余药液则不再注入。安定类药物可抑制呼吸，对已用过苯巴比妥的患儿尤应注意。②维持生命功能，防治并发症，包括保持呼吸道通畅，吸氧，积极防治高热、脑水肿、酸中毒、电解质紊乱、呼吸及循环衰竭等。③积极寻找病因，针对病因进行治疗。④发作控制后，立即开始长期、合理的抗癫痫药物治疗。

3. 手术治疗　适用于规范药物治疗无效或疗效不佳、频繁发作影响日常生活的患者。主要方法有癫痫灶切除、胼胝体切开术、病变半球切除术等。

六、预防与康复

1. 加强孕期保健，慎防产伤、外伤。

2. 积极治疗惊风诸疾，防止后遗症。

3. 避免和控制发作诱因，如高热、紧张、劳累、惊吓及不良的声、光、触刺激等。

4. 强化卫生宣教，使家长、学校和社会正确认识癫痫，帮助患儿树立信心，坚持正规治疗。合理安排患儿的学习、生活，尽可能避免诱发因素刺激，注意安全，防止疾病突然发作导致意外伤害。

5. 对于癫痫持续状态的患儿要采取严密的监护措施，维持正常的呼吸、循环、血压、体温，并避免发生缺氧、缺血性脑损伤。

病案分析

病案：患儿，女，4岁。癫痫病史3年余。神疲形瘦，面黄纳呆，夜寐不安，舌质淡，舌苔薄白，脉沉弱。证属脾虚痰阻，风痰上逆之痫证，治以健脾祛痰，镇惊息风。

处方：党参10g，云苓10g，半夏10g，菖蒲10g，胆星10g，橘红6g，青果10g，羌活6g，川芎6g，天麻10g，六曲10g，铁落花（先煎）30g，琥珀（冲）0.5g。

分析：癫痫其病机主要责之于痰，方中党参、云苓、半夏、菖蒲、天麻健脾化痰，息风止痉；铁落花、琥珀重镇安神；川芎为血中气药，增强顺气豁痰之效；十二经中，唯足太阳膀胱经入颅络脑，以羌活引经报使，并配参、苓，生发脾胃之气。

（摘自《李少川儿科经验集》）

第三节　吉兰-巴雷综合征

吉兰-巴雷综合征（Guillain-Barré syndrome，GBS），又称急性感染性多发性神经根神经炎，是一种自身免疫性急性周围神经系统疾病。临床主要表现为肢体对称性、弛缓性麻痹及感觉障碍，以脊髓运动神经受累为主，多呈上行性进展，常合并脑神经麻痹；严重者可出现呼吸肌麻痹，甚至危及生命。四季均可发病，北方以夏、秋季居多；任何年龄均见，但以儿童和青年为主，男性略多；发病率约每年0.6~1.9/10万人；本病具有一定可逆性及自限性，大多预后良好。

吉兰-巴雷综合征属中医“痿病”范畴。

一、病因病理

（一）中医病因病机

外因多为感受湿热邪毒，亦有寒湿所致。内因为先天禀赋不足，脏气虚弱等。病变部位在于筋脉肌肉；邪伤脏气，筋脉失养为其主要病机（图12-2）。

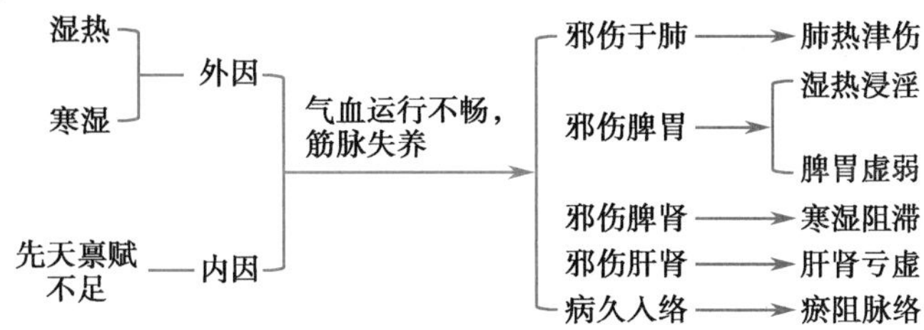

图12-2　吉兰-巴雷综合征中医病因病机

（二）西医病因病理

1. 病因　本病的确切病因尚不完全清楚，但从不同角度提示是一种免疫介导的疾病。诱因主要是呼吸道感染和/或胃肠道感染，如人类疱疹病毒（EB病毒、巨细胞病毒）、空肠弯曲杆菌以及肺炎支原体等，其中最常见的为空肠弯曲杆菌。

笔记栏

2. 发病机制　本病可能系病原体与周围神经发生交叉免疫，导致周围神经免疫性损伤，破坏神经结构或引起功能改变而发病。

3. 病理及分型　典型的病理改变为急性炎症性脱髓鞘性多发性神经病(AIDP)，是周围神经根、神经干的急性、多灶性、节段性髓鞘脱失，崩解的髓鞘被巨噬细胞吞噬，发生神经节和神经内膜水肿，多灶性炎细胞浸润等改变。

运动神经轴突的沃勒变性(Wallerian degeneration)，伴有轻微的髓鞘脱失和炎性反应，称为急性运动轴索性神经病(AMAN)，其与空肠弯曲菌的感染有密切关系。

如果轴突的沃勒变性同时波及运动和感觉神经纤维，则称为急性运动感觉轴索性神经病(AMSAN)。

如周围神经的电生理检查异常，传导速度延迟，髓鞘和轴索同时受损，以眼肌麻痹、共济失调和腱反射消失三联征为特征，则称为米勒-费希尔综合征(Miller-Fisher syndrome)。

二、主要临床表现

约55%的患儿起病前1~2周有前驱病毒感染史，呈急性或亚急性起病。85%的患儿1~2周内达到病情高峰，2~3周后开始恢复。少数患儿1~3天即可发展至高峰，也有患儿2周后病情仍有进展。

1. 运动障碍　突出表现为进行性肌无力，往往先有肌肉不适、疼痛，继而肌无力，多下肢首发，呈对称性、弛缓性、上行性麻痹进展。少数呈下行性麻痹，先有脑神经受累，然后涉及上肢及下肢。腱反射减弱或消失，受累部位肌肉萎缩。肌力恢复的顺序与进展相反，自上而下，下肢最后恢复。

2. 呼吸肌麻痹　约半数以上患儿出现轻重不同的呼吸肌麻痹，表现为呼吸表浅、咳嗽无力、声音微弱。

3. 脑神经麻痹　病情严重者可见脑神经麻痹，患儿出现吞咽困难，进食时呛咳。

4. 感觉障碍　一般只在发病初期短暂一过性出现，程度较轻，多在肢体远端，主要表现神经根痛和皮肤过敏，肢体痛、痒、麻及呈手套样、袜套样感觉异常等。可因抗拒神经根牵涉性疼痛出现颈抵抗，直腿抬高试验(又称拉塞格征，Laseguè sign)阳性。

5. 自主神经障碍　多汗、肢冷、皮肤潮红、心率增快，甚至出现心律不齐、期前收缩、血压不稳、便秘、一过性尿潴留等。

三、辅助检查

1. 脑脊液检查　脑脊液压力大多正常；白细胞数正常；蛋白量逐渐增高，多数患儿呈蛋白-细胞分离现象，病程2~3周达高峰，为本病特征之一，之后逐渐下降；糖含量正常，细菌培养阴性。

2. 神经传导功能测试　神经传导电生理改变与GBS的分型有关。AIDP型主要呈现运动和感觉神经传导速度明显减慢，F波的潜伏期延长；AMAN型主要呈现运动神经反应电位波幅显著减低；AMASN则同时有运动和感觉神经电位波幅减低，传导速度基本正常。

3. 血液生化检查　血清肌酸激酶可轻度升高。

四、诊断及鉴别诊断

(一)诊断要点

有前驱症状，急性或亚急性起病，进行性对称性弛缓性麻痹，神经传导功能异常，脑脊液呈蛋白-细胞分离现象。具备以上特征，即可确立诊断。

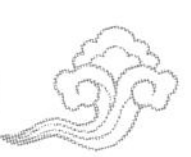

（二）鉴别诊断

本病需与引起麻痹症状的脊髓灰质炎、急性脊髓炎、脊髓肿瘤及低钾性周期性麻痹等疾病鉴别（表12-2）。

表12-2　吉兰-巴雷综合征相关疾病的鉴别

疾病	鉴别
脊髓灰质炎	多表现为发热后伴急性不对称性弛缓性麻痹，脑脊液中可有白细胞增多，蛋白多正常，急性期粪便病毒分离阳性，恢复期血清脊髓灰质炎抗体比急性期增高4倍或以上
急性脊髓炎	早期常见发热，伴背部及腿部疼痛；脊髓休克期有典型的弛缓性瘫痪、肌张力低下、感觉障碍平面及括约肌功能障碍；脊髓休克期后，出现痉挛性瘫痪，肌张力增高，腱反射亢进及病理反射阳性。急性期周围神经传导功能正常，脊髓MRI检查有助于诊断
脊髓肿瘤	多表现为一侧间歇性神经根性疼痛，不对称性运动神经元性瘫痪；有感觉及直肠、膀胱功能障碍，神经影像学检查可确诊
低血钾性周期性麻痹	近端为主的弛缓性麻痹，严重者可有呼吸困难，腱反射减弱，无感觉障碍，脑脊液正常，血钾低，心音低钝，心电图出现U波和ST-T改变。钾治疗后很快恢复

五、临床治疗

急性期特别是呼吸肌麻痹时，以西医急救治疗为主，同时可配合中药治疗，使患儿度过危险期；恢复期采用中药、针灸、推拿和功能训练等方法，促进患儿康复。

（一）中医治疗

1. 中医辨证思路　本病重在辨脏腑、虚实。发热、咳嗽、咽痛，病位在肺；四肢痿软、肌肉瘦削、纳呆便溏，病在脾、胃；下肢痿软无力，甚则不能站立，咽干目眩，病在肝、肾。急性期多实，为湿热阻络、肺热津伤；恢复期多虚，主要责之于脾胃虚弱、肝肾亏虚；久病入络，瘀血停滞，亦可见虚中夹实。

2. 治疗原则　疾病初起以实证为主，治宜祛邪和络；随病情进展，正气耗伤，逐渐转变为虚证，治疗以扶正补益；虚实夹杂者，应在补法的基础上，配合清解余邪，化瘀通络。

3. 辨证施治

（1）肺热津伤

证候：发热后，肢体痿软，或胸部束带感，甚或吞咽困难，皮肤干燥，心烦口渴，呛咳少痰，咽喉不利，溲黄便秘，舌红苔黄，脉细数。

治法：清热润燥，养阴生津。

代表方：清燥救肺汤加减。

若身热未退，口渴有汗者，可重用石膏，加知母、金银花、连翘；大便干结者，加生地黄、玄参、黄芪。

（2）湿热浸淫

证候：肢体逐渐出现困重，痿弱无力，以下肢为重，兼见浮肿，麻木不仁，胸脘痞闷，小便赤涩热痛，舌红苔黄腻，脉滑数或濡数。

治法：清热利湿，通利筋脉。

代表方：加味二妙散加减。

肢体麻木疼痛者，加防己、桑枝、秦艽；热邪偏盛者，加忍冬藤、连翘、赤小豆、蒲公英。

（3）寒湿阻滞

证候：突然四肢软瘫，多上行性瘫，或四肢麻木，面色晦滞，手足发凉，甚则肢冷汗出，吞

笔记栏

咽困难，喉间痰鸣，呼吸气促，唇甲青紫，舌质淡，苔薄白，脉沉迟或沉伏。

治法：助阳祛寒，温肾健脾。

代表方：麻黄附子细辛汤合参术汤加味。

呼吸困难，四肢厥冷，阳气欲脱者，去麻黄、细辛，重用人参、附子，加干姜、黄芪。

（4）脾胃虚弱

证候：急性期过后，肢体仍痿软无力，甚则肌肉萎缩，神倦气短，面色少华，纳呆腹胀，大便溏薄，舌淡苔白，脉沉细或弱。

治法：补中益气，健脾升清。

代表方：补中益气汤加减。

肢痹不仁者，加桂枝、红花、鸡血藤；下肢微肿者，加泽泻、木瓜。

（5）肝肾亏虚

证候：迁延日久，肢体痿软不用，骨肉瘦削，腰脊酸软，头晕耳鸣，或有二便失禁，舌红少苔或无苔，脉细数。

治法：补益肝肾，滋阴清热。

代表方：虎潜丸加减。

肢体麻木废用者，加川芎、红花、怀牛膝。

（6）瘀阻脉络证

证候：体质虚弱，四肢痿弱，肌肉瘦削，肌肤甲错，麻木不仁，时有拘挛疼痛，舌质紫暗或有瘀点、瘀斑，脉细涩。

治法：活血散瘀，益气养营。

代表方：补阳还五汤合圣愈汤加减。

手足麻木者，加橘络、木瓜；若肌肤甲错，形体消瘦，为瘀血久留，可用圣愈汤送服大黄䗪虫丸。

4. 中医其他疗法

（1）临床常用中成药：①二妙丸，功能清热利湿，通利经脉，用于湿热浸淫证；②补中益气颗粒，功能益气健脾，用于脾胃虚弱证。

（2）针灸：①湿热浸淫，针刺大椎、腰阳关、命门、曲池、合谷、手三里、足三里、三阴交、麻痹水平上下的华佗夹脊穴；吞咽不利，言语困难者加天柱、廉泉，呼吸困难者加膻中、尺泽，用强刺激泻法，不留针。华佗夹脊穴与督脉经腧穴的针感要求向胸胁部、腰骶部放射。②脾胃虚弱，针刺脾俞、胃俞、命门、足三里、解溪、曲池、合谷、两侧华佗夹脊穴，食欲不振、腹胀便秘加中脘、天枢，用补法或平补平泻法，可于针后加温灸。③肝肾亏虚，针刺肝俞、肾俞、腰阳关、命门、足三里、三阴交、太溪、曲池、合谷；低热盗汗加复溜、阴郄，手足下垂加外关、养老、悬钟、解溪；脊背穴位用中刺激补法，四肢穴位用补法，加温灸。④梅花针叩打法，以梅花针叩打阳明经脉，配合患部穴位，用于瘫痪后期手足下垂、肌腱挛缩者。每分钟 70 次左右，一次约 20 分钟，15~20 天为一疗程。

（3）推拿：下肢拿昆仑、承山，揉承扶、伏兔、殷门部肌筋，点腰阳关、足三里、环跳、委中、犊鼻、内庭、解溪等穴，搓揉股肌来回数遍。上肢拿肩井，揉捏臂臑、手三里、合谷部肌筋，点肩髃、曲池等穴，搓揉臂肌数遍。一次约 20~30 分钟，20 天为 1 个疗程。

（二）西医治疗

1. 一般治疗　加强支持、护理，及时对症处理坠积性肺炎、心律失常、血栓性静脉炎等各种并发症。

2. 丙种球蛋白治疗和血浆置换　大剂量短程静脉滴注免疫球蛋白，400mg/(kg·d)，已

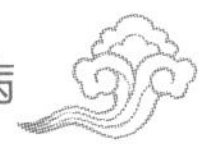

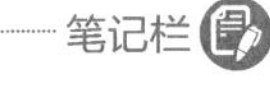

被证实有效，应在出现呼吸肌麻痹前尽早实施。血浆置换也可缩短病程。

3. 呼吸肌麻痹的处理　及时有效地治疗呼吸肌麻痹，是降低该病病死率的关键。对出现明显呼吸困难，咳嗽无力，特别是吸氧后仍有低氧血症者，应及时行气管切开术，用呼吸机辅助呼吸。此外按时拍背吸痰，以防发生肺不张、肺炎。

4. 其他　肾上腺皮质激素治疗该病尚有争议；硫唑嘌呤可用于治疗慢性 GBS；环磷酰胺细胞毒性大，一般不作为首选药；神经节苷脂有时会加重病情，也不提倡用药。

六、预防与康复

1. 增强体质，抵御外邪侵袭，对预防本病有着积极的意义。

2. 提倡患儿适当运动，病轻者可自行锻炼，病重者可由他人协助进行患肢的功能锻炼，预防肌肉萎缩，促进功能恢复。

3. 呛咳，吞咽、呼吸困难者，应注意观察，勤翻身拍背，避免出现意外。

4. 瘫痪者要保证饮食营养，注意肢体保暖，保持肢体功能体位，并按摩患肢，进行适度功能锻炼。

第四节　脑性瘫痪

脑性瘫痪（cerebral palsy，CP）是指受孕开始至婴儿期非进行性脑损伤和发育缺陷所致的综合征，主要表现为运动障碍及姿势异常，可伴有智力低下、惊厥发作、行为异常、听力障碍、视力障碍等。

根据脑瘫临床症状和体征，脑性瘫痪属于中医“五迟”“五软”“五硬”等范畴。

一、病因病理

（一）中医病因病机

本病主要致病原因为先天禀赋不足，后天失养而致。病位主在肝、肾，涉及心、脾，多属虚证，多因先天禀赋不足，产前孕母将养失宜，损及胎儿，导致小儿先天肾精不充，脑髓失养，或产时及产后因素导致瘀血、痰浊阻于脑络，而致脑髓失其所用。主要表现为肝肾亏虚、脾肾两亏、肝强脾弱和痰瘀阻滞等证型（图 12-3）。

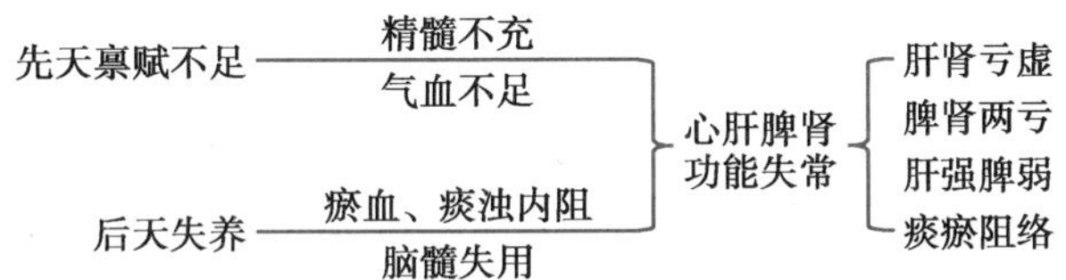

图 12-3　脑性瘫痪中医病因病机

（二）西医病因病理

1. 病因　许多围生期的危险因素被认为与脑瘫的发生有关。

（1）出生前因素：母亲妊娠期各种异常情况均可导致本病，如宫内感染、宫内发育迟缓、毒物接触、多胎妊娠及脑发育畸形等。

（2）出生时因素：主要包括缺氧窒息及机械损伤。

（3）出生后因素：早产和低出生体重是引起脑瘫的重要原因，核黄疸、中枢神经系统感染也是造成脑瘫的原因之一。

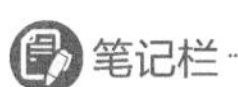
笔记栏

虽然引起脑瘫病因很多,但仍有约 1/4 患儿找不到病因。

2. 病理 脑性瘫痪的基本病理变化为大脑皮质神经细胞变性坏死、纤维化,导致大脑的传导功能失常。大脑皮质出现不同程度萎缩、脑回变窄、脑沟增宽、脑室扩大等表现。显微镜下可见皮层各层次的神经细胞数目减少、层次紊乱、变性、胶质细胞增生等。

二、主要临床表现

脑性瘫痪临床表现多种多样,常见运动发育落后、瘫痪肢体主动运动减少,肌张力异常,姿势异常、反射异常等。

临床可按运动障碍性质及瘫痪累及部位进行分类。

(一)按运动障碍性质分类

1. 痉挛型 此型最为常见,约占全部病例 50%~60%,因锥体束受累,患儿表现为肌张力增高,腱反射亢进,病理反射阳性。临床上多表现为肘、腕关节屈曲,拇指内收,手握紧呈拳状,下肢站立,足尖着地,行走时双腿交叉呈剪刀步态。

2. 不随意运动型 主要病变在锥体外系,表现为全身肢体的不随意运动增多,手足徐动,舞蹈样动作,肌张力不全,震颤等。

3. 肌张力低下型 本型常为婴幼儿脑瘫的过渡形式,临床主要表现为肌张力低下,自主运动很少,关节活动范围增大,瘫痪肢体松软,但腱反射存在。

4. 共济失调型 多由小脑损伤引起,表现为步态不稳、摇晃,走路时两足间距加宽,平衡功能障碍,上肢有意向性震颤,可见眼球震颤,肌张力低下,肌肉的收缩调节能力障碍等。

5. 强直型 全身肌张力显著增高,四肢呈僵硬状态,锥体外系受损。

6. 混合型 在患儿身上同时具有两种类型或两种类型以上脑瘫的特点。临床上最多见于痉挛型与不随意运动型相混合。

(二)按瘫痪部位分类

1. 四肢瘫 四肢及躯干均受累,上、下肢严重程度相似。
2. 双瘫 四肢受累,上肢轻,下肢重。
3. 偏瘫 半侧肢体受累。
4. 截瘫 双下肢受累,躯干及上肢正常。
5. 单瘫 单个肢体受累,少见。
6. 三肢瘫 三个肢体受累,少见。

三、辅助检查

1. 神经影像学检查 包括磁共振成像(MRI)、计算机体层成像(CT)等。可见脑萎缩、脑室扩大、脑实质密度减低的病灶等。

2. 神经电生理检查 脑电图可以了解是否合并癫痫,肌电图可区分肌源性与神经源性疾病,诱发电位对判断有无听视觉障碍有参考意义。

四、诊断及鉴别诊断

(一)诊断要点

1. 非进行性的脑损伤引起的脑性瘫痪(简称脑瘫)。
2. 症状在婴儿期出现。
3. 引起运动障碍的病变部位在脑部。
4. 有时合并智力障碍、癫痫、感知觉障碍及其他异常。

5. 除外进行性疾病所致的中枢性运动障碍及正常小儿暂时性的运动发育迟缓。

（二）鉴别诊断

本病需与婴儿型脊髓性肌萎缩、脑蛋白营养不良及先天性肌张力不全鉴别（表 12-3）。

表 12-3　脑性瘫痪相关疾病的鉴别

疾病	鉴别
婴儿型脊髓性肌萎缩	为常染色体隐性遗传病。6 个月前发病，特征表现为对称性肌无力、肌张力极低、肌肉萎缩、肋间肌麻痹等，病程呈进行性加重。部分患儿在胎儿期已有症状。肌电图和肌肉活检可协助诊断
易染性脑白质营养不良（晚期婴儿型）	为常染色体隐性遗传病，1～2 岁发病前运动发育正常。发病后，症状呈进行性加重，表现为双下肢软弱、呈膝后弯，步态不稳，逐渐出现双下肢弛缓性轻瘫，语言障碍，视神经萎缩，最终呈去皮层强直体位。头颅 MRI 可见脑室周围和顶枕部白质病变
先天性肌张力不全	属先天性肌弛缓综合征中的一种较为良性的类型，出生后婴儿期即有大多数肌张力减弱、肌无力等表现，近端重于远端，但腱反射消失，无智能障碍，也无不自主运动和其他锥体束损害征

五、临床治疗

本病重视早期康复治疗，中医辨证、推拿、针灸与西医运动疗法、作业疗法、语言训练等相结合，纠正异常姿势，促进正常运动发育。

（一）中医治疗

1. 中医辨证要点　此病多因先天禀赋不足，后天失养所致，多属虚证。辨证多从肝、脾、肾三脏着手，以肾精亏虚，肝血不足，脾失健运为主要证型进行辨证。但随着病情的变化，亦可出现虚实夹杂之证。

2. 治疗原则　治疗以补肾、柔肝、健脾为主，病久而有气血虚惫之候者，则佐以益气养血。重视早期康复治疗，特别是出生后 3～9 个月的阶段内采取中西医综合康复疗法。另外，可配合推拿、针灸等治疗方法。

3. 辨证施治

（1）肝肾亏虚

证候：肢体不自主运动，关节活动不灵，手足徐动或震颤，动作不协调，或语言不利，或失听失明，或失聪，舌淡，苔薄白，脉细软或指纹淡。

治法：滋补肝肾，强筋健骨。

代表方：六味地黄丸合虎潜丸加减。

失明者，加桑椹、沙苑子；失语者，加远志、郁金、石菖蒲。

（2）脾肾两亏

证候：头颈软弱，不能抬举，口软唇弛，吸吮或咀嚼困难，肌肉松软无力，按压失于弹性，面白，舌淡，苔薄白，脉沉无力或指纹色淡。

治法：健脾补肾，生肌壮骨。

代表方：补中益气汤合补肾地黄丸加减。

哭声无力者，加人参或太子参；口干者，加石斛、玉竹；大便秘结者，加当归、火麻仁。

（3）肝强脾弱

证候：肢体强直拘挛，强硬失用，烦躁易怒，遇到外界刺激后加重，食少纳呆，肌肉瘦削，舌质胖大或瘦薄，舌苔少或白腻，脉沉弱或细，指纹色暗。

笔记栏

治法：柔肝健脾，益气养血。

代表方：六君子汤合舒筋汤加减。

肢体强直者，加黄精、当归、白芍；食欲欠佳者，加陈皮、焦山楂、鸡内金。

（4）痰瘀阻络

证候：自出生之后反应迟钝，智力低下，肌肤甲错，毛发枯槁，口流痰涎，吞咽困难，关节强硬，肌肉软弱，动作不自主，或有癫痫发作，舌质紫暗，苔白腻，脉沉涩或指纹暗滞。

治法：涤痰开窍，活血通络。

代表方：通窍活血汤合二陈汤加减。

肢体强直者，加当归、鸡血藤；抽搐者，加龙骨、牡蛎、天麻、钩藤。

4. 中医其他疗法

（1）临床常用中成药：①六味地黄丸，功能滋补肝肾，用于肝肾亏虚证；②补中益气颗粒，功能健脾生肌，用于脾虚气弱证。

（2）针灸疗法：智力低下，取百会、四神聪、智三针；语言障碍，取通里、廉泉、金津、玉液；颈项软瘫，取天柱、大椎、列缺；流涎取上廉泉、地仓；上肢瘫取肩髃、曲池、手三里、三间；下肢瘫取环跳、足三里、阳陵泉、悬钟；腰部软瘫取肾俞、腰阳关；根据肢体瘫痪部位不同，分别针刺华佗夹脊穴的不同节段。肌力低下患儿，针刺后加艾灸。每天 1 次，30 天为 1 个疗程。

（3）推拿疗法：采取按、揉、捏、拿等手法作用于患肢。肌张力较高时手法宜轻柔；肌力较低时手法宜重。应用摇、扳、拔伸等手法改善肌腱的挛缩，使患肢尽量恢复于功能位。在推拿过程中配以点按穴位进行治疗。每次约 20~30 分钟，20 天为 1 个疗程。

（4）中药外治法：将黄芪、当归、川芎、鸡血藤、红花、伸筋草等药加水煮沸，将药液倒入浴盆中，待温度适当时，用药液浸洗患肢，每次浸洗 20 分钟，每天 1 次。

（二）西医治疗

1. 运动疗法　主要是通过运动功能训练来促进运动及功能发育，控制异常运动模式，纠正异常姿势，以达到康复的目的。

2. 作业疗法　通过选择的作业活动，改善上肢活动能力，恢复各种精细协调动作及手部运动的灵巧性，调节手眼协调及感知、认知功能。

3. 语言训练　进行语言发育迟滞和运动性构音障碍训练，提高语言能力和交流能力。

4. 物理疗法　物理疗法是利用自然界中及人工制造的各种物理因子作用于人体，以治疗和预防疾病。人工物理因子有电疗、光疗、磁疗、超短波疗法、温热疗法、激光疗法、水疗、生物反馈疗法等，对患儿的康复能起辅助治疗作用。

5. 药物治疗　目前尚未发现治疗脑瘫的特效药物，年龄较小的患儿，可根据情况适当给予营养神经类药物，如脑蛋白水解物口服液、胞磷胆碱，但不宜长期应用。临床上常用 A 型肉毒毒素肌内注射治疗痉挛型脑瘫患儿，可引起较持久的肌肉松弛作用。对合并症状如癫痫者可应用抗癫痫药物。

6. 手术治疗　对于病情较重、肌张力较高的患儿，经综合康复训练效果不明显者，可选择应用手术治疗，手术包括肌腱手术、神经手术、骨关节手术等，但手术治疗后同样需要进行大强度的功能训练。

另外尚有矫形器疗法、音乐文体疗法、感觉综合疗法等。

六、预防与康复

1. 禁止近亲结婚，婚前进行健康检查。

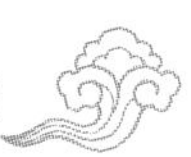

笔记栏

FR-12-2

扫一扫，测一测

2. 妊娠期间，保证充足营养，防止外伤；避免接触有毒物质，放射线照射；防止妊娠中毒症、流产、早产以及感染性疾病；筛查遗传病。

3. 分娩时注意产程变化，防止新生儿窒息、缺氧缺血性脑病的发生；密切观察新生儿黄疸，必要时进行光疗和换血，防止核黄疸。出生后做好新生儿护理工作，防止感染、脑外伤。

4. 对脾胃亏虚的患儿应少食多餐，采用捏脊疗法或按摩中脘、内关、足三里等穴，以增强脾胃功能。

（韩耀巍　杨　艳）

复习思考题

1. 癫痫的发作特点有哪些？
2. 癫痫的治疗原则是什么？
3. 健运脾胃法在吉兰-巴雷综合征治疗中的意义？
4. 如何从中医角度认识小儿脑性瘫痪的病因？

笔记栏

FR-13-1

第十三章
小儿常见
心理障碍
PPT课件

第十三章 小儿常见心理障碍

学习目标

1. 掌握注意缺陷多动障碍、抽动障碍的病因病机、诊断、鉴别诊断、中西医结合诊疗思路和原则。
2. 熟悉注意缺陷多动障碍、抽动障碍的西医病因病理。
3. 了解注意缺陷多动障碍、抽动障碍的西医治疗、预防与康复。

第一节 注意缺陷多动障碍

注意缺陷多动障碍(attention deficit hyperactivity disorder, ADHD),是一种常见的慢性神经发育障碍,其主要特征是与发育水平不相称的注意缺陷和/或多动冲动,常伴学习或工作困难、情绪和行为方面障碍,但智力正常或基本正常。好发年龄为6~14岁,男女比例为(4~9):1,国内发病率为1.3%~8.6%。60%~80%的患儿症状可持续至青少年期,50.9%持续为成人ADHD,故ADHD是一种影响终身的慢性疾病,通常需要长期接受治疗。

本病相当于中医学中的“躁动”“脏躁”“健忘”“失聪”等范畴。

一、病因病理

(一)中医病因病机

先天禀赋不足、后天调护不当、产伤外伤、情志失调及教育不当等均可导致小儿阴阳失于平衡,发为本病。

各种因素导致小儿阴阳平衡失调,阳动有余,阴静不足是本病的主要发病机制。阴虚为本,阳亢、痰浊、瘀血为标,属本虚标实之证。本病病位主要在心、肝、脾、肾。心为君主之官,“神明出焉”,若心之气阴不足,心失所养,可致神志飞扬不定,精神涣散,健忘迟钝等;肝主升发之气,若肝阴不足,肝阳偏亢,则冲动任性,性情执拗;肾为“作强之官,伎巧出焉”,肾气不足,髓海不充则动作笨拙、学习困难;脾性静,藏意,若脾虚失养则静谧不足,可见兴趣多变,言语冒失,健忘等症;脾虚肝旺,动静不能互制,又加重多动与冲动之症(图13-1)。

(二)西医病因病理

本病确切的病因及发病机制比较复杂,至今尚无定论,研究指向是由遗传、神经生化因素、神经生理因素、环境及社会心理等多因素协同作用造成的一种临床综合征。

1. 病因

(1)遗传因素:家系调查及双生子研究发现,患儿的血缘兄妹中患多动症的明显高于非血缘者。单卵双生子的同病率较高,表明本病有遗传倾向,但目前具体遗传改变及遗传方式不详。

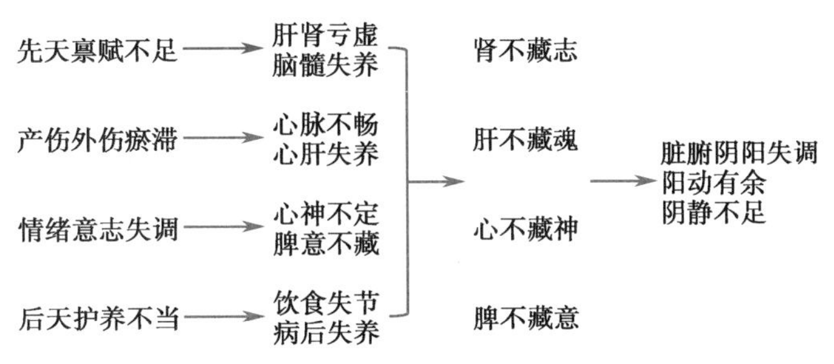

图 13-1　注意缺陷多动障碍中医病因病机

（2）神经生化因素：儿茶酚胺通路的异常与本病发病有关，研究提示，多巴胺（DA）是涉及的主要介质，5-羟色胺（5-HT）、去甲肾上腺（NE）、谷氨酸（Glu）、天冬氨酸（Asp）和 γ-氨基丁酸（GABA）、甘氨酸（Gly）、内啡肽等也与之相关。

（3）神经生理因素：中枢神经系统（主要是前额叶）的成熟延迟或大脑皮质的觉醒不足可能是引发本病的因素，这与患儿症状随年龄增长而逐渐减轻的特征相吻合。

（4）环境及社会心理因素：食物过敏、食品添加剂、水杨酸盐类以及轻度铅中毒均会引起小儿的活动过多；不良的社会、家庭环境和教育方式对本病亦有一定的影响，各种不良精神刺激、情绪紧张均可增加本病的发病。

此外，母亲在妊娠期间吸烟、酗酒、接触某些药物、先兆子痫、高血压、惊厥、感染或 X 线暴露、抑郁、重大生活事件以及早产、产伤、窒息、中毒、创伤、药物等均能增加儿童 ADHD 的风险。

2. 发病机制　目前 ADHD 发病机制以神经递质传导异常为主，多巴胺能信号主要由多巴胺受体的 G 蛋白偶联受体介导，有 D_1 受体到 D_5 受体 5 个成员，通过多巴胺能神经系统，可以对中枢神经系统和外周神经系统的功能进行调控。DA 信号通路尤其在记忆力和注意力方面起到至关重要的作用，该通路的冲动可以对奖赏机制及新奇事物反应产生影响。大脑 5-HT 能系统的作用之一是调控认知冲动和情绪稳定，该系统传导改变会造成冲动、攻击及多动行为；此外，多动患儿的神经内分泌与正常儿童相比亦有区别；其对刺激表现为觉醒水平不足，且他们的社会阈值比正常儿童高，导致其不易接受正性或负性强化等。这些神经生理、内分泌以及心理学因素共同影响多动的形成。

二、主要临床表现

1. 活动过度　多数患儿自幼即表现过度活动，至学龄前期和学龄期症状更趋明显。

2. 注意力不集中　主动注意功能明显减弱，学龄前及学龄期注意力难以集中，听不清或者记不住老师布置的作业，做任何事情都不能善始善终。

3. 情绪不稳、冲动任性　缺乏自制能力，易激惹，对愉快或不愉快的事情常出现过度反应，做事不顾后果等。

4. 学习困难　尽管本病患儿大多智力正常或接近正常，但因多动、注意力不集中常给学习带来一定的困难。

此外，本病尚可出现如对立违抗障碍、品行障碍、焦虑障碍、心境障碍、特定的学习障碍等共患病，部分患儿合并抽动障碍。

三、辅助检查

目前尚无特异性辅助检查，血尿常规、肝肾功能、心电图、脑电图、脑诱发电位、智能测

笔记栏

试、影像学检查等对鉴别诊断、选择治疗药物、监测药物不良反应有一定帮助。量表检测是目前较为常用的 ADHD 病情评估手段,但不能作为本病的诊断依据。

（一）常用量表及问卷

1. ADHD 诊断量表父母版:内容涉及注意力缺陷、多动-冲动核心症状共 18 个条目,用于 ADHD 症状评定。

2. Swanson,Nolan and Pelham 父母及教师评定量表Ⅳ(SNAP-Ⅳ):内容涉及注意力缺陷、多动-冲动、对立违抗障碍、品行障碍、焦虑或抑郁以及学习问题共 6 方面,用于 ADHD 症状、共患病及功能损害评定。

3. 康氏儿童行为量表(Conners Child Behavior Scale):分为父母量表、教师量表及简明症状量表,内容涉及注意力缺陷、多动-冲动和品行问题、学习问题、躯体问题、焦虑问题等方面,用于 ADHD 症状、共患病及功能损害评定。

4. 困难儿童问卷调查(questionnaire-children with difficulties,QCD):内容涉及清晨或上学前、学校、放学后、晚上、夜晚、总体行为共 6 方面,用于 ADHD 社会功能评定。

（二）常用测试

1. 韦氏儿童智力量表(Wechsler intelligence scale for children,WISC),分为言语和操作两部分,共 11 项内容,分为言语商(VIQ)、操作商(PIQ)、和总智商(FIQ),用于注意缺陷多动障碍的智力水平检测。

2. 划消测试(cancellation tests)又被称为划消任务(cancellation tasks),广泛用于测量个体搜索某一类型刺激物(即目标),并同时忽略所有其他类型刺激物(即干扰物)的能力,用于注意缺陷多动障碍的临床评估。

四、诊断及鉴别诊断

（一）诊断标准

参考美国《精神疾病诊断和统计手册》第 5 版(DSM-Ⅴ)诊断标准。

1. 一种持续的注意缺陷和/或多动-冲动的模式,干扰了正常的功能和发育,以下列(1)和/或(2)为特征。

(1) 注意分散:下述症状中至少有 6 项,持续 6 个月以上且达到与发育阶段不适应和不一致的程度;年龄较大的青少年和成人(17 岁以上)至少需要符合下列症状中的 5 项:

1) 在完成作业、工作或其他活动中,常粗心大意,不注意细节,发生错误;

2) 在完成任务或游戏活动的时候经常很难保持注意力集中;

3) 别人与他说话时,常像没听见一样,尽管并没有任何明显干扰他的东西存在;

4) 很难按照指令与要求行事,导致不能完成家庭作业、家务或其他工作任务;

5) 常常难以安排好任务或活动,如难以管理资料、物品及时间,工作凌乱、没有条理;

6) 常常回避、不喜欢、不愿意或做那些需要持续脑力的事情(如家庭作业);

7) 常常遗失作业或活动所需的物品(例如玩具、铅笔、书本、钥匙、工具、眼镜和手机等);

8) 常常因外界刺激而分散注意力;

9) 常常在日常活动中忘记事情,年长儿或成人则会忘记回电话、付账单或赴约会等。

(2) 多动/冲动:以下症状中至少有 6 项,持续 6 个月以上,且达到与发育阶段不适应和不一致的程度。年龄较大的青少年和成人(17 岁以上)至少需要符合下列症状中的 5 项:

1) 经常坐不住,手脚动个不停或者在座位上扭来扭去;

2) 在教室内或在其他应该坐好的场合,常常离开座位;

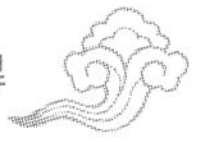

3）经常在一些不适合的场合跑来跑去或爬上爬下，年长儿或成人可能仅有坐立不安的主观感觉；

4）经常无法安静地玩耍或从事休闲活动；

5）经常活动不停，好像“被发动机驱动着”一样，不能保持安静或感到不舒服；

6）常常讲话过多；

7）他人的问话还未完结时抢先回答，如在交谈中抢话头，不能等待按顺序发言；

8）经常难以按顺序排队等待；

9）常常打断或干扰他人的谈话或游戏，未经别人允许，就开始使用他人物品。

2. 注意缺陷、多动-冲动的症状在12岁以前就已存在。

3. 有些注意缺陷、多动-冲动的症状存在于两种或以上的场合（例如学校和家里）。

4. 有明确的证据显示症状干扰或降低了社交、学业和职业功能的质量。

5. 排除精神分裂症或其他精神障碍，也不能用其他精神障碍来更好地解释（如焦虑障碍、分离障碍、人格障碍、物质中毒或戒断等）。

（二）鉴别诊断

本病需与正常顽皮儿童、精神发育迟缓及抽动障碍鉴别（表13-1）。

表13-1　注意缺陷多动障碍相关疾病的鉴别

疾病	鉴别
正常顽皮儿童	主要以主动注意力和是否能自我制约为鉴别点，正常儿童多数时间能集中精力，在集体中可遵守纪律，自我约束
精神发育迟缓	有明显的智力低下（IQ＜70）、语言和运动发育落后，可能有相应的遗传病史，中枢兴奋剂疗效不及ADHD显著，少有ADHD的其他特征
抽动障碍	以运动性抽动和/或发声性抽动为主

五、临床治疗

轻症及学龄儿童应采取支持性心理疗法、合理教育、认知行为治疗和社会技能训练等，同时予以中医辨证治疗；重症可同时配合西药治疗。

（一）中医治疗

1. 中医辨证思路　本病以八纲辨证为主，结合脏腑辨证，以明确病位。首辨阴阳，阴静不足者，症见主动注意、自控力差，情绪不稳；阳亢躁动者，症见动作过多，冲动任性，急躁易怒。次辨脏腑，在心者，注意力不集中，情绪不稳定，多梦烦躁；在肝者，易于冲动、发怒，伴有秽语等；在脾者，兴趣多变，做事有始无终，记忆力差；在肾者，学习成绩差，记忆力欠佳，或有遗尿，腰酸乏力等。

2. 治疗原则　以调和阴阳为主。实则泻之，虚则补之，虚实夹杂者治以攻补兼施，标本兼顾。

3. 辨证施治

（1）肾虚肝亢

证候：多动难静，急躁易怒，冲动任性，动作笨拙，遇事善忘，五心烦热，记忆力欠佳，或学习成绩低下，或有遗尿，舌红少津，苔少，脉弦细数。

治法：滋阴潜阳，宁神益智。

代表方：杞菊地黄丸加减。

健忘者，加五味子、石菖蒲、远志、益智仁；急躁易怒者，加龙胆草、栀子、白芍；盗汗者，加

笔记栏

浮小麦、龙骨、牡蛎。

（2）心脾两虚

证候：神思涣散，倦怠健忘，做事有始无终，动作散漫无目的，多梦易惊，或食欲不振，面色萎黄，舌淡苔白，脉虚细弱。

治法：健脾益气，养心安神。

代表方：养心汤合甘麦大枣汤加减。

小动作多、汗多者，加益智仁、龙骨、牡蛎；健忘笨拙、舌苔厚腻者，加半夏、陈皮、石菖蒲。

（3）痰火内扰

证候：多动多语，冲动任性，急躁易怒，兴趣多变，注意力不集中，懊恼不眠，目赤口苦，小便黄赤，大便秘结，舌质红，苔黄腻，脉滑数。

治法：清热涤痰，安神定志。

代表方：黄连温胆汤加减。

胸闷呕恶者，加苍术、厚朴、麦芽、苏梗；大便秘结者，加枳实、决明子；烦躁易怒者，加龙胆草、黄芩、石决明。

（4）脾虚肝旺

证候：注意力涣散，兴趣多变，急躁易怒，言语冒失，多动多语，烦躁不宁，睡眠不实，便溏或便秘，舌淡红，苔薄白，脉弦细。

治法：健脾疏肝，宁心安神。

代表方：逍遥散加减。

烦躁易怒者，加生石决明、钩藤、栀子；睡眠不安者，加琥珀、酸枣仁、珍珠母。

4. 中医其他疗法

（1）临床常用中成药：①静灵口服液，功能滋阴潜阳，宁神益智，用于肾虚肝亢证；②小儿智力糖浆，功能调补阴阳，开窍益智，用于肾虚肝亢证；③人参归脾丸，功能益气补血，健脾养心，用于心脾两虚证。

（2）针灸疗法：①体针主穴取内关、太冲、大椎、曲池，配穴取百会、四神聪、大陵、安眠、心俞、神庭、膻中、照海。捻转进针，用泻法，不留针，每日 1 次；②耳针取心、神门、交感、脑点，浅刺不留针，每日 1 次，也可用王不留行子压穴，取穴同上。

（3）推拿疗法：补脾经，揉内关、神门，按揉百会、足三里，揉心俞、肾俞、命门，捏脊，擦督脉、膀胱经侧线。

（二）西医治疗

药物治疗是目前 ADHD 治疗的主要方法，此外对患儿进行认知行为、疏泄疗法、感觉统合训练及合理管理教育等行为治疗。

1. 药物治疗

（1）哌甲酯缓释剂：属于中枢兴奋剂。初始剂量 18mg，每日最大剂量，<13 岁，54mg；≥13 岁，72mg。用药频率为每日 1 次。治疗剂量哌甲酯发生不良反应少见，偶有失眠、心悸、厌食、焦虑、口干、头晕、体重减轻。

（2）托莫西汀：是选择性去甲肾上腺素再摄取抑制剂，属于非中枢兴奋剂。体重<70kg，初始剂量为每日 0.5mg/kg，至少服用 3 日，然后增加剂量至每日 1.2mg/kg，2~4 周未达到最佳反应者可调整至每日 1.4mg/kg 或每日 100mg（最大剂量为每日 100mg）；体重>70kg 者，自每日 40mg 开始逐步增加至每日 80mg，2~4 周后未达到最佳反应者可调整至每日 100mg。用药频率为每日 1~2 次。不良反应有食欲减退、口干、恶心、呕吐、腹痛、便秘、肠胃胀气、心悸、心动过速、血压升高等；严重者可能发生自杀倾向、震颤、僵直、肢端发冷等不良

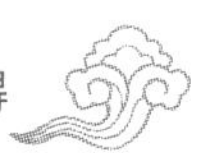

反应。

（3）可乐定：α_2 肾上腺素受体激动剂，属于非中枢兴奋剂，适宜 ADHD 伴有抽动障碍的患儿。可乐定常用剂型有透皮贴剂和口服制剂两种，临床上多用贴剂。常见不良反应包括镇静、头晕、头痛、乏力、口干、易激惹、嗜睡、体位性低血压、P-R 间期延长。

2. 非药物治疗　包括心理教育、心理行为治疗、感觉统合训练和脑电生物反馈治疗。

（1）心理教育：指对家长和教师进行有关 ADHD 的知识教育，是治疗的前提。

（2）心理行为治疗：指运用行为学技术和心理学原理帮助患儿逐步达到目标行为，是干预学龄前儿童 ADHD 的首选方法。常用的行为学技术包括正性强化法、暂时隔离法、消退法、示范法。治疗方法主要为行为治疗、认知行为治疗、应用行为分析、社会生活技能训练。

（3）感觉统合训练：主要采用滑板、滑梯、平衡台、吊缆、圆桶、球、绳等器材，每周 3~6 次，每次 90~100 分钟，20 次为 1 个疗程。

（4）脑电生物反馈治疗，每周 3~6 次，每次 30 分钟，20 次为 1 个疗程。

六、预防与康复

1. 孕妇应保持心情愉快，营养均衡，孕期避免吸烟、酗酒等不良嗜好，注意孕期用药。

2. 注意防止小儿脑外伤、中毒及中枢神经系统感染。

3. 父母要注意自身素质修养，提供良好的家庭环境氛围，注意培养儿童良好的生活、学习习惯。

4. 关心、体谅患儿，不可急躁、歧视、体罚孩子，也勿迁就、溺爱、放任自流，稍有进步，应给予表扬及鼓励。

5. 注意管理，谨防攻击性、破坏性及危险性行为发生，避免意外事故发生。

6. 保证患儿合理营养，少吃零食，不挑食、偏食，避免食用有兴奋性和刺激性的饮料和食物。

第二节　抽动障碍

抽动障碍（tic disorders，TD）是起病于儿童或青少年时期的一种神经精神障碍性疾病，临床以不自主、反复、突发、快速、重复、无节律性的一个或多个部位运动抽动和/或发声抽动为主要特征。可共患 1 种或多种心理行为障碍，包括注意缺陷多动障碍、学习困难、强迫障碍、睡眠障碍、品行障碍等。患儿智力一般不受影响。本病发病无季节性，起病年龄约 2~21 岁，以 5~10 岁最多见，10~12 岁最严重，男女之比约（3~5）∶1。少数患儿至青春期可自行缓解，有的患儿可延续至成人。

中医古代文献中无本病的记载，根据临床表现，可归于“肝风”“慢惊风”“抽搐”“瘈疭”“筋惕肉瞤”等范畴。

一、病因病理

（一）中医病因病机

本病病因有先天因素、后天因素、诱发因素。先天因素是指先天禀赋不足；后天因素主要与情志失调、饮食所伤等因素有关；感受外邪、紧张劳倦是诱发或加重本病的原因。病位主要在肝，与心、脾、肾密切相关。脾虚痰聚，肝风内动为其基本病机。属性有虚、实之分，病初风火痰湿多实，病久易虚或虚实夹杂。

笔记栏

小儿体属纯阳，肝常有余，肝主疏泄，性喜条达，体阴而用阳，通于春气。若情志不调，或劳倦所伤，致肝失调畅，郁久化火，引动肝风；风盛生痰，风痰鼓动，上扰清窍，流窜经络，则见皱眉、眨眼、摇头、耸肩、肢体颤动等症；肝风痰火交炽，上扰心神，则见抽动、烦躁、呼叫，甚则秽语不由自主；感受外邪，肺气被郁，外风引动内风，上扰清窍则瞬目抬眉，发于口鼻则吭吭有异声；小儿脾常不足，饮食内伤，或久病体虚，脾失健运，痰浊内生，痰阻心窍，心神被蒙，则脾气乖戾，噘嘴、喉发异声；脾虚肝旺，肝气横逆则见腹部抽动，肌肉瞤动；小儿心气怯弱，易受惊扰，神不守舍，则见挤眉弄眼、睡眠不安；素体真阴不足，或久病及肾，肾阴亏虚，水不涵木，虚风内动，夹痰上扰，闭阻咽喉，则喉发异声，流涎摇头肢搐（图 13-2）。

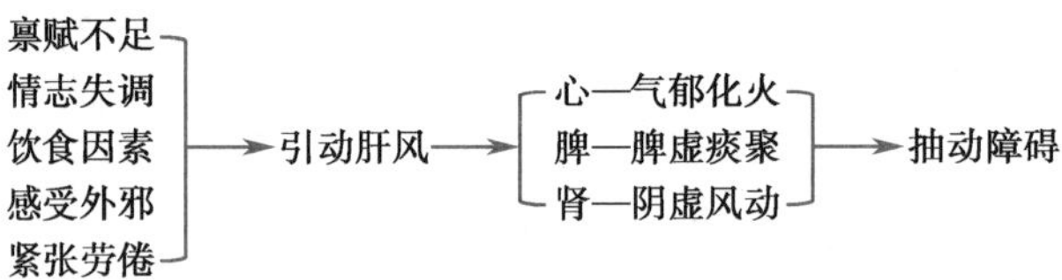

图 13-2　抽动障碍中医病因病机

（二）西医病因病理

本病的病因及发病机制比较复杂，目前尚无定论，研究指向为遗传、神经生化、神经解剖、免疫及社会心理等多因素相互作用引起的发育性病症。

1. 遗传因素　研究发现单卵双生子同病率较高，另外患儿一、二级亲属中患病较正常人群多见，故认为遗传因素在本病的发病中起重要作用。确切遗传方式仍不清楚，有常染色体显性遗传伴外显不全、主基因传递效应以及多基因遗传模式等学说。

2. 神经生化因素　经典研究认为，本病主要病理部位可能在纹状体多巴胺系统的靶细胞受体，发病机制可能为多巴胺活动过度或突触后多巴胺受体超敏；此外也与 5-羟色胺、去甲肾上腺、氨基酸、γ-氨基丁酸、内啡肽等功能失调有关，涉及多个神经系统和不同神经递质。

3. 神经解剖　近年发现，患儿存在中枢神经系统发育缺陷和解剖异常，病变主要在基底节、额叶皮质和胼胝体、扣带回、纹状体、海马、丘脑等部位。

4. 免疫因素　近年研究证实，约 11% 的患儿在感染链球菌 6 周后会出现抽动症状明显加重的现象，故认为某些病原体感染或感染后炎症反应可能也参与了本病的发病。

5. 社会心理因素　患儿不同程度的人格障碍、精神创伤（家庭、社会）、精神压力过大（如学习压力、工作任务等）、情绪波动、疲劳与兴奋（如剧烈体育活动、长时间电脑游戏或看电视等）、过度惊吓等均可诱发或加重抽动。

二、主要临床表现

（一）主要表现为运动性抽动和发声抽动

1. 运动性抽动　是指头面部、颈、肩、躯干及四肢肌肉不自主、突发、快速收缩运动，是本病早期主要临床症状之一。

2. 发声性抽动　是口鼻、咽喉及呼吸肌群的收缩，通过鼻、口腔和咽喉的气流而发声。

3. 抽动特点　抽动表现为一种不自主、无目的、快速、刻板的肌肉收缩。具有以下特点：

（1）抽动通常从面部开始，逐渐发展到头、颈、肩部肌肉，而后波及躯干及上、下肢；

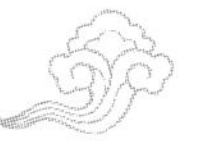

（2）可以从一种形式转变为另一种形式，或者出现新的抽动形式；

（3）症状时好时坏，可暂时或长期自然缓解，也可因某些诱因而加重或减轻；

（4）抽动是在运动功能正常的情况下发生，非持久性存在，且症状可短暂自我控制。

常见加重抽动的因素包括紧张、焦虑、生气、惊吓、兴奋、疲劳、感染、被人提醒等。常见减轻抽动的因素包括注意力集中、放松、情绪稳定等。

（二）临床上分为三种类型

1. 短暂性抽动障碍　又称一过性抽动障碍，表现为 1 种或多种运动性抽动和/或发声性抽动。本型症状较轻，病程短于 1 年。

2. 慢性抽动障碍　表现为 1 种或多种运动性抽动或发声性抽动，病程中只有 1 种抽动形式出现。病程 1 年以上。

3. Tourette 综合征　表现为具有多种运动性抽动及 1 种或多种发声性抽动，但两者不一定同时出现。病程 1 年以上。

（三）共患病

本病可共患 1 种或多种行为障碍，被称为共患病，包括注意缺陷多动障碍（ADHD）、学习困难（LD）、强迫障碍（OCD）、睡眠障碍（SD）、情绪障碍（ED）、自伤行为（SIB）、品行障碍（CD）、暴怒发作等。其中共患 ADHD 最常见，其次是 OCD。

三、辅助检查

抽动障碍缺乏特异性诊断指标，主要采用临床描述性诊断方法，依据患儿抽动症状及相关共患精神行为表现进行诊断。体格检查包括神经、精神检查；辅助检查包括脑电图、神经影像、心理测验及实验室检查，目的在于评估共患病及排除其他疾病。

耶鲁综合抽动严重程度量表（YGTSS）

1. 脑电图　少数抽动障碍患儿背景慢化或不对称等，有助于鉴别癫痫发作。

2. 头颅 CT 或 MRI　排除基底核等部位有无器质性病变。

3. 心理测验　判别共患病。

4. 耶鲁综合抽动严重程度量表（YGTSS）　对于抽动严重程度进行量化评定，YGTSS 总分<25 分属轻度，25～50 分属中度，>50 分属重度。

四、诊断及鉴别诊断

（一）诊断标准

参考美国《精神疾病诊断和统计手册》第 5 版（DSM-Ⅴ）诊断标准。

1. 具有多种运动抽动和一种或多种发声性抽动，但不一定同时存在，抽动表现为一种不自主、无目的、快速、刻板的肌肉收缩。

2. 可每天发作或有间歇，病程持续或间歇发作超过 1 年，在此期间，其无抽动的间歇期持续时间不超过 3 个月。

3. 上述症状可引起明显的不安，影响社交、就业和其他重要领域的活动。

4. 发病于 18 岁前。

5. 上述症状不是直接由某些药物（如可卡因）或其他疾病（如亨廷顿舞蹈症、病毒感染后脑炎）引起。

（二）鉴别诊断

需与肌张力障碍、风湿性舞蹈症、肝豆状核变性、癫痫鉴别（表 13-2）。

笔记栏

表 13-2　抽动障碍相关疾病的鉴别

疾病	鉴别
肌张力障碍	是一种不自主运动引起的扭曲、重复运动或姿势异常，也可在紧张、生气或疲劳时加重，易与抽动障碍相混淆，但肌张力障碍的肌肉收缩顶峰有短时间持续而呈特殊姿势或表情，异常运动的方向及模式较为恒定
风湿性舞蹈症	6 岁以后多见，女孩居多，是风湿热主要表现之一。表现为四肢较大幅度、无目的、不规则的舞蹈样动作，生活常不能自理，常伴肌力及肌张力减低，无发声抽动或秽语症状，常伴有风湿性感染的体征和阳性化验结果，抗风湿治疗有效
肝豆状核变性	为常染色体隐性遗传病，血清铜蓝蛋白和血清铜减少及尿铜增加为其代谢障碍特点。临床上主要表现为进行性加重的锥体外系症状、肝硬化、精神症状、肾功能损害及角膜色素环（K-F 环）。锥体外系症状可见手足舞蹈样动作，肌张力不全改变，精细动作（吃饭、穿衣、写字）困难及帕金森样症状等。精神行为改变方面，易有情绪不稳、易冲动、注意力不集中、思维缓慢、学习困难等。角膜色素环即 K-F 环，裂隙灯检查眼睛，可在角膜边缘部见到铜沉积于角膜后弹力层所形成的色素环，呈棕灰、棕绿或棕黄色，宽为 1～3mm
癫痫	癫痫患儿所表现出的部分运动性发作或肌阵挛性发作应与抽动患儿表现的运动性抽动症状相鉴别。鉴别要点为：癫痫在同一患儿身上发作形式比较固定，且抽搐发作次数远较抽动障碍少；癫痫无喉中异常发声；癫痫发作则是突发突止，无法用意志控制；癫痫发作时脑电图表现为癫痫样放电；部分肌阵挛性发作癫痫患儿有智力低下；抗癫痫药物有效

五、临床治疗

对于轻度抽动障碍患儿，主要是心理疏导，密切观察；中重度抽动障碍患儿的治疗原则是药物治疗和心理行为治疗并重。共患病患儿需在精神科医师等多学科指导下制定治疗方案。

（一）中医治疗

1. 中医辨证思路　以八纲辨证为主，结合脏腑辨证，分清阴阳，辨清虚实及所累及脏腑。就阴阳辨证而言，多具有阴静守不足，阳浮亢有余，阴阳失济的特点；就虚实辨证而言，起病较急、病程较短、抽动频繁有力者，属实，多由肝郁化火，或痰火扰心所致；而起病较缓、病程较长、抽动无力、时作时止者，属虚或虚实夹杂，常由脾虚，或阴虚所致。

2. 治疗原则　以平肝息风为基本法则。气郁化火者，宜清肝泻火，息风定搐；脾虚痰聚者，宜健脾化痰，平肝息风；阴虚风动者，宜滋阴潜阳，柔肝息风。

3. 辨证施治

（1）气郁化火

证候：皱眉眨眼，张口噘嘴，摇头耸肩，发作较频繁，抽动有力，或口出异声秽语，可伴烦躁易怒，唇红耳赤，大便秘结等症，舌红苔黄，脉弦数。

治法：清肝泻火，息风定搐。

代表方：清肝达郁汤加减。

肝火旺者，加龙胆草、夏枯草；便秘者，加槟榔、枳实；喉有异声，加桔梗、半夏；秽语浊言、喜怒无常，兼见痰火交炽者，加黄连、黄芩、青礞石。

（2）脾虚痰聚

证候：喉鼻吭吭有声，耸鼻皱眉，咧嘴噘唇，肢体动摇，脾气乖戾，发作无常，多伴面黄肉弛，精神不振，纳呆胸闷，夜卧不安等症，舌质淡，苔白或腻，脉沉滑或沉缓。

治法：健脾化痰，平肝息风。

代表方：十味温胆汤加减。

痰热化火者，加黄连、黄芩、栀子、瓜蒌皮；纳呆厌食者，加神曲、麦芽、藿香；抽动明显者，加白芍、钩藤、僵蚕。

（3）阴虚风动

证候：性情急躁，口出秽语，挤眉眨眼，耸肩摇头，肢体震颤，睡眠不安，多见面白形瘦，两颧潮红，五心烦热，大便干结，舌质红嫩，舌苔光剥，脉细数。

治法：滋阴潜阳，柔肝息风。

代表方：大定风珠加减。

心神不宁，惊悸不安者，加茯神、远志、酸枣仁；喉发异声，声音嘶哑者，加桑白皮、沙参、桔梗；唇淡头昏，目涩瞪眼，血虚失养者，加何首乌、谷精草、沙苑子、天麻。

4. 中医其他疗法

（1）临床常用中成药：①当归龙荟丸，功能清肝泻火通便，用于气郁化火证；②琥珀抱龙丸，功能清热化痰，镇静安神，用于脾虚痰聚之痰热证；③杞菊地黄丸，功能滋肾养肝，用于阴虚风动证。

（2）针灸疗法：①体针主穴取百会、四神聪、风池、合谷、内关、肝俞、脾俞、太冲、足三里穴；针刺深度根据患儿的胖瘦情况及穴位的可刺深度而定；疗程根据病情而定。②耳针取皮质下、神门、心、肝、肾、脾、交感，每次 2~3 穴，耳穴埋针。

（3）推拿疗法：推揉脾土，捣小天心，揉五指节，运内八卦，分阴阳，推上三关，揉涌泉、足三里。

（二）西医治疗

采用药物治疗、心理行为治疗及教育干预相结合的治疗原则。对于影响到日常生活、学习或社交活动的中重度抽动患儿，单纯心理行为治疗效果不佳时，需要加用药物治疗。药物治疗应有一定的疗程，适宜的剂量，不宜过早换药或停药。

1. 药物治疗

（1）硫必利：为较和缓的多巴胺能受体阻滞剂。口服开始剂量为每日 50~100mg，治疗剂量为每日 150~500mg。常见不良反应有头晕、乏力、嗜睡、胃肠道不适等不良反应。

（2）舒必利：为多巴胺受体阻滞剂。空腹开始剂量为每日 50~100mg，治疗剂量为每日 200~400mg。常见不良反应为镇静、嗜睡、体质量增加、轻度锥体外系反应。

（3）阿立哌唑：对多巴胺能神经系统具有双向调节作用，是多巴胺递质的稳定剂。可有效降低运动及发声抽动频率，治疗效果呈剂量依赖性，可改善抑郁、兴奋、谵妄，进而改善抽搐症状。起始剂量为每日 1.25~2.5mg，随后逐日增加药物剂量，治疗剂量为每日 2.5~15mg，常见不良反应有头痛、失眠、易激惹、焦虑、嗜睡、胃肠道反应。

（4）可乐定：为中枢 α 肾上腺素受体激动剂，尤其作用于 α_2 肾上腺素受体，可直接影响多种神经递质，如多巴胺能、5-羟色胺能等活性，小剂量可乐定主要作用为减少末梢神经释放去甲肾上腺素，减轻抽动症状，也可改善注意力缺陷。可乐定常用剂型有透皮贴剂和口服制剂两种，临床上多用贴剂。可乐定贴剂通过皮肤发挥药效，避免口服经消化道降低药效，而且可乐定贴剂是一种连续 7 天以恒定速率释放药物的透皮治疗系统，血药浓度较为恒定，大多数患儿依从性好，配合度高。常见不良反应包括镇静、头晕、头痛、乏力、口干、易激惹、嗜睡、体位性低血压、P-R 间期延长。

（5）氟哌啶醇：为传统的多巴胺受体拮抗剂。起始剂量为每日 0.25~0.5mg，根据临床表现每 4~7 日增加 0.25~0.5mg，直至症状完全控制为止。一般治疗剂量为每日 1~4mg，最大剂量不超过每日 8mg。常见不良反应有嗜睡、乏力、便秘、心动过速、排尿困难及锥体外系症状等。

笔记栏

ER-13-3
Conners
量表

ER-13-4
扫一扫，
测一测

其他如托吡酯、丙戊酸钠等药物具有抗抽动作用。此外，如共患 ADHD、OCD 或其他行为障碍时，可转诊至儿童精神/心理科进行综合治疗。

2. 非药物治疗

（1）心理行为治疗：是改善抽动症状、干预共患病和改善社会功能的重要手段。轻症抽动障碍患儿多数采用单纯心理行为治疗即可奏效。习惯逆转训练和效应预防暴露是一线行为治疗。

（2）教育干预：针对抽动患儿的学习问题、社会适应能力和自尊心等方面予以教育干预。策略涉及家庭、学校和社会。

六、预防与康复

1. 注意围产期保健，孕妇应保持心情舒畅，生活规律，营养均衡，避免造成胎儿发育异常的可能因素。

2. 培养儿童良好的生活习惯，减轻儿童学习负担和精神压力。给予安慰和鼓励，避免精神刺激。

3. 饮食宜清淡，不进食兴奋性、刺激性的饮料和食物。

（薛小娜）

复习思考题

1. 注意缺陷多动障碍患儿不同年龄特征性表现有哪些？
2. 如何鉴别抽动障碍气郁化火证与阴虚风动证？

笔记栏

第十四章
内分泌系
统疾病
PPT 课件

第十四章 内分泌系统疾病

学习目标

1. 掌握儿童期糖尿病、性早熟、矮小症的概念、中医病因病机和辨证、临床表现、诊断、鉴别诊断及中西医治疗要点。

2. 熟悉小儿内分泌系统生理病理特点。

3. 了解儿童期糖尿病、性早熟、矮小症的西医病因病理。

第一节 小儿内分泌系统生理病理特点

人体内分泌系统的主要生理功能是调节体液和物质代谢、脏器功能、生长发育、生殖与衰老等生理活动，维持人体内环境的相对稳定，以适应复杂的环境变化。传统的内分泌腺体包括脑垂体、松果体、甲状腺、甲状旁腺、胸腺、胰腺的胰岛、肾上腺和性腺等。内分泌系统主要是通过激素和相关物质的作用，来促进和协调人体生长、发育、性成熟和生殖等生命过程。

激素是内分泌系统调节机体生理代谢活动的化学信使，它们由各种内分泌细胞合成、贮存和释放，在细胞之间传递信息。根据激素的化学本质，可以将其分为蛋白质和非蛋白质两大类：前者包括蛋白、肽和多肽类激素，如下丘脑和垂体所分泌的各种激素、胰岛素、胰高血糖素、甲状旁腺素和降钙素等；后者则包括类固醇激素（孕酮、皮质类固醇、维生素 D 等）、氨基酸衍生物激素（5-羟色胺、多巴胺、甲状腺素等）和脂肪酸衍生物（前列腺素、血栓素）等。

经典的内分泌是指激素释放入血液循环，并转运至相应的靶细胞发挥其生物学效应，它是与外分泌（将分泌物释放到体外或体腔中）相对而言的。现代广义的内分泌概念是指激素既能以传统的内分泌方式起作用，也能以旁分泌、并列分泌、自分泌、腔分泌、胞内分泌、神经分泌和神经内分泌等方式发挥作用。一种内分泌细胞可以产生几种激素，同一种激素也可由不同部位的内分泌细胞产生。在正常的生理状态时，内分泌系统中各内分泌激素之间，在下丘脑-垂体-靶腺轴反馈环的调节下，可通过协同或拮抗作用，在体内相互影响，形成动态平衡。

人体的内分泌系统与神经、免疫系统有着紧密的联系，共同构成网络系统，信息交流广泛，以调控机体内各种脏器功能，使之保持协调稳定。免疫系统是由可在全身血管或淋巴管内移动的免疫细胞传递信息，其产生传递信息的物质——细胞因子，即免疫系统的激素。细胞因子既作用于神经系统也作用于内分泌系统，如白细胞介素 IL-1β 作用于神经系统可引起睡眠和发热，作用于内分泌系统可激活下丘脑促肾上腺皮质激素释放激素（CRH）-垂体促肾上腺皮质激素（ACTH）-肾上腺轴。许多激素也可以介导免疫功能，如糖皮质激素抑制免疫功能等。

笔记栏

下丘脑既是中枢神经系统的一个重要组成部分，又是内分泌系统的中枢，一些具有内分泌功能的神经细胞集中在下丘脑的视上核、室旁核、腹正中核及附近区域，其分泌的肽类激素亦称神经激素，可直接作用于靶器官或靶细胞，或通过垂体分泌间接调控机体的生理代谢过程。

垂体是人体重要的内分泌腺，可分为腺垂体和神经垂体两部分，位于蝶鞍的垂体窝内，经垂体柄与下丘脑相连。腺垂体远侧部和结节部合称垂体前叶，主要分泌生长激素（GH）、促甲状腺素（TSH）、促肾上腺素（ACTH）、促卵泡生成素（FSH）、促黄体生成素（LH）等；垂体后叶由腺垂体的中间部和神经垂体组成，主要贮存和释放下丘脑分泌的抗利尿激素（ADH）和催产素（OXT）。

胰腺内一些具有内分泌功能细胞群，称为胰岛，由薄膜包裹，分散在胰腺实质内，由 α、β、δ 和 PP 四种类型的细胞组成。由胰岛分泌入血的胰岛素和胰高血糖素是调节血糖平衡的关键激素。其中 α 细胞合成胰高血糖素，β 细胞合成分泌胰岛素，δ 细胞合成分泌生长抑素，PP 细胞可分泌胰多肽。

性腺是区分男女性别的主要器官，男性是睾丸，作用是分泌雄激素，维持男性性征，产生精子，保持男性生殖功能；女性则是卵巢，主要是产生卵子、分泌雌激素和孕激素，维持女性性征，月经周期及生殖功能。

小儿内分泌疾病一般可分为六类：①下丘脑-垂体疾病；②甲状腺疾病；③甲状旁腺疾病；④肾上腺疾病；⑤性腺疾病；⑥儿童期糖尿病。其中，性早熟、先天性甲状腺功能低下、垂体发育不良或功能障碍所致造成的矮小症、甲状腺功能亢进、先天性肾上腺皮质增生症、库欣综合征、糖尿病等，是小儿时期常见的内分泌代谢疾病。

小儿的内分泌系统与小儿其他系统一样，也处于不断的发育成熟和完善之中，内分泌系统的异常除影响小儿的代谢外，也会影响到小儿的生长发育及组织分化，可造成小儿机体形态、功能的改变及性发育的异常等。小儿时期内分泌疾病与成人期比较，有自己的特点。如甲状腺功能不足，在成人引起黏液性水肿和生理功能低下，在小儿更会影响生长发育。有些遗传因素造成的内分泌疾病，出生后即存在生化代谢紊乱和激素功能障碍，如不能及早诊断和治疗，会严重影响体格和智能发育，造成残疾甚至夭折。随着社会经济的发展，一些遗传因素与环境因素共同作用出现的内分泌疾病如糖尿病、代谢综合征、性早熟等发病率也明显增加，而环境因素诱发的内分泌疾病常有其遗传学背景，常非单基因缺陷，而是多基因（包括多态性）异常，表观遗传学因素的研究也成为儿童内分泌疾病的研究热点之一。

小儿正常的生长发育与先后天因素均密切相关。先天禀赋于父母的先天之精，有赖于肾精的填髓与充养。肾藏精，寓元阴元阳，肾主骨生髓，主生殖发育。若患儿先天不足，肾精不充可致五脏不坚，筋骨不强，影响小儿的生长发育，则可出现五迟、五软、身材矮小等病证。小儿发育不良虽多源于肾亏、脾虚，但与心肝亦有一定关联。肝藏血、心主血脉，若肝血亏虚、筋骨失养；或心血不足，脑髓失充，亦可影响小儿生长发育。反之，若小儿先天禀赋父母阴虚内热体质或后天生活环境习惯不良，如营养不均衡，多食血肉有情之物，过培肾气，则肾元精气提早充盛，则可性发育提前致性早熟。

第二节　儿童期糖尿病

糖尿病（diabetes mellitus，DM）是由于胰岛素分泌绝对或相对不足（胰岛素分泌缺陷），以及机体靶组织或靶器官对胰岛素敏感性降低（胰岛素作用缺陷）引起的以葡萄糖

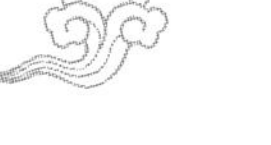

代谢失常为主的疾病，可引起脂肪、水、电解质等物质的代谢紊乱。儿童时期的糖尿病是指15岁以下发生的糖尿病，可分为1型糖尿病（T1DM）、2型糖尿病（T2DM）、混合型糖尿病和其他特殊类型糖尿病共4个亚型。儿童时期的原发性糖尿病以T1DM为主，约占儿童期各型糖尿病总数的90%，我国近年发病率为2/10万～5/10万，发病呈现低龄化趋势。T1DM发病越早，慢性并发症导致的死亡风险就越大。目前随着儿童肥胖增多，儿童2型糖尿病与成人一样也有不断增多的趋势。本病属于中医“消渴”“脾瘅”范畴。本节重点讲述1型糖尿病。

一、病因病理

（一）中医病因病机

脏气虚弱是发病的内因，若兼感受外邪，饮食失节，情志失调，劳倦内伤等诸多影响，易致患儿燥热内盛，阴液亏耗。病变可涉及上、中、下三焦，病位则主要在肺、胃、脾、肾。

消渴的病机以阴虚为本，燥热为标。肺居上焦，主治节，输布津液，燥热伤肺，肺津不布则口渴；治节无权，津液不能敷布而直趋下行，清浊不分而直下膀胱，致小便频多或有膏脂而甜；脾胃同居中焦，脾胃受燥热所伤，则消谷善饥而多食，胃火上炎而口渴多饮；久病脾虚，升降失职，精华与糟粕皆下趋而溺，致多溺而尿甜。肾居下焦，为水火之脏，肾阴亏损则虚火内生，上灼心肺则烦渴多饮，中灼脾胃则消谷善饥。肾气亏损，气化失常，开合失司，固摄失权，致尿频量多。

消渴日久病势迁延，虚实兼杂，变证丛生。肝肾阴亏，耳目失养则耳聋目翳；阴虚内热、肺脾两虚可兼见骨蒸劳热；燥热内结，蕴毒成脓可发疮疡、痈疽；痰湿内阻，蒙蔽清窍而神志昏蒙（图14-1）。

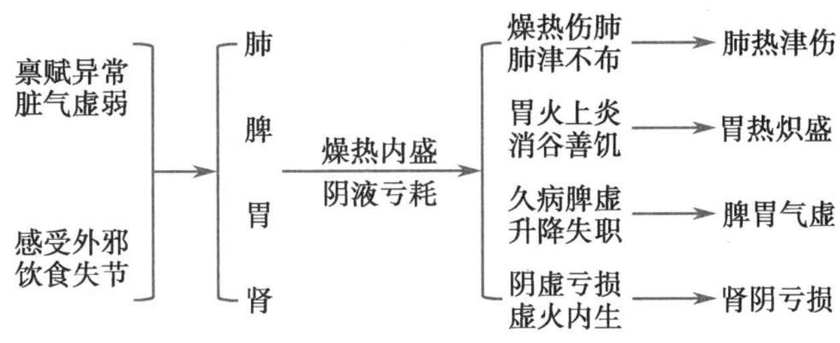

图14-1　糖尿病中医病因病机

（二）西医病因病理

1. 病因　1型糖尿病是一种在遗传基础上由环境等因素激发的自身免疫性疾病。本病病因复杂，遗传、免疫、环境等因素在发病过程中都起着重要作用，免疫损伤导致部分或全部胰岛β细胞破坏而致病。

（1）遗传因素：1型糖尿病是受多基因调控的由T细胞介导的自身免疫性疾病。多种基因与糖尿病的发病有关，目前已知的T1DM易感基因位点超过60个，其中人类白细胞抗原单倍型（HLA-DR和HLA-DQ）约占50%。

（2）免疫因素：各种诱因造成患儿某种免疫调节机制失调，引起直接针对胰岛β细胞的自身反应性T细胞活化、增殖，进入炎性/免疫性阶段，损伤胰岛β细胞致病。

（3）环境因素：与1型糖尿病的关系最为复杂。其中饮食因素占重要地位。1型糖尿病易感者的发病与婴儿期过早断母乳、进食牛乳有关。病毒感染在1型糖尿病发病过程中也起着重要作用，某些病毒（如流行性腮腺炎病毒、风疹病毒等）可通过多种机制触发胰岛β细胞的损伤；此外，精神紧张和接触某些有毒化学物质可能也与1型糖尿病的发病有关。

笔记栏

2. 发病机制　1型糖尿病的发生是免疫反应的失调控所致，多有遗传倾向，这些个体拥有特定的易感性基因或缺乏一些保护性的基因，疾病是否出现决定于基因及环境因素对免疫反应的综合影响。

在1型糖尿病发病初期，由病毒、化学毒物等导致少量β细胞损伤，释放胰岛自身抗原，触发机体针对胰岛自身抗原的免疫反应，在白细胞介素-1β、肿瘤坏死因子-α、γ干扰素及其他炎症介质联合作用下，β细胞Fas蛋白表达增加，可被表达Fas配体的细胞诱导凋亡，而胰岛α细胞和σ细胞缺乏Fas，β细胞上则有选择性地表达Fas，故使β细胞具有特异性的易损性而被杀伤致病。

3. 病理　可见胰岛β细胞数量明显减少，一般在临床发病早期即已有80%～90%的β细胞遭受破坏，胰岛呈现纤维化和萎缩，有大量淋巴细胞浸润。分泌胰高糖素的α细胞和其他细胞则表现为相对增生现象。

糖尿病患儿由于胰岛素缺乏或不足，葡萄糖在血中积聚造成高血糖，当血糖超过10mmol/L(180mg/dl)时(小儿肾阈值)，肾小球滤出的葡萄糖过多，超过了肾小管重吸收的能力，因而产生糖尿。由于葡萄糖作为能量的来源受到障碍，脂肪动员增加，生成乙酰辅酶A(acetyl-CoA)增加，同时糖代谢障碍，草酰乙酸合成减少，乙酰辅酶A进入三羧酸循环受阻，酮体产生增多，在体液中堆积产生酮症。酮体排出的同时排出阳离子，如Na^+、K^+、NH_4^+，从而加重水、电解质紊乱。如治疗不及时，可因酸中毒、细胞外液高渗状态引起的脑细胞脱水及脑细胞不能充分利用氧等因素，引起一系列神经系统症状甚至昏迷。

二、主要临床表现

（一）主要症状及体征

1型糖尿病起病较急，约1/3患儿于起病前有上呼吸道感染、胃肠炎、尿路感染或皮肤感染等病史，患儿多饮、多尿、多食、易饥和明显消瘦较成人明显，称之为“三多一少”，患儿可变得不活泼、倦怠无力。婴幼儿多饮多尿常不易发现，但易发生脱水和酸中毒。年幼儿在自己控制小便后又出现遗尿，常为糖尿病的早期表现。约20%的患儿有轻度酮症，有些患儿在发生酮症酸中毒时才得以确诊。

早期患儿体型多比较瘦长，病程较久的糖尿病患儿若血糖控制不良，可影响生长发育致身体矮小，肝脏常因脂肪沉着而肿大，性成熟较延迟，后期可能出现糖尿病视网膜病、糖尿病肾病等微血管病变等。

（二）并发症

酮症酸中毒患儿常因急性感染、过食、诊断延误或突然中断胰岛素治疗等因素诱发。常先有嗜睡、恶心、呕吐、腹痛、周身痛等。患儿皮肤黏膜干燥，呼吸深长，口唇殷红，口中呼出气有酮味，皮肤弹性差，眼眶凹陷，严重者血压下降，体温不升，神志不清，甚至昏迷。血气分析显示不同程度的代谢性酸中毒，血和尿中酮体明显增高。

三、辅助检查

1. 血糖　血糖增高，患儿随机检测血糖≥11.1mmol/L(≥200mg/dl)；空腹血糖≥7.0mmol/L(空腹至少8小时)。

2. 糖化血红蛋白(HbA1c)　血中葡萄糖与血红蛋白呈非酶化结合的产物，其半寿期与红细胞相同，可以反映过去6～12周血糖的平均水平，与糖尿病控制及微血管并发症相关，正常4%～6%。

3. 葡萄糖耐量试验(OGTT)或馒头餐试验　用于无明显症状、尿糖偶尔阳性，血糖正常

或稍高的患儿,1 型糖尿病基本不需要 OGTT 试验诊断。经典的 OGTT 较繁琐,较大年龄患儿可用馒头餐试验替代,即 75g 面粉制作的馒头代替 OGTT 中所用的葡萄糖,然后检测空腹和餐后 2 小时葡萄糖、胰岛素和 C 肽,必要时加测 30 分钟、60 分钟的样本。

4. 胰岛素与 C 肽测定　1 型糖尿病 C 肽降低,治疗前血胰岛素水平也低。2 型糖尿病 C 肽正常,胰岛素水平正常或偏高。

5. 尿糖　定性一般阳性,可间接反映糖尿病患者的血糖控制情况。家庭无法检测血糖时可定时测定尿糖,但尿糖波动滞后于血糖。

6. 自身抗体检测　如胰岛细胞自身抗体(ICA)、谷氨酸脱羧酶(GAD)、和胰岛素自身抗体(IAA)等,主要用于诊断分型,但并非必需。

四、诊断及鉴别诊断

(一)诊断要点

2019 年 WHO 颁布了新分型标准,符合下述 4 条中之一可诊断糖尿病:

(1) 空腹血糖≥7.0 mmol/L;

(2) 口服糖耐量负荷后 2 小时血糖≥11.1 mmol/L[葡萄糖 1.75 g/kg(体重),葡萄糖最大量 75g];

(3) HbA1c≥6.5%;

(4) 随机血糖≥11.1 mmol/L 且伴糖尿病症状体征;

对于符合上述标准但无症状者建议在随后的 1 天重复检测以确认诊断。

(二)鉴别诊断

典型病例“三多一少”症状明显,诊断并不困难。但本病仍需要与其他还原糖尿症、非糖尿病性葡萄糖尿、婴儿暂时性糖尿等相鉴别(表 14-1)。

表 14-1　糖尿病相关疾病的鉴别

疾病	鉴别
其他还原糖尿症	无三多症状,尿液中果糖和戊糖等其他还原糖可使本尼迪克特试剂呈色,可用葡萄糖氧化酶法检测尿液以帮助鉴别
非糖尿病性葡萄糖尿症	Fanconi 综合征、肾小管酸中毒、胱氨酸尿症或重症重金属中毒等患儿都可发生糖尿,主要依靠空腹血糖测定,必要时可进行糖耐量试验
婴儿暂时性糖尿	可能与婴儿胰岛 β 细胞功能发育不成熟有关,多在出生后 6 周内发病,可见发热、呕吐、体重不增、脱水等。血糖增高,尿糖及酮体阳性。经对症补液及给予小剂量胰岛素即可恢复,患儿应进行葡萄糖耐量试验并定期随访

五、临床治疗

1 型糖尿病是终身的内分泌性代谢性疾病,应采取胰岛素治疗为主的综合治疗措施,同时配合饮食管理、适当运动和精神心理治疗。中医治疗以清热生津,益气养阴为原则,常作为辅助治疗手段。

(一)中医治疗

1. 中医辨证思路　本病主要根据患儿体质的阴阳偏盛偏衰、病程的长短和临床证候采用八纲辨证结合脏腑辨证。病初多阴虚燥热,实证、热证多见,亦可虚实并见;病情迁延,则由阴津亏虚发展为阴阳两虚,甚至虚阳浮越;消渴久病不愈或失治误治,虚实错杂,肝肾亏虚,血脉脏腑受损,变证丛生。

笔记栏

2. 治疗原则 糖尿病多按消渴辨证，阴虚为主、燥热为标。儿童糖尿病以实证为主，也有虚实夹杂，多急性起病，分别采用清热润肺、清胃泻热，同时结合临床兼用养阴保津、益气健脾、滋阴补肾等加减。

3. 辨证施治

（1）肺热津伤

证候：口渴多饮，随饮随渴，舌燥咽干，尿频量多，舌尖红，苔薄黄少津，脉洪数或细数。

治法：清热润肺，生津止渴。

代表方：玉女煎加减。

若烦渴不止，小便频数，脉数乏力者为气阴两伤，加人参、黄芪，重用麦冬、天花粉、知母。

（2）胃热炽盛

证候：多食善饥，口渴多饮，形体消瘦，大便燥结，小便频数，舌红，苔黄，脉细数。

治法：清胃泻热，养阴保津。

代表方：白虎加人参汤合增液汤加减。

大便秘结，舌红起刺者，可加黄连、栀子，注意慎用攻下之品如大黄、番泻叶以免伤正气。

（3）脾胃气虚

证候：病程较久，渴饮不多，面色萎黄，倦怠乏力，饥不能食或稍饥则馁，或能食与便溏并见，舌淡，脉弱。

治法：益气健脾，生津止渴。

代表方：七味白术散加减。

气虚日久，中气下陷者，可加黄芪、升麻。

（4）肾阴亏损

证候：尿频量多，浊如脂膏，口干舌燥，或渴而多饮，五心烦热，头昏乏力，腰膝酸软，形体消瘦，舌红，苔少，脉细数。

治法：滋阴补肾，生津清热。

代表方：六味地黄丸加减。

阴虚火旺而烦躁，五心烦热，盗汗，失眠者，可加知母、黄柏。

4. 中医其他疗法

（1）临床常用中成药：六味地黄丸，功能滋阴补肾，用于肾阴亏损者。

（2）单味药：玉米须煎汤代茶，每日 30g；南瓜粉，每日 30g，连服 1~3 个月；枸杞子，每日 6~12g 佐餐，可用于糖尿病患儿食疗。

（3）耳针疗法：以内分泌、肾上腺等穴位为主。耳针疗法取耳穴胰、内分泌、肾上腺、缘中、三焦、肾、神门、心、肝，偏上消者加肺、渴点，偏中消者加脾、胃，偏下消者加膀胱。

（二）西医治疗

1. 治疗目标 ①降低血糖，消除糖尿，使餐前和餐后血糖尽可能维持在基本正常的水平，对使用持续皮下胰岛素输注（CSII）、有能力进行规律血糖监测、具有部分残存 β 细胞功能的新发 T1DM 患儿，建议 HbA1c 控制目标值<7%；对于不能准确识别低血糖及较频繁低血糖、既往有严重低血糖或医疗资源落后地区的 T1DM 患儿，建议 HbA1c 控制目标值<7.5%。②保证患儿正常的生长发育。③综合治疗，定期筛查并发症并及时诊治其他同患疾病。

2. 治疗原则 ①合理应用胰岛素；②饮食管理；③运动锻炼；④自我监测血糖；⑤糖尿病知识教育和心理支持。

3. 胰岛素制剂及常用治疗方案

1 型糖尿病患儿必须用胰岛素治疗。目前所用胰岛素从作用时间上分为速效、短效、中效和长效三类。各类制剂作用时间见表 14-2。

表 14-2　胰岛素的种类和作用时间

胰岛素种类	开始作用时间	作用最强时间	维持时间
速效	10～15 分钟	1～2 小时	4～6 小时
短效（RI）	0.5 小时	3～4 小时	6～8 小时
中效（NPH）	1.5～2 小时	4～12 小时	18～24 小时
长效（PZI）	3～4 小时	14～20 小时	24～36 小时

（1）胰岛素的常用治疗方案：强化血糖控制可显著减少糖尿病慢性并发症的发生与进展，胰岛素从每天注射 2 次方案，演化为每日多次注射（multiple daily injections，MDI）和持续胰岛素皮下注射（continuous subcutaneous insulin infusion，CSII）的主流模式。①简易方案（每日 2 次注射），短效/速效与中效胰岛素混合剂（1∶2）早餐前使用 2/3，晚餐前使用 1/3 左右；②MDI（餐时+基础）方案，常用 3 餐前短效+睡前中效胰岛素或 3 餐前速效+睡前长效胰岛素，中效或长效胰岛素可酌情互换。③持续胰岛素皮下注射（CSII）将胰岛素分为基础胰岛素和餐时大剂量胰岛素 2 种不同方式给药。

（2）胰岛素治疗中的不良反应：低血糖、慢性胰岛素过量、慢性胰岛素不足均为胰岛素治疗中经常出现的不良反应，处理不及时对患儿健康有较大危害，需及时辨别处理。

4. 酮症酸中毒的治疗　①纠正脱水、酸中毒及电解质紊乱。②应用胰岛素。③控制感染，酮症酸中毒时，应采用有效的抗生素，控制可能存在的感染灶。

5. 饮食指导和营养管理　1 型糖尿病的饮食治疗是为了使血糖能控制在要求达到的范围内，必须与胰岛素治疗同步进行。①热量需要：应满足儿童生长发育和日常生活的需要，每日总热量（kcal）= 1 000+［年龄×（70～100）］，对年幼儿宜偏高；②食物的成分：碳水化合物 55%～60%、蛋白质 15%～20%、脂肪 20%～25%，脂肪宜用含不饱和脂肪酸的植物油，蛋白质宜选用动物蛋白；③热量分配：全日热量分三大餐和三次点心，早餐为热量的 2/10，午餐和晚餐各 3/10，上午和下午的餐间点心各 0.5/10，睡前点心为 1/10。

6. 运动　当胰岛素用量适当时，运动可以增加糖尿病患儿对胰岛素的敏感性，使胰岛素、进食和强化锻炼三者结合。运动前应减少胰岛素的用量或运动前后适当加餐，防止发生低血糖。

7. 糖尿病的教育和监控　①糖尿病教育：对患儿家长及患儿普及糖尿病相关知识可更好地控制糖尿病的症状，减少糖尿病对患儿的危害及对患儿生长发育的不良影响；②糖尿病监控：血糖测定，包含指尖血糖监测和连续血糖监测（CGM）；③糖化血红蛋白测定：每 3～4 个月检测 1 次；尿微量白蛋白排泄率测定：每年检测 1～2 次。

六、预防与康复

1. 糖尿病疾病前期无症状期筛查及预防

根据国际 2022 年儿童和青少年 1 型糖尿病诊疗指南 1 型糖尿病 4 期分类，推荐普通人群在出现临床症状前通过高危因素筛查，以便预防、早期诊断和延缓 1 型糖尿病进展。

（1）特殊人群饮食预防（一级预防）：对有遗传倾向的婴儿，选择不含胰岛素奶粉，减少

笔记栏

3 岁前胰岛素抗体产生，减少针对胰岛的自身免疫反应。

（2）推迟 1 型糖尿病的临床分期进展（二级预防），及早采用有效免疫抑制剂如生物靶向制剂等，推迟 1 型糖尿病 1/2 期向 3 期进展，保护残存胰岛细胞，延缓疾病由症状前期向症状期进展。

2. 患儿及家长的心理辅导与教育。每天定时测定尿糖及血糖、注射胰岛素，坚持规范治疗，懂得早期发现低血糖及酮症酸中毒，减轻心理负担。

3. 合理安排饮食及规律的生活起居。平时要注意适当锻炼身体，增强体质，避免反复感染。

第三节 性 早 熟

性早熟（precocious puberty）是指儿童青春期特征提早出现的一类生长发育异常的内分泌疾病，一般国际上把女孩 8 岁以前、男孩 9 岁以前出现性发育征象归为性早熟。近年研究显示，儿童青春期发育年龄有提前的趋势，但目前国际国内仍沿用此标准。儿童性早熟的发病率，由于不同国家、种族及地区间的生长发育资料评估的差异在 0.6%～1.7% 左右。性早熟的发生率女孩明显高于男孩，临床性早熟可分为中枢性、外周性和不完全性性早熟三类。其中，中枢性性早熟的发生率男孩与女孩比率约为 1/10 至 1/5。

性早熟在古代医学文献中无相应记载。古医籍中对“乳疬”的描述似包括女童乳房发育的部分表现。

一、病因病理

（一）中医病因病机

性早熟的病因包括内、外因两方面。患儿体质禀赋于父母，如父母系之阴虚内热偏颇体质，常遗传至患儿。外因责之于过食膏粱厚味、血肉有情之品，或长期接触或食用及误食污染类激素之食物、补品、药品，过培肾气，致肾元精气过早充盛，阴阳失衡，气余化火，相火过旺，“天癸”早至。

性早熟之发病，以体质偏颇，致肾阴阳失调，肾阴不足不能制阳，相火偏亢，阴虚火旺，性征提前，天癸早至；乳房、阴部皆属足厥阴肝经所过，故人体正常的发育、性腺的成熟、相火过旺，“天癸”的期至，与肝有关。小儿“肝常有余”，部分小儿偏阳盛体质，肾虚肝亢，水不涵木，烦躁易怒，湿热熏蒸于上，则面部痤疮；湿热下注，则带下增多，若饮食偏嗜膏粱厚味，或滋补不当等，胃强脾弱，多静少动，运化不及，亦可过培肾气，致性征早现（图 14-2）。

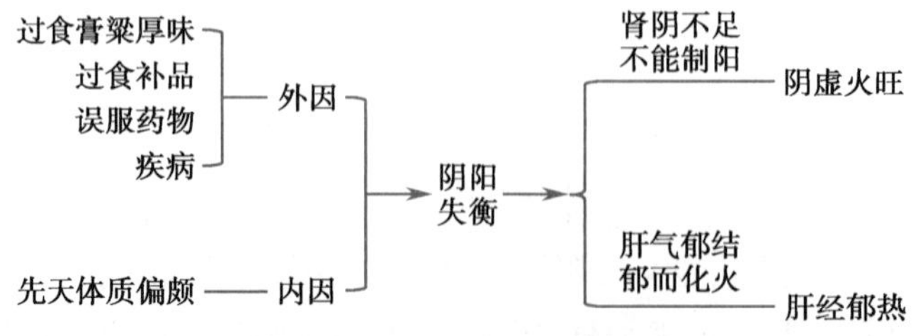

图 14-2 性早熟中医病因病机

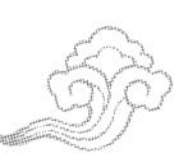

（二）西医病因病理

1. 病因　按下丘脑-垂体-性腺轴功能是否发动分为两大类：中枢性性早熟（促性腺激素释放激素依赖性、真性、完全性性早熟，简称 CPP）、外周性性早熟（非促性腺激素释放激素依赖性、假性性早熟，简称 CIPP）及不完全性性早熟（部分性性早熟）（表 14-3）。

表 14-3　性早熟的病因和分类

中枢性性早熟	外周性性早熟	不完全性性早熟
（1）特发性性早熟 （2）中枢神经系统病变 ①肿瘤或占位性病变：下丘脑错构瘤、囊肿、肉芽肿 ②中枢神经系统感染 ③获得性损伤：外伤、术后、放疗或化疗 ④先天发育异常：脑积水、视中隔发育不全等 （3）其他疾病：原发性甲状腺功能减退 （4）外周性性早熟转化	（1）同性性早熟 1）女孩 ①遗传性卵巢功能异常：McCune-Albright 综合征、卵巢良性占位病变如自律性卵巢囊肿 ②分泌雌激素的肾上腺皮质肿瘤或卵巢肿瘤 ③异位分泌人绒毛膜促性腺激素（HCG）的肿瘤 ④外源性雌激素摄入等 2）男孩 ①先天性肾上腺皮质增生症 ②肾上腺皮质肿瘤或睾丸间质细胞瘤 ③异位分泌 HCG 的肿瘤 ④外源性雄激素摄入等 （2）异性性早熟 1）女孩 ①先天性肾上腺皮质增生症 ②分泌雄激素的肾上腺皮质肿瘤或卵巢肿瘤 ③外源性雄激素摄入等 2）男孩 ①雌激素的肾上腺皮质肿瘤或睾丸肿瘤 ②异位分泌 HCG 的肿瘤 ③外源性雌激素摄入等	①单纯乳房早发育 ②单纯阴毛早现 ③单纯早初潮

2. 发病机制　青春期的生理发育和性器官成熟受下丘脑-垂体-性腺轴（HPGA）的调控。青春期前，儿童的 HPGA 轴功能处于较低水平。青春期，儿童下丘脑脉冲样分泌促性腺激素释放激素（GnRH），刺激腺垂体分泌促性腺激素（Gn），即卵泡刺激素（FSH）和促黄体素（LH），从而促进卵巢和睾丸发育，分泌雌二醇（E_2）和睾酮（T）。

中枢性性早熟的发病机制较复杂，其与神经内分泌功能密切相关。中枢性性早熟往往因 HPGA 轴提前发动、功能亢进，导致生殖能力提前出现。由于某些因素的影响，可使下丘脑神经抑制性因子与兴奋性因子之间的平衡失调，这种神经内分泌的功能失调，导致人体正常青春发育启动的自稳调控机制紊乱，HPGA 轴被提前整体激活，GnRH 脉冲释放明显增强而致病。其中原因不明者，称为特发性（体质性）性早熟。少数继发性性早熟患儿可由于中枢器质性病变如脑炎，下丘脑、垂体等部位肿瘤等引起；原发性甲状腺功能减低患儿若未及时替代治疗，使垂体激素分泌的负反馈调节异常，TSH 和 Gn 过量分泌也会导致中枢性性早熟。遗传因素可能与性早熟的发病有一定关系，而环境地理因素（营养、社会、经济）等变化，如环境内分泌干扰物（类激素）污染对人类相关激素受体敏感性的影响以及对性腺发育成熟的干扰，可能与特发性性早熟发病增多有关。

笔记栏

外周性性早熟也可由多种病因引起，虽有性激素升高和性征的出现，但患儿垂体分泌的促性腺激素不增高，即 HPGA 轴并未启动，反而受到体内存在的性激素的负反馈抑制。部分患者可呈异性性早熟。

不完全性性早熟可能属中枢性性早熟的变异状态，主要包括单纯乳房早发育和单纯性阴毛早现，单纯早初潮等。有研究认为单纯乳房早发育可能是患儿下丘脑 GnRH 神经元在成熟过程活性一过性变化引起，也有认为是患儿乳房组织对雌激素的敏感性较高，而卵泡一过性分泌雌激素或接触、进食被雌激素污染的食物所致。单纯阴毛早现则可能由于患儿外周组织对雄激素敏感度过强所致。单纯早初潮常见于 2 岁以内的幼儿性腺轴的暂时性启动，单个卵泡一过性增大，又称为“小青春期”。

二、主要临床表现

1. 中枢性性早熟　患儿性征发育顺序与正常发育一致。女孩可先有乳房发育，扪及乳核，可有触痛，继而大小阴唇发育，阴道分泌物增多及阴毛生长，然后月经来潮和腋毛出现。月经初潮开始多为不规则阴道出血，亦无排卵，以后逐渐过渡到规律的周期性月经。男孩则开始出现睾丸增大（≥4ml），逐渐阴茎增长增粗，出现勃起，成熟时可有排精，并有阴毛、痤疮、变声。过早发育可引起患儿体格发育、身高蹿长，骨骼生长加速，骨龄提前，骨骺可提前融合，故可造成部分患儿成年终身高落后。

临床绝大多数女孩为特发性性早熟。颅内肿瘤引起者早期仅表现为性早熟，后期才可见头痛、呕吐等颅内占位病变表现，若表现视觉损伤、视野缺损和其他神经系统症状常提示颅内器质性病变。部分原发性甲状腺功能减退的患儿虽有女孩性征发育，但身高、体重等其他体格生长发育仍缓慢，骨龄与其他中枢性早熟不同，多延迟。

2. 外周性性早熟　病因各异，临床表现多样。

（1）摄入或接触外源性激素如误服避孕药及含性激素的食品或保健品的男、女孩，可出现乳房发育，女孩呈乳晕及小阴唇有色素沉着，阴道分泌物增多，甚至有不规则阴道出血，但停止摄入后，上述征象会逐渐自行消失。

（2）先天性肾上腺皮质增生症：男孩引起同性性早熟，但睾丸不增大，女性为异性性早熟（假两性畸形）伴原发性闭经。但若男性患儿用皮质激素替代治疗过晚或治疗不足，长期高浓度的肾上腺雄激素会导致骨骼和下丘脑中心快速成熟，发展为中枢性性早熟。

（3）多发性骨纤维发育不良伴性早熟综合征（McCune-Albright syndrome）：绝大多数发病为女性，除性早熟外，还伴有单侧或双侧多发性的骨纤维结构不良（X 线摄片可见），同侧肢体皮肤有片状的棕褐色色素沉着（牛奶咖啡斑），可伴有多种内分泌腺的异常。

3. 部分性性早熟　单纯性乳房早发育以女孩多见，大多发病于 4 岁以前。仅表现为乳房增大，但无乳头、乳晕增大或色素沉着，更不伴有其他性发育征象，无生长加速现象。病程往往有自限性，多数发展缓慢，可于数月至年余内回缩，但也有部分发展为中枢性性早熟。单纯性阴毛早现男女均可发病，多见于女孩，好发于 6 岁左右，除阴毛外也可伴有腋毛发育，但无其他副性征出现，无性腺发育，亦无男性化表现。

三、辅助检查

1. 骨龄（BA）　手（一般为左手）和腕部 X 线摄片，评定骨龄是了解患儿生长潜力（预测成年身高）的一个可靠手段。

2. 超声检查　盆腔超声测量女孩的卵巢容积、结构，子宫与宫颈的比例、长度、容积和

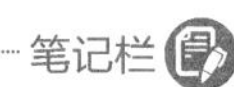

子宫内膜的厚度等有助于判断女孩性腺发育的程度。乳房超声判断乳腺发育情况。腹部超声还可帮助了解睾丸和肾上腺病变。

3. MRI 与 CT 检查　对所有中枢性性早熟男孩、年龄过小（≤6 岁）发病或体检中有神经系统体征的女孩均应进行头颅 MRI 扫描排除中枢病变。腹部 CT 可协助诊断腹腔肿瘤或伴肾上腺等病变。

4. 激素测定　测定基础水平 FSH、LH、E_2 和睾酮（T）有一定的临床意义，必要时需要测定经 GnRH 激发后的相关激素水平，以供鉴别中枢和外周性性早熟。性早熟患儿性激素水平较同龄儿显著升高，伴性腺肿瘤者升高更明显。血清 17α-羟孕酮（17α-OHP）及尿 17 酮类固醇升高提示先天性肾上腺皮质增生可能。血 T_3、T_4、TSH 测定有助于判断有无原发性甲状腺功能减低。

四、诊断及鉴别诊断

性早熟的诊断标准参照原中华人民共和国卫生部发布的《性早熟诊疗指南（试行）》，以及中华中医药学会儿科分会《中医儿科常见病诊疗指南》。

性早熟的诊断包括 3 个步骤，第一，要按定义确定是否为性早熟；第二，是判断性早熟是否属于中枢性或外周性；第三，是寻找病因。特发性性早熟的诊断则需要排除其他原因所致的性早熟，特别是与中枢神经系统、肾上腺、性腺、肝脏等的肿瘤等鉴别。

第二性征提前出现是所有性早熟的必备条件，然后结合骨龄，B 超测定女孩子宫、卵巢的大小，性激素检测等辅助手段协助诊断。

五、临床治疗

本病由于病因不同，治疗方法也不同。对部分性性早熟、外源性激素引起的假性性早熟及特发性性早熟早期或轻症可采用中医辨证治疗为主。特发性性早熟重症或后期，采用中西医结合治疗，可控制和延缓性成熟速度。

（一）中医治疗

1. 中医辨证思路　本病辨证主要为脏腑辨证结合虚实辨证。虚者为肾阴不足，肾阳偏亢；实者或因肝经郁热，肝郁化火；或因脾虚痰湿，气滞血瘀，累及肾之阴阳平衡失调而发病。特发性性早熟患儿多长期营养过剩，过食膏粱厚味，或体禀阴虚内热体质，肝肾阴虚，相火妄动，或夹痰、或夹湿、或夹火、或夹瘀，多为虚实夹杂或为实证。

2. 治疗原则　滋肾泻肝为治疗总则。虚者由于肾阴虚为本，以致肝阴虚，阴虚则相火偏旺，以滋阴补肾、清泻相火为主；实者肝郁化火，以疏肝解郁、清肝泻火为主，兼夹湿热内蕴实证，需佐清热燥湿、化痰散结。

3. 辨证施治

（1）阴虚火旺

证候：女孩乳房发育或伴其他性征及内外生殖器发育，甚者月经来潮；男孩睾丸增大（≥4ml），或伴喉结突出，变声，或有遗精。或伴有怕热、盗汗、五心烦热、便秘、舌红或尖红少苔，脉细数。

治法：滋阴补肾，降泻虚火。

代表方：知柏地黄丸或大补阴丸加减。

五心烦热者，加莲子心；盗汗者，加地骨皮、玄参；阴道分泌物多者，加椿皮；外阴瘙痒者，加地肤子、白鲜皮、椿皮。

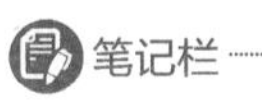

(2) 肝经郁热

证候:男女性征发育同阴虚火旺证,或伴胸闷不舒、乳房胀痛、心烦易怒、口臭、痤疮、便秘、舌红苔黄或黄腻,脉弦数或弦细数。

治法:滋阴降火,疏肝解郁。

代表方:知柏地黄丸合丹栀逍遥散加减。

乳房胀痛明显者,加香附、郁金;带下色黄量多者,加黄柏;口臭重者,酌加黄连。形体偏肥胖,肢体困重,口中黏腻者,可合用二陈汤。

4. 中医其他疗法

(1) 临床常用中成药:①知柏地黄丸,功能滋阴清热,用于阴虚火旺证;②大补阴丸,功能滋阴降火,用于阴虚火旺证;③逍遥丸、丹栀逍遥胶囊,功能疏肝健脾,适用于肝经郁热证。

(2) 耳穴贴压法:取交感、内分泌、肾、肝、神门、脾。先将耳郭用75%酒精消毒,以探棒找阳性反应点,然后将带有王不留行子的胶布贴于阳性反应点处,手指按压,使耳郭有发热、胀感。每日按压5次,每次5分钟,1周换贴1次,两耳交替。用于阴虚火旺证、肝经郁热证。

(二) 西医治疗

性早熟病因不同,治疗方法也不同。理想的性早熟治疗目标应是:①祛除病因;②控制或延缓性成熟速度,抑制性激素引起的骨骺提前成熟,防止骨骺早闭;③预防与治疗性早熟相关的精神心理与社会问题。

1. 病因治疗　器质性性早熟如肿瘤引起应根据情况手术摘除或者进行放疗、化疗及特异性药物治疗,如先天性甲状腺功能低下伴发性早熟可予甲状腺激素制剂纠正等。

2. 药物治疗　促性腺激素释放激素类似物(GnRHa)是目前最理想的治疗真性性早熟的药物,以往也有采用孕酮类激素治疗,但目前已经很少应用。

(1) 促性腺激素释放激素类似物(GnRHa):此类药物系长效合成激素,由于生物活性较天然显著提高,可导致受体降调节,竞争性抑制自身分泌的GnRH,减少垂体促性腺激素的分泌。推荐缓释剂首剂3.75mg,此后按80~100μg/kg体重给药,每4周皮下或肌内注射1次。本药除控制性征外,可以有效延缓患儿骨骺的愈合,尽早治疗可以改善患儿最终身高,部分患儿注射GnRHa后出现的生长减速,需加用生长激素治疗。

(2) 性激素:其机制是通过大剂量性激素反馈抑制下丘脑垂体激素分泌。甲地孕酮,每日6~8mg,分次服,出现疗效后减量。缺点是长期用可致垂体ACTH分泌有一定的抑制,且单独用仅能控制性征,效果较差延缓骨骺愈合,临床使用较少。

六、预防与康复

1. 儿童和青少年的生长发育期要注重营养均衡搭配,调整体质偏颇主要采用食补,不偏食、荤素搭配、饮食新鲜、少吃油炸快餐等“垃圾食品”,避免营养过甚。儿童不宜随便进补,并尽量避免接触含有性激素成分的化妆品、药品等。

2. 父母在儿童面前注意言行举止,科学引导儿童学习和娱乐的兴趣,引导儿童和青少年解除对性发育的神秘感,适当限制媒体中不适于儿童的性相关内容。

3. 及时进行早熟儿童的青春期教育和心理辅导,防止出现精神心理疾病。

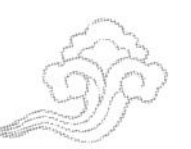

病案分析

病案：杨某，女，7岁，哮喘调理服用含胎盘、鹿角片、淫羊藿中药后，双侧乳房增大触痛，喜荤少素，五心烦热，汗多，盗汗，烦躁易怒，大便干结，查体左侧乳核2.5cm×2.5cm，右侧乳核2.8cm×2.8cm，乳房TannerⅢ期，双侧乳晕色素无沉着，腋毛(-)，阴毛(-)舌质红，苔薄黄，脉弦细数。腹部B超示子宫(25.0mm×9.7mm×12.9mm)，左卵巢(22.5mm×8.8mm×11.8mm)，最大卵泡5.8mm；右卵巢(22.2mm×9.0mm×12.0mm)，最大卵泡4.2mm。GnRH激发试验显示，LH/FSH 1.5/2.8<0.6，E_2 15pg/ml；证属性早熟(性早熟，肝肾阴虚，相火偏旺)，治法以滋肾清肝为主。

方药：地黄15g，知母9g，黄柏9g，茯苓9g，泽泻9g，丹皮6g，龙胆草3g，生麦芽15g，白芍9g，柴胡9g，甘草3g。上方服用7剂，乳核缩小，疼痛缓解，前方加郁金9g、枳壳6g，再服7剂，乳核平。

分析：小儿乃稚阴稚阳之体，阳常有余，阴常不足，前医方长期使用大量温阳药物，过培肾气，气有余便是火，阴阳失衡，无以制火，相火早炎；肝肾同源，肾阴不足，水不涵木，肝气拂郁，失其疏泄，郁而化火，上扰肝络，性征提前。故在滋阴降火基础上，需结合疏肝解郁，肝肾同调，才能正本清源，阴阳平衡。先生临证推崇钱乙六味地黄丸调补肝肾阴阳，灵活加减治疗早熟奏效。

(摘自《上海名老中医学术经验精粹·时毓民》)

第四节 矮小症

矮小症(short stature)，又称矮身材，由多种原因导致，是指在相似生活环境下，身高低于同种族、同年龄、同性别正常人群平均身高2个标准差，或低于第3百分位数。身高生长达不到遗传身高和期望身高，可造成患儿的生理、精神心理和社交的困难。我国矮小症患病率为3%。

古代文献中无矮小病名及专论，可以参照五迟、五软、胎怯等。

一、病因病理

(一)中医病因病机

矮小症病因包括先天禀赋不足和后天失于养护两个方面。身高受遗传因素影响较大，与胎内发育异常均属先天因素，在生长发育过程中又易因脾胃受损、喂养不当、病后失养等导致生长迟缓，在各种病理因素影响下，小儿气血津液的生成不足，五脏失养，导致身材矮小。

肾主骨生髓，促生长，为先天之本，患儿先天禀赋不足，肾精亏虚，肾气不足，骨髓化生乏源，则骨长缓慢，身材矮小；脾为后天之本，气血生化之源，若脾胃受损，则化源不足，五脏失养，生长缓慢；肺常不足，易感外邪，反复感邪，迁延不愈，肺病及脾，肺脾气虚，生长受损；肝主筋藏血，若肝血亏虚，则筋骨失养，生长迟缓；心主血脉藏神，若心气不足，则心神失养，夜寐不安，影响生长，故本病源于肾与脾，旁责于心、肺、肝，病涉五脏，多属虚证，或虚实夹杂(图14-3)。

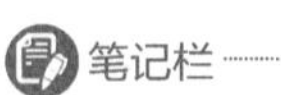

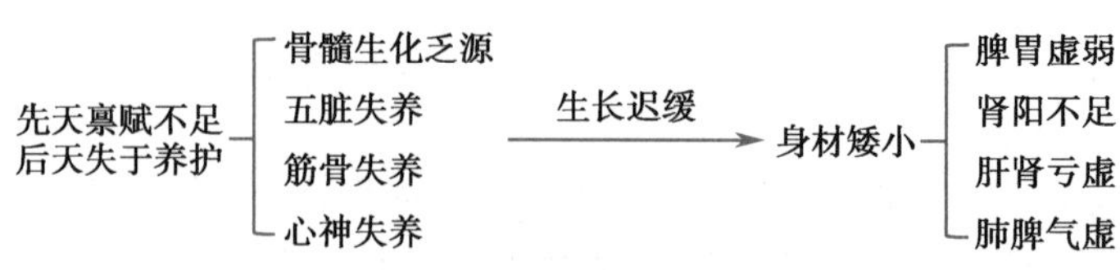

图 14-3 矮小症中医病因病机

（二）西医病因病理

1. 病因 导致生长落后的原因很多，包括生长激素缺乏症、甲状腺功能减退、维生素 D 代谢障碍、颅脑损伤、颅内肿瘤、肾上腺皮质增生症、家族性身材矮小、体质性青春期发育延迟、软骨发育不全、先天性卵巢发育不全综合征、营养不良性矮小、精神心理性矮身材、小于胎龄儿、慢性心脏与肝肾疾病等。

2. 发病机制 儿童正常的生长发育需要全身各系统的正常运行，在内分泌原因方面，以生长轴功能障碍比较常见。下丘脑分泌生长激素释放激素（GHRH）和生长抑素（SS），促进及调整垂体分泌生长激素（GH），再进一步促进肝脏等组织合成胰岛素样生长因子-1（IGF-1）和胰岛素样生长因子结合蛋白-3（IGFBP-3）共同作用于靶器官促进生长和代谢，该轴即称为下丘脑-垂体-IGF-1 轴或生长轴，生长轴中任何环节出现障碍均可引起生长迟缓导致身材矮小。如下丘脑功能障碍、垂体发育异常、生长激素受体基因缺陷、颅内肿瘤、颅脑损伤等。体质性生长及青春期延迟、精神心理性矮身材、甲状腺功能减退等可造成暂时性 GH 分泌功能低下。

二、主要临床表现

（一）基本特征

1. 身材矮小，身高低于同种族、同年龄、同性别正常健康儿童平均身高 2 个标准差，或低于第 3 百分位数。

2. 身高增长缓慢 <2 岁，每年身高增长<7cm；4～5 岁至青春期，每年身高增长<5cm；青春期，每年身高增长<6cm。

（二）不同病因有不同症状与体征

1. 生长激素缺乏症 特发性生长激素缺乏症多见于男孩，男女比例为 3∶1。患儿出生时身长和体重均正常，1 岁后出现生长速度减慢，身高落后比体重低下更为显著，身高年增长<5cm，智能发育正常。患儿头颅呈圆形，脸圆胖，面容幼稚，皮肤细腻，头发纤细，下颌和颏部发育不良，牙齿萌出延迟且排列不齐。患儿虽生长落后，但身体各部比例匀称。骨骼发育落后，骨龄落后于实际年龄 2 岁以上，但与其身高的年龄相仿，骨骺融合较晚。

2. 甲状腺功能减退 表现为新生儿期病理性黄疸，生长发育落后、骨龄明显落后、前囟闭合延迟、表情淡漠、毛发稀疏、皮肤干燥、智能低下、腹胀便秘。晚发性病例症状不明显，需要通过甲状腺功能检查发现。

3. 软骨发育不全 生后即可发现，头颅大而四肢短小，躯干与四肢不成比例，随年龄的增长逐渐形成侏儒畸形。面部特征为鼻梁塌陷，下颌突出及前额宽大，下肢短而弯曲呈弓形，智力正常。

4. 先天性卵巢发育不全（Turner 综合征） 身材矮小、性腺发育不良、颈蹼、盾状胸、肘外翻、后发际低等体征。生殖器官发育幼稚，染色体核型检查确诊。

5. 特发性矮小 目前 60%～80% 的矮小儿童病因不明，称为特发性矮小。包括家族性矮小、体质性发育延迟，出生体重、身长正常，体形匀称，无特殊疾病史。生长速度正常或较同龄儿稍慢，2 岁后生长速度低于每年 5cm，骨龄正常或落后于实际年龄，生长激素激发试验

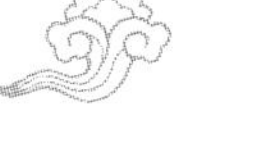

结果正常（峰值≥10μg/L），染色体核型正常，未查到明确的病理因素。

三、辅助检查

1. 体格检查　准确测量身高和体重，计算体重指数（BMI）值（kg/m^2），观察身高增长速率（至少观察 3 个月），判断性发育分期，并根据父母身高测算成年靶身高。

2. 常规检查　进行血、尿检查和肝肾功能检测与甲状腺激素水平，女孩均需进行染色体核型分析；疑诊肾小管酸中毒者查血气及电解质。

3. 骨龄（bone age，BA）判定　骨骼的发育贯穿于整个生长发育过程，是评估生物体发育情况的良好指标。骨龄即是各年龄时的骨成熟度，检测方法是非优势侧手腕、掌、指骨正位 X 线片，观察其各个骨化中心的生长发育情况。正常情况下，骨龄与实际年龄的差别应在±1岁之间，落后或超前过多即为异常。生长激素缺乏症患儿骨龄常落后于实际年龄 2 岁或 2 岁以上。

4. 生长激素激发试验，常用药物与剂量如下表（表 14-4）。

表 14-4　常用的生长激素分泌功能试验

药品名称	使用方法	备注
胰岛素	常规胰岛素 0.05～0.1U/kg，静脉注射	0、15、30、60、90 分钟分别测血糖与 GH
精氨酸	0.5g/kg（不超过 30g），用注射用水配成 5%～10%溶液，30 分钟内静脉滴注完	0、30、60、90、120 分钟分别测 GH
可乐定	0.004mg/kg，一次口服	0、30、60、90、120 分钟分别测 GH
左旋多巴	10mg/kg（不超过 500mg），一次口服	0、30、60、90、120 分钟分别测 GH

GH 峰值<5μg/L，则为完全性 GH 缺乏，5～10μg/L 之间，为 GH 部分缺乏，GH 峰值>10μg/L，生长激素分泌正常。

5. 胰岛素样生长因子-1（IGF-1）和胰岛素样生长因子结合蛋白-3（IGFBP-3）测定　两者的血清浓度随年龄增长和发育进程而增高，且与营养等因素相关。

6. 其他内分泌激素的检测　依据患儿的临床表现，可视需要对患儿的其他激素选择进行检测。

7. 下丘脑、垂体的影像学检查　以排除先天发育异常或肿瘤的可能性。

8. 核型分析 对疑有染色体畸变的患儿都应进行核型分析。

四、诊断及鉴别诊断

（一）诊断要点

身高低于同种族、同年龄、同性别正常人群平均身高 2 个标准差，或低于第 3 百分位数；身高增长缓慢，<2 岁，每年身高增长<7cm；4～5 岁至青春期，每年身高增长<5cm；青春期，每年身高增长<6cm。可诊断矮小症，需结合实验室检查、影像学、骨龄、染色体等检查结果综合判断。

（二）鉴别诊断

可导致矮小症的其他疾病鉴别见表 14-5。

表 14-5　可导致矮小症的其他疾病

疾病	鉴别
生长激素缺乏症（GHD）	两种药物激发试验结果均示 GH 峰值低下<10μg/L。身体比例匀称
甲状腺功能减退	甲状腺功能检测显示 TSH 高于正常，FT_4 低于正常

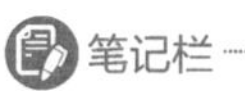笔记栏

续表

疾病	鉴别
家族性矮小（FSS）	实验室和影像学检查均正常，出生及喂养史正常，父母均矮小或父母亲当中有一人矮小（父亲身高<160cm或母亲身高<150cm）
体质性发育延迟	多见于男童，可有发育延迟家族史。伴或不伴青春期发育延迟。出生时身高与体重正常，生后生长发育为正常的低限，骨龄正常或稍延迟，最终身高正常
Noonan综合征	为常染色体显性遗传病。主要特征为特殊面容、矮身材、胸部畸形和先天性心脏病等。染色体核型分析正常，确诊需行基因诊断
其他内分泌代谢病引起的生长落后	先天性肾上腺皮质增生症、性早熟、皮质醇增多症、黏多糖病、糖原累积病等各有其特殊的临床表现，易于鉴别

五、临床治疗

引起身材矮小的原因很多，中西医结合诊疗儿童矮小症需辨病与辨证相结合。首先须排除器质性、染色体或基因变异引起的矮身材。生长激素缺乏症、甲状腺功能减退的患儿单纯采用中药治疗疗效不佳。对于以下原因引起的矮小中医诊疗有效，如营养不良或部分疾病后继发性矮小；体质性发育延迟；反复呼吸道感染、肾病综合征等慢性病长期应用激素或免疫抑制剂引起的生长发育抑制；消化不良综合征继发的矮小等。

（一）中医治疗

1. 中医辨证思路　主要选脏腑辨证。肾虚者，多见父母矮小、体虚或母亲孕时生病、服药等损伤胎元；脾虚者，常有面色萎黄、形体消瘦、易于疲劳、纳差挑食、食后易腹胀等症状；肺气虚者，多见面白多汗、易于感冒等；阴虚者，则多见性情急躁、夜寐欠安。

2. 治疗原则　本病虚证为主，治则为虚则补之，根据气血阴阳及五脏虚损之不同，选择不同的治疗方法。气虚者，益气助运；阴虚者，滋阴降火；血虚者，滋阴补血。

3. 辨证施治

（1）脾胃虚弱

证候：身材矮小，四肢乏力，少气懒言，形体虚羸，面色萎黄，不思饮食，大便稀溏，舌质淡、苔薄白，脉细无力或指纹色淡。

治法：健脾和胃，益气助运。

代表方：参苓白术散加减。

食滞者，加神曲、炒山楂，炒麦芽；舌质白腻者，加藿香、佩兰；舌质花剥者，加乌梅、白芍；大便稀溏者，加芡实、诃子。烦躁易怒者，加柴胡、香附；腹痛者，加元胡、白芍。

（2）肾阳不足

证候：生长缓慢，形体瘦小，发稀萎黄，气怯神疲，肢冷畏寒，小便清长，舌淡而胖、苔薄白，脉细或指纹色淡。

治法：温肾填精，阴阳双补。

代表方：补肾地黄丸加减。

纳呆者，加白术、党参；夜寐不安者，加酸枣仁、远志；遗尿者，加益智仁、桑螵蛸、乌药。胆小易惊者，加益智仁、煅龙骨、煅牡蛎。

（3）肝肾亏虚

证候：身材矮小，四肢酸软，神烦易怒，发黄稀疏，手足心热，潮热盗汗，舌质红，苔少花剥，脉弦细或指纹紫红。

治法：养阴柔肝，补肾壮骨。

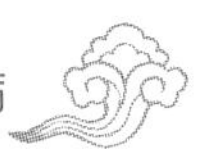

代表方：六味地黄丸加减。

神烦易怒者，加白芍、远志；虚热者，加地骨皮、白薇；舌苔花剥甚至无苔者，加熟地黄、麦冬；盗汗者，加浮小麦、糯稻根、煅牡蛎。

（4）肺脾气虚

证候：身材矮小，少气懒言，四肢乏力，汗出过多，平素易感，面色萎黄，舌淡苔薄白，脉细无力或指纹淡紫。

治法：补肺健脾。

代表方：玉屏风散合四君子汤加减。

自汗者，加浮小麦、糯稻根、煅牡蛎，大便稀薄者，加芡实、莲子。

4. 中医其他疗法

（1）临床常用中成药：①参苓白术颗粒，功能健脾益气，用于脾胃虚弱证；②神曲消食口服液，功能消食健胃，健脾理气，用于脾胃虚弱，饮食积滞证；③六味地黄颗粒，功能滋阴补肾，用于肾阴不足，虚火上炎证；④玉屏风颗粒，功能益气固表，祛风止汗，用于肺脾气虚证。

（2）耳穴疗法：取交感、内分泌、肾、肝、神门、脾。先将耳郭用75%酒精消毒，然后将带有王不留行子的胶布贴于穴位，手指按压，使耳郭有发热胀感。每日按压5次，每次5分钟，1周换贴1次，两耳交替。

（3）推拿疗法：穴位选关元、三阴交、足三里、肾俞、命门、涌泉，按摩10~15分钟，每日1次。可配合捏脊疗法。

（二）西医治疗

1. 矮身材儿童的治疗措施取决于病因，精神心理性、营养性因素等在相关因素被消除后，其身高增长率即见加快，日常营养、适宜的运动和睡眠的保障与正常的生长发育关系密切。

2. 生长激素　重组人生长激素（rhGH）目前主要应用于生长激素缺乏症、先天性卵巢发育不全综合征。生长激素的剂量范围较大，应根据需要和观察到的疗效进行个体化调整。目前国内常用剂量是0.1~0.15U/（kg·d），睡前皮下注射。禁用于骨骺闭合、糖尿病、有肿瘤进展症状的患儿。

所有确诊矮身材患儿都应进行长期随访。使用生长激素治疗者每3个月应随访1次，测量身高，评估生长速率，与治疗前比较。此外，还要进行IGF-1、IGFBP-3、甲状腺素（T_4）、促甲状腺激素（TSH）、血糖和胰岛素等检测，以便及时调整GH剂量和补充甲状腺素。每年检查骨龄1次。疗程中应观察性发育情况，按需处理。疑有颅内病变者应注意定期复查下丘脑垂体MRI。

扫一扫，测一测

（俞　建　张桂菊）

复习思考题

1. 儿童糖尿病与成人糖尿病在类型、病因、临床特点及处理上有何不同特点？
2. 中枢性性早熟如何诊断？
3. 性早熟有哪些危害？
4. 正常性发育的顺序及进程是什么？
5. 身高发育迟缓的病因有哪些？
6. 试述矮小症的西医结合诊疗思路。

笔记栏

第十五章 变态反应性疾病及风湿性疾病 PPT 课件

第十五章 变态反应性疾病及风湿性疾病

学习目标

1. 掌握变应性鼻炎、支气管哮喘、风湿热、过敏性紫癜、幼年特发性关节炎及皮肤黏膜淋巴结综合征的病因病机、诊断及鉴别诊断、中西医诊疗思路和方法。

2. 熟悉变应性鼻炎、支气管哮喘、风湿热、过敏性紫癜、幼年特发性关节炎及皮肤黏膜淋巴结综合征的西医病因病理。

3. 了解本章节相关疾病的康复与预防。

第一节 变应性鼻炎

变应性鼻炎(allergic rhinitis, AR)是变态反应性鼻炎的简称,一般又称过敏性鼻炎,是指易感患儿接触变应原后导致主要由特异性免疫球蛋白 E(IgE)介导的鼻腔黏膜非感染性炎性疾病。可引起多种临床并发症,是鼻炎中最常见的类型,约占全部鼻炎的 2/5,可常年发作,也可于花粉季节发病,更可因气候突变、接触粉尘、不洁气体等刺激而发病。近年来发病率有逐年增高的趋势。

本病属于中医学"鼻鼽"范畴,病名首见于《素问·脉解》。

一、病因病理

(一)中医病因病机

本病的病因分内因和外因两类。外因与感受风邪、寒邪或异气有关;内因责之于肺气虚,卫表不固,腠理疏松,风邪乘虚而入,或肺经郁热,上犯鼻窍,正邪相搏,肺气通调不利,津液停聚,鼻窍壅塞,遂至喷嚏、流清涕。

病位主要在鼻,与肺、脾、肾相关。病理机制为脏腑虚损,正气不足,腠理疏松,卫表不固,外邪或异气侵袭,寒邪束于皮毛,阳气无从泄越,向上而出为嚏。肺气虚寒,卫表不固,则腠理疏松,乘虚而入;脾为后天之本,化生不足,鼻窍失养,外邪或异气从口鼻侵袭;肾阳不足,则摄纳无权,气不归元,温煦失职,腠理、鼻窍失于温煦;肺经素有郁热,肃降失职,邪热上犯鼻窍,邪聚鼻窍,邪正相搏,肺气不宣,津液骤停,致喷嚏、流鼻涕、鼻塞等,发为鼻鼽(图 15-1)。

(二)西医病因病理

1. 病因　不同年龄的小儿发病原因有所不同。1 岁以内小儿最常见的变应原是室内的尘螨,温血动物的皮屑、毛发、唾液和尿,禽类动物的羽毛和食物。幼儿期小儿食物也可引起本病,以鸡蛋和牛奶最常见。学龄前期小儿的变应原可以是花粉。此外,一些具有刺激性气

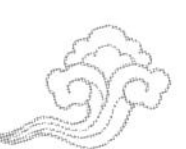

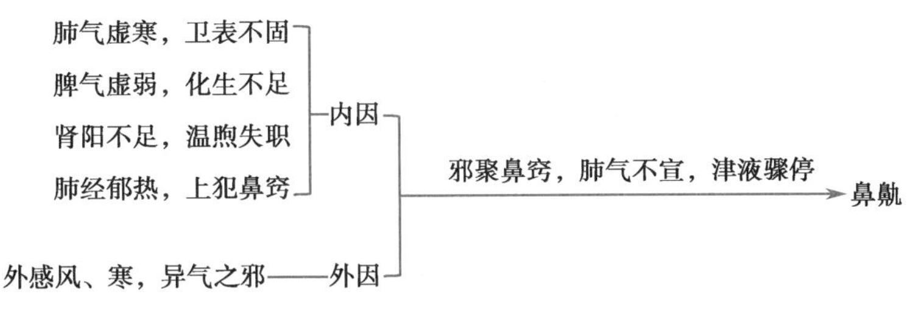

图 15-1　变应性鼻炎中医病因病机

味的物体包括香水、烟、油漆、除臭剂以及空气污染物也可以诱发。

2. 发病机制　属鼻黏膜的Ⅰ型变态反应，空气中的吸入性颗粒进入鼻腔后，吸附于鼻黏膜表面，刺激机体使机体释放产生 IgE。IgE 形成后吸附于鼻黏膜浅层和表面的嗜碱性粒细胞、肥大细胞上，使机体处于致敏状态。当再次接触同一过敏物质后，则该物质与 IgE 结合，激活嗜碱性粒细胞内的酶，释放出组胺、慢反应物质等介质，而引起一系列症状。

3. 病理　鼻黏膜血管扩张、组织间隙水肿，小血管扩张，黏膜上皮杯状细胞增生，也可看到腺体扩张。黏膜中有较多嗜酸性粒细胞、淋巴细胞、单核细胞和浆细胞浸润，若用甲苯胺蓝染色，则可见黏膜组织中有较多肥大细胞，黏膜浅层有较多嗜碱性粒细胞。

4. 分类方式

（1）按变应原种类分类：分为季节性、常年性变应性鼻炎。

（2）按症状发作时间分类：分为间歇性和持续性变应性鼻炎。

（3）按疾病严重程度分类：分为轻度和中-重度变应性鼻炎。

二、主要临床表现

（一）主要症状及体征

主要症状为阵发性喷嚏、清水样涕、鼻痒和鼻塞。可伴有眼部症状，包括眼痒、流泪、眼红和灼热感等，多见于花粉过敏患者。鼻出血是另一种较为多见的症状，可在白天或夜间发作，多易止，部分患儿以鼻出血为主要症状就诊。如果致病因素以室内变应原（尘螨、蟑螂、动物皮屑等）为主，症状多为常年发作。发作时鼻部检查可见双侧鼻黏膜苍白、肿胀，下鼻甲水肿，鼻腔有多量水样分泌物。眼部体征主要为结膜充血、水肿，有时可见乳头样反应。伴有哮喘、湿疹或特应性皮炎的患者有相应的肺部、皮肤表现。

（二）儿童出现的特殊体征

1. 变应性黑眼圈（allergic shiner）　下眼睑呈蓝黑色，多见于年幼的患儿，由于眼部睑静脉和眼角静脉淤血回流受阻所致。

2. 丹尼摩根线（Dennie）　为下眼睑皮肤上的新月形皱褶，可能与眼睑皮肤水肿和血液循环不良引起的睑板肌局部缺氧而出现持续痉挛有关。

3. 变应性皱褶（allergic crease）　指由于患儿经常向上揉搓鼻尖和鼻翼，而在鼻部皮肤表面出现的横行皱纹。

4. 唇上摩擦痕　为患儿反复摩擦鼻尖与上唇之间的锥形区域导致的皮损。

（三）并发症

本病可伴发支气管哮喘、变应性结膜炎、慢性鼻-鼻窦炎、上气道咳嗽综合征、特应性皮炎、腺样体肥大、分泌性中耳炎及阻塞性睡眠呼吸暂停低通气综合征。

三、辅助检查

1. 皮肤试验　变应原皮肤试验是确定 IgE 介导的Ⅰ型变态反应的重要检查手段，称为

笔记栏

变应原体内检测，主要包括皮肤点刺试验和皮内试验。

2. 血液检查

（1）血清总 IgE 检测：由于变应性疾病、寄生虫感染以及其他一些因素（如种族）均可使体内总 IgE 水平增加，故测定血清总 IgE 对变态反应筛查的预测价值低，不能作为 AR 的诊断依据。

（2）血清特异性 IgE 检测：即变应原体外检测，适用于任何年龄的患者，不受皮肤条件的限制。

3. 鼻激发试验　将吸附有变应原溶液（激发剂）的滤纸片贴于下鼻甲，或使用定量泵将激发剂喷雾于鼻腔，变应原浓度逐步增加，10 倍为一个上升梯度，直至出现阳性反应。变应原浓度的级别越低，表示鼻黏膜反应性越大，对该变应原致敏的敏感程度越高。记录激发试验后产生的症状，并可结合客观检查结果（鼻分泌物的量、鼻阻力或气流的变化等）进行综合评价。

4. 其他检查　包括鼻分泌物涂片、鼻灌洗液中特异性 IgE 测定等。

四、诊断及鉴别诊断

（一）诊断要点

1. 病史　可常年发病，亦可呈季节性发病，春、秋、冬三季多发。具有反复发作的病史，部分患儿可有荨麻疹、湿疹、支气管哮喘等过敏性疾病病史或家族史。

2. 症状　打喷嚏、清水样涕、鼻痒和鼻塞等症状出现 2 个或以上，每天症状持续或累计在 1 小时以上，可伴有眼痒、流泪和眼红等眼部症状。

3. 体征　常见鼻黏膜苍白、水肿，鼻腔水样分泌物。

4. 血清 IgE 检测　在儿童或 1 岁以下小儿，总 IgE 稍有升高就提示很可能具有变态反应性或寄生虫感染，特异性 IgE 检测，对明确病因具有一定作用。

5. 皮肤点刺试验　是明确病因的一个安全而简单的方法，且检测结果快，很有实用价值。

经上述检查后仍不能明确诊断，可进行眼结膜和黏膜激发实验。

（二）鉴别诊断

本病可与血管运动性鼻炎、感染性鼻炎、药物性鼻炎等相鉴别（表 15-1）。

表 15-1　变应性鼻炎相关疾病的鉴别

疾病	鉴别
血管运动性鼻炎	又称特发性鼻炎，发病机制不明，可能与鼻黏膜自主神经功能障碍有关。诱发因素包括冷空气、强烈气味、烟草烟雾、挥发性有机物、摄入乙醇饮料、体育运动、强烈的情感反应等。主要症状是发作性喷嚏、大量清涕。变应原检测阴性，嗜酸性粒细胞数正常
感染性鼻炎	由病毒或细菌感染引起，病程短，一般为 7～10 天。鼻部症状与 AR 类似，常伴有发热、头痛、乏力、四肢酸痛等全身不适症状。变应原检测阴性，嗜酸性粒细胞数正常。急性细菌感染者，外周血白细胞总数及中性粒细胞数增加
药物性鼻炎	鼻腔长期使用减充血剂所致，主要症状为鼻塞。下鼻甲充血、肥大、弹性差，可呈结节状，减充血剂收缩效果差。变应原检测阴性，嗜酸性粒细胞数正常

五、临床治疗

中医予以辨证治疗；西医治疗包括环境控制、药物治疗、免疫治疗和健康教育。

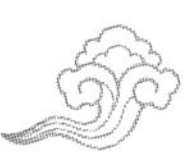

笔记栏

（一）中医治疗

1. 中医辨证思路　本病辨证主要为辨寒热、虚实与脏腑。可以从鼻涕颜色、鼻黏膜色泽等进行辨证。清涕、鼻黏膜色淡为寒证、虚证；浊涕、鼻黏膜充血为热证、实证。

2. 治疗原则　本病治疗多从肺、脾、肾三脏入手，分辨寒热虚实而随证施治，如虚实夹杂、寒热并存者，应注意兼顾。发作期当宣通鼻窍治其标，间歇期应补虚以固其本，坚持较长时期的规范治疗。

3. 辨证施治

（1）肺气虚寒

证候：鼻痒，喷嚏频频突发，流清涕，鼻塞，嗅觉减退，畏风怕冷，自汗，气短懒言，语声低怯，面色苍白，或见咳嗽痰稀，鼻黏膜淡红或苍白，下鼻甲肿大，鼻道水样分泌物。舌质偏淡或淡红，苔薄白，脉虚弱，或指纹淡红。

治法：温肺散寒，益气固表。

代表方：温肺止流丹加减。

鼻痒甚者，加蝉蜕、乌梅；喷嚏多者，加蒺藜、五味子；流涕多者，加苍术、鱼脑石；畏风寒者，加炙麻黄、干姜；多汗加煅龙骨、煅牡蛎。

（2）肺经伏热

证候：鼻痒，喷嚏频频突发，流清涕或黏稠涕，鼻塞，嗅觉减退，可伴有咳嗽、咽痒、口干烦热，或见鼻衄，鼻黏膜偏红，鼻甲肿胀，鼻腔干燥。咽红，舌质红，苔黄，脉数，或指纹紫滞。

治法：清宣肺气，通利鼻窍。

代表方：辛夷清肺饮加减。

外感风邪者，加防风、白芷；鼻痒喷嚏者，加蒺藜、徐长卿；咽红肿者，加金银花、败酱草；鼻流浊涕者，加黛蛤散、苍术；鼻流脓涕者，加胆南星、鱼腥草、龙胆草；咽痒者，加蝉蜕、牛蒡子；咳嗽者，加桔梗、前胡；鼻干无涕者，去石膏、知母，加南沙参、黄精、乌梅、五味子。

（3）肺脾气虚

证候：鼻痒，喷嚏频发，流清涕，鼻塞，嗅觉减退，面色萎黄，食少纳呆，消瘦，腹胀，大便溏薄，四肢倦怠乏力，鼻黏膜淡红或苍白，下鼻甲肿大，鼻道水样分泌物。舌淡胖，苔薄白，脉弱，或指纹淡。

治法：益气健脾，升阳通窍。

代表方：补中益气汤加减。

大便溏薄者，加苍术、益智仁；畏风恶寒者，加桂枝、川芎；清涕如水量多者，加苍术、干姜；脘腹饱胀者，加砂仁、木香；食欲不振者，加焦山楂、炒谷芽；多汗者，加碧桃干、浮小麦。

（4）肺肾两虚

证候：鼻痒，喷嚏频频突发，流清涕，鼻塞，嗅觉减退，面色㿠白，形寒肢冷，腰膝酸软，神疲倦怠，小便清长，鼻黏膜苍白，鼻道水样分泌物。舌质淡，苔白，脉沉细，或指纹沉淡。

治法：温补肾阳，通利鼻窍。

代表方：金匮肾气丸加减。

大便溏薄者，加肉豆蔻、补骨脂；小便清长者，加益智仁、乌药；鼻痒多嚏者，加乌梅、五味子；清涕长流者，加苍术、桂枝；畏风易感者，加炙黄芪、白术、防风；多汗者，加煅龙骨、煅牡蛎。

4. 中医其他疗法

（1）临床常用中成药：①辛芩颗粒，功能益气固表，祛风通窍，用于肺气虚寒证；②通窍鼻炎颗粒，功能散风消炎，宣通鼻窍，用于肺气虚寒证；③辛夷鼻炎丸，功能祛风清热解毒，用

笔记栏

于肺经伏热证；④玉屏风颗粒，功能益气、固表、止汗，用于肺脾气虚证。

（2）体针：选迎香、印堂、风池、风府、合谷等为主穴，以上星、足三里、禾髎、肺俞、脾俞、肾俞、三阴交等为配穴。每次主穴、配穴各选1~2穴，用补法，留针20分钟。

（3）中药敷贴法：选用白芥子、细辛、辛夷、甘遂、冰片等药物研粉，生姜汁调成膏状，敷贴于大椎、迎香、肺俞等穴位。

（4）灸法：用督灸在患儿督脉的上星、神庭、囟会、前顶穴灸治，每次2~4小时，每日1次，4天为1个疗程，治疗3~4个疗程，每个疗程之间停1天。

（5）耳穴贴压：选神门、内分泌、内鼻、肺、脾、肾、肾上腺、皮质下等穴，王不留行子贴压，两耳交替，每次取3~5穴。

（二）西医治疗

1. 避免接触变应原　常见的过敏原，如屋尘螨、宠物、蟑螂、花粉、霉菌等。常采用的措施包括控制湿度、定期清洗床品、使用空气过滤系统、有病史的家庭避免饲养宠物等。

2. 物理治疗　蒸气吸入和盐水喷雾，可使鼻充血暂时减轻和增加气流。盐水可稀释黏性分泌物。

3. 药物治疗　包括口服或鼻用抗组胺药物、鼻用糖皮质激素、白三烯调节剂、鼻用减充血剂等。

（1）抗组胺药：推荐口服或鼻用第二代或新型H_1抗组胺药（如氯雷他定、西替利嗪），疗程一般不少于2周。5岁以下推荐使用糖浆制剂，5岁以上可口服片剂。

（2）鼻用糖皮质激素：具有显著的局部抗炎作用，是治疗中-重度持续性AR的首选药物，常用药物有糠酸莫米松、丙酸氟替卡松、布地奈德等。

（3）白三烯调节剂：半胱氨酰白三烯是变应性疾病发生和发展过程中重要的脂质介质，在Ⅰ型超敏反应中起关键作用。白三烯调节剂分为白三烯受体拮抗剂和白三烯合成抑制剂，如孟鲁司特、扎鲁司特，可明显改善鼻部症状。

（4）减充血剂：鼻用减充血剂可以减轻鼻塞症状，起效快。AR患儿鼻塞严重时可适当应用低浓度的鼻用减充血剂，推荐使用羟甲唑啉类、赛洛唑啉类儿童制剂，禁用含有萘甲唑啉的制剂。长期使用会导致药物性鼻炎，建议连续使用不超过7天。

（5）肥大细胞膜稳定剂：肥大细胞膜稳定剂可抑制细胞内磷酸二酯酶，阻止肥大细胞脱颗粒及其引发的组胺等炎性介质的释放。临床常用药物有色甘酸钠、曲尼司特等。

（6）抗胆碱能药：鼻用抗胆碱能药主要用于减少鼻腔分泌物，改善流涕症状。鼻用抗胆碱能药有异丙托溴铵和苯环喹溴铵等。

（7）鼻腔盐水冲洗：鼻腔盐水冲洗是儿童AR的辅助治疗方式，能减轻鼻黏膜水肿，改善黏液纤毛清除功能。

4. 手术治疗　手术不能改变变态反应状态，不是AR的根治方法。但针对腺样体和/或扁桃体肥大的手术可以改善鼻塞、打鼾等症状，从而改善鼻腔引流，对AR的治疗有益。

5. 免疫治疗　免疫治疗为AR的对因治疗方法，通过应用逐渐增加剂量的过敏原提取物（治疗性疫苗）诱导机体免疫耐受，当患儿再次接触相应过敏原时症状可明显减轻，甚或不产生临床症状。免疫治疗具有远期疗效，可阻止变应性疾病的进展，预防AR发展为哮喘，减少产生新的致敏，是目前唯一有可能通过免疫调节机制改变疾病自然进程的治疗方法。目前临床常用的免疫治疗方法有皮下注射法（皮下免疫治疗）和舌下含服法（舌下免疫治疗），分为剂量递增和剂量维持两个阶段，总疗程为3年。

六、预防与康复

1. 锻炼身体，增强免疫能力，防止受凉。

笔记栏

2. 注意室内卫生，经常除尘去霉，勤晒被褥，避免与宠物接触。

3. 注意观察，寻找诱发因素，若有发现，应尽量避免。在寒冷、扬花季节出门戴口罩，减少和避免各种尘埃、花粉的刺激；避免接触或进食易引起机体过敏之物，如鱼虾、海鲜、羽毛、兽毛、蚕丝等，忌辛辣刺激食物。

4. 按揉迎香穴 100 遍，每日 1 次。

病案分析

病案：张某，女，7 岁。1990 年 8 月 3 日就诊。2 年来鼻病常有发作，一年 2~3 次，多于春秋发病。每次发作均较突然，尤以晨起为多。症见鼻痒，甚则咽亦不适，鼻塞有时流涕，或有喷嚏，重时出现咳嗽。发作约经 1 个月方可缓解。近 3 天加重就诊。查体见形体不足，营养差，精神状态尚好，面色黄褐、唇干淡、鼻孔稍红而干、少量清涕，咽干不红，舌苔薄白、舌质淡，脉沉缓。尘螨试验阳性。西医诊断为变应性鼻炎，中医诊断为鼻鼽，乃气虚风袭所致鼻卫失和，而见鼻痒，鼻气不利等症。治用益气疏风，通利鼻窍之法。

处方：黄芪 10g，白术 5g，当归 5g，防风 5g，辛夷 5g，五味子 5g，细辛 1g，蝉蜕 5g，僵蚕 5g，苍耳子 5g，百合 10g，石菖蒲 5g，甘草 3g。水煎服。用药 4 天症状减轻，鼻气通畅，治疗 8 天而愈。

分析：变应性鼻炎，与中医的鼻鼽证相似。早在《素问·气交变大论》提到"咳而鼽""鼽嚏"及《素问·五常政大论》的"嚏咳鼽衄"等均讲到"鼽"。鼽者指鼻塞、流清涕、痒而言，后有"鼻鼽"及"鼽鼻"之谓，强调本病起病急又与咳嗽、衄血等有关。本病发作与风密切相关，方中防风、僵蚕、蝉蜕、苍耳子等均属风剂，治风药又有脱敏作用黄芪、当归等重在扶正益气；细辛、辛夷、苍耳子又是传统的疗鼻药物，应用本方治疗变应性鼻炎的实践，提示本病之治用标本兼顾之法确有显著疗效。

（摘自王烈《婴童病案》）

第二节　支气管哮喘

支气管哮喘（bronchial asthma）简称哮喘，是一种以慢性气道炎症和气道高反应性为特征的异质性疾病，以反复发作的喘息、咳嗽、气促、胸闷为主要临床表现，常在夜间和/或凌晨发作或加剧。呼吸道症状的具体表现形式和严重程度具有随时间而变化的特点，并常伴有可变的呼气气流受限。哮喘始发于任何年龄，但大多数始于婴幼儿，以秋、冬季多见，寒冷地区多于温暖地区。轻中度哮喘患儿预后较好，有严重激素依赖者约 95% 转为成人哮喘。

本病属中医学的"哮喘""哮证""齁喘"等范畴，"哮"指声响言，"喘"指气息言，哮必兼喘，故通称哮喘。

一、病因病理

（一）中医病因病机

哮喘发病分为内因及外因。内因系素体肺、脾、肾三脏不足，痰饮留伏于肺络；外因系感

笔记栏

受外邪，接触异物、异味，嗜食咸酸，情绪变化以及劳倦过度等。

小儿因先天禀赋不足，或后天调护失养，或病后体弱，导致肺、脾、肾三脏不足。肺虚则卫外不固，易为外邪所侵，邪阻肺络，肺气不利，失于输布，凝液为痰；脾虚则运化失司，聚湿为痰，上贮于肺；肾虚则不能蒸化水液，亦使水湿蕴积成痰。因此，肺、脾、肾三脏虚损，与痰饮留伏有密切的关系，是发病的内在因素。

哮喘发作，必有留伏痰饮受外因而引发。病位在肺、脾、肾三脏，病机是外因诱发，触动伏痰，痰随气升，气因痰阻，相互搏结，阻塞气道，以致呼吸困难，气息喘促。若肺气闭阻则可致气滞血瘀，心血瘀阻，出现口唇、指端发绀。如邪盛正衰，阳气外脱则出现面色苍白，头额冷汗，肢冷脉微等喘脱的危象。因感邪的不同，体质的差异，哮喘又有寒热虚实的区别和转化。若系外感风寒，内伤生冷，引动伏痰，则为寒性哮喘；若感受风热，夹痰内阻，痰热蕴肺，则为热性哮喘；若肺络痰热未清，又感风寒，可见寒热夹杂，且易出现其他变症。

哮喘反复发作，则致肺气耗损，寒痰伤及脾肾之阳，痰热耗伤肺肾之阴，故在缓解期可出现肺、脾、肾三脏的虚损之象。发作期以邪实为主，迁延期邪实正虚，缓解期以正虚为主，形成三期正邪虚实演变转化的复杂证候（图 15-2）。

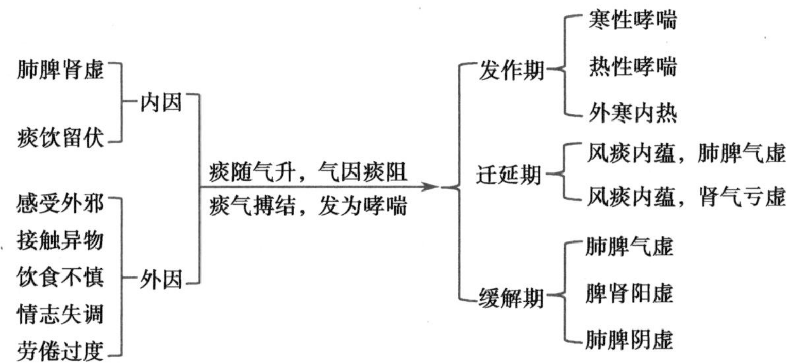

图 15-2　支气管哮喘中医病因病机

（二）西医病因病理

1. 病因　诱发哮喘发作的常见危险因素如下：

（1）吸入过敏原（室内的尘螨、动物毛屑及排泄物、蟑螂、真菌，室外的花粉、真菌等）；

（2）食物过敏原（牛奶、鱼、虾、鸡蛋和花生等）；

（3）呼吸道感染（尤其是病毒及支原体感染）；

（4）强烈的情绪变化；

（5）运动和过度通气；

（6）冷空气；

（7）药物（如阿司匹林等）；

（8）粉尘及气体。

2. 发病机制　本病的发病机制复杂，尚未完全清楚，与免疫因素，神经、精神及内分泌因素，遗传学背景和神经信号通路密切相关。

（1）遗传学背景：哮喘为多基因的遗传性疾病，患儿及其家庭成员患过敏性疾病者明显高于正常人群，已发现许多与哮喘发病有关的基因，如 IgE、IL-4、IL-13、T 细胞抗原受体（TCR）等基因多态性。

（2）免疫因素：气道慢性炎症是哮喘的本质。哮喘的免疫学发病机制为Ⅰ型树突状细胞（DCⅠ）成熟障碍，分泌白细胞介素 12（IL-12）不足，使 Th0 不能向 Th1 细胞分化；在 IL-4

诱导下，DC Ⅱ促进 Th0 细胞向 Th2 发育，导致 Th1/Th2 细胞功能失衡。Th2 细胞促进 B 细胞产生大量 IgE 和分泌炎症细胞因子，刺激其他细胞产生一系列炎症介质，最终诱发速发型变态反应和慢性气道炎症。

（3）神经、精神及内分泌因素：哮喘患儿 β 肾上腺素受体功能低下和迷走神经张力亢进或同时伴有 α 肾上腺素能神经反应性增强，从而发生气道高反应性。在气道的自主神经系统中，存在非肾上腺素能非胆碱能（NANC）神经系统，该系统又分为抑制性 NANC 神经系统（i-NANC）及兴奋性 NANC 神经系统（e-NANC），两者平衡失调，可引起支气管平滑肌收缩。

部分患儿哮喘发作与情绪有关，约 2/3 的哮喘患儿于青春期症状完全消失。于月经期、妊娠期和患甲状腺功能亢进时症状加重，均提示哮喘发病可能与内分泌功能紊乱有关，发病机制不明。

（4）神经信号通路：哮喘患儿体内丝裂素活化蛋白激酶（MAPK）等神经信号通路的细胞因子、黏附因子和炎症介质等，参与气道炎症和气道重塑。

3. 病理　哮喘死亡患儿的肺组织呈肺气肿，大、小气道内填满黏液栓。黏液栓由黏液、血清蛋白、炎症细胞和细胞碎片组成。显微镜显示支气管和毛细支气管上皮细胞脱落，管壁嗜酸性细胞和单核细胞浸润，血管扩张和微血管渗漏，基底膜增厚，平滑肌增生肥厚，杯状细胞和黏膜下腺体增生。

气流受阻是哮喘病理生理改变的核心，急性支气管痉挛、气道壁炎性肿胀、慢性黏液栓形成和气道壁重塑是引起气流受阻的主要原因。

二、主要临床表现

（一）主要症状及体征

咳嗽和喘息呈阵发性发作，以夜间及清晨为重。发作前可有胸闷、打喷嚏、鼻塞、流涕和鼻痒、咽痒、眼痒和流泪等。发作时表现为阵发性刺激性干咳，气喘可逐渐加剧，患儿自觉气短，呼吸困难，出现呼气相延长伴有喘鸣。重者表现为喘憋加重，端坐呼吸，恐惧不安，大汗淋漓，面色青灰。

查体可见桶状胸、三凹征；肺部听诊两肺可闻及呼气性高音调哮鸣音或伴其他干性啰音，严重者两肺呼吸音及哮鸣音减低，甚至不能闻及，称“闭锁肺”，是哮喘最危险的体征。在发作间歇期可无任何症状和体征，有些病例在用力时才可听到呼气相哮鸣音。有的哮喘患儿同时伴有变应性鼻炎、鼻窦炎和湿疹等。

（二）重症支气管哮喘的表现

哮喘急性发作经合理使用支气管舒张剂和糖皮质激素等哮喘缓解药物治疗后，仍有严重或进行性呼吸困难者，称为哮喘持续状态；如支气管阻塞未及时得到缓解，可迅速发展为呼吸衰竭，直接威胁生命（危及生命的哮喘发作）。

三、辅助检查

1. 肺功能测定　肺通气功能检测是诊断哮喘的重要手段，也是评估哮喘病情严重程度和控制水平的重要依据。多适用于 5 岁以上儿童。主要用第 1 秒用力呼气容积/用力肺活量（FEV_1/FVC）及呼气峰流速（PEF）两种方法测定是否存在气流受限及其程度。

2. 影像学检查　胸部 X 线检查，发作期患儿正常或呈间质性改变，可有肺气肿或肺不张；缓解期大多正常。胸片 X 线和 CT 用于鉴别诊断和发现有无并发症。

3. 过敏状态检测　多种吸入性或食物性过敏原致敏是儿童哮喘的主要危险因素。因

笔记栏

此，对于反复喘息怀疑哮喘的儿童，推荐进行变应原皮肤点刺试验或血清变应原特异性 IgE 测定，以了解患儿的过敏状态，协助哮喘诊断。此外，外周血嗜酸性粒细胞分类计数对过敏状态的评估有一定价值。

4. 气道炎症指标检测　诱导痰嗜酸性粒细胞分类计数和呼出气一氧化氮水平等检查方法在疗效评估及病情监测中发挥一定的作用。

5. 支气管镜检查　反复喘息或咳嗽儿童，经规范哮喘治疗无效，怀疑其他疾病，或哮喘合并其他疾病，如气道异物、气道内膜结核、先天性呼吸系统畸形等，应考虑予以支气管镜检查以进一步明确诊断。

四、诊断及鉴别诊断

（一）诊断标准（中华医学会儿科学分会呼吸学组 2016 年修订）

1. 儿童哮喘诊断标准

（1）反复喘息、咳嗽、气促、胸闷，多与接触变应原、冷空气、物理、化学性刺激、呼吸道感染、运动以及过度通气（如大笑和哭闹）等有关，常在夜间和/或凌晨发作或加剧。

（2）发作时双肺可闻及散在或弥漫性，以呼气相为主的哮鸣音，呼气相延长。

（3）上述症状和体征经抗哮喘治疗有效，或自行缓解。

（4）除外其他疾病所引起的喘息、咳嗽、气促和胸闷。

（5）临床表现不典型者（如无明显喘息或哮鸣音），应至少具备以下 1 项。

1）证实存在可逆性气流受限：①支气管舒张试验阳性，吸入速效 β_2 受体激动剂（如沙丁胺醇压力定量气雾剂 200~400μg）后 15 分钟第一秒用力呼气量（FEV_1）增加≥12%；②抗炎治疗后肺通气功能改善，给予吸入糖皮质激素和/或抗白三烯药物治疗 4~8 周，FEV_1 增加≥12%。

2）支气管激发试验阳性。

3）最大呼气峰流量（PEF）日间变异率（连续监测 2 周）≥13%。

符合第（1）~（4）条或第（4）、（5）条者，可诊断为哮喘。

2. 咳嗽变异性哮喘（CVA）的诊断标准

（1）咳嗽持续>4 周，常在运动、夜间和/或凌晨发作或加重，以干咳为主，不伴有喘息。

（2）临床上无感染征象，或经较长时间抗生素治疗无效。

（3）抗哮喘药物诊断性治疗有效。

（4）排除其他原因引起的慢性咳嗽。

（5）支气管激发试验阳性和/或 PEF 日间变异率（连续监测 2 周）≥13%。

（6）个人或一、二级亲属过敏性疾病史，或变应原检测阳性。

以上第（1）~（4）条为诊断基本条件。

3. 哮喘的分期

哮喘可分为急性发作期、慢性持续期和临床缓解期。

急性发作期是指突然发生喘息、咳嗽、气促和胸闷等症状，或原有症状急剧加重。

慢性持续期是指近 3 个月内不同频度和/或不同程度地出现症状（喘息、咳嗽和胸闷），可根据病情严重程度分级或控制水平分级。

临床缓解期指经过治疗或未经治疗症状和体征消失，肺功能（FEV_1 或 PEF）≥80% 预计值，并维持 3 个月以上。

（二）鉴别诊断

本病应与毛细支气管炎、呼吸道异物等疾病相鉴别（表 15-2）。

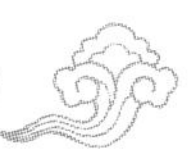

表 15-2 支气管哮喘相关疾病的鉴别

疾病	鉴别
毛细支气管炎	多由呼吸道合胞病毒及副流感病毒感染所致，多见于 2～6 个月婴儿，血清病毒抗体检测或咽拭分离有助于诊断
呼吸道异物	有异物吸入史，剧烈呛咳，胸部 X 线检查、支气管镜检可有助于确诊

五、临床治疗

采用长期、持续、规范和个体化的治疗原则。发作期予以抗炎、平喘，以便快速缓解症状。对轻、中度患者，采用规范的中西医结合治疗；重度或哮喘持续状态则以西医急救治疗为主，同时配合回阳固脱、宣肺平喘等中药治疗。缓解期应坚持长期中医扶正固本等综合疗法以控制症状、炎症，降低气道高反应性，避免触发因素等。

（一）中医治疗

1. 中医辨证思路

（1）辨发作期、迁延期和缓解期：咳嗽喘促、喉间哮鸣为发作期；咳嗽有痰，动则气喘为迁延期；缓解期以正虚为主，气短多汗，易于感冒为气虚；形寒肢冷面白，动则心悸为阳虚；消瘦盗汗，面色潮红为阴虚。

（2）发作期重点辨寒热：根据喉间痰鸣声，面、唇、咽的颜色，舌脉结合大便、小便分别辨证。若咳嗽气紧，喉间痰声低沉，咳白色泡沫痰，形寒肢冷，大便溏薄，唇、舌、咽色淡，苔白，属寒证；若喉间痰声高亢，咳黄色泡沫痰，大便干燥，面、唇、咽、舌红，脉数者，属热证。

（3）迁延期重点辨脏腑：本期咳喘减而未平，属虚实夹杂证，若自汗出，面色淡白，反复感冒诱发者，属肺气虚；若咳嗽痰多，食少便溏，面色少华，属脾气虚。若动则气喘，尿床或夜尿增多，生长发育迟缓，属肾气虚。

（4）缓解期辨脏腑虚证：本期咳喘已平，气短多汗，易于感冒为气虚，多归肺、脾；形寒肢冷面白，动则心悸为阳虚，多归脾、肾；消瘦盗汗，面色潮红为阴虚，多归肺、肾。

（5）辨轻重险逆和诱发因素：发时哮鸣呼吸困难，短期内即逐渐平复，其证多轻。哮喘久发不已，咳嗽喘鸣气促，不能平卧，则属重证。若哮发急剧，张口抬肩，面色青灰，面目浮肿，肢静身冷，则为险逆之候。诱发因素常可通过详细的病史询问或进行一些必要检查，如过敏原筛查试验来进行辨别。

2. 治疗原则　发作期以邪实为主，治疗当攻邪为急，分寒热虚实，随证施治；缓解期以正虚为主，治当扶正为主，调其脏腑功能；若虚中有实，虚实夹杂，则宜扶正祛邪，标本兼顾。

3. 辨证施治

（1）发作期

1）寒性哮喘

证候：咳嗽气促，喉间哮鸣，咳痰清稀，鼻流清涕，鼻塞喷嚏，形寒无汗，面白肢冷，小便清长，大便溏薄，咽不红，舌质淡，苔白，脉浮紧，或指纹红。

治法：温肺散寒，化痰定喘。

代表方：小青龙汤加减。

咳嗽甚者，加紫菀、款冬花、旋覆花；哮吼甚者，加射干、地龙；喘促甚者，加代赭石；若表寒不甚，寒饮阻肺者，可用射干麻黄汤加减。

2）热性哮喘

证候：咳嗽喘促，声高息涌，喉间痰吼哮鸣，咳痰黄稠，发热面赤，烦躁口渴，大便干结，小便黄少，咽红，舌质红，苔黄或黄腻，脉滑数，或指纹紫。

治法：清肺化痰，止咳平喘。

代表方：麻黄杏仁甘草石膏汤加减。

喘急者，加地龙、僵蚕；痰多者，加胆南星、竹沥；咳甚者，加炙百部、款冬花；热重者，加栀子、鱼腥草、黄芩；便秘者，加瓜蒌仁、大黄；若表证不著，喘息咳嗽，痰鸣，痰色微黄，可选用定喘汤加减。

3）外寒内热

证候：喘促气急，咳嗽哮鸣，鼻塞喷嚏，流清涕，或恶寒发热，咳痰黏稠色黄，口渴，小便黄赤，大便干结，咽红，舌质红，苔薄白或薄黄，脉滑数或浮紧，或指纹浮红或沉紫。

治法：解表清里，止咳定喘。

代表方：大青龙汤加减。

热重者，加栀子、鱼腥草、虎杖；咳嗽重者，加桑白皮、前胡、紫菀；喘促甚者，加射干、桑白皮；痰热重者，加地龙、黛蛤散、竹沥。

（2）迁延期

1）风痰内蕴，肺脾气虚

证候：咳喘减而未平，动则气喘，面色少华，易于出汗，平素易感，晨起及吹风后易作喷嚏、流涕，神疲纳呆，大便稀溏，舌质淡，苔薄白或白腻，脉细弱，或指纹淡滞。

治法：祛风化痰，补益肺脾。

代表方：二陈汤合人参五味子汤加减。

喘鸣时作者，加炙麻黄、葶苈子；喷嚏频作者，加辛夷、苍耳子；汗多者，加碧桃干、浮小麦；痰多色黄者，加浙贝母、胆南星；纳呆者，加焦山楂、焦六神曲；便溏者，加炒扁豆、山药。

2）风痰内蕴，肾气亏虚

证候：气喘、喉间哮鸣久作未止，动则喘甚，喘促胸满，咳嗽，喉中痰鸣，痰多质稀、色白、易咯，面色欠华，畏寒肢冷，神疲纳呆，小便清长，舌质淡，苔薄白或白腻，脉细弱或沉迟，或指纹淡滞。

治法：泻肺祛痰，补肾纳气。

代表方：偏于上盛者用苏子降气汤加减。偏于下虚者用都气丸合射干麻黄汤加减。

动则气短难续者，加胡桃肉、紫石英、诃子、蛤蚧；畏寒肢冷者，加制附片、淫羊藿；畏寒腹满者，加椒目；痰多色白，屡吐不绝者，加白果、芡实；发热咳痰黄稠者，加黄芩、冬瓜子、虎杖。

（3）缓解期

1）肺脾气虚

证候：面白少华，气短自汗，咳嗽无力，神疲懒言，形瘦纳差，大便溏薄，易于感冒，舌质淡，苔薄白，脉细软，或指纹淡。

治法：补肺固表，健脾益气。

代表方：人参五味子汤合玉屏风散加减。

汗多者，加煅龙骨、煅牡蛎；食纳减少者，加砂仁、山楂；便溏者，加山药、白扁豆。

2）脾肾阳虚

证候：面色苍白，形寒肢冷，动则喘促咳嗽，气短心悸，脚软无力，腹胀纳差，大便溏泄，小便频多，舌质淡，苔薄白，脉细弱，或指纹淡。

治法：温补脾肾，固摄纳气。

代表方：金匮肾气丸加减。

虚喘明显者，加蛤蚧、冬虫夏草；咳甚者，加款冬花、紫菀；夜尿多者，加益智仁、菟丝子、补骨脂。

3）肺肾阴虚

证候：面色潮红，夜间盗汗，消瘦气短，手足心热，干咳少痰，喘促乏力，舌质红，苔花剥，

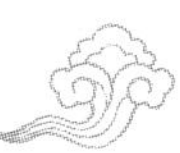

脉细数，或指纹淡红。

治法：养阴清热，敛肺补肾。

代表方：麦味地黄丸加减。

盗汗甚者，加知母、黄柏；呛咳不爽者，加百部、款冬花；潮热者，加鳖甲、地骨皮。

4. 中医其他疗法

（1）临床常用中成药：①小青龙口服液，功能解表化饮，止咳平喘，用于寒性哮喘；②小儿肺热清颗粒，功能清肺化痰，止咳平喘，用于热性哮喘；③玉屏风颗粒，功能益气固表止汗，用于肺脾气虚者。

（2）针灸疗法：发作期取定喘、天突、内关，针刺，1 日 1 次。缓解期取大椎、肺俞、足三里、肾俞、关元、脾俞，每日取 3~4 穴，轻刺加灸，隔日 1 次。

（3）贴敷疗法：《张氏医通》方用白芥子 30g、延胡索 30g、甘遂 15g、细辛 15g，共研末，分成 3 份，每隔 10 天使用 1 份，用时取药末 1 份，加生姜汁调稠如硬币大，分别敷于两侧百劳、肺俞、膏肓穴上，贴 2~4 小时揭去，时间为每年夏天的初伏、中伏、末伏 3 次，连用 3 年。

（4）推拿疗法：先用推法，依次横推胸腹部（以华盖、膻中为重点），腰背部（自上而下，以肺俞、膈俞、命门为重点），脊柱及其两侧。接着按肺俞、膈俞。此法适用于哮喘缓解期，每 1~2 日 1 次，10 次为 1 个疗程。

（二）西医治疗

1. 哮喘常用药物及方法

（1）糖皮质激素类：是哮喘长期控制的首选药物，可根据病情选择口服、静脉或雾化途径给药。①口服泼尼松或泼尼松龙 1~2mg/(kg·d)，疗程 3~5 天。②静脉注射甲泼尼龙 1~2mg/(kg·次)或琥珀酸氢化可的松 5~10mg/(kg·次)，根据病情可间隔 4~8 小时重复使用。③可选用雾化吸入布地奈德悬液每次 1mg，或丙酸倍氯米松混悬液每次 0.8mg，每 6~8 小时 1 次。

（2）β_2 受体激动剂：临床最有效、应用最广的支气管扩张剂。吸入速效 β_2 受体激动剂是治疗儿童哮喘急性发作的一线药物。雾化吸入为首选。雾化吸入沙丁胺醇或特布他林，体重≤20kg，每次 2.5mg；体重>20kg，每次 5mg，维持 4~6 小时。严重哮喘发作第 1 小时可每 20 分钟 1 次，以后根据治疗反应逐渐延长给药间隔，根据病情每 1~4 小时重复吸入治疗。

（3）抗胆碱能药物：异丙托溴铵雾化吸入，药效较 β_2 受体激动剂弱，但长期应用不易产生耐药，不良反应少。

（4）茶碱类药物：可解除支气管痉挛，还有抗炎、兴奋呼吸中枢和呼吸肌等作用，是常用的平喘药物。常用的口服药物有氨茶碱和控释型茶碱。氨茶碱的有效浓度与中毒浓度很接近，宜做血药浓度监测。

（5）白三烯受体调节剂：是新一代非糖皮质激素类抗炎药物。常用药物如孟鲁斯特钠。

2. 哮喘持续状态的治疗　保持患儿安静，必要时可用水合氯醛灌肠，给予吸氧，补充液体和纠正酸中毒。尽早全身使用糖皮质激素，可静脉注射甲泼尼龙；静脉滴注氨茶碱；β_2 受体激动剂吸入以缓解支气管痉挛。同时发生下呼吸道细菌感染则选用对病原体敏感的抗生素。经合理联合治疗，但症状持续加重，出现呼吸衰竭征象时，应及时给予辅助机械通气治疗。

六、预防与康复

1. 宣传哮喘防治知识，提高公众对哮喘的认识，本着“医生精治，病家细防”原则，提高预防和管理哮喘水平。

笔记栏

2. 针对家族中具有过敏体质的遗传基因，应注重早期发现异常体质并采取筛查饮食环境等早期干预措施，调补肺脾肾虚体质。

3. 注重生活饮食调理。适寒温，防外感，禁忌过敏物。

4. 重视精神调摄。积极指导患儿及其家长对本病有正确的、较全面的理解，减轻精神压力，增强战胜疾病的信心；避免精神刺激和过度劳累。

病案分析

病案：王某，男，6岁。反复喘息2年，近2日感冒而犯。诊时咳嗽，气喘、黄痰，日夜皆作，尤以睡前喘时喉间哮鸣明显。低热，纳差，夜卧不宁，大便干结，小便黄。体温37.3℃，神烦气急，面赤唇干，咽红肿，舌红，舌苔黄厚，脉数有力。诊断为支气管哮喘，发作期，热型。患儿平素易喘，体内伏痰，外感风热，夹痰内阻，痰气交阻，相互搏结，阻塞气道，以致呼吸困难，气息喘促。痰热蕴肺，肺气不畅，则咳嗽，咳黄痰。肺热下移大肠，故大便干结。治以清肺解毒，止咳平喘。

方药：紫苏子10g，前胡10g，麻黄3g，射干10g，地龙10g，白屈菜10g，杏仁3g，枳实10g，重楼10g，僵蚕10g，黄芩10g，服药4剂，喘促缓解，无哮鸣，偶咳，有痰，继以止咳化痰药物口服。

分析：本例属哮喘发作期，热性哮喘。方用苏子、射干、麻黄、前胡宣通开肺、降气平喘；地龙、僵蚕、白屈菜开肺解痉，黄芩、枳实清热泻肺；杏仁、重楼止咳利咽。方中一宣一降，一解一泻，共凑止哮平喘之效。白屈菜为王烈教授治疗咳喘病常用药物。

本方系王烈治疗小儿哮喘的有效方剂之一。认为小儿哮喘发作时以“气滞、血瘀、痰阻”为病理改变。该方在止哮平喘的同时，体现了活血化瘀的学术思想，瘀去气可行，壅可散，痰自化，哮喘可治。

（摘自王烈《婴童哮论》）

知识链接

全球哮喘防治倡议方案

全球哮喘防治倡议（Global Initiative for Asthma，GINA）由世界卫生组织和美国国立卫生研究院心肺血液研究所组织全球哮喘防治领域的专家共同制定的，目的在于增进卫生工作者、公共卫生行政部门和普通公众对哮喘的认识，通过全世界的共同努力，提高预防和管理哮喘的水平。

GINA重要事件发展回顾：1993年GINA专家组成立；1995年发表GINA系列丛书；1998年修订，对哮喘根据严重程度进行分类；2002年开始每年进行内容更新；2006年基于2005年的大量临床研究对内容进行重大更新。主要内容包括，如哮喘是一种慢性气道炎症性疾病，需要长期维持治疗；应当根据哮喘的严重程度和控制水平采取适当的分级或降级治疗；哮喘的管理需要建立患者和医生的合作关系，需要对患者及其家庭进行不懈的教育等。

2002年至今，GINA内容逐年更新，GINA委员会将不断提高临床医师对哮喘的认识，引领我们走在哮喘诊治领域的最前沿。

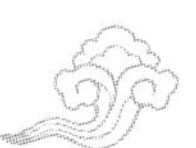

笔记栏

知识拓展

哮喘的分期与分级

《儿童支气管哮喘诊断与防治指南》[中华医学会儿科学分会呼吸学组《中华儿科杂志》编辑委员会(2016年修订)]对哮喘的分期与分级如下:

(一)分期

哮喘可分为三期:急性发作期、慢性持续期和临床缓解期。急性发作期是指突然发生喘息、咳嗽、气促、胸闷等症状,或原有症状急剧加重;慢性持续期是指近3个月内不同频度和/或不同程度地出现过喘息、咳嗽、气促、胸闷等症状;临床缓解期系指经过治疗或未经治疗症状、体征消失,肺功能恢复到急性发作前水平,并维持3个月以上。

(二)分级

哮喘的分级包括哮喘控制水平分级、病情严重程度分级和急性发作严重度分级。

1. 控制水平的分级　包括对目前哮喘症状控制水平的评估和未来危险因素评估。依据哮喘症状控制水平,分为良好控制、部分控制和未控制。以哮喘控制水平为主导的哮喘长期治疗方案可使患儿得到更充分的治疗,大多数患儿可达到哮喘临床控制。

2. 病情严重程度的分级　该分级应依据达到哮喘控制所需的治疗级别进行回顾性评估分级,通常在控制药物规范治疗数月后进行评估,一般分为轻度持续哮喘、中度持续哮喘和重度持续哮喘。

3. 哮喘急性发作严重度分级　哮喘急性发作常表现为进行性加重的过程,以呼气流量降低为其特征,常因接触变应原、刺激物或呼吸道感染诱发。

第三节　过敏性紫癜

过敏性紫癜(anaphylactoid purpura)又称亨-舒综合征(Henoch-Schonlein syndrome,Henoch-Schonleinpurpura,HSP),是儿童时期最常见的以小血管炎为主要病变的系统性血管炎。临床以血小板不减少性皮肤紫癜、关节肿痛、腹痛、便血、血尿和蛋白尿为特征。本病多发生于学龄前及学龄期儿童,男多于女,一年四季均可发病,以秋、冬季发病较多,近年发病率有增高趋势。

本病属于中医学"紫癜""血证""肌衄""葡萄疫""紫癜风"等范畴。

一、病因病理

(一)中医病因病机

病因分为外因、内因两大类。外因与感受外邪有关,内因与饮食失节、瘀血阻滞、久病气血亏虚等因素有关。

小儿为稚阴稚阳之体,脾常不足,气血未充,卫外不固,外感时令之邪或饮食不节,邪热内生,热伤血络,迫血妄行,血不循经,泛溢肌肤则为紫癜;内伤胃肠血络,中焦气血阻遏,而见腹痛、呕血、便血;下注膀胱则见尿血;瘀热阻滞四肢经络,则为关节肿痛。离经之血不能速散,可形成瘀血。先天禀赋不足或疾病迁延日久,耗气伤阴,气虚则统摄无权,气不摄血,

笔记栏

血行不循常道而外溢肌肤，重则吐衄便血；阴虚火炎，血随火动，渗于脉外，可致紫癜反复发作。

总之，本病多为内有伏热兼感时邪而发病，邪热入血，迫血妄行，血不循经，热盛伤络是其主要病机。早期多为风热伤络，血热妄行，以阳证、热证、实证居多；病久由实转虚，或素体亏虚为主者，则多见虚证，或虚实并见。本病病位在心、肺、脾，常累及肝、肾（图 15-3）。

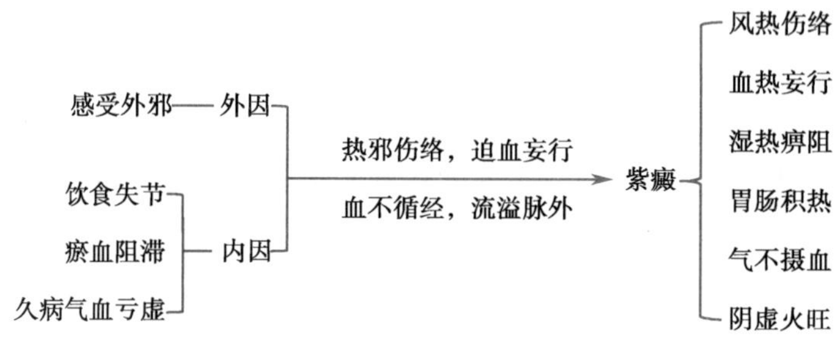

图 15-3　过敏性紫癜中医病因病机

（二）西医病因病理

1. 病因　迄今仍未完全明确，可能与感染（细菌、病毒、寄生虫等）、食物（牛奶、鸡蛋、鱼虾等）、药物（抗生素、磺胺类、解热镇痛剂等）、花粉、昆虫及预防接种、寒冷等因素有关。因发病有家族、种族倾向，表明可能与遗传有关。

2. 发病机制　近年发现该病存在广泛的免疫学异常。血清 IgA 含量升高，循环免疫复合物尤其以 IgA 循环免疫复合物明显增高。皮肤、肠道和肾小球血管壁有 IgA、补体 C3、纤维蛋白沉积。上述免疫学改变提示本病可能系 IgA 免疫复合物疾病。

3. 病理　本病为广泛的全身性小血管炎，以毛细血管为主，亦可波及小静脉和小动脉。血管周围可见中性粒细胞、嗜酸性粒细胞、淋巴细胞浸润和浆液性渗出。病灶中亦可见散在核碎片和不同程度的红细胞渗出，内皮细胞肿胀，可有血栓形成，严重者可导致坏死性小动脉炎。血管通透性改变可引起皮下组织、黏膜、内脏器官水肿及出血。皮肤、胃肠道、关节周围、肾脏最常受累，偶亦累及身体其他部位。肾脏的病理变化轻重不一，多为局灶性肾小球病变，重者为增殖性肾炎伴新月体形成。免疫荧光检查发现系膜区 IgA 沉积，为本病的特征。

二、主要临床表现

一般急性起病，各种症状出现先后不一。大多以皮肤紫癜为首发症状。部分病例首先出现腹痛、关节炎或肾脏症状，起病前 1~3 周常有上呼吸道感染史。

1. 皮肤症状　反复出现皮肤紫癜为本病特征。皮疹多见于四肢、臀部，尤以下肢伸侧及膝、踝关节附近最多，呈对称分布，分批出现。皮疹大小、形态不一，初起呈红色斑丘疹，逐渐转为出血性丘疹，高出皮面，压之不退色，数日后转为紫色，继而呈棕褐色而消退。有时可融合或中心呈出血性坏死。一般 4~6 周后皮疹消退，部分病例间隔数周、数月后又复发。除紫癜性皮疹外，部分病例常同时合并荨麻疹及头顶、手背或足背出现血管神经性水肿，可称之为巨大荨麻疹。

2. 胃肠道症状　约见于 2/3 病例。由血管炎引起的肠壁水肿、出血、坏死或穿孔是产生肠道症状及严重并发症的主要原因。一般以阵发性剧烈腹痛为主，常位于脐周或下部，有压痛但很少有反跳痛，可伴呕吐。部分病例出现轻重不等的便血，少数患者可并发肠套叠、肠

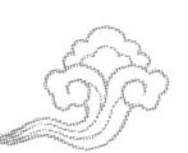

梗阻甚至肠穿孔。

3. 关节症状　约1/3病例可出现膝、踝等大关节肿痛，活动受限，常为一过性，多在数日内消失而不留关节畸形。

4. 肾脏症状　1/3~1/2患儿出现肾脏损害的临床表现。多在皮疹出现后2~4周出现，也可出现于皮疹消退后或疾病静止期。症状轻重不一，多数患儿出现血尿和蛋白尿，少数重症患儿伴水肿及高血压，为紫癜性肾炎。少数呈肾病综合征表现。肾脏病变轻重与预后关系密切，多数患儿肾脏病变能完全恢复，少数发展为慢性肾炎，偶有发生急性肾衰竭，甚至可并发尿毒症。

5. 其他表现　偶可发生颅内出血，导致惊厥、瘫痪、昏迷、失语。出血倾向包括鼻出血、牙龈出血、咯血等。偶尔累及循环系统发生心肌炎和心包炎，累及呼吸系统发生喉头水肿、哮喘、肺出血等。

三、辅助检查

1. 外周血检查　白细胞正常或增加，嗜酸性粒细胞可增加；血小板计数、出凝血时间、血块收缩试验均正常，血沉正常或增快。部分病例毛细血管脆性试验阳性。

2. 尿常规　肾脏受累时可出现镜下血尿及蛋白尿，重症可有肉眼血尿。

3. 大便常规　有消化道症状者，大便潜血试验可呈阳性。

4. 免疫学检查　可有C反应蛋白升高，抗链球菌溶血素O抗体效价增高。约半数患者IgA水平升高，IgG、IgM水平升高或正常。抗核抗体及类风湿因子常阴性。

5. 其他　腹部超声检查有利于早期诊断肠套叠，头颅MRI对有中枢神经系统症状患儿可予确诊，肾穿刺适于肾脏症状较重和病情迁延者。

四、诊断及鉴别诊断

（一）诊断要点

1. 典型皮肤紫癜，可合并荨麻疹及血管神经性水肿，可伴见腹痛、呕吐、便血，大关节肿痛；合并肾脏改变可有血尿和蛋白尿，重症可伴浮肿、高血压及蛋白尿。其他表现包括头痛、颅内出血、惊厥、昏迷、失语等。

2. 实验室检查　血小板计数及出血、凝血试验正常，肾组织活检可确定肾脏病变性质。

（二）鉴别诊断

过敏性紫癜因临床表现不同，可与原发免疫性血小板减少症、脑膜炎双球菌菌血症、急性阑尾炎等多种疾病相鉴别（表15-3）。

表15-3　过敏性紫癜相关疾病的鉴别

疾病	鉴别
原发免疫性血小板减少症	皮肤、黏膜可见出血点及瘀斑，不高出皮肤，分布在全身各处，血小板计数减少，出血时间延长，骨髓中成熟巨核细胞减少
脑膜炎双球菌菌血症	两者均可出现紫癜样皮疹，但脑膜炎双球菌菌血症的皮疹一开始即为瘀斑，其中心部位可有坏死。起病急骤，持续高热、神昏、抽搐、血培养阳性
急性阑尾炎	儿童期出现急性腹痛者，要考虑过敏性紫癜与急性阑尾炎的可能。急性阑尾炎腹痛常先于发热，腹痛的部位以右下腹为主，呈持续性，有固定压痛点、反跳痛及腹肌紧张，无皮肤紫癜

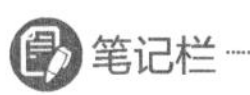笔记栏

五、临床治疗

目前西医无特异性治疗方法，主要采取支持和对症治疗。中医以解毒凉血化瘀为原则，根据病情辨证施治。

（一）中医治疗

1. 中医辨证思路　首先根据起病、病程、紫癜颜色等辨虚实。起病急，病程短，紫癜颜色鲜明者多属实；起病缓，病情反复，病程缠绵，紫癜颜色较淡者多属虚。其次要注意判断病情轻重。凡出血量少者为轻症；出血严重伴大量便血、血尿、明显蛋白尿，或头痛、抽搐等均为重症。

2. 治疗原则　针对本病的毒、热、瘀，其治疗大法应为解毒凉血化瘀。风热伤络，宜祛风清热，凉血安络；湿热痹阻，宜清热祛湿，活血通络；胃肠积热，宜泻火解毒，清胃化斑；血分热盛，宜清热解毒，凉血化瘀；恢复期气阴亏虚，常用益气摄血、滋阴凉血之法。紫癜为离经之血，皆属瘀血，故要重视凉血化瘀法的应用。

3. 辨证施治

（1）风热伤络

证候：紫癜见于下半身，以下肢伸侧和臀部为多，呈对称性，颜色鲜红，呈丘疹或红斑，大小形态不一，可融合成片，或有痒感，伴发热，微恶风寒，咳嗽，咽红，或见关节痛，腹痛，便血，尿血，舌质红，苔薄黄，脉浮数。

治法：祛风清热，凉血安络。

代表方：银翘散加减。

皮肤瘙痒者，加地肤子、蝉蜕；尿血者，加白茅根、小蓟、茜草；关节痛者，加秦艽、防己、牛膝；腹痛者，加木香、延胡索。

（2）血热妄行

证候：起病急骤，壮热面赤，咽干，心烦，渴喜冷饮，皮肤瘀斑瘀点密集或成片，伴鼻衄、齿衄，大便干燥，小便黄赤，舌质红绛，苔黄燥，脉弦数。

治法：清热解毒，凉血化瘀。

代表方：犀角地黄汤加减（犀角现用水牛角代）。

皮肤紫癜多者，加藕节炭、地榆炭、三七粉（吞）；鼻衄量多者，加炒栀子、白茅根；尿血者，加大蓟、小蓟、茜草；便血者，加地榆炭、槐花炭；腹中痛者，加白芍、甘草。

（3）湿热痹阻

证候：皮肤紫癜多见于关节周围，尤以膝踝关节为主，关节肿胀灼痛，影响肢体活动，偶见腹痛、尿血，舌质红，苔黄腻，脉滑数或弦数。

治法：清热祛湿，活血通络。

代表方：四妙丸加减。

关节肿痛、活动受限者，加赤芍、鸡血藤、忍冬藤；尿血者，加小蓟、石韦；腹痛较著者，则可配以芍药甘草汤。

（4）胃肠积热

证候：瘀斑遍布，下肢多见，腹痛阵作，口臭纳呆，腹胀便秘，或伴齿龈出血，便血，舌质红，苔黄或黄腻，脉滑数。

治法：泻火解毒，清胃化斑。

代表方：葛根黄芩黄连汤合小承气汤加减。

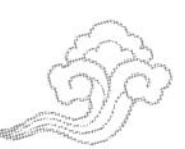

便血者，加槐花炭、地榆炭；腹痛甚者，加白芍、丹参、延胡索；热毒盛者，加大青叶、栀子；出血较多者，可加黄芩、牡丹皮。

（5）气不摄血

证候：病程较长，紫癜反复发作，隐约散在，色泽淡紫，腹痛绵绵，神疲倦怠，面白少华，食少纳呆，头晕心悸，舌质淡，苔薄白，脉细无力。

治法：健脾益气，养血摄血。

代表方：归脾汤加减。

出血不止者，加鸡血藤、血余炭、阿胶；纳差者，加炒谷芽、苍术、神曲；腹痛便血者，加防风炭、生地榆。

（6）阴虚火旺

证候：起病缓慢，时发时隐，或紫癜已退，仍有腰背酸软，五心烦热，潮热盗汗，口干咽燥，头晕耳鸣，尿血，便血，舌质红，苔少，脉细数。

治法：滋阴降火，凉血止血。

代表方：大补阴丸加减。

尿血色红者，可另吞服琥珀粉、三七粉；肾阴亏虚者，加枸杞子、山茱萸、墨旱莲、女贞子。

4. 中医其他疗法

临床常用中成药：①荷叶丸，功能凉血止血，用于血热妄行证；②归脾丸，功能益气健脾，养血安神，用于气不摄血证；③知柏地黄丸，功能滋阴降火，用于阴虚火旺证。

（二）西医治疗

1. 一般治疗　目前尚无特效疗法，主要以卧床休息，积极寻找和去除致敏因素，控制感染，补充维生素 C 等治疗。

2. 对症治疗　有荨麻疹或血管神经性水肿时，应用抗组胺药物和钙剂；腹痛时应用阿托品等解痉剂；消化道出血时应禁食，可静脉滴注西咪替丁每日 20~40mg/kg，必要时输血治疗；出现关节病变时应用非甾体抗炎药如萘普生每日 10~15mg/kg，分次服用。

3. 肾上腺皮质激素　急性期应用可缓解腹痛和关节痛，但不能预防肾脏损害的发生，亦不能影响预后。可用泼尼松每日 1~2mg/kg，分次口服，或用地塞米松、甲泼尼龙静脉滴注，症状缓解后即可停用。若并发肾炎且经激素治疗无效者，可联合环磷酰胺，或霉酚酸酯、他克莫司等免疫抑制剂治疗。

4. 抗凝治疗　阿司匹林每日 3~5mg/kg，每日 1 次口服；双嘧达莫每日 2~3mg/kg，分次口服。可阻止血小板聚集和血栓形成，改善微循环。选用肝素每日 0.5~1mg/kg，可降低紫癜性肾炎的发生。

六、预防与康复

1. 清除慢性感染灶，积极治疗上呼吸道感染。

2. 注意寻找引起本病的各种原因，去除过敏原。

3. 发病期间饮食宜清淡，忌食虾蟹、肥甘厚腻及辛辣之品，呕血、便血者应半流质饮食或者暂时禁食；忌硬食及粗纤维食物，适当增加富含维生素 C 的食物。

4. 急性期或出血量多时，宜卧床休息，限制活动，密切观察腹痛、腹泻、黑便及关节疼痛、肿胀等情况，对症处理。

5. 定期复查尿常规，注意预防肾脏损害的发生。

笔记栏

案例分析

病案：张某，男，8岁。双下肢紫斑5天。患儿起病前5天自觉咽喉肿痛，周身痛，发热，自服感冒药病情不见缓解，继而双下肢见瘀斑，微痒，膝关节酸痛，腹痛，食少，尿血。查体见双侧扁桃体Ⅱ度肿大，咽后壁黏膜充血，心肺正常。腹部中度压痛，四肢伸侧见密集的黄豆粒大瘀斑，膝关节肿。舌质淡红，舌苔薄黄，脉数。尿常规示尿蛋白(+)，红细胞(++)，管型0~2/HP。血常规、尿素氮、血肌酐均在正常范围，双肾B超未见异常。辨为毒邪内侵，血热妄行，血不循经，溢于脉外。治宜解毒清热，凉血化斑。

处方：重楼、赤芍、紫草、虎杖、射干、白鲜皮、白茅根、牡丹皮各10g，水牛角15g，每日1剂，日3次服，服10剂。

二诊，患儿诸症减轻，但仍尿检蛋白(+)，红细胞(+)，无管型，伴口干。上方去重楼、射干，加女贞子、茜草各10g。服药14剂。复查尿常规正常。又给予前方加黄芪10g，治疗1周，复查各项指标均正常，随访1年未见复发。

分析：过敏性紫癜旧时归血液系统疾病，后分属变应性疾病，今又列在风湿性疾病之中，可累及肾脏致迁延不愈。中医以毒、热、血、瘀、虚五字论治，大多取效。疾病初期，多辨为热毒炽盛，迫血妄行，外溢肌肤，故见皮肤紫癜。药用重楼、虎杖与射干配伍，清热解毒，散瘀止痛；赤芍，清热凉血，散瘀止痛；紫草，清热凉血，活血解毒，透疹消斑；白鲜皮，清热燥湿，祛风解毒；白茅根、茜草，凉血止血，清热利尿；水牛角清热，凉血，解毒。诸药合用，清热、解毒、凉血，病情稳定后以益气之药如黄芪扶正防病反复。

（摘自王烈《婴童翼集》）

第四节　风　湿　热

风湿热(rheumatic fever，RF)是一种由咽喉部感染A组乙型溶血性链球菌后发生的急性或慢性的风湿性疾病，可反复发作，主要累及关节、心脏、皮肤和皮下组织，偶可累及中枢神经系统、血管、浆膜及肺、肾等内脏。临床表现以关节炎和心脏炎为主，可伴有发热、皮疹、皮下小结、舞蹈病等。心脏炎是本病最严重的表现，可危害儿童生命和健康。本病可见于任何年龄，最常见5~15岁，3岁以下少见。一年四季均可发病，冬、春季多见；无性别差异。

本病属于中医学"心痹""痹病""历节"范畴。

一、病因病理

（一）中医病因病机

风湿热内因主要为体质虚弱，卫外不固；外因则责之于风、寒、湿、热之邪。

若外感风寒湿邪，或邪气郁久化热，邪阻经络，气血痹阻，经脉失养，而成痹证。邪留肌腠之间可见环形红斑；凝于肌筋可见皮下小结；阴虚风动则手舞足蹈，挤眉弄眼。若正虚邪恋，损伤气血，心脉痹阻，不能荣养，阴损及阳，心脾阳虚，失于温化则心悸怔忡，浮肿尿少，手足不温(图15-4)。

（二）西医病因病理

1. 病因　A组乙型溶血性链球菌是本病的主要病因。影响本病发生的因素有：①链球菌在咽峡部存在的时间，时间愈长，发病的机会愈大；②特殊的致风湿热A族溶血性链球菌

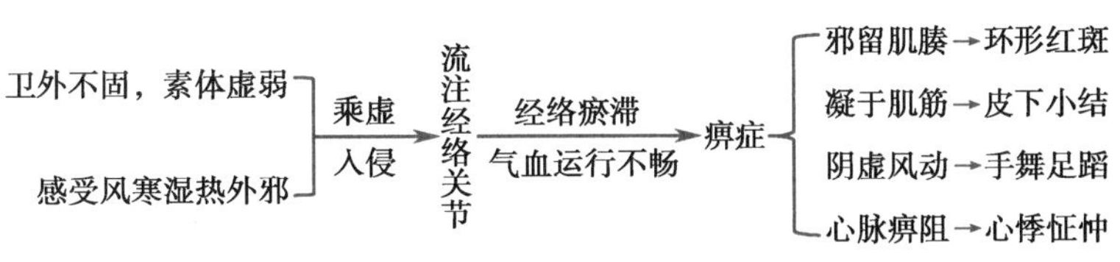

图 15-4　风湿热中医病因病机

株,如 M 血清型(甲组 1-48 型)和黏液样菌株;③患儿的遗传学背景,一些人群具有明显的易感性。

2. 发病机制　尚未明确,现多认为与以下因素的相互作用有关:A 族溶血性链球菌及其产物的抗原性,链球菌抗原与抗链球菌抗体可形成循环免疫复合物,沉积于人体关节滑膜、心肌、心瓣膜,激活补体成分产生炎性病变;易感组织器官的免疫反应;宿主的免疫遗传易感性。

3. 病理

(1) 急性渗出期:受累部位如心脏、关节、皮肤等结缔组织变性和水肿,淋巴细胞和浆细胞浸润;心包膜纤维素性渗出;关节腔内浆液性渗出。本期持续约 1 个月。

(2) 增生期:主要发生于心肌和心内膜(包括心瓣膜),特点为形成风湿小体(Aschoff 小体)。风湿小体好发部位为关节处皮下组织和腱鞘,形成皮下小结,是诊断风湿热的病理依据,提示风湿活动。本期持续 3~4 个月。

(3) 硬化期:风湿小体中央变性和坏死物质被吸收,炎症细胞减少,纤维组织增生和瘢痕形成,心瓣膜增厚形成瘢痕,二尖瓣最常受累。此期持续约 2~3 个月。

此外,大脑皮质、小脑、基底核可见到散在的非特异性细胞变性和小血管壁透明变性。

二、主要临床表现

(一)主要症状及体征

发病前 1~6 周常有链球菌感染后咽峡炎病史。风湿热有 5 个主要表现:游走性多发性关节炎、心脏炎、皮下结节、环形红斑、舞蹈病,这些表现可以单独或合并出现。

1. 一般症状包括发热、头痛、精神不振、疲倦、食欲减退、面色苍白、多汗、鼻出血、腹痛等,继而出现典型症状和体征。

2. 心脏炎　一般在起病 1~2 周内发生,约 40%~50% 的风湿热患者累及心脏,是风湿热唯一的持续性器官损害。风湿性心脏炎包括心肌炎、心内膜炎及心包炎。

(1) 心肌炎:轻者可无症状,重者可伴不同程度的心力衰竭;安静时心率加快,与体温升高不成比例;心尖区心音低钝,可闻奔马律;心电图出现病理性改变;心脏增大。

(2) 心内膜炎:二尖瓣最常受累,主动脉瓣次之。听诊可闻及杂音,恢复期可减轻或消失,反复发作可形成瓣膜永久性病变。

(3) 心包炎:重症患儿可见,多与心肌炎及心内膜炎同时并存,表现心包积液,出现呼吸困难、奇脉、心包摩擦音等。

3. 关节炎　以游走性和多发性为特点,主要累及膝、踝、肘、腕等大关节,可先后发病,表现为局部关节红、肿、热、痛,活动受限。急性发作期多不超过 4 周,一般不留畸形。

4. 舞蹈病　起病缓慢,表现为全身或部分肌肉不自主、无目的的痉挛运动,以四肢动作最多,不能持物,不能解结纽扣,书写困难,还可出现伸舌歪嘴、挤眉弄眼、耸肩缩颈、语言障碍、细微动作不协调等。在兴奋或注意力集中时加剧,入睡后消失。以 8~12 岁女孩多见,可单独存在或与其他风湿热症状并存。

笔记栏

5. 皮肤病变

（1）皮下小结：多与心脏炎并存，表现为直径 0.5~1cm 的坚硬、无痛、圆形结节，与皮肤无粘连，主要分布于肘、腕、膝、踝等关节的伸侧腱鞘附着处，或枕部、前额头皮以及胸、腰椎棘突的突起部位（图 15-5）。一般经 2~4 周自然消失。

（2）环形红斑：较少见，多见于四肢关节的屈侧面和躯干部，呈环形或半环形的淡色红斑，边缘稍隆起，无痛感及痒感，环内肤色正常（图 15-6）。呈一过性，或时隐时现呈迁延性，可持续数周。

风湿热图片

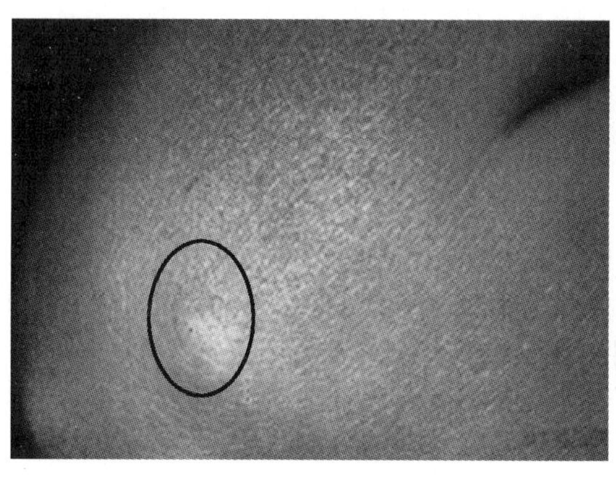

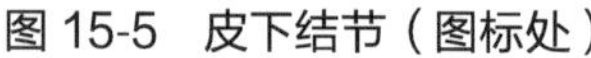
图 15-5　皮下结节（图标处）

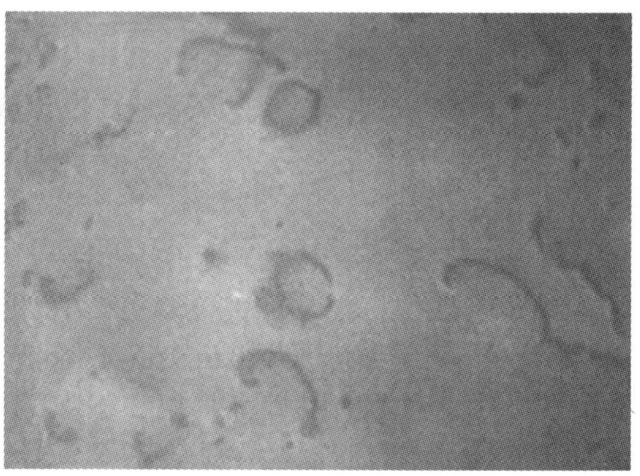

图 15-6　环形红斑

（二）并发症

除上述外，还可见风湿性肺炎、风湿性胸膜炎、风湿性肾炎，以及中枢神经系统受累等表现。

三、辅助检查

1. 链球菌感染　咽拭子培养结果显示，仅 1/3 患儿可发现 A 族乙型溶血性链球菌；链球菌感染后 1 周后血清 ASO 滴度上升，持续 2~3 个月后开始下降。同时测定抗脱氧核糖核酸酶 B、抗链球菌激酶、抗透明质酸酶阳性率可提高到 95%。这些抗体增高只能说明近期有过链球菌感染，提示风湿热可能。

2. 风湿热活动期指标　白细胞计数及中性粒细胞增多、C 反应蛋白阳性、血沉增快、α_2 球蛋白和黏蛋白增高等，但仅能反映疾病的活动情况，对疾病诊断并无特异性。

四、诊断及鉴别诊断

（一）诊断要点

参照 1992 年修订的 Jones 风湿热诊断标准，结合病史、症状、体征和实验室检查结果进行综合分析。在确定有链球菌感染的前提下，有两项主要表现或一项主要表现加两项次要表现，即可做出诊断。但应注意不典型风湿热和轻症病例，如果强行执行 Jones 标准，易造成诊断失误。

对比 1992 年修订 Jones 标准，2002—2003 年 WHO 标准对风湿热做出了分类诊断，并作如下改变：①对伴有风湿性心脏病的复发性风湿热的诊断标准明显放宽，只需具有 2 项次要表现及前驱链球菌感染证据即可确立诊断；②对隐匿发病的风湿热心脏炎和舞蹈病诊断标准放宽，不需要有其他主要表现，即使前驱链球菌感染证据缺如也可做出诊断；③对多关节炎、多关节痛或单关节炎可能发展为风湿热给予重视，以免漏诊和误诊（表 15-4）。

表 15-4　风湿热的诊断标准

主要表现	次要表现	链球菌感染证据
心脏炎	发热	咽拭子培养阳性
多关节炎	关节痛	近期猩红热病史
舞蹈病	风湿热既往史	ASO 或风湿热抗链球菌抗体增高
环形红斑	血沉增高、CRP 阳性	
皮下小结	P-R 间期延长、Q-T 间期延长	

注：主要表现为关节炎者，关节痛不再作为次要表现；主要表现为心脏炎者，心电图不再作为次要表现。

（二）鉴别诊断

本病需与幼年特发性关节炎、感染性心内膜炎相鉴别（表 15-5）。

表 15-5　风湿热相关疾病的鉴别

疾病	鉴别
幼年特发性关节炎	多于 3 岁以下起病，常侵犯指（趾）小关节，很少呈游走性，反复发作后遗留关节畸形。病程长者 X 线骨关节摄片可见关节面破坏，关节间隙变窄和邻近骨骼骨质疏松
感染性心内膜炎	多表现为贫血、脾大、皮肤瘀斑或其他栓塞症状，血培养阳性，超声心动图可看到心瓣膜或心内膜有赘生物

五、临床治疗

中医主张早期以攻邪为主，治以清热解毒，同时配合针灸、推拿等综合治疗；西医提倡早期应用抗生素，同时合理应用抗风湿药及肾上腺皮质激素以减轻机体的非特异性炎症。

（一）中医治疗

1. 中医辨证思路　本病辨证首辨虚实，再辨病邪性质。一般病初多见实证，久病迁延则以虚证多见。风邪盛则关节疼痛游走不定；寒邪盛则疼痛剧烈，遇寒更甚，得热则减；湿邪盛则肢体酸痛重着，沉痛不移；如邪从热化，则关节红肿热痛明显，且发热不退。

2. 治疗原则　急性期以邪实为主，治以祛风散寒、利湿清热等法；恢复期以虚为主，治当补脾养心，益气活血。

3. 辨证施治

（1）湿热阻络

证候：关节肿痛，局部灼热，发热恶风，汗出不解，口渴欲饮，可有鼻衄，皮肤红斑，小便黄赤，大便秘结，舌质红，苔黄厚腻，脉滑数。

治法：清热利湿，祛风通络。

代表方：宣痹汤加减。

热重者，加生石膏、黄芩、板蓝根；关节肿胀者，加威灵仙、牛膝、丝瓜络；关节痛剧者，加乳香、没药、延胡索；皮肤红斑者，加牡丹皮、紫草；口渴者，加麦冬、石斛；鼻衄者，加鲜仙鹤草、白茅根。

（2）寒湿阻络

证候：关节酸痛，局部不红，遇寒加剧，得温痛减，气短乏力，心悸怔忡，舌质淡，苔白腻，脉濡缓。

治法：散寒除湿，养血祛风。

代表方：蠲痹汤合独活寄生汤加减。

笔记栏

关节肿胀者，加防己、木瓜、苍术；肌肤麻木不仁者，加海桐皮、豨莶草；疼痛剧烈者，加制附片。

（3）风湿淫心

证候：发热不退，头重身困，心悸气短，疲乏无力，纳呆泛恶，舌质淡，苔腻，脉濡滑。

治法：祛风除湿，通络宁心。

代表方：大秦艽汤加减。

心悸肢冷者，加桂枝、白芍、郁金；纳呆泛恶者，加法半夏、焦山楂。

（4）心脾阳虚

证候：心悸怔忡，动则气短，难以平卧，面色无华，浮肿尿少，手足不温，舌质淡胖，苔薄白，脉结代。

治法：温阳利水。

代表方：真武汤合金匮肾气丸加减。

喘息不得卧，自汗出者，加人参、五味子、煅牡蛎、煅龙骨等；心悸甚者，加人参、麦冬、炙甘草。

（5）气虚血瘀

证候：病程日久，神疲乏力，心悸气短，动则尤甚，面色晦暗，唇甲发绀，形体瘦弱，舌质紫暗，苔薄，脉细弱或结代。

治法：养血活血，益气通脉。

代表方：补阳还五汤加减。

纳呆食少，疲乏无力甚者，加党参、茯苓、白术；咳喘甚而有黏痰者，加紫苏子、杏仁、白芥子、法半夏；咳嗽咯血甚者，加三七。

4. 中医其他疗法

（1）临床常用中成药：四妙丸，功能清热利湿，通筋利痹，用于湿热阻络证。

（2）针灸疗法：①针刺治疗。关节痛常用穴位为肩髃、曲池、外关、后溪、环跳、阳陵泉、绝骨、足三里、膝眼等，每次取3~5穴，中强刺激，以泻法为主，适用于较大儿童；心脏炎常用穴位为间使、神门、郄门、心俞、膻中等。每日1次，10次为1个疗程。②灸法。寒湿性关节痛可采用温和灸。

（3）推拿疗法：发热重清天河水、开天门、推坎宫；上肢关节痛揉肩井、推三关、揉一窝风；下肢关节痛按揉足三里、掐膝眼、揉昆仑、拿委中。每日1次，10次为1个疗程。

（二）西医治疗

风湿热的治疗目标是清除链球菌感染，去除诱发风湿热病因；控制临床症状，使心脏炎、关节炎、舞蹈病及风湿热症状迅速缓解，解除风湿热带来的痛苦；处理各种并发症，提高患者身体素质和生活质量，延长寿命。

1. 休息：卧床休息的期限取决于心脏受累程度和心功能状态。急性期无心脏炎患儿建议卧床休息2周，心脏炎无心力衰竭患儿建议卧床休息4周，心脏炎伴心力衰竭患儿卧床休息至少8周，在以后2~3个月内逐渐增加活动量。

2. 清除链球菌感染　应用青霉素肌内注射或静脉滴注10~14天。青霉素过敏者可改用其他有效抗生素如大环内酯类药物（阿奇霉素、红霉素等）。

3. 抗风湿治疗　以应用阿司匹林和肾上腺皮质激素为主。心脏炎者宜早期使用肾上腺皮质激素，泼尼松每日2mg/kg，重症可静脉滴注甲泼尼龙。在停用激素前1周，加用阿司匹林治疗6~12周，以防激素停药反跳。无心脏炎的患儿，可采用阿司匹林治疗，剂量为每日80~100mg/kg，每日总量不超过3~4g，2周后逐渐减量，疗程4~8周。

4. 其他治疗　有充血性心力衰竭时除吸氧外，应及时给予大剂量糖皮质激素，同时给予利尿剂和血管扩张剂，有心脏炎合并心衰者慎用洋地黄制剂，并注意限制液体入量，纠正电解质紊乱。舞蹈病可用苯巴比妥、地西泮等镇静剂。关节肿痛时应予制动。

六、预防与康复

1. 改善生活环境，注意卫生，加强锻炼，增强体质，减少链球菌咽峡炎的发生。

2. 早期诊断和治疗链球菌咽峡炎是预防本病的关键。一旦确诊，应及早清除咽部的链球菌。

3. 确诊风湿热后，应长期使用抗生素预防链球菌感染，时间一般不得少于 5 年，最好持续至 25 岁；有风湿性心脏病者，宜作终身药物预防。

4. 风湿热或风湿性心脏病患儿，当拔牙或行其他手术时，术前、术后应用抗生素以预防感染性心内膜炎。

第五节　幼年特发性关节炎

幼年特发性关节炎（juvenile idiopathic arthritis，JIA）是儿童时期常见的风湿性疾病，以慢性关节炎为主要特征，伴全身多系统受累，也是小儿致残和失明的首要原因。本病于 16 岁以前发病，1~3 岁高发，女童多见，多数预后良好。

本病属于中医“温病”“痹病”“尪痹”等范畴。

一、病因病理

（一）中医病因病机

本病内因主要为胎禀不足，脏腑虚弱，气血亏虚，卫外不固；外因为感受风、寒、湿、热之邪。外邪乘虚侵袭人体，寒湿凝滞关节，气血运行不畅，则关节肿痛，遇寒加重，形成寒痹。若素体阳气偏亢，外邪易从热化，或风、寒、湿邪流注经络关节日久不愈，郁而化热，致关节灼热红肿疼痛，形成热痹。

若外邪化热生火，热毒内传，充斥表里，气营两燔，可致高热弛张，甚至烦躁谵语。痹病日久，瘀血内生，津凝成痰，痰瘀互结致关节僵硬、变形；若寒邪伤阳，或热邪伤阴，或耗损气血，引起经络、筋骨、关节失养，不荣而痛，僵硬变形，屈伸受限。日久致内脏虚损，精血不足，筋骨失养，久而关节变形（图 15-7）。

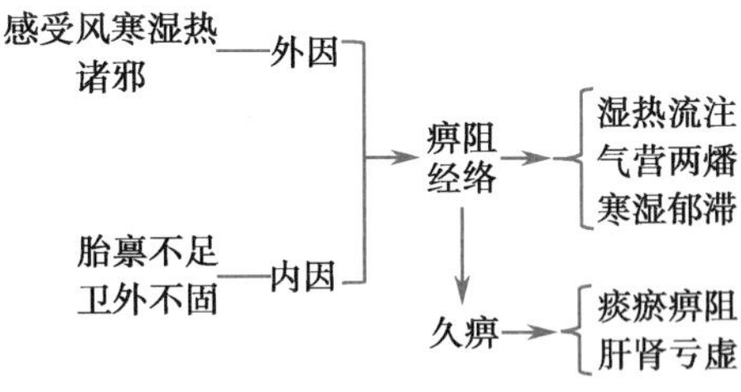

图 15-7　幼年特发性关节炎中医病因病机

（二）西医病因病理

1. 病因　尚不清楚，可能与免疫遗传的易感性和外源性因素有关。推测外源性因素为疾病活动、感染、药物应用等。

（1）感染因素：细菌（链球菌、耶尔森菌、志贺菌、空肠弯曲菌和沙门菌属等）、病毒（微小病毒 B19、风疹病毒、EB 病毒、柯萨奇病毒和腺病毒等）、支原体和衣原体感染与本病发生有关。

（2）遗传因素：很多资料证实 JIA 具有遗传学背景。与 JIA 强关联的等位基因位于主

笔记栏

要组织相容性复合物(MHC)系统。在 MHC-Ⅰ类位点中,HLA(人类白细胞抗原)-B27 与脊柱关节病密切相关。

(3) 免疫学因素:有许多证明证实 JIA 为自身免疫性疾病。①部分病例血清或关节滑膜液中存在类风湿因子(RF)和抗核抗体(ANA)等自身抗体;②关节滑膜液中有 IgG 和吞噬细胞;③多数患儿的血清 IgG、IgM 和 IgA 上升;④外周血 $CD4^+$ T 细胞克隆扩增;⑤血清炎症性细胞因子明显增高。

2. 发病机制 各种感染性微生物的特殊成分作为外来抗原,作用于具有遗传学背景的人群,激活免疫细胞,通过直接损伤或分泌细胞因子、自身抗体触发异常免疫反应,引起自身组织的损害和变性。自身组织变性成分(内源性抗原),如变性 IgG 或变性的胶原蛋白,也可作为抗原引发针对自身组织成分的免疫反应,进一步加重免疫损伤。

3. 病理 关节病变以慢性非化脓性滑膜炎为主要特征,早期呈充血水肿、血管内皮细胞增生、淋巴细胞和浆细胞浸润,可引起软骨、关节面粘连,最后关节强直或变形。类风湿性皮疹病理为皮下组织的毛细血管周围有炎细胞浸润。累及眼部时为虹膜睫状体的肉芽肿样浸润。

二、主要临床表现

1. 全身型幼年特发性关节炎 起病急,伴有明显全身症状。弛张型高热,骤升骤降,可伴寒战和全身中毒症状。发热可持续数周至数月,自然缓解后常复发。皮疹于发热时出现,随着体温升降而出现或消退,呈淡红色斑丘疹,可融合成片,以胸部和四肢近端多见。关节痛或关节炎常在发热时加剧,热退后缓解,膝关节最常受累。肝、脾和淋巴结常有不同程度肿大,少数可见胸膜炎、心包炎或神经系统症状。

2. 少关节型幼年特发性关节炎 女孩多见,在发病最初 6 个月内有 1~4 个关节受累。膝、踝、肘或腕等大关节好发,常为非对称性,虽反复发作,但很少致残。最常见关节外表现为虹膜睫状体炎。

3. 多关节型幼年特发性关节炎(RF 阴性) 起病隐匿,可同时累及大小关节,受累关节≥5 个,RF 阴性。晨僵是本型的特点,颈椎及下颌关节常易累及。多数患儿最终可缓解或仅存轻微慢性病变。

4. 多关节型幼年特发性关节炎(RF 阳性) 渐进性、对称性的多关节受累,多累及手部小关节,受累关节≥5 个,RF 阳性。通常表现为 30 个以上的关节受累,症状较 RF 阴性组重,最终约半数以上可发生关节强直变形,还可出现类风湿结节。

5. 银屑病性关节炎 兼有关节炎和银屑病,或关节炎兼具以下至少 2 条者:①指(趾)炎;②指甲异常(2 个以上指甲凹陷或指甲松动);③一级亲属有银屑病史。关节炎多为非对称性分布,大小关节均可受累。典型症状为指(趾)炎,足趾较手指及远端指间关节更为显著。

6. 与附着点炎症相关的关节炎 典型表现为 6 岁以上男童起病,以骶髂关节、脊柱和四肢大关节的慢性炎症为主。显著特点是附着点炎(肌腱或韧带与骨骼的连接点),髌骨下韧带、跟骨肌腱、跖腱膜最常受累。表现为关节肿痛和活动受限,部分患儿有夜间痛。

7. 未分化的幼年特发性关节炎 指不完全符合任何一型关节炎的诊断标准或剔除标准,或同时符合一型以上关节炎诊断标准致无法归类者。

三、辅助检查

1. 血常规 急性期可有轻、中度贫血,全身型 JIA 白细胞数可明显增多。

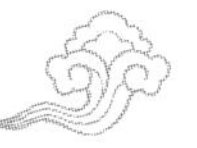

2. 炎症反应的证据　活动期血沉明显增快，多关节型和全身型患儿 CRP、IL-1、IL-6 等增高。

3. 自身抗体

（1）类风湿因子（RF）：阳性提示严重关节病变及类风湿结节。阴性中约 75% 患儿能检出隐匿型 RF，且与疾病活动性相关。

（2）抗核抗体（ANA）：约 40% 患儿 ANA 阳性。

4. 关节液分析和滑膜组织学检查　可鉴别化脓性和结核性关节炎、类肉瘤病、滑膜肿瘤等。

5. X 线检查　早期表现为关节附近软组织肿胀、骨质稀疏和骨膜炎。后期可出现关节面骨破坏，以手腕关节多见。

6. CT、MRI 及超声波图像检测　均有助于发现骨关节损害。

四、诊断及鉴别诊断

（一）诊断要点

主要依靠临床表现，采用排除诊断法。16 岁以下儿童不明原因关节肿胀，持续 6 周以上者，可考虑诊断为幼年特发性关节炎，但必须排除下列鉴别诊断中的疾病。

（二）鉴别诊断

本病应与具有高热、皮疹等全身症状，以及具有关节受累，腰、骶部疼痛表现的相关疾病相鉴别（表 15-6）。

表 15-6　具有相关症状疾病的鉴别

主要症状	疾病鉴别
高热、皮疹等全身症状为主	应与全身感染（如败血症、结核、病毒感染等）、恶性疾病（如白血病、淋巴瘤及恶性网状细胞增多症以及其他恶性肿瘤等相鉴别）
外周关节受累为主	应与风湿热、化脓性关节炎、关节结核、创伤性关节炎等鉴别。还与其他风湿性疾病合并关节炎相鉴别，如系统性红斑狼疮、血管炎综合征（过敏性紫癜、川崎病）
腰、骶部疼痛	应与脊髓肿瘤、腰椎感染、椎间盘病变、先天性髋关节病变以及溃疡性结肠炎、局限性小肠炎、银屑病和瑞特综合征合并脊柱炎相鉴别

五、临床治疗

本病多采用中西医结合治疗，西医主张早期采用综合疗法，中医采用辨证施治，同时配合针灸、中药外洗等方法。

（一）中医治疗

1. 中医辨证思路　主要为辨病邪性质和辨虚实。肢体关节疼痛呈游走不定者属风盛；疼痛较剧，遇寒则甚，得热则缓者属寒盛；重着而痛，手足沉重，肌肤麻木者属湿盛；红肿热痛，筋脉拘急者属热盛。新病多实，久病多虚。实者发病较急，痛势剧，脉实有力；虚者病程较长，疼痛缠绵，痛势较缓，脉虚无力。本病后期多虚实夹杂，应辨明虚实，分清主次。

2. 治疗原则　初起实证多见，治疗应以祛邪为先，治以清热、利湿、散寒等法。病久可致血瘀，配以活血化瘀之品。久病耗伤气血，损及肝肾，故治疗当以扶正为主，或扶正祛邪并用。

3. 辨证施治

（1）湿热流注

笔记栏

证候:起病较急,多伴发热,手足小关节红肿灼痛,关节屈伸不利,自汗烦渴,眼干泪少,大便干结,舌质红,苔薄黄,脉滑数。

治法:清热利湿,祛瘀通络。

代表方:清络饮加减。

关节肿痛较剧者,加秦艽、威灵仙、海风藤、延胡索;大关节受累,肌肉萎缩,舌紫暗者,加木瓜、乌梢蛇、全蝎、桃仁。

(2) 气营两燔

证候:高热弛张,斑疹显现,面红目赤,汗多渴饮,烦躁谵语,关节疼痛,舌质红绛,舌苔黄,脉洪数。

治法:清气泻热,凉营化斑。

代表方:清瘟败毒饮加减。

热重者,加金银花、连翘、龙胆;便干者,加大黄;汗出、口渴者,加石斛、天花粉;下肢肿痛,小便短赤者,加海桐皮、防己。

(3) 寒湿郁滞

证候:起病稍缓,体温正常或低热,形寒肢冷,关节拘急疼痛,患处不红不热,得暖痛减,遇寒加重,晨僵,舌质淡,苔白滑,脉沉细。

治法:温经散寒,活血通络。

代表方:乌头汤加减。

寒盛者,加细辛;湿盛者,加苍术、薏苡仁;风盛者,加海风藤、乌梢蛇;关节腔有积液者;加白芥子,重用麻黄;关节肿大变形者,加当归、红花、乳香、没药。

(4) 痰瘀痹阻

证候:痹病日久,关节漫肿,僵硬变形,活动不便,痛有定处,或痛如针刺,口燥,舌质紫暗,或有瘀斑,苔白腻,脉涩或弦滑。

治法:化痰行瘀,蠲痹通络。

代表方:双合汤加减。

痰浊滞留,皮下有结节者,加胆南星、天竺黄;瘀血明显,关节刺痛、固定,舌质紫暗,脉涩者可加莪术、三七、土鳖虫;疼痛不已者,加穿山甲、白花蛇舌草、全蝎、蜈蚣、地龙。

(5) 肝肾亏虚

证候:反复发作关节疼痛,拘挛不利,局部轻度灼热红肿,伴头晕目眩,舌干口燥,手足心热,腰膝酸软,舌红少苔,脉细数。

治法:滋补肝肾,养血通络。

代表方:独活寄生汤加减。

气虚者,加黄芪;关节不利者,加桑枝、地龙、白僵蚕。

4. 中医其他疗法

(1) 临床常用中成药:尪痹颗粒,功能补肝肾,强筋骨,祛风湿,通经络,用于肝肾不足,风湿阻络所致尪痹。

(2) 针灸疗法:下肢关节肿痛者,取穴环跳、足三里、阳陵泉、昆仑,平补平泻法;上肢关节肿痛者,取穴合谷、外关、曲池,平补平泻法,每日 1 次,一般留针时间以 10~15 分钟为宜。

(3) 中药外治法:海风藤、海桐皮、两面针、桂枝、红花、透骨草各 30g,水煎后熏洗关节处,每次 20~30 分钟,每日 1~2 次。用于关节肿痛者。

(二) 西医治疗

1. 非甾体抗炎药　如果用药 4 周无效时,换用另一种可能会有效,但要避免两种抗炎药

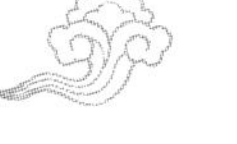

同时应用。最常用为布洛芬，50mg/(kg·d)，分2~3次(≤2 400mg/d)。萘普生，推荐10~15mg/(kg·d)，分2次口服，病情缓解后逐渐减量，最后以最低临床有效剂量维持，可持续数月至数年。不良反应包括胃肠道反应，肝、肾功能损害，过敏反应等。其他药物还有双氯芬酸钠、尼美舒利等。

2. 改善病情抗风湿药　因为这类药物出现临床疗效所需时间较长，故又称慢作用抗风湿药，及早使用本组药物，可以控制患儿病情进展。羟氯喹，剂量为5~6mg/(kg·d)，总量不超过0.25g/d，分1~2次服用，疗程3个月至1年，不良反应可有视网膜炎、白细胞减少、肌无力和肝损害，建议定期(6~12个月)眼科随访；甲氨蝶呤，剂量为7.5~10mg/m^2，每周1次，顿服，最大剂量为每周15mg/m^2。对于多关节型有效，可有不同程度的胃肠道反应、一过性转氨酶升高、胃炎和口腔溃疡、贫血等，长期使用注意肿瘤发生的风险。

3. 肾上腺皮质激素　只能缓解症状，但不能阻止关节破坏，长期使用不良反应大，应严格掌握其适应证。如非甾体抗炎药治疗无效的全身型者可加泼尼松0.5~1mg/(kg·d)(≤60mg/d)，顿服或分次服用。一旦体温得到控制逐渐减量至停药。

4. 免疫抑制剂　常用药有环孢素、环磷酰胺、来氟米特和硫唑嘌呤、雷公藤多苷等。注意其有效性和安全性评价。

5. 生物制剂　抗肿瘤坏死因子(TNF)-α单克隆抗体对多关节型JIA有效，白细胞介素6受体单克隆抗体对难治性全身型JIA抗炎效果明显。

6. 其他药物　大剂量丙种球蛋白治疗难治性全身型幼年特发性关节炎的疗效尚未能得到确认。

六、预防与康复

1. 注意防寒、防潮和保暖。阴雨寒湿天气可在疼痛处加用护具。
2. 营养均衡，少食辛辣刺激食物。
3. 采用医疗体育、理疗等措施可减轻关节强直和软组织挛缩。注意功能锻炼，确保肢体功能。
4. 注重心理治疗，克服自卑心理，增强自信心，使其身心得以健康成长。

第六节　皮肤黏膜淋巴结综合征

皮肤黏膜淋巴结综合征(mucocutaneous lymph node syndrome，MCLS)又称川崎病(Kawasaki disease，KD)，是一种以全身中小动脉炎性病变为主要病理改变的急性发热出疹性疾病。以发热、皮疹、球结膜充血、口唇及口腔黏膜充血、手足红斑和硬性水肿以及颈部淋巴结肿大为主要临床表现。1967年，日本川崎富作医生首次对本病进行了报道。川崎病好发于5岁以下儿童，全年均可发病，男女发病比例约为1.7∶1，发病存在地区差异，世界各国均有发生，以亚裔人群发病率高，并发冠状动脉病变是影响患儿预后最重要的因素。

本病属于中医“温病”范畴。

一、病因病理

(一) 中医病因病机

本病病因为外感温热毒邪，犯于肺卫，蕴于肌腠，侵犯营血所致。温热毒邪从口鼻而入，初犯肺卫，蕴于肌腠，酿生发热；邪热上攻咽喉，可见咽红；热毒内迫营血，流注络脉，故手掌、

笔记栏

足底潮红；毒入血分，充斥内外则出疹、球结膜充血；温热毒邪炼液为痰，阻于脉络，故颈部淋巴结肿大；温毒之邪，易从火化，伤津耗液，故舌色深绛，状如草莓，唇红皲裂。后期热盛伤津，气血耗损，肢末失养，可见指(趾)端脱皮，甚至脱甲。本病变以侵犯营血为甚，病变脏腑以肺、胃为主，可累及心、肝、肾诸脏。本病病机以温邪毒热炽盛、瘀血内阻为贯穿整个病程的基本特点(图 15-8)。

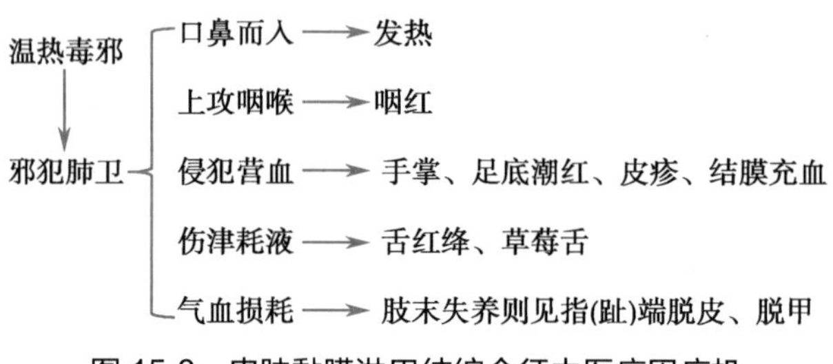

图 15-8 皮肤黏膜淋巴结综合征中医病因病机

（二）西医病因病理

1. 病因　病因尚未明确，可能与感染（立克次体、丙酸杆菌、葡萄球菌、链球菌、逆转录病毒、支原体感染）、免疫反应、遗传、药物、化学制剂、环境污染等有关。

2. 发病机制　发病机制十分复杂，目前认为与传统抗原和/或超抗原刺激导致的免疫细胞异常激活并致严重全身血管炎症反应有关。

3. 病理　本病主要病理变化为全身血管炎，尤其是冠状动脉。病理过程大致可分为四期。

Ⅰ期：1～9 天，小动脉周围炎症，冠状动脉主要分支血管壁上的小营养动脉和静脉受到侵犯。心包、心肌间质及心内膜炎症浸润，包括中性粒细胞、嗜酸性粒细胞及淋巴细胞。

Ⅱ期：10～26 天，以中等动脉全层血管炎为主，冠状动脉主要分支全层血管炎。血管内皮水肿、血管壁平滑肌层及外膜炎性细胞浸润，血管弹力纤维和肌层断裂，可形成血栓和动脉瘤。

Ⅲ期：28～31 天，动脉炎症逐渐消退，血栓和肉芽形成，纤维组织增生，导致冠状动脉部分或完全阻塞。

Ⅳ期：数月至数年，病变逐渐愈合，心肌瘢痕形成，阻塞的动脉可能再通。

二、主要临床表现

（一）主要症状及体征

常见持续性发热，体温多达 39℃以上，呈稽留热或弛张热，持续 7～14 天或更久，抗生素治疗无效。发热同时多出现双侧球结膜充血；多数患儿出现口唇潮红、草莓舌。发热 5 天内出现弥漫性充血性斑丘疹、多形性红斑或猩红热样皮疹，通常广泛分布。部分患儿伴非化脓性一过性颈淋巴结肿大，多为单侧，局限于颈前三角。急性期手掌、足底潮红和硬性水肿，有时伴疼痛，2～3 周手指和脚趾出现从甲周开始的脱皮，恢复期指甲可见横沟纹，称 Beau 线。卡疤红肿是川崎病的一项相对特异的早期表现。

（二）其他症状及体征

主要为心血管系统，心肌炎、心包炎、心内膜炎和心律失常。发生冠状动脉瘤或狭窄者，可无临床表现，少数可有心肌梗死的症状。心肌梗死和冠状动脉瘤破裂可致心源性休克甚至猝死。消化系统有呕吐、腹泻、腹痛表现。呼吸系统可有咳嗽、流涕、支气管周围及间质渗出。部分伴随激惹、肌肉骨骼酸痛、无菌性脑膜炎等其他系统的表现。

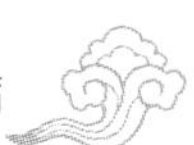

三、辅助检查

1. 血液学检查 血常规可见白细胞增高，以中性粒细胞为主，伴核左移，轻度贫血，血小板早期正常，第2~3周增多。血沉增快，C反应蛋白、红细胞沉降率（ESR）增快，丙氨酸转氨酶（ALT）和天门冬酸转氨酶（AST）升高，降钙素原轻、中度升高，血清铁蛋白、血浆D-二聚体升高。

2. 免疫学检查 血清IgG、IgM、IgA、IgE和血液循环免疫复合物升高。Th2类细胞因子如IL-6明显增高，血清总补体和C3正常或增高。

3. 心电图 早期非特异性ST-T变化；心包炎时可有广泛ST段抬高和低电压；心肌梗死时相应导联有ST段明显抬高，T波倒置及异常Q波。

4. 胸部平片 可见肺部纹理增多、模糊或有片状阴影，心影可扩大。

5. 超声心动图 是本病最重要的辅助检查手段，急性期可见心包积液，左室内径增大，二尖瓣、主动脉瓣或三尖瓣反流；冠状动脉内径Z值能够客观地反映病变情况，新版指南建议使用Z值来定义冠状动脉扩张。当冠状动脉内径Z值≥2.5时，称为冠状动脉扩张。如不能使用Z值，仍可应用传统的冠状动脉内径方法诊断冠状动脉扩张（<5岁：≥3mm；≥5岁：≥4mm）。

6. 尿液及脑脊液检查 尿沉渣可见白细胞增多或轻度蛋白尿。脑脊液中也可出现以淋巴细胞为主的白细胞增多。

四、诊断及鉴别诊断

（一）诊断标准

采用川崎病诊断和急性期治疗专家共识诊断标准（2022年1月修订）。

1. 双侧眼球结膜充血；
2. 口唇干红、草莓舌、口腔咽部黏膜弥漫性充血；
3. 多形性皮疹，包括单独出现的卡疤红肿；
4. 四肢末端变化：急性期手足硬性水肿，掌跖及指趾端红斑，恢复期甲周脱皮；
5. 非化脓性颈部淋巴结肿大。

发热5天以上，伴以上5项临床表现中至少4项，排除其他疾病后即可诊断川崎病。如上述5项中只出现4项，但超声心动图有冠状动脉损害，亦可确诊为川崎病。

（二）鉴别诊断

本病需与猩红热、传染性单核细胞增多症、幼年类风湿病、渗出性多形红斑等相鉴别（表15-7）。

表15-7 川崎病相关疾病的鉴别

疾病	鉴别
猩红热	病后1～2天出现皮疹，为粟粒状弥漫性均匀皮疹，疹间皮肤潮红，指（趾）肿胀不明显，有口周苍白圈、帕氏线、杨梅舌等特殊体征，青霉素治疗有效
传染性单核细胞增多症	持续发热、淋巴结肿大与川崎病有相似之处，但无球结膜充血及口腔黏膜改变，四肢末端无硬肿及脱皮。外周血白细胞分类以单核淋巴细胞为主，占70%～90%，异型淋巴细胞达10%或以上者
幼年类风湿病	持续低热反复发作，皮疹时隐时现（热退疹隐），关节肿痛，无手指、足趾末端红肿，无掌跖潮红、球结膜充血、口唇潮红、口咽黏膜充血及草莓舌，无冠状损害等症状
渗出性多形红斑	婴儿少见，皮疹范围广泛，有疱疹及皮肤糜烂出血，有口腔溃疡

笔记栏

五、临床治疗

本病采用中西医结合治疗。中医以清热解毒凉血为总的治疗原则，根据疾病的不同发展阶段辨证论治，活血化瘀法贯穿本病治疗之始终；西医主要采用对症、支持和抗凝治疗。

（一）中医治疗

1. 中医辨证思路　辨证以卫气营血为纲，同时辨明虚实。早期邪热炽盛，多以实证为主；后期伤津耗气，多以虚热为主。临床上主要针对热程、皮疹颜色、口腔及黏膜病损分三个阶段进行辨证。初期为卫气同病，中期为气营两燔，后期为气阴两伤，正虚邪恋。若疾病按卫气营血传变规律发展，是为顺证；若在疾病初期或后期快速进展为毒热侵心，心脉受损，或出现危候，是为逆证。本病有热势高、热程长、传变快的特点，热毒所致的心肌损害也是本病的重要病理改变，多伴有气滞血瘀，临证之时当详察细辨。

2. 治疗原则　清热解毒，活血化瘀。病初佐辛凉透表，气营两燔时配合凉血、活血，热退宜益气养阴。

3. 辨证施治

1）卫气同病

证候：起病急骤，持续发热，不恶寒，口渴喜饮，目赤头痛，口咽潮红，面部躯干部初现皮疹，颈部臖核肿大，纳少，舌质红，苔薄白或薄黄，脉浮数。

治法：清热解毒，辛凉透表。

代表方：银翘散合白虎汤加减。

目赤甚者，加菊花；颈部臖核肿大者，加浙贝母、僵蚕；口渴唇干者，加天花粉、麦冬。

2）气营两燔

证候：壮热不已，身热夜甚，目赤唇红，草莓舌，斑疹鲜红，手足硬肿脱皮，舌质红，苔少，脉数。

治法：清气凉营，解毒化瘀。

代表方：清瘟败毒饮加减。

咽喉肿痛者，加板蓝根、山豆根；大便秘结者，加大黄；皮疹鲜红密集者，加紫草、青黛。

3）气阴两伤

证候：身热已退，疲乏少力，自汗盗汗，手足硬肿及红斑消退，指（趾）末端出现膜样脱皮，口渴喜饮，舌红少津，苔少，脉细数。部分患儿可见心悸、脉结代。

治法：益气养阴，清解余邪。

代表方：沙参麦冬汤合生脉散加减。

纳呆者，加佩兰、山楂、神曲，低热不退者，加地骨皮、白薇；心悸、脉结代者，加黄芪、炙甘草、丹参。

4. 中医其他疗法

针灸疗法　热在气营者，取穴大椎、曲池、合谷、十宣，快针强刺激，泻法，不留针；热在营血，扰动心神者，取穴心俞、神门、内关，平补平泻法，留针 20 分钟。每日 1 次。

（二）西医治疗

1. 阿司匹林　早期口服可减轻急性炎症过程。每日 30~50mg/kg，分 2~3 次服用，热退后 3 天逐渐减量，2 周左右减至每日 3~5mg/kg，顿服，维持 6~8 周。如有冠状动脉病变时，

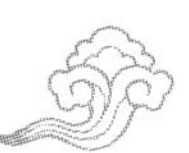

笔记栏

应延长用药时间。

2. 静脉用丙种球蛋白　1~2g/(kg·d),推荐剂量为2g/(kg·d),输注时间通常控制在10~12小时,大体重患儿(>20kg)可采用每天1g/kg的剂量,连用两天。可迅速退热,预防冠状动脉病变发生。

3. 糖皮质激素　一般建议只用于静脉用丙种球蛋白无反应性患儿的二线治疗。甲泼尼松2mg/(kg·d),分2次静脉滴注,CRP正常时逐渐减停;或大剂量甲泼尼龙10~30mg/(kg·d),静脉滴注冲击治疗,最大剂量每日1g,连用3~5日,继之以泼尼松2mg/(kg·d),口服,并逐渐减停。

4. 其他治疗　①抗血小板聚集,除阿司匹林外可加用双嘧达莫。②对症治疗:据病情给予对症及支持疗法,如补液、控制心力衰竭、纠正心律失常等。③心脏手术:严重冠状动脉病变需要进行冠状动脉搭桥术。

六、预防与康复

1. 合理喂养,适当进行户外活动,增强体质。

2. 积极防治各种感染性疾病。

3. 有冠状动脉扩张者需长期随访,至少每半年做1次超声心动图检查,直到冠状动脉扩张消失为止。

案例分析

病案:席某,男,6个月,因"发热4天,皮疹1天"入院。患儿4天前开始发热,曾服用红霉素等抗生素,效不显著,入院当天发现左颌下肿胀,皮肤出现皮疹,体温高达42℃。查体见急性病容,烦躁不安,前囟稍凸,张力较高,全身皮肤散在充血性皮疹,形态大小不一,以背部较多,部分融合成片,双足背及外侧趾面有红斑,手掌面皮肤潮红,手背有不规则红斑及轻度硬肿,肛门周围及阴茎阴囊皮肤潮红,眼结膜充血,口唇鲜红皲裂,杨梅舌,口腔黏膜及咽部充血,扁桃体Ⅱ度肿大,无渗出,左颌下淋巴结约2.5cm×2cm,压痛,舌苔黄腻,指纹浮紫达气关。西医诊断为川崎病,中医辨证为温毒发疹,气营两燔。以清热生津,解毒透疹为法,方宗白虎地黄汤加味,药用生石膏(先下)25g,知母5g,生地黄10g,生甘草3g,天竺黄5g,元参10g,蝉蜕3g,赤芍10g,黄连1g,山栀2g。3剂,水煎服。服药后体温降至37.2℃,二、三诊均上方加减,9剂后体温正常,皮疹及掌趾肿胀消退,指趾开始脱皮,眼结膜充血消退,继以养阴清热法善其后。

分析:本例患儿因感受温毒时邪,蒸腾肺胃,气营两燔甚为显著,亟当清热生津,解毒透疹,以希由营转气,邪从外达。故用生石膏、知母大清气分之热,元参、生地黄、赤芍清解营分之毒,黄连、山栀清心泻火,蝉蜕宣肺透邪,天竺黄清热豁痰,生甘草解毒和中,迅即收到"清解未犯寒凉,养阴而不滋腻,透疹未伤津液"之效。

(摘自《刘弼臣用药心得十讲》)

扫一扫,测一测

(孙丽平　梅花　杨阳)

复习思考题

1. 变应性鼻炎采用西医药物治疗时的注意事项有哪些?

笔记栏

2. 支气管哮喘患儿日常如何进行预防调护？
3. 过敏性紫癜患儿在发病期间应注意哪些饮食起居调护？
4. 风湿热病史采集时针对临床表现的询问要点有哪些？
5. 如何运用八纲辨证分析不同类型幼年特发性关节炎？
6. 试从卫气营血传变规律论述皮肤黏膜淋巴结综合征的病因病机。

笔记栏

第十六章 营养障碍性疾病 PPT 课件

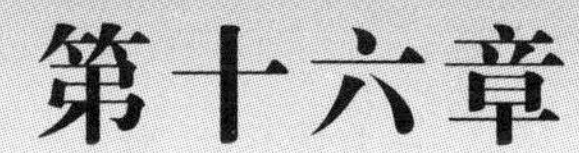

第十六章

营养障碍性疾病

学习目标

1. 掌握维生素 D 缺乏性佝偻病及小儿单纯性肥胖的病因、临床表现、诊断、治疗、预防；维生素 D 缺乏性手足搐搦症的诊断、鉴别诊断、急救处理；蛋白质-能量营养不良的中西医病因病机、临床表现、分度及治疗。

2. 熟悉营养性维生素 D 缺乏的西医病因病理。

3. 了解营养性维生素 D 缺乏的康复与预防。

第一节 营养性维生素 D 缺乏

维生素 D 缺乏性佝偻病

维生素 D 缺乏性佝偻病(vitamin D deficiency rickets)是小儿体内维生素 D 不足致使钙、磷代谢紊乱产生的一种以骨骼病变为特征的全身慢性营养障碍性疾病，以正在生长的长骨干骺端软骨不能正常钙化而致骨骺病变为其特征。本病主要见于 2 岁以内的婴幼儿。近年来，随着我国卫生保健水平的提高，维生素 D 缺乏性佝偻病的发病率逐年下降，重症佝偻病已大为减少。

古代中医文献中的“夜惊”“汗证”“疳证”“五迟”“五软”“鸡胸”“龟背”等病证均有与本病相关的论述，可参其辨证论治。

一、病因病理

（一）中医病因病机

小儿先天禀赋不足和后天失调为本病的主要发病原因。父母精血不足，体弱而孕；或其母受胎而多病，长期营养失调；或早产、高龄得子、多胎等因素；若生后小儿饮食失调而伤脾。小儿先天禀赋不足，加之出生后脾肾内亏，不能化生气血，气血虚弱，脏腑失其所养而致本病。另外，日照不足、体虚多病等也可导致脏腑功能失调而患本病。

本病的病机是脾肾两虚，病位主要在脾、肾，常累及心、肝、肺。肾为先天之本，主骨生髓，齿为骨之余，故先天肾精气不足，则骨髓不充，骨失所养，出现颅骨软化、囟门迟闭、齿迟，甚至骨骼畸形等症状。脾为后天之本，气血生化之源，若喂养失宜，或饮食失调，则可导致脾失健运，水谷精微输布无权，久之全身脏腑失于濡养。如肺气不足，卫外不固，则多汗，易患外感；心气不足，心失所养则心神不安；脾虚肝失所制或肾虚则肝失涵养，肝阳内亢，阳失潜藏而出现烦躁、夜啼、夜惊、盗汗。因此，脾肾不足是本病的关键(图 16-1)。

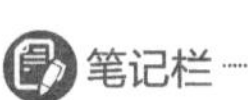

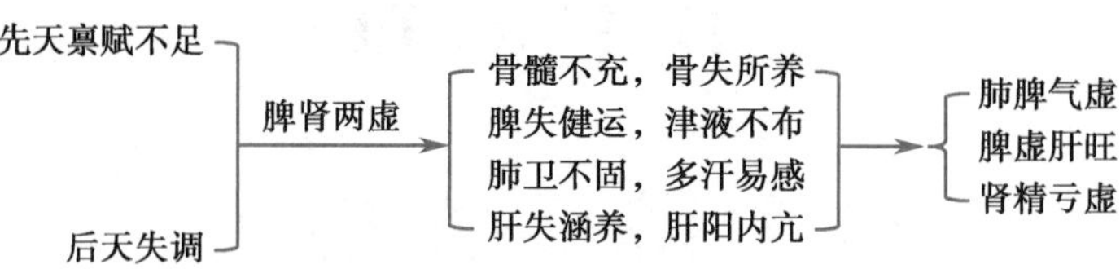

图 16-1　维生素 D 缺乏性佝偻病中医病因病机

（二）西医病因病理

1. 病因

（1）日照不足：人体维生素 D 主要由皮肤经过日照合成，在紫外线光照射的条件下，人体皮肤中的胆固醇衍生物，如 7-脱氢胆固醇可以转化成维生素 D_3，使人体获得较为充足的维生素 D。但大多数地域的自然阳光紫外线不能通过普通玻璃，婴幼儿缺乏户外活动，大城市中高大建筑物可阻挡日光照射，大气污染会吸收部分紫外线，冬季日照短，紫外线照射少等，均容易造成维生素 D 缺乏。

（2）摄入不足：天然食物中维生素 D 含量少，不能满足需要，若不及时补充鱼肝油、蛋黄、肝泥等富含维生素 D 的辅食，亦易患佝偻病。

（3）生长过速：母孕期维生素 D 缺乏，早产、双胎婴儿体内维生素 D 储备不足，而出生后其生长速度快，需要量大，易发生维生素 D 缺乏性佝偻病。

（4）疾病因素：肝胆、肠道的慢性疾病会影响维生素 D 的吸收、利用；严重的肝、肾疾病亦可致维生素 D 羟化障碍、生成量不足而引起佝偻病。

（5）药物影响：长期服用苯妥英钠、苯巴比妥等治疗癫痫的药物，可加速维生素 D 和 25-(OH)D_3 分解为无活性的代谢产物；糖皮质激素能拮抗维生素 D 对钙的转运而导致佝偻病。

2. 发病机制　维生素 D 缺乏性佝偻病可以看成是机体为维持血钙水平而对骨骼造成的损害。维生素 D 缺乏造成肠道吸收钙、磷减少和低钙血症，以致甲状腺功能代偿性亢进，甲状旁腺分泌增加以动员骨钙释出使血清钙浓度维持在正常或接近正常的水平；但甲状旁腺同时也抑制肾小管重吸收磷，使尿磷排出增加，血磷降低，导致钙磷乘积下降，骨样组织因钙化过程发生障碍而局部堆积，成骨细胞代偿增生、碱性磷酸酶分泌增加，临床出现一系列佝偻病症状和血生化改变（图 16-2）。

3. 病理　维生素 D 缺乏时，钙磷浓度不足，骺软骨的正常生长和钙化受阻，破坏了软骨细胞增殖、分化和凋亡的正常程序，骨骺端骨样组织堆积，临时钙化带失去正常形态，成为参差不齐的阔带；骺段增厚，向两侧膨出，形成临床常见的肋骨“串珠”和“手镯”“脚镯”等征。扁骨和长骨骨膜下的骨质也矿化不全，骨皮质被骨样组织代替，骨膜增厚，骨质疏松，容易受肌肉牵拉和重力影响而发生歪曲变形，甚至病理性骨折；颅骨骨化障碍表现为颅骨变薄和软化、颅骨骨样组织堆积出现“方颅”。

二、主要临床表现

多见于 3 个月至 2 岁的婴幼儿，主要表现为生长最快的部位的骨骼改变、肌肉松弛及神经兴奋性的改变。年龄不同，临床表现不同，佝偻病在临床上分期如下。

1. 初期　常见于 3~6 个月以内小婴儿，主要表现为神经兴奋性增高，如有烦躁、睡眠不安、易惊、夜啼、多汗等症，并可致枕部脱发而见枕秃。此期常无骨骼病变，血生化改变轻微，血清 25-(OH)D_3 下降，血钙正常或略下降，血磷降低，碱性磷酸酶正常或稍高，骨骼 X 线摄片可无异常，或见临时钙化带稍模糊。

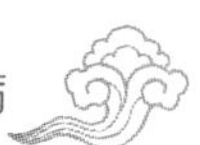

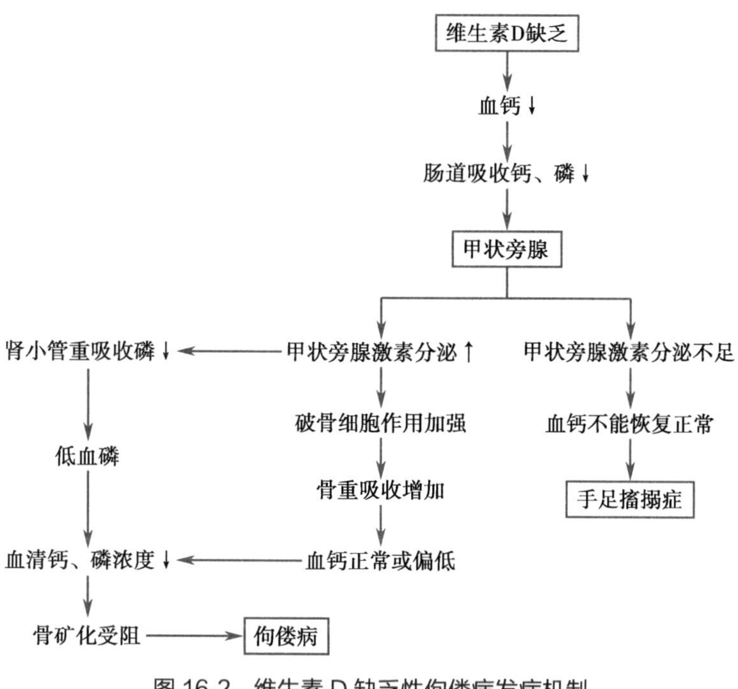

图 16-2　维生素 D 缺乏性佝偻病发病机制

2. 激期　主要表现为骨骺变化和运动功能发育迟缓。

（1）骨骺改变

1）头部：因颅骨外层变薄而见颅骨软化，主要见于 6 个月内的婴儿，用手压枕部或顶骨后方有压乒乓球感；8~9 个月以上的婴儿，顶骨与额骨双侧骨样组织增生可隆起成方颅、臀形颅；囟门较大且闭合延迟，严重者可迟至 2~3 岁；乳牙萌出迟，可迟至 10 个月，甚至 1 岁多才出牙，牙釉质发育差，易患龋齿，甚至会影响恒齿钙化。

2）胸部：胸部畸形多见于 1 岁左右婴儿，肋骨与软骨交接处膨大成串珠状，重者可压迫肺脏；因肋骨变软，膈肌附着处牵拉形成郝氏沟及肋下缘外翻；胸骨及相邻肋骨向前突出形成"鸡胸"，或胸骨下缘内陷形成漏斗胸。

3）四肢：各骨骺端膨大，腕、踝部最明显，成"手镯"及"脚镯"改变，多见于 6 个月以上的婴儿；因骨质软化，开始行走后，下肢骨不能支持体重而变弯，形成严重膝内翻（O 形腿）或膝外翻（X 形腿），长骨可发生青枝骨折。

4）脊柱：患儿会坐或站立后，因韧带松弛可致脊柱后凸或侧弯畸形，严重者可伴有骨盆畸形，造成生长迟缓，女孩成年后怀孕可造成难产。

（2）肌肉改变：由于低血磷所致肌肉中糖代谢障碍，引起全身肌肉松弛、乏力、肌张力降低，坐、立、行等运动功能发育落后，腹肌张力低下，腹部膨隆如蛙腹。

重症患儿神经系统等运动功能发育落后，表情淡漠，语言发育落后，条件反射形成迟缓；免疫力低下，易合并感染及贫血。此期血生化及骨骼 X 线片明显改变。血清 25-（OH）D_3 更加下降，血钙正常或下降，血磷下降，碱性磷酸酶明显升高，X 线显示骨骺端钙化带消失，呈杯口状、毛刷状改变，骨骺软骨带增宽。

3. 恢复期　经足量维生素 D 治疗后，临床症状和体征逐渐减轻、消失，血生化逐渐恢复正常，骨 X 线片出现不规则钙化线。

4. 后遗症期　多见于 2 岁以上儿童，临床症状消失，血生化和 X 线摄片正常，无需治疗。重度佝偻病可残留不同程度的骨骺畸形。

笔记栏

三、辅助检查

1. 血清25-(OH)D_3检测 25-(OH)D_3是维生素D_3在血浆中的主要存在形式，正常值是25~125nmol/L(10~80μg/ml)，佝偻病早期血清25-(OH)D_3即明显降低，当<8μg/ml时可诊断为维生素D缺乏症。

2. 血清钙磷乘积测定 钙磷离子乘积在正常范围(>40)时，骨矿化作用才能进行，佝偻病时，两者乘积(<40)。

3. 血清碱性磷酸酶测定 在佝偻病激期时增高明显，但血清碱性磷酸酶受众多因素，如低蛋白血症和锌缺乏等影响，故不作为判断维生素D营养状况的指标。

4. X线检查 骨骼X线典型改变见于佝偻病激期，长骨片显示骨骺端钙化带消失，呈杯口状、毛刷状改变，骨骺软骨带增宽，骨质疏松，骨皮质变薄，可有骨干弯曲畸形或青枝骨折，骨折可无临床症状。

四、诊断及鉴别诊断

（一）诊断要点

根据维生素D摄入不足或日光照射不足病史，佝偻病的症状及体征，结合血生化和骨骼X线改变可进行诊断。早期表现为多汗、烦躁等神经兴奋性增高症状，缺乏特异性。血清25-(OH)D_3在早期可明显减低，是早期诊断较为可靠的指标。

（二）鉴别诊断

本病需与先天性甲状腺功能低下、软骨营养不良以及其维生素D依赖性佝偻病等相鉴别(表16-1)。

表16-1 维生素D缺乏性佝偻病相关疾病的鉴别

疾病	鉴别
先天性甲状腺功能低下	出生后2~3个月开始出现甲状腺功能不全表现，并随月龄增大症状日趋明显，如生长发育迟缓、体格明显短小、出牙迟、前囟大而闭合晚、腹胀等，与佝偻病相似，但患儿智能低下，有特殊面容，血清促甲状腺激素（TSH）、T_4测定可资鉴别
软骨营养不良	本病患儿头大、前额突出、长骨骺端膨出、胸部串珠、腹大等与佝偻病相似，但四肢及手指短粗，五指齐平，腰椎前突，臀部后突。骨骼X线可见特征性改变，如长骨粗短弯曲，干骺端变宽，呈喇叭口状，但轮廓光整，部分骨骺可埋入扩大的干骺端中
维生素D依赖性佝偻病	为常染色体隐性遗传，可分为两型。Ⅰ型为肾脏1α-羟化酶缺陷，使25-（OH）D_3转变为1，25-（OH）$_2D_3$发生障碍，血中25-（OH）D_3浓度正常；Ⅱ型为靶器官1，25-（OH）$_2D_3$受体缺陷，血中1，25-（OH）$_2D_3$浓度增高。Ⅰ型患儿可有高氨基酸尿症；Ⅱ型患儿的一个重要特征为脱发

五、临床治疗

西医治疗以补充维生素D为主，旨在控制活动期症状，防止骨骼畸形；中医治疗以调补脾肾为主，标本兼治。

（一）中医治疗

1. 中医辨证思路 维生素D缺乏性佝偻病总属虚证，临床辨证多结合病情分期，以脏腑辨证为主，按病情轻重及病变部位进行分型。早期表现为肺脾气虚，营卫不和；激期表现为脾虚肝旺，气血不和；后遗症期则多表现为肾虚骨弱，精血不足。

2. 治疗原则　本病的治疗，当以调补脾肾为要。可根据脾肾亏损轻重，采用不同的治法。早期以脾胃虚弱为主，用健脾益气为主法；激期多属肾脾两亏，当予肾脾并补；恢复期、后遗症期以肾虚为主，当补肾填精，佐以健脾。本病在调理脾肾的同时，还要注意与补肺益气固表、平肝清心安神等治法的配合使用。

3. 辨证施治

（1）肺脾气虚

证候：多汗，乏力，烦躁，睡眠不安，夜惊，发稀枕秃，囟门迟闭，或形体虚胖，肌肉松软，纳呆，大便不实，或反复感冒，舌质淡红，苔薄白，指纹偏淡。

治法：健脾益肺，调和营卫。

代表方：四君子汤合黄芪桂枝五物汤加减。

若多汗者，加五味子、浮小麦；夜惊、睡眠不安者，加蝉蜕、煅龙骨、酸枣仁、合欢皮；大便不实者，加山药、扁豆。

（2）脾虚肝旺

证候：烦躁，夜啼不宁，惊惕不安，甚者抽搐，多汗，毛发稀疏，乏力，纳呆食少，囟门迟闭，出牙延迟，坐立行走无力，舌质淡，苔薄，指纹淡紫。

治法：健脾助运，平肝息风。

代表方：益脾镇惊散加减。

若惊惕、夜啼不安者，加蝉蜕、煅龙骨；若烦躁、抽搐者，加煅牡蛎；汗多者，加煅龙骨、煅牡蛎。

（3）肾精亏损

证候：有明显的骨骼改变，常见头颅方大畸形，肋骨串珠，“手镯”“足镯”样病变，甚至鸡胸、龟背，膝内翻（O 形腿）或膝外翻（X 形腿），脊柱畸形等，并伴有面白虚烦，多汗，四肢乏力，舌淡苔少，指纹色淡。

治法：健脾补肾，填精补髓。

代表方：补肾地黄丸加减。

若骨骼改变明显者，可加龟甲、鳖甲、鹿角胶；若四肢不温，阳气虚者，加肉苁蓉、菟丝子；夜汗较多者，倍增山茱萸加五味子。

4. 中医其他疗法

临床常用中成药：①龙牡壮骨颗粒，功能强筋壮骨，和胃健脾，用于脾虚肝旺证；②六味地黄丸，功能滋阴补肾，用于肾精亏损证。

（二）西医治疗

1. 维生素 D 制剂　一般采用口服疗法，剂量为每日 2 000~4 000IU（50~100μg），1 个月后改为每日 400IU（10μg）。

2. 钙剂　补充维生素 D 的同时服用钙剂，每日至少补充元素钙 200mg。

3. 其他　已有骨骼畸形的后遗症患儿应加强锻炼，可采用主动或被动运动的方法矫正。有严重骨骼畸形者可考虑手术矫治。

六、预防与康复

1. 充足的日光照射即可保证体内的 25-(OH)D_3 浓度正常。因此，孕妇应经常户外活动，进食富含钙、磷的食物。妊娠后期为秋、冬季的妇女宜适当补充维生素 D 每日 400~1 000IU。

2. 处于生长发育高峰的婴儿应采取综合性预防措施，保证一定时间（逐渐达每日 1~2

笔记栏

小时)的户外活动和给予预防量的维生素 D 和钙剂并及时添加辅食。新生儿生后 2 周给予预防量维生素 D 每日 400IU 至 2 岁;夏季日光充足、户外活动多,可暂停服用或减量。早产儿、低出生体重儿或双胎生后每日应给予维生素 D 800~1 000IU,3 个月后改为预防量。

维生素 D 缺乏性手足搐搦症

维生素 D 缺乏性手足搐搦症(tetany of vitamin D deficiency)又称佝偻性低钙惊厥,是由于维生素 D 缺乏而甲状旁腺不能代偿,以致血中钙离子降低,神经肌肉兴奋性增高,出现惊厥、手足肌肉抽搐或喉痉挛等症状,多见于 6 个月以内的婴儿。近年来由于广泛应用维生素 D 预防,发病已逐渐减少。

本病属于中医的"惊风"范畴。

一、病因病理

(一)中医病因病机

小儿先天禀赋不足和后天调护失宜为本病的主要发病原因。

父母精血不足,体质虚弱而孕,或母受胎而多病,或早产、多胎等因素,使小儿先天禀赋不足,出生后脾肾内亏,气血虚弱,筋脉失于濡养而发病。若后天喂养不当,调护失宜,或暴吐暴泻、久吐久泻,或他病妄用苦寒攻伐之法,可导致中焦受损,脾胃虚弱,中土既虚,则土虚木乘,肝亢风动;若吐泻日久,或误服寒凉,伐伤阳气,则可致脾肾阳虚,阴寒内盛,不能温煦经脉而致虚极生风之证;外感热病后耗伤阴液,肝肾阴虚,水不涵木,而致虚风内动。

总之,本病的病程较长,多属于虚证,病位主要在肝、脾、肾。其本为脾肾不足,标为肝亢有余(图 16-3)。

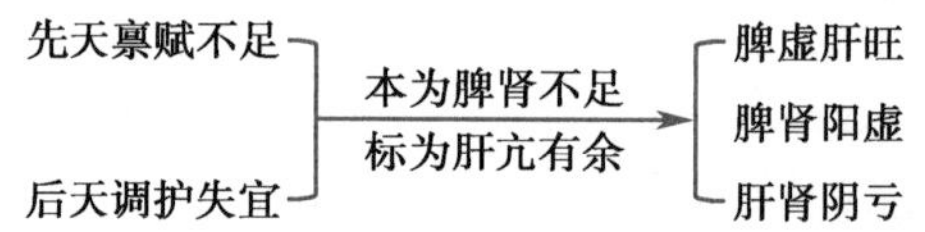

图 16-3 维生素 D 缺乏性手足搐搦症中医病因病机

(二)西医病因病理

本病的病因与维生素 D 缺乏性佝偻病相同,血清钙离子降低为其直接原因。当血清总钙量降至 1.75mmol/L(7mg/L)以下,或游离钙降至 1.0mmol/L(4mg/L)以下时,即可出现抽搐症状。当血钙降低时,甲状旁腺受刺激而呈现继发性功能亢进,分泌较多的甲状旁腺素,使尿磷的排泄增加,并使骨骼脱钙而补充血钙不足,故当甲状旁腺代偿功能不足时,血钙不能维持正常水平则发病。

二、主要临床表现

主要表现为惊厥、手足搐搦和喉痉挛,同时伴有不同程度的佝偻病表现。

1. 惊厥 为最常见的发作形式。患儿常无发热或其他原因而突发的四肢抽动,两眼上窜,面肌震颤,可有神志不清,发作时间为数秒至数分钟左右,可反复发作。发作轻时仅有短暂的眼球上窜和面肌抽动,神志清楚。

2. 手足搐搦 常见于 6 个月以上的婴幼儿,突发性手足强直痉挛,双手腕部屈曲、手指伸直、拇指内收掌心;足部踝关节伸直,足趾同时向下弯曲。

3. 喉痉挛 婴儿多见,喉部肌肉及声门突发痉挛,呼吸困难,严重者可发生窒息、发绀、严重缺氧,甚至死亡。

4. 其他症状　往往有出汗、睡眠不安、易惊哭等神经兴奋症状。此外，在患儿不发作时可通过刺激神经肌肉引出以下体征。

（1）面神经征：以叩诊锤或手指尖轻击患儿颧弓与口角间的面颊部（第7脑神经孔处）可引起眼睑和口角抽动者为阳性，新生儿期可呈假阳性。

（2）腓反射：以叩诊锤骤击膝下外侧腓神经处可引起足向外侧收缩者即为腓反射阳性。

（3）陶瑟征（Trousseau sign）：以血压计袖带包裹上臂，使血压维持在收缩压和舒张压之间，5分钟之内该手出现痉挛状属阳性。

三、辅助检查

血清钙测定：总血钙<1.75mmol/L，或离子钙<1.0mmol/L，应首先考虑本病。

四、诊断及鉴别诊断

（一）诊断要点

患儿突发无热惊厥，手足搐搦或喉痉挛等临床症状，呈反复发作，发作后神志清醒，无其他神经系统体征，同时有佝偻病表现。血清总钙<1.75mmol/L，或血清离子钙<1.0mmol/L，应首先考虑本病。

（二）鉴别诊断

本病需与低血糖症、低镁血症、婴儿痉挛症鉴别（表16-2）。

表16-2　维生素D缺乏性搐搦症相关疾病的鉴别

疾病	鉴别
低血糖症	常发生于清晨空腹时，有进食不足或腹泻病史，一般口服或静脉注射葡萄糖后抽搐立即停止，血糖常<2.2mmol/L，血钙正常
低镁血症	多见于新生儿，或牛乳喂养的小婴儿，常同时合并低钙血症，可出现烦躁、惊跳、阵发性屏气，甚至惊厥，血清镁常<0.85mmol/L
婴儿痉挛症	表现为间歇性惊厥或手足搐搦，间歇几天或数周发作1次。血磷升高>3.2mmol/L（10mg/dl），血钙降至1.75mmol/L（7mg/dl）以下，碱性磷酸酶正常或稍低；颅骨X线可见基底节钙化灶

五、临床治疗

西医治疗首先是急救，控制惊厥或喉痉挛等危急症状；其次是补钙，使血钙迅速上升，惊厥等症状不再出现；然后给予维生素D，使钙、磷代谢恢复正常，以根治本病。因本病多属于虚证，配合中医治疗以补益之法，重在培补元气，调理脾肾，平息肝风。

（一）中医治疗

1. 中医辨证思路　首辨缓急。本病以脾虚肝旺为主，病位在肝、脾、肾，总属虚风内动。

2. 治疗原则　惊厥发作时以息风为主，惊厥缓解后以调和肝脾为法。

3. 辨证施治

（1）脾虚肝旺

证候：抽搐无力，时作时止，反复发作，精神不振，四肢欠温，面色微黄，不思饮食，大便稀溏，或带青绿，舌质淡，苔白，指纹淡，显于气关。

治法：温中健脾，扶土抑木。

代表方：缓肝理脾汤加减。

笔记栏

抽搐频发者，加龙骨、牡蛎；纳呆食少者，加焦山楂、砂仁；腹泻日久者，将干姜改为煨姜，加山楂炭、煨葛根；四肢厥冷者，可加附子、肉桂。

（2） 脾肾阳虚

证候：精神萎靡，四肢蠕蠕震颤，伴有额汗不温，口鼻气冷，甚至面色灰滞，四肢厥冷，溲清便溏，舌质淡，苔薄白，指纹淡。

治法：温补脾肾，回阳救逆。

代表方：固真汤合逐寒荡惊汤加减。

汗多不止者，加煅龙骨、煅牡蛎、五味子；震颤搐搦不停者，加蜈蚣、全蝎、乌梢蛇。

（3） 肝肾阴亏

证候：震颤瘛疭，形容憔悴，精神萎靡，烦躁不安，低热，手足心热，自汗盗汗，便干尿黄，舌红绛，苔少乏津，指纹淡紫。

治法：育阴潜阳，滋水涵木。

代表方：大定风珠加减。

低热潮热者，加地骨皮、银柴胡、青蒿；汗出较多者，加黄芪、浮小麦、麻黄根；抽搐不止者，加天麻、全蝎、乌梢蛇。

（二） 西医治疗

1. 急救处理

（1） 止惊：可用10%的水合氯醛40~50mg/kg，保留灌肠；或地西泮缓慢静脉注射，每次0.1~0.3mg/kg，最大量不超10mg。

（2） 吸氧：可加压给氧。

（3） 通畅呼吸道：防止舌后坠，以保证呼吸道通畅，必要时行气管插管。

2. 钙剂治疗　10%的葡萄糖酸钙1~2ml/kg加入5%~10%葡萄糖液10~20ml中，缓慢静脉注射（10分钟以上）或滴注，以防血钙骤升，导致心搏骤停。惊厥反复发作时，可6小时后重复1次，直至惊厥停止后改为口服钙剂，轻症手足搐搦患儿可用10%氯化钙加入糖水服用，每日3次，每次5~10ml，疗程1~2周。

3. 维生素D治疗症状控制后，补充维生素D方法可参照本章“维生素D缺乏性佝偻病”。

六、预防与康复

1. 本病预防与维生素D缺乏性佝偻病相同。

2. 抽搐发作时，调护见第九章第二节小儿惊厥。

第二节　蛋白质-能量营养不良

蛋白质-能量营养不良（protein-energy malnutrition，PEM）是由于各种原因所致能量和/或蛋白质缺乏的一种营养缺乏症，常伴有各种器官功能紊乱和其他营养素缺乏。多见于3岁以下婴幼儿，临床上常分为三个类型，如以能量供应不足为主，表现为体重明显减轻、皮下脂肪减少者称为消瘦型；如以蛋白质供应不足为主，表现为水肿者称为水肿型；介于两者之间者为消瘦-水肿型。

本病属于中医学中的“疳证”范畴。

一、病因病理

（一）中医病因病机

本病主要由于饮食失节，喂养不当，营养失调，疾病影响以及先天禀赋不足所引起。其病变部位主要在脾胃，随着病情发展演变可涉及五脏。

小儿神智未开，乳食不知自节，若喂养不当，乳食太过或不及，损伤脾胃；或小儿久病失于调治或误用攻伐，致脾胃受损，津液耗伤，气血亏损，肌肉消灼，形体羸瘦；或由于先天胎禀不足，脾胃功能薄弱，水谷精微摄入不足，脏腑肌肤失于濡养均可导致疳证。

若脾病及肝，肝失所养，肝阴不足，不能上承于目，而见视物不清，夜盲目翳者，谓之“眼疳”；脾病及心，心火上炎，而见口舌生疮者，称为“口疳”；脾虚不运，气不化水，水湿泛滥，则出现“疳肿胀”。

古人将疳证的病因概括为“疳者甘也”，是指小儿恣食肥甘厚腻，损伤脾胃，形成疳证；将其病机、主证概括为“疳者干也”，气液干涸、干瘪羸瘦。根据疾病不同阶段的表现又可分为疳气、疳积、干疳（图 16-4）。

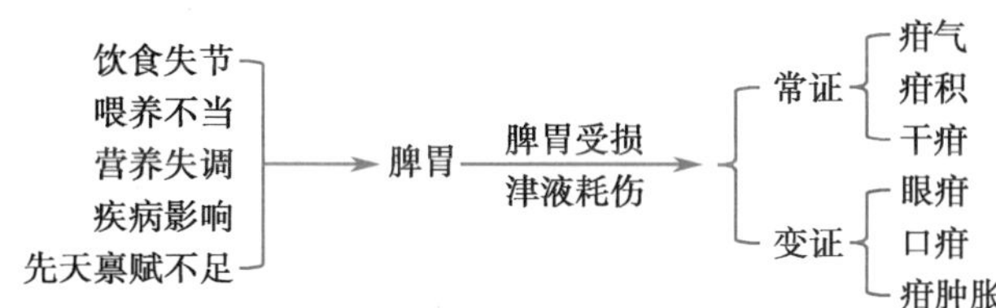

图 16-4　蛋白质-能量营养不良中医病因病机

（二）西医病因病理

1. 病因

（1）摄入不足：因小儿处于生长发育的阶段，若食物中蛋白质和能量摄入量长期不能满足机体生理需要和生长发育，常导致营养不良。

（2）消耗增加：长期发热，各种急、慢性疾病等均可致分解代谢增加、食物摄入减少及代谢障碍而致营养相对缺乏。另外，早产、多胎、先天不足等，如出生后未进行合理喂养也可进一步发展为宫外生长迟缓。

（3）消化吸收不良：如唇裂、腭裂、幽门梗阻等消化系统解剖或功能异常，迁延性腹泻、过敏性肠炎、肠吸收不良综合征等均可引起食物消化吸收障碍。

2. 病理生理

（1）新陈代谢异常

1）蛋白质：蛋白质摄入不足或丢失过多使机体蛋白质代谢处于负氮平衡，其中以白蛋白下降最为明显。

2）碳水化合物：由于糖原储存不足或消耗过多，体内供给能量不足，血糖常降低。

3）脂肪：体内脂肪大量消耗致血清胆固醇浓度降低。浮肿型 PEM 体内脂肪消耗超过肝脏代谢能力，导致大量甘油三酯在肝脏累积，引起肝脏脂肪浸润及变性，肝细胞营养不良。

4）水、盐代谢：由于脂肪大量消耗，细胞外液相应增加。PEM 时 ATP 合成减少影响细胞膜上钠泵转运，引起水钠潴留，故细胞外液一般为低渗状态，尤其是胃肠功能紊乱时易出现低渗性脱水，并可有低钾、钙、镁血症及代谢性酸中毒。

5）体温调节：由于热量摄入不足，血糖降低，皮下脂肪较薄散热快，氧耗量、脉率和周围血液循环量减少，体温偏低。

笔记栏

(2) 各系统功能低下

1) 消化系统:受累最为突出,肠壁变薄,黏膜皱襞减少甚至消失,上皮细胞及绒毛萎缩;胃肠道及酶分泌减少,酶活性降低,肠道蠕动功能减弱,易发生菌群失调,而致感染和腹泻。

2) 循环系统:心肌收缩力减弱,心搏出量减少,血压偏低和脉搏细弱。

3) 泌尿系统:肾小球和肾小管功能差而致肾小管重吸收功能、肾浓缩功能降低,尿量增多、尿比重下降。

4) 神经系统:重度 PEM 时大脑总脂质、胆固醇、磷脂、神经节苷脂均减少,神经胶质细胞增殖及神经元生长和分化减慢,故影响树状突分枝、髓鞘形成和突触生成,严重者甚至可导致永久性运动功能和智力下降。

5) 免疫系统:非特异性(如皮肤黏膜屏障功能、白细胞吞噬功能、补体功能)和特异性功能均明显降低。患儿免疫球蛋白浓度降低,并可有 IgG2 和/或 IgG4 亚类缺陷;结核菌素试验(PPD 试验)或植物血凝素皮肤试验(PHA 试验)呈阴性等。由于 PEM 患儿免疫功能全面降低,易并发各种感染。

二、主要临床表现

(一) 主要症状及体征

体重不增,继之体重下降,皮下脂肪和肌肉逐渐减少或消失,皮肤干燥、苍白、逐渐失去弹性。皮下脂肪层厚度是判断营养不良程度的重要指标之一。皮下脂肪减少的顺序为:最初是腹部,其次是躯干、臀部、四肢,最后是面颊。营养不良初期身高并无影响,久之可以引起身长不增。严重者面颊部脂肪垫消失、皮肤皱缩松弛、干瘪似“老头”,头发干枯,四肢挛缩,腹部如舟状。常伴有多脏器功能受损,甚至智力发育落后;食欲低下,体温低于正常,心率缓慢,心音低钝,呼吸浅表,全身肌张力低下;常出现便秘或饥饿性腹泻,大便量少、次频、带有黏液。蛋白质严重缺乏可以导致水肿型营养不良,多见于单纯碳水化合物喂养的婴幼儿,外表似“泥膏样”。水肿通常出现较早,因此体重下降并不明显。水肿出现的顺序:最初是内部脏器,其次是四肢、面部,严重者为全身性。常伴肝大,毛发稀疏、易脱落,颜色根据营养状况而变化。受刺激部位皮肤色素沉着,脱皮后色素可消失,也可蔓延至全身,常伴有舌乳头萎缩、念珠菌口腔炎。消瘦-水肿型营养不良临床表现介于上述两型之间。

(二) 并发症

常有营养性贫血、微量营养素缺乏、感染、自发性低血糖等并发症出现。

三、辅助检查

水肿型营养不良较消瘦型营养不良血生化指标变化明显。

1. 血浆蛋白　血浆白蛋白浓度降低是最具特征性的改变,但由于其半衰期较长(19~20天),轻-中度营养不良变化不大,故不够灵敏。维生素 A 结合蛋白(半衰期 10 小时)、前白蛋白(半衰期 1.9 天)、甲状腺素结合前蛋白(半衰期 2 天)和转铁蛋白(半衰期 8 天)等代谢周期较短的血浆蛋白质水平降低具有早期诊断价值。胰岛素样生长因子 1(IGF-1)水平反应灵敏,且不受肝功能的影响,是 PEM 早期诊断的灵敏可靠指标。

2. 血清氨基酸　血清必需氨基酸、牛磺酸、支链氨基酸水平明显降低,而非必需氨基酸变化不大。

3. 血清淀粉酶、脂肪酶、胆碱酯酶、转氨酶、碱性磷酸酶、胰酶和黄嘌呤氧化酶等活性均下降,甚至丧失,经治疗后可迅速恢复至正常。

4. 血脂、血胆固醇、微量元素及电解质水平均有不同程度的下降,血糖水平减低,但糖

耐量曲线与糖尿病患儿相同。

四、诊断及鉴别诊断

（一）诊断要点

根据小儿的年龄、喂养史，临床上有体重下降、皮下脂肪减少、全身各系统功能紊乱及其他营养素缺乏的症状、体征及实验室检查，严重营养不良诊断一般不难。但轻症或早期营养不良患儿常易漏诊，需依靠精确的饮食史，定期生长检测和营养评估及较敏感实验指标，才能确定诊断。5 岁以下儿童营养不良的分型与分度如下。

1. 体重低下　体重低于同龄、同性别参照人群值的均值减 2 个标准差为体重低下。均值减在 2~3 个标准差为中度；低于均值减 3 个标准差为重度。该指标主要反映慢性或急性营养不良。

2. 生长迟缓　身长低于同龄、同性别参照人群值的均值减 2 个标准差为生长迟缓。均值减在 2~3 个标准差为中度；低于均值减 3 个标准差为重度。该指标主要反映过去或慢性长期营养不良。

3. 消瘦　体重低于同性别、同身高参照人群值的均值减 2 个标准差为消瘦。均值减在 2~3 个标准差为中度；低于均值减 3 个标准差为重度。该项指标主要反映近期、急性营养不良。

临床上凡符合上述一项指标即可诊断 PEM。

（二）鉴别诊断

本病需与生长激素缺乏症相鉴别，后者表现为匀称性身材矮小，身高、骨骼明显落后于同龄、同性别正常儿童，生长激素刺激实验（+），胰岛素样生长因子 1（IGF-1）和 IGFBP-3 测定水平明显低下。

五、临床治疗

本病宜采用中西医结合的综合治疗方法以提高疗效。西医采取祛除病因、补充营养、改善消化功能和治疗并发症等治疗方法，中医采用随证施治之法。

（一）中医治疗

1. 中医辨证思路　本病主证应以八纲辨证为纲，重在辨清虚实；兼证宜以脏腑辨证为纲，以分清疳证所累及之脏腑。

2. 治疗原则　本病治疗原则以调理脾胃为主，通过调理脾胃，水谷精微得以消化、吸收、输布，营养全身。根据疳气、疳积、干疳的不同阶段而采取和、消、补的治法。出现兼证者，随证治之。

3. 辨证施治

（1）常证

1）疳气

证候：形体略瘦，面色萎黄，毛发稀疏，精神欠佳，性急易怒，不思饮食，舌质略淡，苔薄微腻，脉细，指纹淡紫。

治法：调脾健运。

代表方：资生丸加减。

食欲不振者，去党参（人参）、白术、山药，加入鸡内金；能食善饥，啼哭不宁者，加胡黄连；大便溏者，加炮姜；大便干结者，加决明子、柏子仁。

2）疳积

笔记栏

证候：形体明显消瘦，四肢枯细，肚腹膨胀，甚则青筋暴怒，面色萎黄，毛发稀疏结穗，烦躁不宁，夜卧不宁，或见揉眉挖鼻，吮指龂齿，动作异常，食欲不振，或善食易饥，或嗜食异味，舌淡苔腻，脉沉细而滑，指纹紫滞。

治法：消积理脾。

代表方：肥儿丸加减。

腹胀明显者，加枳实、大腹皮；烦躁不安，揉眉挖鼻者，加栀子、莲子心；大便秘结者，加火麻仁、郁李仁；多饮善饥者，加石斛、天花粉。

3）干疳

证候：形体极度消瘦，皮肤干瘪起皱，大肉已脱，皮包骨头，貌似老人，毛发干枯，面色㿠白，精神萎靡，啼哭无力，腹凹如舟，杳不思食，大便稀溏或便秘，舌淡嫩，苔少，脉细弱，指纹淡红。

治法：健脾益气生血。

代表方：黄芪建中汤加减。

若出现面色苍白，呼吸微弱，四肢厥冷，脉细欲绝者，应急施独参汤或参附龙牡救逆汤以回阳救逆固脱，并配合西医抢救措施。

（2）兼证

1）眼疳

证候：两目干涩，畏光羞明，眼角赤烂，甚则黑睛浑浊，白翳遮睛或有夜盲等，指纹淡紫。

治法：养血柔肝，滋阴明目。

代表方：石斛夜光丸加减。

2）口疳

证候：口舌生疮，甚或满口糜烂，秽臭难闻，面赤心烦，夜卧不宁，小便短黄，或吐舌、弄舌，舌质红，苔薄黄，脉细数，指纹紫滞。

治法：清心泻火，滋阴生津。

代表方：泻心导赤散加减。

3）疳肿胀

证候：足踝浮肿，甚或颜面及全身浮肿，面色无华，神疲乏力，四肢欠温，小便短少，舌淡嫩，苔薄白，脉沉迟无力，指纹淡红。

治法：健脾温阳，利水消肿。

代表方：防己黄芪汤合五苓散加减。

4. 中医其他疗法

（1）临床常用中成药：肥儿丸，功能益气健脾，消疳化积，用于疳气证或疳积之轻证。

（2）针灸疗法：取合谷、曲池、中脘、气海、足三里、三阴交，配以脾俞、胃俞，每日1次，7日为1个疗程，用于疳气证。

（3）推拿疗法：补脾经，运八卦，揉板门、足三里、天枢，捏脊，用于疳气证；补脾经，清胃经、心经、肝经，掐揉四横纹，分手阴阳、腹阴阳，用于疳积证；补脾经、肾经，运八卦，揉足三里，用于干疳证。

（二）西医治疗

1. 处理危及生命的并发症　如严重腹泻、自发性低血糖、各种感染、电解质紊乱及各种维生素缺乏。严重贫血可少量多次成分输血，低蛋白血症可输白蛋白。

2. 祛除病因　在查明病因的基础上，积极治疗原发病。

3. 营养治疗

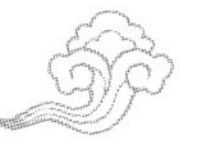

（1）调整饮食及补充营养物质：营养不良时，其基础代谢率和营养素需要量均降低，消化道也适应低营养的摄入，因此，在营养重建过程中，应根据营养不良的程度、消化能力逐渐增加热量和营养物质的供应量。

轻度营养不良可从每日 250～330kJ（60～80kcal/kg）开始，较快较早添加含蛋白质和高热量的食物；中度及重度营养不良可参考原来的饮食情况，从每日 167～250kJ（40～60kcal/kg）开始，并根据情况逐渐少量增加；当增加能量至满足追赶生长需要时，一般可达 502～627kJ（120～150kcal/kg）。待体重接近正常后，再恢复至正常生理需要量，也可给予酪蛋白水解物、氨基酸混合液或要素饮食，以促进体重恢复。蛋白质摄入量从每日 1.5～2.0g/kg 开始，逐步增加到 3.0～4.5g/kg。如不能耐受肠道喂养或病情严重需禁食时，可考虑采用全静脉营养或部分静脉营养等方式。

由于营养治疗后组织修复增加，因此维生素和矿物质的供给量应大于每日推荐量。治疗早期即应给予一次剂量的维生素 A 1 500μg（5 000IU），每日给元素铁 1～3mg，锌 1mg，同时应注意补充钾、镁。

（2）药物治疗

1）胃蛋白酶、胰酶及 B 族维生素等，可促进消化。

2）蛋白同化类固醇制剂，如苯丙酸诺龙，能促进蛋白质合成，并能增加食欲，在供给充足热量和蛋白质的基础上可应用，每次肌内注射 0.5～1.0mg/kg，每周 1～2 次，连续 2～3 周。

3）胰岛素 2～3U，肌内注射，每日 1 次，可降低血糖、增加饥饿感、提高食欲，注射前先服葡萄糖 20～30g，每 1～2 周为 1 个疗程。

4）锌剂可提高味觉敏感度，增加食欲，每日可口服元素锌 0.5～1mg/kg。

六、预防与康复

1. 提倡母乳喂养，乳食定时定量，按时按序添加辅食，供给多种营养素。
2. 保持充足的睡眠，同时增强体质。
3. 纠正小儿的不良饮食习惯，如饮食偏嗜、过食肥甘滋补、贪吃零食、饥饱无常等。

病案分析

病案：赵某，男，1 岁 5 个月。因“纳差数月”就诊。患儿系早产儿，既往“疳积”病史，病情反复。刻下症见纳差，体重 9kg，身长 77cm，大便干结，2～3 日 1 行，夜寐盗汗甚，寐差，脾气急躁，易激惹，喜咬胳膊，每日饮乳 150～200ml，近 2 日有晚间声咳，已服止咳糖浆。体格检查见方颅，枕秃，肋骨外翻，咽红，舌苔薄腻。中医诊断为疳证（疳气证）；西医诊断为Ⅰ度营养不良。治当健脾益气，调脾助运。方取资生健脾丸加减。

处方：太子参 10g，茯苓 10g，苍术 6g，炒白术 6g，鸡内金 6g，莱菔子 10g，连翘 10g，焦山楂 10g，焦六神曲 10g，炒谷芽 10g，炒麦芽 10g。14 剂。每日 1 剂，水煎服。

分析：本例患儿先天脾肾不足，反复纳差，是脾胃虚弱，不能运化之象，而咽红，舌苔薄腻，是近期有外邪侵犯表现。所以，辨证为病邪尚轻浅，脾虚不著，给予健脾益气，调脾助运治疗。方以资生健脾丸加减。

（摘自《汪受传儿科临证医论医案精选》）

笔记栏

4. 加强护理，食具消毒，保证充足睡眠，适当户外活动，纠正不良的饮食习惯。

第三节　单纯性肥胖

小儿单纯性肥胖（simple obesity）是由于能量摄入长期超过人体的消耗，使体内脂肪过度积聚，体重超过一定范围的一种慢性营养障碍性疾病。近年来，我国小儿单纯性肥胖症的发病率呈明显上升趋势。肥胖不仅影响小儿健康，并且增加了成年时期肥胖及心血管疾病、2 型糖尿病、高脂血症等众多严重危害人类健康疾病的患病和死亡的风险。

中医学早在《灵枢・卫气失常》中就有"人有脂，有膏，有肉"等关于脂膏形体即今之肥胖的描述。历代医家将肥胖患者称为肥人，分膏、脂、肉三型。

一、病因病理

（一）中医病因病机

本病的病因与先天有一定的关系，因肥胖具有遗传性，父母肥胖者，其子女中 2/3 也有肥胖的倾向。外感湿邪，内蕴于脾，或因脾虚，湿自内生，胃强脾弱，消谷善饥，则生肥胖；小儿脾常不足，若湿阻不化，或过食肥甘厚味，日久郁而化热，脂膏壅聚体内，故而发胖。若小儿先天禀赋不足，脾肾两虚，则脾失健运，肾失气化，津液失布，内生痰湿脂膏，停于体内，蕴于肌肤，肥胖浮肿。

肥胖症的发生主要与脾、胃有关，涉及肝、肾及肺。痰湿、膏脂是病理产物。古人云"肥人形盛气衰""肥人气虚有痰"，提示肥胖症的体质特点为本虚标实，本病的基本病机是脾肾脏腑虚弱，津液失常，痰湿、膏脂内停，积于血中则血脂增高，停于皮下则肥胖（图 16-5）。

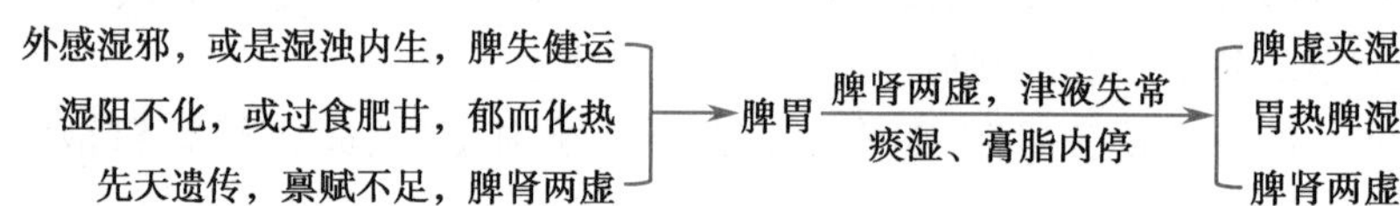

图 16-5　肥胖症中医病因病机

（二）西医病因病理

1. 病因　95%～97% 肥胖患儿属于单纯性肥胖，不伴有明显的神经、内分泌及遗传代谢性疾病。其发病与多因素有关，常见的因素如下。

（1）营养摄入过多：摄入的营养超过机体代谢需要，多余的能量便转化为脂肪贮存体内，导致肥胖。

（2）活动量过少：长期缺乏适当的活动和体育锻炼，安逸的生活习惯，即使摄食不多，因能量消耗过少，也可引起肥胖。

（3）遗传因素：遗传因素在肥胖的发生中起一定的作用，与多基因遗传有关。体脂及其分布的遗传度高达 65%～80%，基础代谢率、能量消耗等也有很强的遗传倾向。父母皆是肥胖，其后代肥胖率高达 70%～80%。

（4）出生体重过大或小于胎龄：母孕期营养、新生儿出生体重过大（尤其糖尿病母亲所生的巨大儿）或小于胎龄等生命早期发育状况与成年期肥胖和其他代谢性疾病相关，是儿童期肥胖的一个重要危险因素。

2. 病理生理　人体脂肪组织的增加包括脂肪细胞数目增加和体积增大。正常体重的新生儿脂肪细胞总数约为成人的 1/4～1/5。在生长发育过程中，脂肪细胞数增加 4～5 倍，并

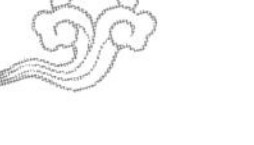

且在胎儿出生前3个月、生后第1年和青春期三个阶段增多最为显著。若在此三个时期内摄入营养素过多，即可引起脂肪细胞数目增多且体积增大，此为多细胞性肥胖。由于增加的细胞数此后不会消失，仅脂肪细胞体积减少，因此治疗较困难且易复发；其他时期的肥胖仅有脂肪体积增大而数目正常，治疗较易奏效。

二、主要临床表现

患儿一般体态肥胖，皮下脂肪积聚甚厚，分布均匀，以颈、肩、乳、胸、背、腹、臀部最为明显。皮下脂肪过度肥胖，可在腹部、大腿部出现白色或紫色条纹。患儿一般食欲极佳（亦有后期纳差者），喜食肥甘厚味之品，体重增长迅速。身高可偏高，但与体重不相称。患儿一般不喜欢活动，情志抑郁，易疲乏、出汗。重症者可出现气短、胸痹、眩晕等症。

三、辅助检查

肥胖儿童血清胆固醇、甘油三酯大多增高，严重患者血清β脂蛋白也增高；常有高胰岛素血症，血生长激素水平减低，生长激素刺激试验的峰值也较正常儿童为低。肝脏超声波检查可有脂肪肝。

四、诊断及鉴别诊断

（一）诊断要点

1. 体重　体重超过同性别、同身高参照人群均值的10%～19%者为超重；超过20%者可诊断为肥胖症，其中20%～29%者为轻度肥胖，30%～49%者为中度肥胖，超过50%者为重度肥胖。

2. 体重指数（body mass index，BMI）　指体重和身高平方的比值（kg/m^2），是评价肥胖的另一种指标。当BMI>同年龄、同性别的第95百分位数可诊断肥胖；第85～95百分位数为超重，并具有肥胖风险。小儿BMI随年龄、性别而有差异。

（二）鉴别诊断

单纯性肥胖应与下列由各种遗传、内分泌、代谢性疾病引起的继发性肥胖相鉴别（表16-3）。

表16-3　单纯性肥胖相关疾病的鉴别

疾病	鉴别
性幼稚-低肌张力综合征	为常染色体显性遗传，与位于15q12的*SNRPN*基因缺陷有关。1～3岁开始发病，呈周围性肥胖，面部特征为杏仁样眼、鱼样嘴、小鞍状鼻和内眦赘皮，身材矮小，智能低下，手脚小，肌张力低，外生殖器发育不良，到青春期常并发糖尿病
Bardet-Biedl综合征	也称幼稚多指畸形综合征，为常染色体隐性遗传，呈周围型肥胖，1～2岁即开始肥胖，智力低下，视网膜退行性病变，多指（趾），性功能减低
Alstrom综合征	常染色体隐性遗传，呈中央型肥胖，2～5岁即开始肥胖，仅男性有性功能减低，视网膜色素变性、失明，神经性耳聋，糖尿病，智商正常

五、临床治疗

本病主要通过饮食调整、运动疗法、行为矫正和心理治疗，以使体重控制在接近理想状态，但不影响小儿健康及正常生长发育为原则。中医认为本病属本虚标实，治疗以补虚泻实为主，调理中焦脾胃，化湿涤痰。

（一）中医治疗

1. 中医辨证思路　本病正虚邪实，以脾虚、脾肾两虚为本，痰湿、膏脂为标，辨证有虚实

笔记栏

之分，但多虚实夹杂，具体宜分清常证、变证、病情轻重，一般可从病因、全身症状入手。

2. 治疗原则　治疗以健脾补肾，涤痰除湿为主。健脾补肾以助运为主，不可滞邪；涤痰除湿以消导为先，不可攻伐太过反伤正气。目前，国际上制定了统一的减肥原则，即减食而不厌食，减肥而不腹泻，减体重而不减力。本病治疗的关键重在循序渐进，不可急于求成，在药物治疗的同时辅以饮食控制、体育锻炼、针灸推拿，重在持之以恒。

3. 辨证施治

（1）脾虚夹湿

证候：形体臃肿肥胖，肢体困重，可有下肢浮肿，嗜睡多汗，乏力少动，腹满纳差，尿少便溏，舌淡胖，苔薄白或白腻，脉沉滑。

治法：健脾化痰，温中燥湿。

代表方：苓桂术甘汤加减。

气虚乏力者，加黄芪、党参、山楂；肢困、苔腻湿重者，加苍术、厚朴；腹胀者，加木香、大腹皮；汗多者，加牡蛎、瘪桃干；大便溏者，加煨姜、益智仁。若脾虚痰热者，可用黄连温胆汤。

（2）胃热脾湿

证候：形体肥胖，倦怠懒动，头胀眩晕，消谷善饥，口臭，口渴喜饮，舌质红，苔腻或微黄，脉滑。

治法：清胃泻热，除湿消肿。

代表方：泻黄散加减。

倦怠肢困者，加泽泻、薏苡仁、厚朴、苍术；口渴口臭者，加黄连、天花粉。

（3）脾肾两虚

证候：肥胖浮肿，腰酸腿软，甚者形寒肢冷，疲乏无力，舌淡红，苔白，脉沉缓。

治法：补脾固肾，温阳化湿。

代表方：苓桂术甘汤合五苓散加减。

腰腿酸软者，加杜仲、牛膝、女贞子；肥胖浮肿而气虚者，加黄芪；畏寒肢冷者，加附子；浮肿明显者，加车前子、泽泻；便溏腹胀者，加砂仁、焦山楂。

4. 中医其他疗法

（1）临床常用中成药：防风通圣丸，功能解表通里，用于胃热脾湿证。

（2）针灸疗法：针刺治疗能促进机体脂肪代谢，使产热增加，从而消耗存积的脂肪。脾虚痰湿者取内关、水分、天枢、关元、丰隆、三阴交、列缺等；胃热脾湿者取曲池、支沟、四满、三阴交、内庭等；脾肾两虚者取内关、足三里、天枢、曲池、丰隆、梁丘、支沟等。

（二）西医治疗

治疗原则是使体脂减少接近其理想状态，同时又不影响儿童身体健康及生长发育。饮食疗法和运动疗法是两项最主要的措施，即通过减少产热能性食物的摄入和增加机体对热能的消耗，以达到体内脂肪不断减少，体重逐渐下降的目的。

1. 饮食治疗　由于儿童正处于生长发育的关键时期及治疗的长期性，提供的能量应低于机体的能量消耗又必须能满足基本的营养和能量需要，故应低脂肪、低碳水化合物和高蛋白膳食方案。应供应优质蛋白质，其量为 1.5~2.0g/(kg · d)，才能在减轻体重的同时保证肌肉组织不萎缩。为满足小儿食欲，避免饥饿感，应选择体积大、饱腹感明显而热能低的蔬菜和水果。其纤维还可减轻糖类的吸收和胰岛素的分泌，并能阻止胆盐的肠肝循环，促进胆固醇排泄，且有一定的通便作用。同时应保证供给适量的维生素、矿物质和水。

同时，要注意克服不良的饮食习惯，对减肥具有重要的作用，如晚餐过饱、吃夜宵、进食太快的习惯，少吃煎、炸、快餐等高能量食品。

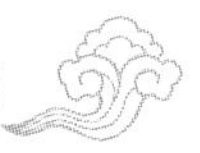

2. 运动疗法　单纯控制饮食不易控制体重。适量运动能促使脂肪分解，减少胰岛素分泌和脂肪合成，加强蛋白质合成，促进肌肉发育。坚持循序渐进的原则，应鼓励儿童多参加活动，但要避免激烈运动激增食欲。可选择既有效又易于坚持的运动如晨间跑步、做操、跳绳等，活动量以运动后轻松愉快，不感到疲劳为原则。

同时应经常鼓励儿童增强减肥的信心，帮助儿童建立健康的生活方式，学会自我管理的能力。

3. 药物治疗　一般不主张儿童应用药物降低食欲或增加消耗，因苯丙胺类和马吲哚类等食欲抑制剂及甲状腺素等类药物疗效不持久且毒副作用大，故应慎用。

六、预防与康复

扫一扫，测一测

1. 母亲孕期应均衡饮食，适当活动，防止胎儿体重过重或宫内生长迟缓。
2. 家长须摒弃“越胖越健康”的陈旧观念。
3. 建立良好的饮食习惯，多参加户外活动。
4. 定期接受系统的营养监测及指导。

（李伟伟）

复习思考题

1. 试述维生素 D 缺乏性佝偻病的预防方法。
2. 试述维生素 D 缺乏性手足搐搦症的急救方法。
3. 试述为何用黄芪建中汤治疗干疳证。
4. 引起小儿单纯性肥胖症的病因有哪些？

笔记栏

第十七章 感染性疾病 PPT 课件

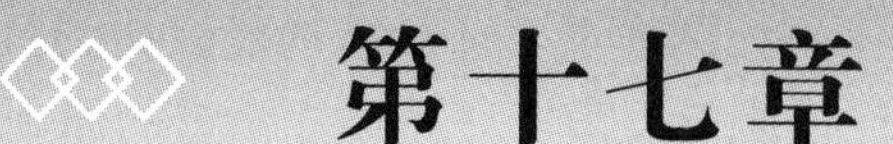

第十七章

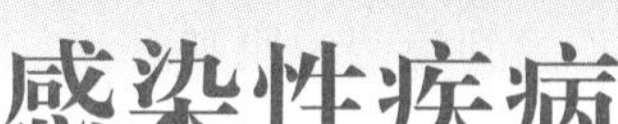

感染性疾病

学习目标

1. 掌握麻疹、幼儿急疹、风疹、水痘、猩红热、传染性单核细胞增多症、流行性腮腺炎、手足口病、中毒型细菌性痢疾、病毒性脑炎、化脓性脑膜炎、百日咳的概念、诊断及鉴别诊断，中西医结合诊疗思路及原则。

2. 熟悉本章节相关疾病的中医病因病机、预防与康复内容。

3. 了解本章节相关疾病的西医病因病理。

第一节 麻 疹

麻疹（measles）是由麻疹病毒引起的一种急性呼吸道传染病，临床以发热、咳嗽、流涕、结膜炎、口腔麻疹黏膜斑、全身皮肤斑丘疹及疹退后遗留色素沉着伴糠麸样脱屑为特征。本病冬、春季节多见，6 个月以上、5 岁以下小儿更易罹患。随着麻疹疫苗接种的普及，近年来我国麻疹发病率逐年下降。麻疹患者是唯一的传染源，通过喷嚏、咳嗽和说话等飞沫或者接触患者的鼻咽分泌物传播，其传染性强，但一般预后良好，病后大多可获终身免疫。

麻疹古代医籍记载、论述颇多，为古代儿科四大要证"麻、痘、惊、疳"之一，宋代董汲的《小儿斑疹备急方论》是第一部论治麻疹的专著，麻疹病名最早见于明代龚信的《古今医鉴》和吕坤《麻疹拾遗》，明代《证治准绳 · 幼科》将麻疹分为初热期、见形期、收没期三期，成为后世分期基础。

一、病因病理

（一）中医病因病机

麻疹病因为外感麻疹时邪，主要病变在肺、脾。麻疹时邪由口鼻而入，侵袭肺卫，郁阻于脾，正邪相争，祛邪外泄，邪毒出于肌表，皮疹按序布达于全身；疹透之后，毒随疹泄，麻疹渐次收没，热去津伤，趋于康复，此为麻疹之顺证。若感邪较重，或是素体正气不足，或者治疗不当，或者调护失宜，均可导致正虚不能托邪外泄，邪毒内陷，可产生逆证。

如麻疹时邪内传，灼津成痰，痰热壅盛，肺气郁闭，则成肺炎喘嗽；麻疹时邪热盛，夹痰上攻，痰热壅阻，咽喉不利，则成邪毒攻喉；麻疹邪毒炽盛，正气不支，邪毒内陷厥阴，蒙蔽心包，引动肝风，则可形成邪陷心肝之变证（图 17-1）。

（二）西医病因病理

1. 病因　麻疹病毒属副黏液病毒科，只有一个血清型，抗原性稳定，有 23 种基因型，全球麻疹病毒基因型主要为 D8、B3、H1 和 D4 亚型，我国麻疹病毒主要是 H1 亚型。麻疹病毒

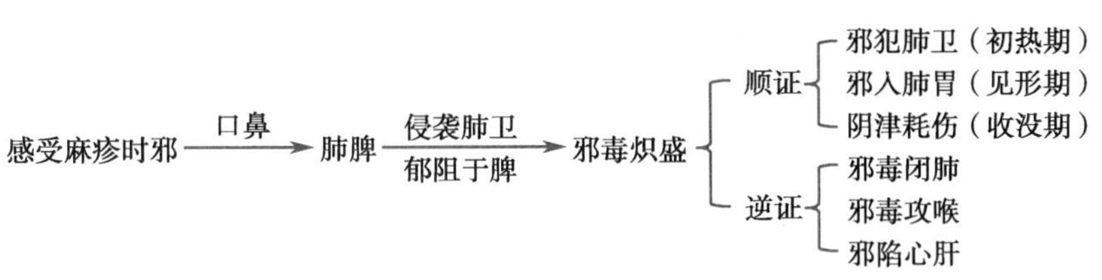

图 17-1　麻疹中医病因病机

在体外生存力不强,在流通空气中或日光下 20 分钟即失去活力,不耐热,但耐低温,且对紫外线和消毒剂均敏感。麻疹前驱期和出疹期患者眼结合膜、鼻咽分泌物、血、尿中均存有病毒。

2. 发病机制　麻疹病毒通过鼻咽部进入人体后,在呼吸道上皮细胞和局部淋巴组织中增殖并侵入血液,于感染后第 2~3 天形成第一次病毒血症,继之病毒在全身的单核-吞噬细胞系统复制活跃,于感染后第 5~7 天,大量病毒释放入血,引起第二次病毒血症。病毒播散至全身组织器官,但以口、呼吸道、眼结膜、皮肤及胃肠道等部位为主,并表现出一系列的临床症状及体征。

3. 病理　广泛分布的多核巨细胞是麻疹的病理特征,主要分布于皮肤、淋巴组织、呼吸道和肠道黏膜及眼结膜。真皮和黏膜下层毛细血管内皮细胞充血、水肿、增生、单核细胞浸润并有浆液性渗出而形成麻疹皮疹和麻疹黏膜斑。由于皮疹处红细胞裂解,疹退后形成棕色色素沉着。

二、主要临床表现

（一）典型麻疹

1. 潜伏期　多数为 6~18 天(平均 10 天)。

2. 前驱期　也称发疹前期,一般为 3~4 天,主要表现如下。

（1）发热:多为中度以上,热型不一。

（2）上呼吸道炎表现:在发热同时出现咳嗽、流涕、喷嚏、咽部充血等上呼吸道感染症状,但结膜充血、流泪、畏光及眼睑水肿是本病特点。

（3）麻疹黏膜斑:又称科氏斑(Koplik spot),是麻疹早期的特异性特征,常在发疹前 1~2 天出现,开始时仅见于下磨牙相对应的颊黏膜上,为直径 0.5~1.0mm 灰白色小点,周围有红晕,迅速增多,可累及整个颊黏膜并蔓延至唇部黏膜,于出疹后 1~2 天消失。

（4）其他:部分病例可有一些非特异症状,如全身不适、食欲减退、精神不振等。婴儿可有呕吐、腹痛、腹泻等消化系统症状。

3. 出疹期　多在发热后 3~4 天出现皮疹,此时全身中毒症状加重,体温可增高至 40~40.5℃,咳嗽加重,嗜睡或烦躁不安,重者出现谵妄、抽搐。皮疹先出现于耳后、发际、颈部,逐渐蔓延至额面、躯干及四肢,最后达手掌与足底。皮疹初为红色斑丘疹,呈充血性,疹间可见正常皮肤,不伴痒感,以后部分融合成片,颜色加深呈暗红。此期肺部可闻干、湿性啰音,X 线检查可见肺纹理增多或轻重不等的弥漫性肺部浸润。

4. 恢复期　若无并发症发生,出疹 3~4 天后皮疹按出疹顺序开始消退。食欲、精神等其他症状也随之好转。疹退后皮肤留有糠麸状脱屑及棕色色素沉着,一般 7~10 天消退。

（二）非典型麻疹

1. 轻型麻疹　见于有一定免疫力的患儿,如在潜伏期内接受过丙种球蛋白或<8 个月有

笔记栏

母亲被动抗体的婴儿。临床症状轻,发热低,上呼吸道症状不明显。常无麻疹黏膜斑,皮疹稀疏色淡,疹退后无色素沉着或脱屑,病程约 1 周,无并发症。

2. 重型麻疹 主要见于营养不良,免疫力低下继发严重感染者。体温常持续 40℃以上,中毒症状重,伴惊厥、昏迷。皮疹密集融合,呈出血性,常伴有黏膜出血或(和)消化道出血、咯血及血尿等。若皮疹少、色暗淡,常为循环不良表现;或皮疹骤退、四肢冰冷、血压下降出现循环衰竭表现。此型患儿常有肺炎、心力衰竭等并发症,病死率高。

3. 异型麻疹(非典型麻疹综合征) 主要见于接种麻疹灭活疫苗或个别减毒疫苗缺乏 F 蛋白抗体者。表现为高热、全身乏力、肌痛、头痛,无麻疹黏膜斑。出疹期皮疹不典型,如皮疹出现的顺序从四肢远端开始渐及躯干、面部,易并发肺炎。

4. 无皮疹型麻疹 见于应用免疫抑制剂者、免疫能力较强者或接种过麻疹疫苗后突破感染的患者,全病程无皮疹,也可不出现麻疹黏膜斑,呼吸道症状可有可无、可轻可重,以发热为主要表现。

(三)并发症

严重病例可并发肺炎、喉炎、心肌炎、脑炎等。

三、辅助检查

1. 血常规 白细胞总数减少,淋巴细胞相对增多。

2. 多核巨细胞检查 于出疹前 2 天至出疹后 1 天,取患者鼻、咽分泌物或尿沉渣涂片,瑞氏染色后直接镜检,可见多核巨细胞或包涵体细胞,阳性率较高,可进行早期诊断。

3. 血清学检查 采用酶联免疫吸附试验(ELISA 法)进行麻疹病毒特异性 IgM 抗体检测,敏感性和特异性均好,是诊断麻疹的标准检测方法。IgG 抗体在恢复期较早期增高 4 倍以上也有临床意义。

4. 病原学检测 取患儿血细胞、尿沉渣细胞或鼻咽部分泌物,应用免疫荧光法或免疫酶法检测麻疹病毒抗原,可做出早期诊断,也可以用 PCR 法检测麻疹病毒 RNA。

四、诊断及鉴别诊断

(一)诊断要点

1. 流行病学史 ①在出疹前 7~21 天有麻疹确诊患者接触史;②在出疹前 7~21 天有麻疹流行地区居住或旅行史。

2. 临床表现 ①发热,体温一般≥38℃。②在病程第 3~4 天开始出现红色斑丘疹,疹间皮肤正常。出疹顺序一般自耳后、面部开始,自上而下向全身扩展,并可累及黏膜。出疹时间一般持续 3~5 天。③咳嗽、流涕、喷嚏等上呼吸道卡他症状,并有畏光、流泪、结膜炎症状。④起病早期(一般于病程第 2~3 天)在口腔颊黏膜见到麻疹黏膜斑。

3. 实验室检测 ①出疹后 28 天内血标本麻疹 IgM 阳性;②咽拭子或尿液标本中麻疹病毒核酸阳性或分离到麻疹病毒;③恢复期血标本麻疹 IgG 抗体滴度比急性期有≥4 倍升高,或急性期抗体阴性而恢复期抗体阳性。

典型病例根据流行病学史和临床表现,如急性发热、上呼吸道症状、结膜充血、畏光、口腔麻疹黏膜斑等即可诊断。非典型病例,常需要实验室检测结果辅助诊断。

(二)鉴别诊断

小儿常见出疹性疾病的鉴别见表 17-1。

表 17-1　小儿常见出疹性疾病的鉴别

疾病	病原	全身症状及其他特征	皮疹特点	发热与皮疹关系
麻疹	麻疹病毒	发热、咳嗽、结膜炎、鼻塞、流涕，发热第 2 ~ 3 天可见麻疹黏膜斑	红色斑丘疹，自头面部→颈→躯干→四肢→手足心或鼻准，退疹后有色素沉着及细小脱屑	发热 3 ~ 4 天，出疹期热更高
幼儿急疹	人疱疹病毒 6 型	一般情况好，高热时可有惊厥，后枕部淋巴结亦可肿大	红色细小密集斑丘疹，颈及躯干部多见，一天出齐，次日开始消退	高热 3 ~ 5 天，热退疹出
风疹	风疹病毒	全身症状轻，耳后、枕部淋巴结肿大并触痛	面部→躯干→四肢，斑丘疹，疹间有正常皮肤，退疹后无色素沉着及脱屑	发热后半天至 1 天出疹
猩红热	乙型溶血性链球菌	高热，中毒症状重，咽峡炎，草莓舌，环口苍白圈，帕氏线	皮肤弥漫充血，上有密集针尖大小丘疹，持续 3 ~5 天退疹，1 周后脱屑或大片脱皮	发热 1 ~2 天出疹，出疹时高热
肠道病毒感染	埃可病毒、柯萨奇病毒	发热、咽痛、流涕、结膜炎、腹泻、全身或颈、枕后淋巴结肿大	散在斑疹或斑丘疹，很少融合，1 ~3 天消退，不脱屑，有时可呈紫癜样或水疱样皮疹	发热时或热退后出疹
药疹		原发病症状	皮疹痒感，摩擦及受压部位多见，多与用药有关，斑丘疹、疱疹、猩红热样皮疹、荨麻疹	发热、服药史

五、临床治疗

一般应以中医辨证治疗为主，遵循以透为顺、以清为要之原则。西医目前尚无特殊治疗，以对症治疗、恰当护理及预防并发症为主。对重症或出现并发症者，则应积极采取中西医结合治疗方法。

（一）中医治疗

1. 中医辨证思路　麻疹的辨证，首要辨别顺证、逆证，顺证者再辨表里，逆证者辨别脏腑，便可掌握疾病的轻重和预后。

（1）麻疹顺证：初热期麻疹时邪在表，身热渐升，常有微汗，伴有干咳、泪水汪汪、畏光羞明、口腔内两颊近臼齿处渐见麻疹黏膜斑。发热 3 天后，时邪由表入里，热蕴肺脾（胃），见形期可见身热如潮，体温可达 39~40℃，精神烦躁，咳嗽有痰，麻毒随汗而透，皮疹先见于耳后、发际，渐次延及头面、颈部，而后急速蔓延至胸、背、腹部、四肢，最后在手心、足心及鼻准部见疹点，疹点色泽红活，皮疹分布均匀，疹点大多在 3 天内透发完毕。收没期正胜邪却，皮疹按出疹顺序依次隐退，身热渐退，咳嗽减轻，精神转佳，胃纳增加，皮肤可出现糠麸样脱屑和色素沉着斑，疾病渐趋康复。

（2）麻疹逆证：因邪盛正虚而发生。麻疹发病过程中，如见形期壮热持续不降，肤干无汗，烦躁不安；或麻疹暴出，皮疹稠密，疹色紫暗；或麻疹透发不畅而突然隐退，且疹稀色淡，面部无皮疹者；或见形期面色苍白、四肢厥冷等，均为麻疹逆证征象。麻疹伴见咳喘气促，痰声辘辘，鼻翼扇动，神情烦躁，口唇发绀，是为邪毒闭肺（麻疹合并肺炎）；若伴见咽红肿痛，呛咳气急，声音嘶哑，咳如犬吠，是为邪毒攻喉（麻疹合并喉炎）；如伴见神昏谵语，惊厥抽风，发疹暴出，疹稠色暗，是为邪陷心肝（麻疹合并脑炎）；或伴见面色青灰，四肢厥冷，脉微欲绝，是为心阳虚衰，均属逆证险候。

2. 治疗原则　麻为阳毒，以透为顺、以清为要。自古称“麻不厌透”“麻喜清凉”，故本病

笔记栏

治疗以辛凉透疹解毒为基本法则。初热期辛凉透表为主；见形期重在清热解毒；收没期养阴清热为要。治疗中应注意透疹勿辛散耗伤津液，清解忌过于苦寒伤正，养阴须防滋腻留邪。

3. 辨证施治

（1）顺证

1）邪犯肺卫（初热期）

证候：发热咳嗽，微恶风寒，喷嚏流涕，两目红赤，泪水汪汪，畏光羞明，咽喉肿痛，神烦哭闹，纳减口干，小便短少，大便不调。发热第 2~3 天口腔两颊黏膜红赤，贴近臼齿处可见麻疹黏膜斑，周围绕以红晕。舌质偏红，苔薄白或薄黄，脉浮数，或指纹淡紫。

治法：辛凉透表，清宣肺卫。

代表方：宣毒发表汤加减。

发热恶寒、鼻流清涕者，加苏叶、麻黄；咽喉疼痛、乳蛾红肿者，加射干、马勃；麻疹欲透未出者，可加浮萍煎水外洗。

2）邪入肺胃（见形期）

证候：壮热持续，起伏如潮，肤有微汗，烦躁不安，目赤眵多，皮疹泛发，疹点由稀少而逐渐稠密，疹色先红后暗，压之退色，抚之稍碍手，大便干结，小便短少，舌质红赤，苔黄腻，脉数有力，或指纹紫。

治法：清凉解毒，透疹达邪。

代表方：清解透表汤加减。

壮热烦渴者，加栀子、石膏、知母；皮疹稠密，疹点红赤，紫暗成片，加牡丹皮、赤芍、红花。

3）阴津耗伤（收没期）

证候：皮疹出齐，发热渐退，咳嗽减轻，胃纳增加，皮疹依次渐回，皮肤可见糠麸样脱屑，并有色素沉着，舌红少津，苔薄，脉细数，或指纹淡紫。

治法：养阴益气，清解余邪。

代表方：沙参麦冬汤加减。

潮热盗汗、手足心热者，加地骨皮、银柴胡、白薇；纳谷不香者，加山药、谷芽、麦芽；大便干结者，加瓜蒌仁、火麻仁；神倦自汗者，加太子参、五味子。

（2）逆证

1）邪毒闭肺

证候：高热不退，烦躁不安，咳嗽气促，鼻翼扇动，喉间痰鸣，唇周发绀，口干欲饮，大便秘结，小便短赤，皮疹稠密，疹点紫暗，或疹出未齐，或疹出骤没，舌质红赤，苔黄腻，脉数有力，或指纹紫滞。

治法：宣肺开闭，清热解毒。

代表方：麻杏石甘汤加味。

频咳痰多者，加浙贝母、天竺黄、鱼腥草；咳嗽喘促者，加桑白皮、葶苈子；皮疹稠密、疹色紫暗、口唇发绀者，加丹参、紫草、桃仁。

2）邪毒攻喉

证候：咽喉肿痛，或溃烂疼痛，吞咽不利，饮水呛咳，声音嘶哑，喉间痰鸣，咳如犬吠，甚则吸气困难，胸高胁陷，面唇发绀，烦躁不安，舌质红，苔黄腻，脉滑数，或指纹紫。

治法：清热解毒，利咽消肿。

代表方：清咽下痰汤加减。

咽喉肿痛者，加黄芩、蝉蜕、马勃或六神丸；大便干结者，加大黄、玄明粉；若出现吸气困难，面色发绀等喉梗阻征象时，应立即采取中西医结合治疗措施，必要时需进行气管切开。

3）邪陷心肝

证候：皮疹稠密，聚集成片，色泽紫暗，高热不退，烦躁谵妄，甚至昏迷抽搐，舌质红绛，苔黄起刺，脉弦数，或指纹紫滞。

治法：平肝息风，清营解毒。

代表方：羚角钩藤汤加减。

痰涎壅盛者，加石菖蒲、胆南星、郁金、鲜竹沥；壮热不退、神志昏迷、四肢抽搐者，可选用紫雪丹、安宫牛黄丸；如皮疹骤没，面色青灰，汗出肢厥，则用参附龙牡救逆汤加味。

4. 中医其他疗法

（1）临床常用中成药：①小儿柴桂退热颗粒，功能发汗解表，清里退热，用于邪犯肺卫证；②小儿紫草丸，功能发表解肌，透疹解毒，用于邪入肺胃证；③养阴清肺口服液，功能养阴润肺，清热利咽，用于阴津耗伤证；④小儿肺热咳喘口服液，功能清热解毒，宣肺化痰，用于邪毒闭肺证；⑤六神丸，功能清凉解毒，消炎止痛，用于邪毒攻喉证；⑥回春散，功能清热定惊，祛风祛痰，用于邪陷心肝证。

（2）熏洗疗法：①芫荽子（或新鲜茎叶）适量，加鲜葱、黄酒同煎取汁。乘热置于罩内熏蒸，然后擦洗全身，再覆被保暖，以取微汗，用于麻疹初热期或出疹期，皮疹透发不畅者；②麻黄 15g，芫荽 15g，浮萍 15g，黄酒 60ml，加水适量，煮沸，让蒸气漫布室内，再用毛巾蘸取温药液，敷擦头面、胸背、四肢，用于麻疹初热期或见形期，皮疹透发不畅者。

（二）西医治疗

1. 一般治疗　应卧床休息，保持室内空气新鲜，注意温度和湿度。保持眼、鼻、口腔和耳的清洁，避免强光刺激。WHO 推荐给予麻疹患儿补充高剂量维生素 A，20 万~40 万单位，每日 1 次口服。

2. 对症治疗　高热时可酌情给予小量退热剂或物理降温，但应避免急骤退热，特别是在出疹期，以免影响出疹。若伴惊厥者应给予苯巴比妥、地西泮、水合氯醛等；咳嗽重者可服镇咳祛痰剂，或行雾化吸入；继发细菌感染可给予抗生素；有并发症者给予相应的治疗。

六、预防与康复

1. 主动免疫　采用麻疹减毒活疫苗预防接种。我国儿童计划免疫程序规定出生 8 个月进行接种。

2. 被动免疫　接触麻疹后 5 天内立即给予免疫血清球蛋白 0.25ml/kg 可预防发病或减轻症状。被动免疫只能维持 3~8 周，以后应采取主动免疫。

3. 控制传染源　对麻疹患者要做到早发现、早报告、早隔离、早治疗。一般隔离至出疹后 5 天，合并肺炎者延长至出疹后 10 天。对接触麻疹的易感儿应隔离检疫 3 周，并给予被动免疫。

4. 切断传播途径　流行期间易感儿童避免到人群密集的场所去。患者停留过的房间应通风并用紫外线照射消毒，患者衣物应在阳光下暴晒。无并发症的轻症患儿可在家中隔离，以减少传播和继发医院内感染。

5. 卧室空气流通，温度、湿度适宜，避免直接吹风受寒和过强阳光刺激，床铺被褥舒适柔软，环境安静。

6. 饮食应清淡、易消化，注意补足水分。见形期忌油腻辛辣之品，收没期可根据食欲逐渐增加营养丰富的食物。

7. 保持眼睛、鼻腔、口腔、皮肤的清洁卫生。

笔记栏

第二节　幼 儿 急 疹

幼儿急疹(exanthema subitum,ES)又称婴儿玫瑰疹,是人类疱疹病毒(human herpes virus,HHV)6、7型导致的婴幼儿期常见的一种出疹性疾病,以持续高热3~5天,热退疹出为临床特点。本病以冬、春季为多,发病年龄以6个月至1岁最多,6个月以内和3岁以后少见,本病90%的病例为2岁以内儿童。本病是一种临床自限性疾病,患儿多能顺利康复,病后可获得持久免疫力,15%的儿童在疾病发热期可能经历热性惊厥。由于婴幼儿活动范围较小,故一般不易造成流行。

因其皮疹形似麻疹,且多发于乳婴儿,故中医学称为"奶麻"。

一、病因病理

(一)中医病因病机

病因为感受幼儿急疹时邪。时邪由口鼻而入,侵袭肺卫,邪郁肌表,化热入里,与气血相搏,正邪相争,故发高热;热蕴肺胃,正气抗邪,疹透肌肤,则见皮疹;邪毒外泄,热退疹出。部分患儿疹后气阴耗损,调养后多能康复(图17-2)。

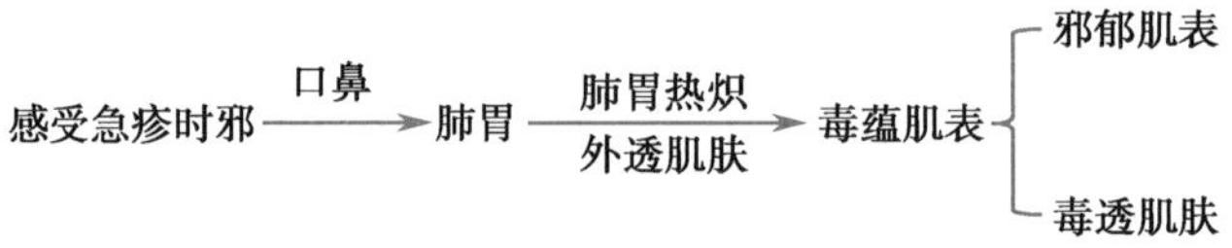

感受急疹时邪 —口鼻→ 肺胃 —肺胃热炽/外透肌肤→ 毒蕴肌表 { 邪郁肌表 / 毒透肌肤 }

图17-2　幼儿急疹中医病因病机

(二)西医病因病理

1. 病因　幼儿急疹主要是由HHV-6B组病毒感染引起,极少数由A组病毒感染引起。HHV-7感染是引起幼儿急疹的另一病原,可占幼儿急疹病因的10%。

2. 发病机制　HHV-6具有典型的疱疹病毒科病毒的形态特征。6个月龄为易于发生HHV-6原发感染的时间。HHV-6原发感染后,其核酸可长期潜伏于体内。HHV-6的核酸主要潜伏在外周血单核细胞、唾液腺、肾及支气管的腺体内,在一定条件下,HHV-6可被激活,引起再感染。HHV-6激活机制尚不清楚,研究显示体内存在HIV、EB病毒、麻疹病毒、巨细胞病毒感染时,可激活HHV-6感染。

二、主要临床表现

幼儿急疹的发热可持续3~5天,体温多达39℃或更高,但全身症状较轻;热退疹出,皮疹为红色斑丘疹,迅速遍布躯干及面部,2~3天皮疹消失,无色素沉着及脱屑。

三、辅助检查

1. 病毒分离　是HHV-6、HHV-7型感染的确诊方法。

2. 病毒抗体的测定　采用ELISA方法和间接免疫荧光方法测定HHV-6、HHV-7型IgG、IgM抗体,是目前最常用和最简便的方法。

3. 病毒核酸检测　采用核酸杂交方法及PCR方法可以检测HHV-6、HHV-7 DNA。

4. 血常规　外周血白细胞总数偏低,分类淋巴细胞增高。

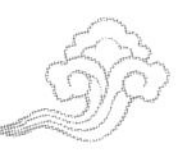

笔记栏

四、诊断及鉴别诊断

（一）诊断要点

2 岁以内婴幼儿，突然高热，体温常达 39~40℃或更高，全身症状轻微，高热 3~4 天后骤然热退，随即出现玫瑰红色皮疹，一般不难诊断。

（二）鉴别诊断

临床除了与麻疹、风疹、猩红热等疾病鉴别外，还需与肠道病毒感染进行鉴别。肠道病毒感染多见于夏季，皮疹呈多种表现，多数还伴有发热、流涕、咽痛、咽部疱疹等症。

五、临床治疗

本病宜采用中西医结合治疗。一般以中医治疗为主，辅以西医对症治疗。

（一）中医治疗

1. 中医辨证思路　本病以卫气营血辨证为纲，病位以卫气为主，一般不深入营血。轻证邪郁肌表，症见急起高热，持续 3~4 天，除发热外，全身症状轻微。热退之际或稍后，皮疹透发；重证为邪毒过盛，或小儿正气不足，热扰心肝而出现烦躁不宁、神昏抽搐。

2. 治疗原则　本病治疗以解表清热为主。邪郁肌表者，治以疏风清热，宣透邪毒；热退疹出后，治以清热生津，以助康复。

3. 辨证施治

（1）邪郁肌表

证候：骤发高热，持续 3~4 天，神情正常或稍有烦躁，饮食减少，可有囟填，偶见惊厥，咽红，舌质偏红，舌苔薄黄，指纹浮紫。

治法：解表清热。

代表方：银翘散加减。

时邪夹寒郁表，见发热恶寒，鼻塞流涕者，加苏叶、防风；壮热不退、烦躁不安者，加栀子、蝉蜕。

（2）毒透肌肤

证候：身热已退，肌肤出现玫瑰红色小丘疹，皮疹始见于躯干部，很快延及全身，经 1~2 天皮疹消退，肤无痒感，或有口干、纳差，舌质偏红，苔薄少津，指纹淡紫。

治法：清热生津。

代表方：化斑解毒汤加减。

食欲不振者，加鸡内金、麦芽；大便干结者，加火麻仁、蜂蜜。

4. 中医其他疗法

临床常用中成药：①小儿热速清颗粒，功能清热解毒，泻火利咽，用于邪郁肌表证；②银黄口服液，功能疏风清热，宣肺利咽，用于邪郁肌表证及兼见咽喉红肿疼痛者。

（二）西医治疗

1. 一般治疗　患病期间卧床休息，饮食清淡，多饮水。高热者，可给予对乙酰氨基酚或布洛芬口服，亦可以采用物理降温，如冷敷头部，或温水擦浴。

2. 抗病毒治疗　干扰素、更昔洛韦等有抑制人类疱疹病毒复制的作用，必要时可选用。

3. 镇静治疗　出现热性惊厥者可用苯巴比妥、地西泮等镇静。

六、预防与康复

1. 隔离患儿至出疹后 5 天。

笔记栏

2. 在婴幼儿集体场所，如托儿所，发现可疑患儿，应隔离观察7~10天。

3. 食宜清淡、容易消化，忌油腻，多饮水。

第三节　风　疹

风疹（german measles，rubella）是由风疹病毒引起的急性呼吸道传染病，临床以发热，咳嗽、全身皮肤出现细沙样玫瑰色斑丘疹及耳后、枕后、颈部淋巴结肿大为特征。本病发病年龄以1~5岁小儿多见，一年四季均可发生，但以冬、春季多见，可在幼托机构发生流行。自2008年起我国实施风疹疫苗常规免疫接种，婴幼儿作为免疫接种目标人群，近年来风疹发病率明显下降，青少年和成人由于风疹免疫水平较低，已成为新的易感人群。本病一般病情较轻，合并症少，预后良好，患病后可获得持久性免疫，但若孕妇在妊娠3个月内患风疹，病毒可通过胎盘传给胎儿而致各种先天缺陷或者畸形，称为先天性风疹综合征（congenital rubella syndrome，CRS）。

本病属于中医“风痧”“风瘾”的范畴。

一、病因病理

（一）中医病因病机

风疹的病因为感受风疹时邪，主要病机是风疹时邪自口鼻而入，与气血相搏，正邪相争，外泄于肌肤。本病邪轻病浅，病变部位主要在肺卫。邪犯肺卫，蕴于肌腠，故见恶风、发热、咳嗽、流涕等症；邪毒外泄则皮疹泛发，色泽淡红，分布均匀；邪毒阻滞少阳经络，则耳后、枕部臀核肿胀；少数因邪毒炽盛，内犯气营、燔灼肺胃，则可见壮热、烦渴、便秘、尿赤、皮疹鲜红或深红，疹点密集（图17-3）。

风疹时邪
口鼻
邪毒侵犯肺卫
与气血相搏
外泄肌肤
邪犯肺卫
邪入气营

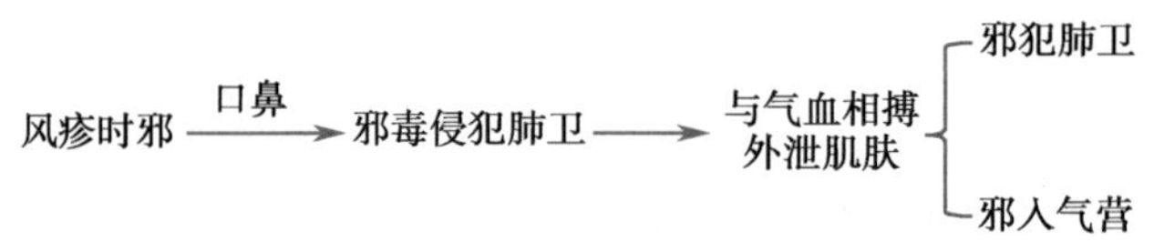

图17-3　风疹中医病因病机

（二）西医病因病理

1. 病因　风疹病毒属于单股正链RNA病毒，只有一种抗原型，不耐热，紫外线、甲醛、强酸等可将其灭活，但干燥冰冻可保存9个月。在出疹前7天或疹退后14天内可从鼻咽部检出病毒。

2. 发病机制　病毒主要通过空气飞沫侵入患儿的上呼吸道黏膜、颈淋巴结并复制，引起上呼吸道炎症和病毒血症，表现为发热、皮疹和浅表淋巴结肿大等症状，其皮疹是病毒直接损害真皮层毛细血管内皮细胞所致。若妊娠初3个月内感染风疹病毒，可经胎盘感染胎儿，通过抑制细胞有丝分裂、细胞溶解、胎盘绒毛炎等引起胎儿损伤，导致各种先天畸形。

二、主要临床表现

（一）获得性风疹

1. 潜伏期　长短不一，一般为14~21天。

2. 前驱期　较短，多数为1~2天，有低热或中度发热，轻咳、咽痛、流涕，或轻度呕吐、腹

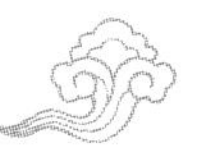

泻等。耳后、枕后及颈部淋巴结肿大，有轻度压痛。

3. 出疹期　多数患者发热1~2天后出疹，皮疹呈多形性，多为散在淡红色斑丘疹，也可呈大片皮肤发红或针尖状猩红热样皮疹。先见于面部，24小时内波及全身，常常是面部皮疹消退而下肢皮疹方现，一般历时3天，疹退后无脱屑或留有细小脱屑，但无色素沉着。出疹时可伴低热，淋巴结肿大，轻度脾大等。

风疹很少有并发症出现，偶可并发中耳炎、肺炎、心肌炎、关节炎、脑炎和血小板减少性紫癜，预后良好。

（二）先天性风疹综合征

孕妇在妊娠早期若患风疹，风疹病毒可以通过胎盘感染胎儿，使胎儿发生严重的全身感染，引起多种畸形，称为先天性风疹综合征。先天畸形主要为先天性心脏病、白内障、耳聋、头小畸形等。出生时活产婴儿可表现急性病变，如新生儿血小板减少性紫癜、肝脾大、肝炎、黄疸、溶血性贫血等。

三、辅助检查

1. 血常规　白细胞总数减少，分类计数淋巴细胞相对增多。

2. 病毒分离　患儿咽部分泌物及血清中可分离出病毒。孕妇原发感染风疹病毒后，可采取羊水、胎盘绒毛或胎儿活检组织进行病毒分离和鉴定。

3. 血清学检查　风疹特异性IgM抗体阳性，或取急性期和恢复期双份血清，恢复期血清抗体升高4倍以上可确诊。

四、诊断及鉴别诊断

（一）诊断要点

诊断可根据流行病学史，全身症状轻，出疹迅速，消退亦快，耳后、枕后和颈部淋巴结肿大有触痛的特点，临床诊断不难。对临床表现不典型者，可做病毒分离或血清学检测以确定诊断。

（二）鉴别诊断

本病应与麻疹、幼儿急疹、猩红热等进行鉴别。详见表17-1。

五、临床治疗

本病以中医治疗为主，治疗原则为疏风透疹、清热解毒。西医目前主要为对症和支持治疗。

（一）中医治疗

1. 中医辨证思路　本病以卫气营血辨证为纲，主要分辨证候的轻重。轻证者，表现为发热不高，鼻塞流涕，皮肤略痒，疹色淡红，分布均匀，皮疹2~3天自然消退，其他症状轻，为邪犯肺卫；壮热烦渴，疹色鲜红或紫暗，分布密集为邪入气营，属重证，临床较少见。

2. 治疗原则　以疏风清热为基本法则。轻证邪犯肺卫，治以疏风解表清热；重证邪入气营，治以清气凉营解毒。

3. 辨证施治

（1）邪犯肺卫

证候：发热恶风，喷嚏流涕，轻微咳嗽，精神倦怠，纳呆，皮疹先起于头面、躯干，随即遍及四肢，分布均匀，疹点稀疏细小，疹色淡红，一般2~3日渐见消退，肌肤轻度瘙痒，耳后及枕部臖核肿大触痛，舌质偏红，苔薄白或薄黄，脉浮数。

笔记栏

治法:疏风解表清热。

代表方:银翘散加减。

耳后、枕部臖核肿胀疼痛者,加蒲公英、夏枯草、玄参;咽喉红肿疼痛者,加升麻、木蝴蝶、板蓝根;皮肤瘙痒者,加蝉蜕、僵蚕。

(2) 邪入气营

证候:壮热口渴,烦躁哭闹,疹色鲜红或紫暗,疹点稠密,甚至融合成片,小便短黄,大便秘结,舌质红,苔黄糙,脉洪数。

治法:清气凉营解毒。

代表方:透疹凉解汤加减。

口渴多饮者,加天花粉、鲜芦根;大便干结者,加大黄、玄明粉;皮疹稠密、疹色紫暗者,加地黄、牡丹皮、丹参。

4. 中医其他疗法

临床常用中成药:①小儿解表口服液,功能宣肺解表,清热解毒,用于邪犯肺卫证;②小儿羚羊散,功能清热解毒,透疹止咳,用于邪入气营证。

(二) 西医治疗

目前尚无特效的治疗方法,主要是对症治疗,如退热、止咳等。早期可试用利巴韦林、干扰素等,对并发细菌感染者,可选用有效抗生素治疗。先天性风疹患儿可长期携带病毒,影响其生长发育,应早期检测视力、听力损害情况,给予特殊教育与治疗,以提高其生活质量。

六、预防与康复

1. 风疹流行期间,尽量不带易感儿去公共场所,避免与风疹患儿接触。
2. 妊娠早期的孕妇是预防的重点,无论是否患过风疹或接种过风疹疫苗,均应避免与风疹患者接触,以免感染或再感染。
3. 儿童及育龄妇女按时接种风疹疫苗,对已确诊为风疹的早期孕妇,建议终止妊娠。
4. 患儿出疹期间避免外出,防止交叉感染,应隔离至出疹后 5 天。
5. 患儿宜卧床休息,饮食清淡易于消化,注意多饮水。
6. 衣服宜柔软宽松。皮肤瘙痒者,防止抓挠损伤导致感染。

第四节 水 痘

水痘(chickenpox,varicella)是由水痘-带状疱疹病毒引起的急性传染病,常通过接触或飞沫传染,临床特征为发热,皮肤黏膜分批出现并同时存在的斑疹、丘疹、疱疹及结痂,伴明显瘙痒感,以冬、春季多见。人群普遍易感,主要见于儿童,以 2~6 岁为高峰,感染后可获得持久免疫。本病一般预后良好,少数患儿可因感邪深重而出现邪毒内陷厥阴或邪毒闭肺之变证,甚或危及生命。若孕妇感染水痘,可引起胎儿畸形、早产或死胎。

古代医籍对本病的记载丰富。中医以其形态如痘、色泽明净如水疱而得名。钱乙所著《小儿药证直诀·疮疹候》中最早提出"疮即今之所谓痘",其后《小儿卫生总微论方·疮疹论》则正式立名"水痘";"其疮皮薄,如水疱,破即易干者,谓之水痘。"由于疱疹的形态不同,又有"水花""水疮""水疱""风痘"等别名。

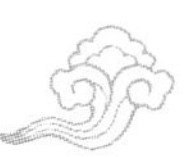

一、病因病理

（一）中医病因病机

本病病因为感受水痘时行邪毒。小儿因脏腑娇嫩，形气未充，卫外功能低下而易于罹患。病变脏腑主要在肺、脾二经。盖肺主皮毛，脾主肌肉，时行邪毒由口鼻而入，蕴郁肺脾，与湿相搏，蕴蒸肌表，发为水痘。病初邪在肺卫；若禀赋不足，素体虚弱，或感邪较重，邪盛正衰，则毒炽气营，甚或出现邪毒闭肺、邪陷心肝之变证（图 17-4）。

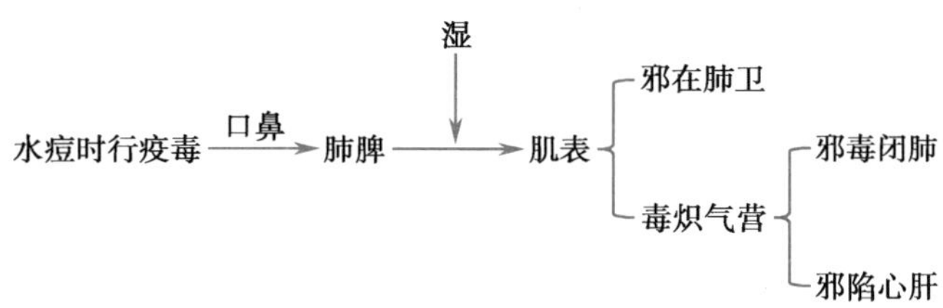

图 17-4 水痘中医病因病机

（二）西医病因病理

1. 病因　感染水痘-带状疱疹病毒引起。该病毒仅有一个血清型，人是其唯一自然宿主。该病毒在体外抵抗力弱，对热、酸和各种有机溶剂敏感，在痂皮中不能存活。

2. 发病机制　病毒经上呼吸道侵入人体，首先在呼吸道黏膜内繁殖，2~3 天后侵入血液，产生病毒血症，并在单核-吞噬细胞系统内增殖后再次入血，产生第二次病毒血症，并向全身扩散，引起器官病变。主要损害部位为皮肤和黏膜，较少累及内脏。皮疹分批出现与间隙性病毒血症相一致。通常在皮疹出现后 1~4 天，产生特异性细胞免疫和抗体，病毒血症消失，症状随之缓解。

3. 病理　水痘的皮肤病变主要在表皮棘细胞层，呈退行性和水肿改变，组织液渗入形成水痘疱疹，内含大量病毒。水疱液开始透明，继之上皮细胞脱落及炎性浸润，疱内液体减少，病变混浊。如有继发感染，可变为脓疱。最后，上皮细胞再生，结痂脱落，一般不留瘢痕。

二、主要临床表现

（一）典型水痘

1. 潜伏期　一般为 14 天左右。

2. 前驱期　婴幼儿常无前驱症状或症状轻微，皮疹和全身表现多同时出现。年长儿可有恶寒、低热、头痛、乏力及咽痛等表现，持续 1~2 天后出现皮疹。

3. 出疹期　发热数小时至 24 小时出现皮疹。皮疹首发于头部和躯干，继而波及面部和四肢，呈向心性分布。最初的皮疹为红色斑疹和丘疹，继之变为透明饱满的水疱，24 小时后水疱内容物变混浊并中央凹陷，水疱易破溃，2~3 天开始干枯、结痂、红晕消失。1 周左右痂皮脱落，一般不留瘢痕。水痘多为自限性疾病，10 天左右可痊愈。

（二）重症水痘

免疫功能低下者易形成播散性水痘，表现为高热及全身中毒，症状重，皮疹呈离心分布，多而密集，易融合成大疱型或呈出血性，可继发感染或伴血小板减少而发生暴发性紫癜。少数可并发肺炎、脑炎、心肌炎等危症。

三、辅助检查

1. 血常规　外周血白细胞总数正常或稍低，亦可见白细胞总数稍增高，分类计数淋巴

笔记栏

细胞可增高。

2. 疱疹刮片　刮取新鲜疱疹基底组织涂片,用瑞氏染色可见多核巨细胞,苏木精-伊红染色查见核内包涵体,可供快速诊断。疱疹液直接荧光抗体染色查病毒抗原简捷、有效。

3. 病毒分离　将疱疹液直接接种入人胚纤维母细胞,分离出病毒再作鉴定,仅用于非典型病例。

4. 血清学检查　检测血清水痘病毒特异性 IgM 抗体,有助于早期诊断;双份血清抗体滴度 4 倍以上升高,也有助于诊断。

5. PCR 检测　患者呼吸道上皮细胞和外周血白细胞中的特异性病毒 DNA,是敏感快捷的早期诊断方法。

四、诊断及鉴别诊断

（一）诊断要点

典型水痘临床诊断不难。对非典型病例可选用实验室检查帮助确诊。

（二）鉴别诊断

本病需与丘疹样荨麻疹、手足口病、脓疱疮等疾病鉴别(表 17-2)。

表 17-2　水痘相关疾病的鉴别

疾病	鉴别
丘疹样荨麻疹	多见于婴幼儿，系皮肤过敏性疾病，皮疹多见于四肢，可分批出现，为红色丘疹，顶端有小水疱，壁较坚实，痒感显著，周围无红晕，不结痂
手足口病	皮疹多以疱疹为主，疱疹出现的部位以口腔、手掌、足底、臀部为主，分布呈离心性，疱浆较少，瘙痒不明显
脓疱疮	好发于炎热夏季，以头面部及肢体暴露部位多见，初起为疱疹，很快成为脓疱，疱液混浊，疱液可培养出细菌

五、临床治疗

本病中医以清热解毒、淡渗利湿为基本治疗原则。西医以对症治疗为主,必要时可应用抗病毒药物,同时注意防治并发症。

（一）中医辨证思路

1. 中医辨证思路　本病辨证以卫气营血辨证与脏腑辨证相结合,根据全身及局部症状以区别病情之轻重。痘疹细小,稀疏散在,疹色红润,疱浆清亮,或伴身热、流涕、咳嗽、纳少等肺脾证候,为病在卫气,属轻证。痘疹粗大,分布稠密,痘色紫暗,疱浆混浊,高热持续,面赤心烦,口渴引饮,甚则口腔黏膜亦见疱疹等证候,为病在气营,常因邪毒炽盛,极易累及他脏而出现变证。邪陷心肝者,症见神昏、抽搐等;邪毒闭肺者,症见咳喘、气急等,均属重证。

2. 治疗原则　清热解毒利湿为基本法则。轻证属邪伤肺卫,治宜疏风清热解毒,佐以利湿;重证为毒炽气营,治当清气凉营,解毒化湿。若出现邪陷心肝、邪毒闭肺等变证,又当施以镇惊开窍、凉血解毒、开肺化痰等治法。

3. 辨证施治

(1) 邪伤肺卫

证候:发热轻微,或无发热,鼻塞流涕,喷嚏,咳嗽,1~2 天后皮肤出疹,疹色红润,疱浆清

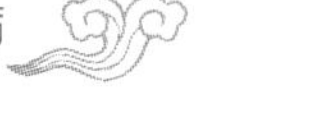

亮，根盘红晕不明显，点粒稀疏，伴痒感，舌质淡，舌苔薄白，脉浮数。

治法：清热解毒，疏风利湿。

代表方：银翘散加减。

咳嗽有痰者，加杏仁、浙贝母；咽喉肿痛者，加板蓝根、僵蚕；疱疹痒甚者，加刺蒺藜、地肤子。

（2）毒炽气营

证候：壮热烦躁，口渴欲饮，面赤唇红，口舌生疮，疱疹稠密，疹色紫暗，疱浆混浊，根盘红晕，大便干结，小便短黄，舌红或绛，苔黄糙而干，脉数有力。

治法：清气凉营，解毒化湿。

代表方：清胃解毒汤加减。

口舌生疮、大便干结者，加生大黄、全瓜蒌；口干唇燥、津液耗伤者，加麦冬、芦根；若邪毒炽盛，内陷厥阴，出现神昏抽搐者，加钩藤、羚羊角，或予清瘟败毒饮、紫雪丹。若邪毒闭肺，出现高热咳嗽、气喘鼻煽者，可予麻杏石甘汤加味。

4. 中医其他疗法

（1）临床常用中成药：①小儿风热清口服液，功能辛凉解表，清热解毒，用于邪伤肺卫证；②小儿化毒散，功能清热解毒，活血消肿，用于毒炽气营证。

（2）药物外治：①青黛适量布包，扑撒疱疹局部，每日 1~2 次，用于水痘瘙痒，疱疹破溃者；②黄连膏，涂搽疱疹局部，每日 1~2 次，用于疱疹成疮，或干靥而痛者。

（二）西医治疗

水痘为自限性疾病，无合并症时以一般治疗和对症处理为主。

1. 对症治疗　皮肤瘙痒可局部使用炉甘石洗剂或 5% 碳酸氢钠溶液涂擦。

2. 抗病毒治疗　抗病毒药物首选阿昔洛韦，应尽早使用，一般应在皮疹出现的 48 小时内开始。口服每次 20mg/kg（<800mg），每日 4 次；重症患者需静脉给药，每次 10~20mg/kg，每 8 小时 1 次。此外，早期使用 α-干扰素能较快抑制皮疹发展，加速病情恢复。

3. 继发皮肤细菌感染　加用抗生素。糖皮质激素可导致病毒播散，影响水痘病程，不宜使用。

六、预防与康复

1. 控制传染源。一般水痘患者应隔离治疗至皮疹全部结痂为止，消毒患者呼吸道分泌物和被污染的用品，托幼机构宜用紫外线消毒。

2. 进行水痘减毒活疫苗的接种有较好预防效果。

3. 用水痘-带状疱疹免疫球蛋白 125~625U 肌内注射进行被动免疫。适用于正在使用大剂量激素、免疫功能受损、恶性病患者以及接触过患者的孕妇、母亲患有水痘的新生儿。在接触水痘 72 小时内注射，可起到预防作用。

4. 水痘急性期应卧床休息，注意水分和营养的补充，不宜吃辛辣、肥腻的食物。

5. 应避免因抓伤而继发细菌感染。为了防止患儿搔抓皮疹发生皮肤感染，要剪短小儿指甲，同时还要保持衣被的清洁。

6. 水痘伴发热患儿禁止使用水杨酸制剂。

7. 水痘患儿禁止使用糖皮质激素，已用者减至维持量。

笔记栏

病案分析

予次女六岁出痘，发热甚缓，至二日而面与手微有痘影数点，热至第四日而痘影仍是数点，且带白色，但困倦、嗜卧、不思饮食。时医视之，谓其痘疮轻少，不满百粒。予心疑之，以为若痘不满百，其儿当精神清爽，饮食如常；今困倦、嗜卧、不思饮食而痘影淡白，此其痘不少，因血气虚弱送毒气不出故也。因以温中益气汤方见前托之，服一剂而皮下红点隐隐欲出者甚多，服二剂而痘出大半，一日一夜连服四剂，而遍身出齐稠密之甚。缘此女未出痘数日前，曾患发热、呕吐，稍伤胃气，是以血气弱而送痘不出，必待温中托里而后痘出也。

温中益气汤

人参，白术去芦，刮去皮，各五分；黄芪生用，八分；当归身酒洗，白茯苓各六分；炙甘草、川芎各四分；白芷、防风各三分；南木香、官桂各二分；山楂肉六分；生姜一片；大枣一枚，去核。

简要分析：本案患儿水痘透发不畅，困倦、嗜卧、不思饮食而痘影淡白等一派气血虚弱之象，不同于水痘寻常辨证，选用温中托里之法透毒外出，使水痘成功透发。

（摘自聂尚恒《痘疹活幼心法》）

第五节　猩　红　热

猩红热（scarlet fever）是由A组乙型溶血性链球菌感染后引起的急性发疹性呼吸道传染病，临床以发热、咽峡炎、全身弥漫性猩红色皮疹和疹退后皮肤脱屑为特征。少数患儿病后2~3周可出现心、肾、关节损害。

本病四季可见，以冬、春季为主；可发生于任何年龄，但以2~8岁儿童最为多见。因传染性强，故有“疫痧”“疫疹”之称；其咽喉肿痛腐烂，皮肤色赤猩红、疹小如沙，中医称之为“丹痧”“烂喉痧”“烂喉丹痧”，属中医学温病范畴。

本病传染源为急性期患儿和健康带菌者，主要通过呼吸道飞沫传播或直接密切接触感染，或通过污染玩具、手等间接经口传染，也可经皮肤伤口或产妇产道侵入而引起外科或产科猩红热。本病治疗及时，一般预后良好。

一、病因病理

（一）中医病因病机

本病由猩红热时邪，经口鼻皮肤入侵，内蕴肺胃，外泄肌表所致。猩红热时邪从口鼻、皮肤侵入机体，疫毒之邪蕴结肺、胃二经，化热化火，病初犯卫入营，正邪交争则见发热、头痛等肺卫之症；咽通于胃，喉通于肺，肺胃疫毒化火，蒸腾上熏咽喉，故见咽喉糜烂、红肿疼痛，甚则热毒灼伤肌膜，导致咽喉溃烂白腐。痧毒外泄肌表，则见肌肤透发痧疹，疹赤如丹。邪毒入里，内迫营血，则壮热烦渴，入夜尤甚，甚则痧疹密布，成片成斑。舌为心之苗，邪毒内灼，心火上炎，热耗阴津，故舌生芒刺，光红无苔，状如草莓，称为“草莓舌”。若邪毒炽盛，内陷心肝，则可出现神昏抽搐等变证。病之后期，疫毒伤阴耗气，肌肤失养，故见乏力、低热起伏、皮肤脱屑等肺胃阴伤证。

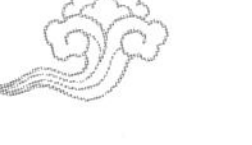
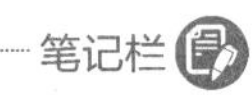

如失治误治，邪热久稽，余毒留滞，可致变证。邪毒留心，伤耗气阴可致心悸；余毒流窜筋骨关节，可致关节不利和红肿热痛的痹病；余邪留滞三焦，水液通调失职，膀胱气化不利，导致水湿内停，外溢肌表即可酿成水肿（图 17-5）。

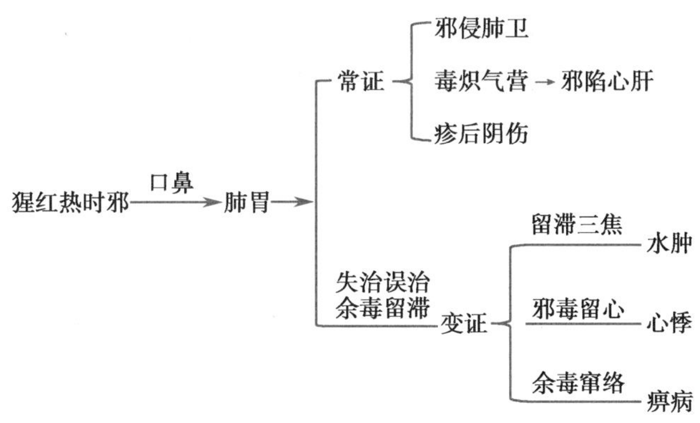

图 17-5　猩红热中医病因病机

（二）西医病因病理

1. 病因　病原为革兰氏阳性 A 组乙型溶血性链球菌，对机体产生的损伤，与其菌体成分和其所产生的毒素、酶有关。该链球菌有荚膜、细菌壁，侵入人体，可产生 A、B 和 C 三种抗原性不同的致热外毒素（又称红疹毒素）、溶血素 O 及 S、链激酶链道酶、透明质酸酶等毒素和酶。

2. 发病机制　病原菌及其毒素、蛋白酶类产物从口鼻侵入，在咽、扁桃体及其周围组织发生急性充血、水肿，甚至糜烂等局部炎症，软腭处、口腔黏膜可有充血或点状红疹或出血点出现，形成"黏膜内疹"。致热外毒素进入血液循环后，引起发热、头痛等症，并使皮肤血管充血，上皮细胞增殖，毛囊周围尤甚，形成猩红热样皮疹，最后表皮死亡脱落，形成"脱屑"；病程 2~3 周进入恢复期时，若细菌与受感者心肌、肾小球基底膜、关节滑囊的抗原发生交叉免疫反应，或形成抗原抗体复合物沉积在上述部位而致免疫损伤，心、肾和关节滑膜等处的胶原纤维变性和坏死、小血管内皮细胞肿胀和单核细胞浸润病变，则临床呈现风湿热、肾炎等病变。

二、主要临床表现

本病潜伏期为 1~7 天，一般为 2~3 天，外科型 1~2 天。临床主要表现轻重差别较大，一般可分为轻型、普通型、重型以及外科型 4 型。其中最常见的是普通型。

普通型按病程又可分为三期。

1. 前驱期　一般不超过 24 小时。起病急骤，高热，咽痛，头痛，或伴轻咳、呕吐、烦躁不安等症。体温一般在 38~39℃，重者可高达 40℃。咽及扁桃体显著充血，有脓性分泌物等，软腭处、口腔黏膜可出现"黏膜内疹"，一般在皮疹出现前发现。严重者颈部及颌下淋巴结肿大，有触痛。

2. 出疹期　皮疹在发热的 24 小时内迅速出现，最初见于耳后、颈部及上胸部，1 日之内迅速由上而下波及全身躯干、四肢。皮疹为在全身皮肤弥漫性充血潮红基础上出现针尖大小、均匀密集的猩红色小丘疹，呈鸡皮样，触之似粗砂纸样。皮疹密集，疹间皮肤潮红，用手压皮疹红色可暂时消退数秒钟，出现苍白的手印，称之为"贫血性皮肤划痕"。口鼻周围皮肤颜色苍白，与面颊部潮红的皮肤形成鲜明的"环口苍白圈"，面部不见皮疹。在腋窝、肘、腹股

笔记栏

猩红热图片

沟等皮肤皱褶处，皮疹密集形成深红的横纹线，称“帕氏线”，其间可有针尖大小出血点。病初舌苔白，红肿的舌乳头突显在白苔之外，称为“草莓舌”；2～3 天后白苔脱落，露出鲜红舌面，红肿的舌乳头明显并持续存在，形成“杨梅舌”。此期可持续发热，待皮疹遍及全身后，体温逐渐下降。

3. 恢复期　一般情况好转，体温正常，皮疹按出疹顺序消退后脱皮，首见面部，次及躯干至四肢；脱屑程度与皮疹轻重有关，轻者呈糠屑样，重者则大片脱皮，一般 2～4 周脱尽，不留色素沉着。

三、辅助检查

1. 血常规　白细胞总数升高，可达(10～20)×10^9/L 或更高，中性粒细胞百分比在 80% 以上，严重者可见中毒颗粒。出疹后嗜酸性粒细胞增多，占 5%～10%。CRP 明显升高，持续时间长。

2. 病原学检查　咽拭子或其他病灶的分泌物培养可有 A 组乙型溶血性链球菌生长。

3. 血清学检查　可用免疫荧光法检测咽拭子涂片进行快速诊断。大多数感染后 1～3 周 ASO 升高，一般>500U，并发风湿热者血清滴度明显增高，而肾炎患者则高低不一。

4. 尿常规　链球菌感染急性期或恢复早期，尿中可出现一过性蛋白尿、镜下血尿，这与感染后出现的急性肾炎不同。

四、诊断及鉴别诊断

（一）诊断要点

依据流行病史，骤起发热、咽峡炎、环口苍白圈、帕氏线等典型皮疹特征，结合外周血常规升高等即可诊断。病原学检查阳性者更可确诊。

（二）鉴别诊断

1. 与麻疹、风疹及幼儿急疹等疾病相鉴别，详见表 17-1。

2. 与金黄色葡萄球菌败血症、皮肤黏膜淋巴结综合征鉴别（表 17-3）。

表 17-3　与金黄色葡萄球菌败血症、皮肤黏膜淋巴结综合征的鉴别

疾病	鉴别
金黄色葡萄球菌败血症	金黄色葡萄球菌感染后，亦可出现猩红热样皮疹，但皮疹持续时间短暂，且伴有局部和迁延性病灶，中毒症状更为明显，细菌培养结果不同，血培养阳性为败血症的确诊依据
皮肤黏膜淋巴结综合征（川崎病）	发热持续时间长，可有草莓舌，猩红热样皮疹，同时伴眼结膜充血、口唇干裂、一过性颌下淋巴结肿大及指趾末端膜状或套状脱皮，可引起冠状动脉病变，病原学检查阴性，抗感染治疗无效

五、临床治疗

本病为革兰氏阳性球菌感染性疾病，致病菌明确，西医重在控制感染，预防并发症。中医按卫气营血辨证施治，以清热泻火、解毒利咽为基本原则。若有变证，随证治之。

（一）中医治疗

1. 中医辨证思路　本病为感受疹毒疫疠之邪，起病急骤，辨证以卫气营血辨证为主，根据皮疹形态、证候、病程等，首辨病位，其次辨轻证、重证。

（1）辨病位：前驱期以发热、恶寒、咽喉肿痛、痧疹隐现为主症，为病在卫气；出疹期以壮热口渴，咽喉糜烂有白腐，皮疹猩红如丹或紫暗如斑，草莓舌为主症，为病在气营；恢复期热

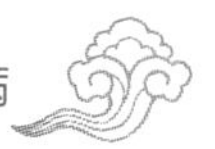

退津伤以口渴唇燥，皮肤脱屑，舌红少津为主症，为病后伤阴。根据病情进展，一般分为邪侵肺卫、毒炽气营、疹后伤阴三个阶段。

（2）辨轻重：发热有汗，咽喉肿痛，痧色红润，依次而出顺畅者，为邪欲外达，属轻证；壮热无汗，咽喉糜烂有白腐，痧色紫暗如斑，其证较重；若皮疹隐而不透，夹有瘀点，伴神昏，喉痧气秽，甚至惊厥者，属重证。

2. 治疗原则　以清热泻火、解毒利咽为基本原则。初期贵在透表，治以辛凉宣透，清热利咽；中期贵在清热解毒，治以清气凉营，泻火解毒；末期贵在养阴，治以养阴生津，清热润喉。若有变证，随证施治。若发生心悸、痹证、水肿等病证，则参照有关病证辨证治疗。

3. 辨证施治

（1）邪侵肺卫

证候：发热骤起，头痛恶寒，肌肤灼热无汗，咽部红肿疼痛，或伴呕吐腹痛，皮肤潮红，丹痧隐隐，舌红，苔薄白或薄黄，脉浮数有力。

治法：辛凉宣透，清热利咽。

代表方：解肌透痧汤加减。

咽部红肿痛甚者，加山豆根、板蓝根；渴甚者，加天花粉、芦根；烦躁便干者，加郁金、竹叶、玄参、生地黄。

（2）毒炽气营

证候：壮热烦躁，口渴引饮，咽喉肿痛，甚则糜烂白腐，皮疹密布，色红如丹。疹由颈、胸开始，继则迅速弥漫全身，压之退色，见疹后的1~2天舌苔黄燥，舌红起刺，3~4天后舌苔剥脱，舌光红起刺，状如草莓，脉数有力。

治法：清气凉营，泻火解毒。

代表方：凉营清气汤加减。

丹痧布而不透，壮热无汗者，去黄连、石膏，加淡豆豉、浮萍；苔糙便秘，口气秽臭者，加生大黄、玄明粉；神昏、抽搐者，选用紫雪丹、安宫牛黄丸。

（3）疹后阴伤

证候：丹痧布齐后1~2天，身热渐退，或低热，皮疹消退，皮肤脱屑，咽部肿痛糜烂减轻，口唇干燥，或伴干咳，食欲不振，舌红少津，苔剥脱，脉细数。

治法：养阴生津，清热润喉。

代表方：沙参麦冬汤加味。

低热不解者，加地骨皮、银柴胡、鳖甲；食欲不振、舌红少津者，加麦芽、佛手、玄参、芦根；大便干结者，加知母、火麻仁。

后期若并发水肿、心悸、痹病等变证，参阅有关章节辨治。

4. 中医其他疗法

（1）临床常用中成药：①银黄颗粒，功能辛凉宣透，清热利咽，用于邪侵肺卫证；②清热解毒口服液，功能清热解毒，用于毒炽气营证；③紫雪丹，功能清热解毒、镇静开窍，用于合并神昏抽搐者。

（2）中药外治：冰硼散，功能清热解毒，消肿止痛。用于咽喉肿痛腐烂者。

（二）西医治疗

1. 一般治疗　包括急性期卧床休息，呼吸道隔离。

2. 病原治疗　目前多数A组链球菌对青霉素仍较敏感，可用青霉素治疗，早期应用可缩短病程、减少并发症。每日2万~4万U/kg，分2次肌内注射，疗程5~7天。病情严重者可增加剂量，一般10万~20万U/(kg·d)，分4~6次静脉滴注，或两种抗生素联合应用，疗

笔记栏

程须根据病情；或采用口服青霉素V钾片250mg/次，每日3次，疗程至少10天。对青霉素过敏者可用大环内酯类或头孢类药物。对带菌者可用常规治疗剂量青霉素连续用药7天，一般均可转阴。

3. 对症治疗　若发生感染中毒性休克，要积极补充血容量，纠正酸中毒，给血管活性药等。

六、预防与康复

1. 控制传染源，及时隔离患儿至咽拭子培养阴性。密切接触者需检疫观察7~12天，必要时口服青霉素治疗。

2. 切断传播途径，接触患者要戴口罩，对患者的污染物、分泌物及时消毒处理，流行期间，易感儿应尽量避免去公共场所。

3. 保护易感儿童，对密切接触患者的易感儿童，可服用板蓝根等清热解毒中药或中成药制剂。

4. 居室安静，空气流通，但要避免直接吹风，注意定时消毒。

5. 患儿宜充分休息，防止并发症的发生；多饮开水，饮食以流质或半流质为宜。

6. 注意口腔清洁，每日可用淡盐水含漱2~3次；皮肤保持清洁，可予炉甘石洗剂以减少瘙痒。

7. 重症应密切注意观察血压、心率、神志等变化，以便及时发现、抢救危重症患儿。

病案分析

病案：某某，4岁，体温40.0℃，感受疫疠时毒之气，壮热如焚，遍发丹痧，肌肤赤色，弥漫无隙，面红如朱，绕口苍白，咽喉疼痛，舌绛起刺，脉来洪数。急为凉营解毒，养阴救液。

方药：鲜石斛七钱，鲜生地黄一两，连翘二钱，牡丹皮一钱，赤芍钱半，知母一钱，黑栀子二钱，金银花二钱，人中黄钱半，大青叶二钱，鲜芦根尺许（去节），鲜白茅根1扎（去心）。

分析：患者高热，遍发丹痧，诊断丹痧明确。本例属毒炽气营，方用赤芍、牡丹皮清气凉营。连翘、栀子、知母泻火解毒。生地、芦根、石斛、白茅根清热生津护阴。金银花、大青叶能清热解毒。常用方剂为凉营清气汤加减。

（摘自《奚伯初中医儿科医案》）

第六节　传染性单核细胞增多症

传染性单核细胞增多症（infectious mononucleosis）是由EB病毒（Epstein-Barr Virus，EBV）感染所致的急性传染病。临床上以发热、咽峡炎、淋巴结及肝脾大、外周血中淋巴细胞增加并出现单核样异型淋巴细胞等为特征。本病多呈散发性，也可引起小流行。全年均可发病，以秋末至初春为多。患者和EBV携带者为传染源。由于病毒主要存在口腔分泌物中，因此口-口传播是重要的传播途径，偶可经输血传播，关于垂直传播问题尚有争议。本病多见于儿童及青少年，6岁以下儿童多呈隐性或轻型感染，15岁以上感染后多出现典型症

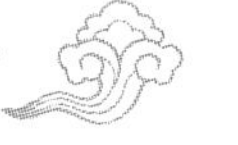

状。发病后可获得较持久的免疫力，再次发病者极少。

本病属于中医学"温病"范畴。

一、病因病理

（一）中医病因病机

本病病因为感受温热时邪，以卫、气、营、血规律进行传变。温邪从口鼻而入，侵于肺卫，结于咽喉，内传脏腑，瘀滞经络，伤及营血，发生本病。热毒是其主要致病因素，痰瘀是其主要病理产物。

小儿脏腑娇嫩，形气未充，卫外不固，温热时邪由口鼻而入，首犯肺卫，出现畏寒发热、头痛咳嗽、咽红烦渴等症；邪犯胃腑，可见恶心呕吐、不思饮食等；若兼夹湿邪，可见困倦乏力、脘腹痞闷、面黄肢重。热毒进入气分，化毒化火，肺胃热甚，则大热大汗；热毒炽盛，炼液为痰，痰火瘀结，充斥脏腑，流注经络，发为淋巴结肿大；热毒内蕴，气血瘀滞，可见腹中积聚痞块；热毒痰火上攻咽喉，则咽喉肿痛溃烂；热毒内窜营血，迫血妄行，出现皮疹、发斑、尿血；热毒内陷心肝，发为抽搐昏迷；痰热内闭于肺，则为咳嗽痰喘；痰火痹阻脑络，可致口眼㖞斜、失语瘫痪；湿热瘀阻肝胆，发为黄疸。热毒痰瘀易伤气阴，使疾病迁延难愈，故后期表现气阴受伤，余毒未清，病情迁延（图 17-6）。

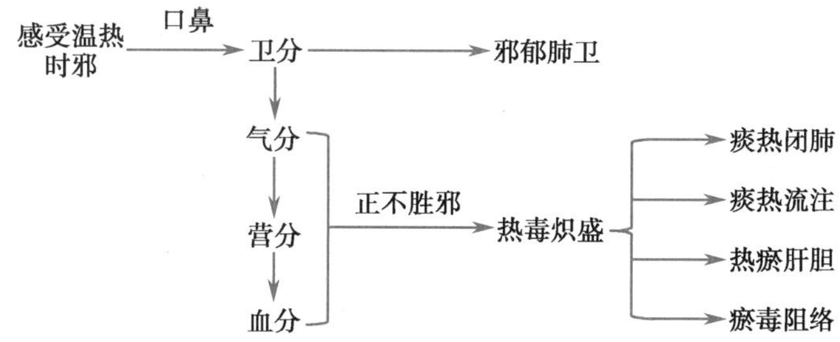

图 17-6　传染性单核细胞增多症中医病因病机

（二）西医病因病理

1. 病因　EB 病毒是本病的病原体，属于疱疹病毒属，是一种嗜淋巴细胞的 DNA 病毒，主要侵犯 B 淋巴细胞。

2. 发病机制　发病机制尚未完全阐明。由于 B 淋巴细胞有 EB 病毒受体，故 EB 病毒进入口腔后可能首先感染咽扁桃体中的 B 淋巴细胞和口腔上皮细胞，并在细胞中进行增殖，导致细胞破坏，引起扁桃体炎和咽炎症状，局部淋巴结受累肿大。病毒还可在腮腺和其他唾液腺上皮细胞中繁殖，并可长期或间歇性向唾液中排放，进入血液后，通过病毒血症或受感染的 B 淋巴细胞进行播散，继而累及周身淋巴系统。受感染的 B 淋巴细胞表面抗原发生改变，引起 T 淋巴细胞的强烈免疫应答而转化为细胞毒性 T 细胞（主要是 $CD8^+$ T 细胞，CTL）。CTL 细胞在免疫病理损伤形成中起着非常重要的作用，它一方面杀伤感染 EB 病毒的 B 细胞，另一方面侵犯许多组织器官而产生一系列的临床表现。患者血中的大量异型淋巴细胞就是这种具有杀伤能力的 T 细胞。此外，本病发病机制除主要是由 B、T 细胞间的交互作用外，还与免疫复合物的沉积以及病毒对细胞的直接损害等因素有关。婴幼儿时期典型病例很少，主要是因为不能对 EB 病毒产生充分的免疫应答。

3. 病理　淋巴细胞的良性增生是本病的基本病理特征。病理可见非化脓性淋巴结肿大，淋巴细胞及单核-吞噬细胞高度增生。肝、心、肾（肾上腺）、肺、皮肤，以及中枢神经系统等均可有淋巴细胞（包括成熟淋巴细胞、单核细胞及异型淋巴细胞）浸润及局限性坏死病灶。

笔记栏

脾脏充满异型淋巴细胞，水肿可导致脾脏质脆、易出血，甚至破裂。

二、主要临床表现

本病潜伏期5~15天，起病急缓不一。症状呈多样性，近半数患者有乏力、头痛、鼻塞、恶心、食欲减退等前驱症状。

症状轻重不一，年龄越小，症状越不典型，发病期有以下典型表现。

1. 发热 一般均有发热，体温38~40℃，无固定热型，热程大多1~2周，少数可达数月，中毒症状多不严重。

2. 咽峡炎 绝大多数患儿可表现为咽部充血、扁桃体红肿，伴有咽痛，少数患儿扁桃体表面可见白色渗出物或假膜形成，如咽部肿胀严重者可出现呼吸及吞咽困难。

3. 淋巴结肿大 全身淋巴结均可肿大，在病程第1周内即可出现，以颈部最为常见，其次腋窝、肘部滑车、腹股沟均可出现淋巴结肿大。肿大淋巴结直径很少超过3cm，中等硬度，无粘连及明显压痛，常在热退后数周才消退。肠系膜淋巴结受累时可有腹痛及压痛。

4. 肝脾大 肝大者占20%~62%，大多数在肋下2cm以内，可出现肝功能异常，并伴有急性肝炎的上消化道症状。部分患儿有轻度黄疸，约半数患者有轻度脾大、疼痛及压痛，偶可发生脾破裂。

5. 皮疹 皮疹大多在4~6天出现，持续1周左右消退。呈多形性，以丘疹及斑丘疹常见，也可有荨麻疹或猩红热样皮疹，偶见出血性皮疹。大多在4~6天出现，持续1周左右消退。

本病病程一般为2~3周，也可长至数月。重症患者可并发神经系统疾病，如吉兰-巴雷综合征、脑膜脑炎或周围神经炎等。在急性期可发生心包炎、心肌炎等。其他少见的并发症包括间质性肺炎、胃肠道出血、肾炎、自身免疫性溶血性贫血等。脾破裂虽然少见，但病情严重，轻微创伤即可诱发。

三、辅助检查

1. 血常规 外周血象改变是本病的重要特征。早期白细胞总数多在正常范围或稍低，发病1周后，白细胞总数逐渐升高；淋巴细胞数可达60%以上，其中异型淋巴细胞达10%以上或其绝对值超过1.0×10^9/L对诊断本病有很大的参考价值。

2. 血清嗜异性凝集试验 血清中可出现嗜异性IgM抗体，测定此抗体滴度可以协助诊断。一般起病5天后即可呈阳性反应，阳性率达80%~90%。凝集效价在1∶64以上，经豚鼠肾吸收后仍呈阳性者，具有诊断意义。

3. EBV特异性抗体检测 间接免疫荧光法和酶联免疫吸附试验检测血清中EBV-CA-IgM、EBV-CA-IgG、EBV-NA-IgG及低亲和力抗体EBV-CA-IgG等。EBV-CA-IgM阳性是新近EBV感染的标志，低亲和力EBV-CA-IgG阳性是急性原发感染标志。

（注：CA为衣壳抗原；NA为核抗原；Ig为免疫球蛋白。）

4. EBV-DNA检测 采用实时定量聚合酶链反应（RT-PCR）方法能快速、敏感、特异地检测患儿血清中含有高浓度的EBV-DNA，可提示存在病毒血症。

5. 部分患儿可出现肾功能损害、肝功能异常、心肌酶升高、T淋巴细胞亚群CD4/CD8比例降低或倒置。

四、诊断及鉴别诊断

（一）诊断要点

传染性单核细胞增多症临床诊断病例：满足下列任意3项临床表现及任意1项非特异

性实验室检查。

传染性单核细胞增多症确诊病例：满足下列任意 3 项临床表现及任意 1 项原发性 EB 病毒感染的实验室证据。

1. 临床表现

（1）发热。

（2）咽峡炎。

（3）颈淋巴结肿大。

（4）肝大。

（5）脾大。

（6）眼睑水肿。

2. 原发性 EB 病毒（EBV）感染的实验室证据

（1）抗 EBV-CA-IgM 和抗 EBV-CA-IgG 抗体阳性，且抗 EBV-NA-IgG 阴性。

（2）单一抗 EBV-CA-IgG 抗体阳性，且 EBV-CA-IgG 为低亲和力抗体。

3. 非特异性实验室检查

（1）外周血异型淋巴细胞比例>10%。

（2）6 岁以上儿童外周血淋巴细胞比例>0.5 或淋巴细胞绝对值>5.0×10^9/L。

（二）鉴别诊断

本病需与巨细胞病毒感染、链球菌性扁桃体炎、恶性淋巴瘤及急性淋巴细胞性白血病相鉴别（表 17-4）。

表 17-4　传染性单核细胞增多症相关疾病的鉴别

疾病	鉴别
巨细胞病毒感染	长期发热、肝脾大等症状类似传染性单核细胞增多症，但很少出现咽痛和淋巴结肿大，且血清嗜异性凝集试验阴性。通过血清特异性巨细胞病毒 IgM 抗体测定和巨细胞病毒分离可确诊
链球菌性扁桃体炎	50%以上病例扁桃体有白色膜状分泌物，易被误诊为化脓性扁桃体炎（约 5%病例确可伴有链球菌感染）。此时，应关注其他体征和血象改变以资鉴别，若按链球菌咽峡炎治疗 48 小时后发热等症状仍无缓解应考虑本病
恶性淋巴瘤及急性淋巴细胞性白血病	均有发热及肝脾、淋巴结肿大，外周血白细胞计数明显增高，此两者的淋巴结肿大不会自行缩小；而传染性单核细胞增多症患儿的淋巴结肿大可于数周内消退，且有咽峡炎表现，腭扁桃体肿大并附有假膜，必要时可行骨髓涂片检查及淋巴结活检

五、临床治疗

中医治疗分卫、气、营、血不同阶段，以清热解毒、化痰祛瘀为基本治疗原则。西医以对症处理及支持治疗为主。

（一）中医治疗

1. 中医辨证思路　本病的发生、发展、转归，呈温病演绎，具有卫气营血的一般传变规律，临证时应辨清病程所在。初起邪郁肺卫；继而热毒化火入里，肺胃气分热盛；热毒流注则臖核肿大；热毒外泄则皮疹发斑；严重者热陷营血，表现为气营两燔。后期出现气阴损耗，余毒未尽之症。

辨证的关键在于分清卫、气、营、血的不同阶段，抓住热、毒、痰、瘀的病机本质。

2. 治疗原则　清热解毒、化痰祛瘀。在卫则疏风散表，在气则清气泻热，在营血则清营凉血，后期气阴耗伤则益气养阴，兼清余邪。若兼湿邪夹杂，应结合化湿利湿，通络达邪。

笔记栏

3. 辨证施治

(1) 邪郁肺卫

证候:发热,微恶风寒,微有汗,咳嗽鼻塞,流涕,头身痛,咽红疼痛,舌边或舌尖稍红,苔薄黄或薄白而干,脉浮数。

治法:疏风清热,清肺利咽。

代表方:银翘散加减。

咽喉肿痛者,加蝉蜕、僵蚕、山豆根;淋巴结肿大者,加蒲公英、夏枯草、重楼;高热烦渴者,加生石膏、黄芩。

(2) 热毒炽盛

证候:壮热烦渴,咽喉红肿疼痛,乳蛾肿大,甚则溃烂,口疮口臭,面红唇赤,红疹显露,淋巴结肿大,便秘尿赤,舌质红,苔黄糙,脉洪数。

治法:清热泻火,解毒利咽。

代表方:普济消毒饮加减。

淋巴结肿大者,加夏枯草、浙贝母;高热烦渴者,加生石膏、知母;大便秘结不通者,加大黄、芒硝、枳实。若热窜心肝、神昏抽搐者,加用羚羊角、钩藤、人工牛黄,并合用紫雪丹、安宫牛黄丸。

(3) 痰热闭肺

证候:壮热不退,咳嗽气急,痰涎壅盛,烦躁不安,咽喉肿痛,淋巴结肿大,肝脾大。口唇发绀,舌质红,苔黄腻,脉滑数。

治法:清热解毒,宣肺涤痰。

代表方:麻杏石甘汤合清宁散加减。

高热烦渴者,重用石膏,加知母、天花粉、栀子;痰涎壅盛者,加竹沥、天竺黄、胆南星;淋巴结肿大者,加夏枯草、重楼;咽喉肿痛者,加马勃、僵蚕、山豆根。

(4) 痰热流注

证候:发热,热型不定,颈、腋、腹股沟处浅表淋巴结肿大,以颈部为著,脾大,舌质红,苔黄腻,脉滑数。

治法:清热化痰,通络散瘀。

代表方:黛蛤散合清肝化痰丸加减。

高热者,加蒲公英、石膏;胁肋胀痛、肝脾大者,加柴胡、三棱、莪术;淋巴结肿硬不痛,日久不消,加桃仁、红花、皂角刺,或用仙方活命饮;若肝脾大日久不消,可用血府逐瘀汤加减。

(5) 热瘀肝胆

证候:身热目黄,皮肤发黄,小便深黄短,肝脾大明显,胸胁胀痛,恶心呕吐,食欲不振,大便不调,舌质红,苔黄腻,脉弦数。

治法:清热解毒,利湿行瘀。

代表方:茵陈蒿汤加减。

热重者,加龙胆草、虎杖;湿重者,加泽泻、滑石、金钱草、苍术;胁下痞块疼痛者,加柴胡、枳壳、桃仁、赤芍、丹参、乳香。

(6) 瘀毒阻络

证候:症状表现繁多,除发热、咽喉肿痛、淋巴结及脾大外,发病缓者可有肢体瘫痪、口眼㖞斜、吞咽困难、失语、痴呆,发病急重者壮热谵语、颈项强直、神昏抽搐、角弓反张等,舌质红,苔黄腻,脉数。

治法:急性期以清热解毒,化痰开窍,疏通经络为主;日久者,以清利湿热,活血通络为

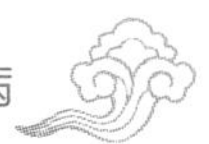

主;气血亏虚者,以益气活血化瘀通络为主。

代表方:急性期犀地清络饮加减(方中犀角现用水牛角代)。

病程日久,肢体瘫痪,余毒未清者,加味二妙丸加减。上肢不利者,加桑枝、羌活;下肢不利者,加独活、桑寄生;口眼㖞斜者,加僵蚕、全蝎、白附子;肢体震颤抽搐,或肢体筋脉拘急,合用大定风珠。

病程日久,气血亏虚,肢体瘫痪,肌肉萎缩者,补阳还五汤加减。失语痴呆者,可用菖蒲丸。

(7) 正虚邪恋

证候:病程日久,发热渐退,或低热不退,神疲气弱,口干唇红,便或干或稀,小便短黄,咽部稍红,淋巴结、肝脾大逐渐缩小,舌红绛或淡红,或剥苔,脉细弱。

治法:益气生津,兼清余热,佐以通络化瘀。

代表方:气虚邪恋,竹叶石膏汤加减。阴虚邪恋,用青蒿鳖甲汤加减。

气虚甚,易汗出者,加黄芪;淋巴结肿大者,加夏枯草、海藻、昆布;肝脾大者,加桃仁、红花、丹参。

4. 中医其他疗法

(1) 临床常用中成药:①五福化毒丸,功能清热化毒,用于热毒炽盛证;②小儿化毒散,功能清热解毒,活血消肿,用于痰热流注证。

(2) 药物外治:①锡类散或冰硼散,功能清热解毒,消肿止痛,适用于咽喉红肿溃烂者;②三黄二香散,功能清热利湿,活血行气,消肿止痛,浓茶汁或香油调敷,适用于淋巴结肿大。

(二) 西医治疗

临床上无特效治疗方法,主要为对症治疗。抗病毒治疗可用更昔洛韦、阿昔洛韦、α 干扰素等药物,但其确切疗效尚存争议。抗菌药物对本病无效,仅用于继发细菌感染时。重型患者,如咽喉严重病变或水肿时,有神经系统并发症及心肌炎、溶血性贫血等并发症时,应用短疗程肾上腺皮质激素可明显减轻症状。此外,抗病毒制剂及人免疫球蛋白(每天 200~400mg/kg)联合使用,能有效改善症状,缩短病程,早期给药效果更好。由于轻微的腹部创伤就有可能导致脾破裂,因此有脾大的患者 2~3 周内应避免有腹部接触的运动,若发生脾破裂,应立即输血,并行手术治疗。

六、预防与康复

1. 急性期患儿应予隔离,鼻咽分泌物及其污染物要严格消毒。

2. 集体机构发生本病流行,应就地隔离检疫。

3. 急性期患儿应卧床休息 2~3 周,减少体力消耗。高热期间多饮水,进清淡易消化的食物,保证营养及足够热量。

4. 注意口腔清洁卫生,防止口腔、咽部并发感染。

第七节 手 足 口 病

手足口病(hand foot mouth disease,HFMD)是由肠道病毒引起的急性出疹性传染病,临床以手、足、口腔等部位出现斑丘疹、疱疹为特征。多见于夏、秋季,学龄前儿童,尤其 3 岁以下年龄组发病率最高。患者和隐性感染者为传染源,主要通过消化道、呼吸道和密切接触等途径传播。一般预后较好,少数重症患儿可合并心肌炎、脑炎、脑脊髓膜炎等,甚至危及生

笔记栏

命，致死原因主要为脑干脑炎及神经源性肺水肿。

本病在中医古籍中无专门记载，但据其临床表现可归属于中医学的"时疫""温病"等范畴。

一、病因病理

（一）中医病因病机

本病病因是感受手足口病时邪。时行邪毒由口鼻而入，伤及肺、脾，肺气失宣，脾气失健，肺脾受损，水湿内停，与时行邪毒相搏，熏灼口腔则口咽部发生疱疹，湿热蕴蒸肌肤则发为疱疹。若素体虚弱，或感邪较重，邪盛正衰，湿热毒盛，内燔气营，外灼肌肤，则症情危重。邪毒炽盛，化火内陷，则可出现邪陷心肝、邪犯心肺等危急重证（图 17-7）。

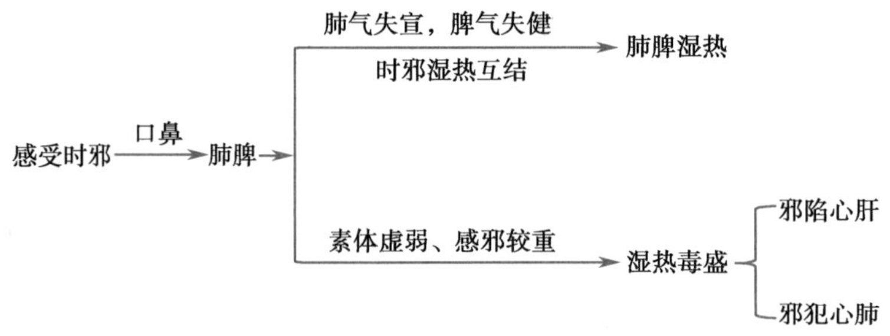

图 17-7　手足口病中医病因病机

（二）西医病因病理

1. 病因　由柯萨奇病毒（coxsackievirus，CV）A 组 4~7、9、10、16 型和 B 组 1~3、5 型、埃可病毒 11 型及肠道病毒 71 型（enterovirus A71，EV-A71）等引起，其中 CV-A16 和 EV-A71 最为常见。重症及死亡患者多由 EV-A71 所致。

2. 发病机制　肠道病毒经上呼吸道或消化道进入体内，主要与咽部和肠道上皮细胞表面相应的病毒受体结合，病毒和受体结合后经细胞内吞作用进入细胞，病毒基因组在细胞质内脱衣壳、转录、组装成病毒颗粒。肠道病毒主要在扁桃体、咽部和肠道的淋巴结大量复制后释放入血液，可进一步播散到皮肤及黏膜、神经系统、呼吸系统、心脏、肝脏、胰脏、肾上腺等，引起相应组织和器官发生一系列炎性反应，导致相应的临床表现。

少数病例因神经系统受累导致血管舒缩功能紊乱及 IL-10、IL-13、γ 干扰素等炎症介质大量释放引起心肺衰竭。

二、主要临床表现

（一）主要症状及体征

一般无明显的前驱症状，表现为手、足、口腔、臀部及膝关节附近斑丘疹或疱疹。典型的疱疹呈圆形或椭圆形扁平突起，内含混浊液体，如黄豆大小，一般无疼痛及痒感，5 天左右消退，不留瘢痕。患儿可同时出现发热、咳嗽、流涕、食欲不振、恶心、呕吐或腹泻。多数患儿病势轻浅，疱疹仅现于手、足肌肤及口咽部，全身症状轻，较快痊愈，无后遗症。

（二）重症病例的表现

多见于 3 岁以下患儿，病情进展迅速，可累及多个系统，常迅速导致死亡，存活者可留有后遗症。

1. 神经系统　精神差、嗜睡、易惊、头痛、呕吐、谵妄甚至昏迷，肢体抖动，肌阵挛、眼球震颤、共济失调、眼球运动障碍，无力或急性弛缓性麻痹，惊厥。查体可见脑膜刺激征，腱反

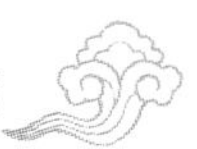

射减弱或消失，巴宾斯基征等病理征阳性。

2. 呼吸系统　呼吸浅促、呼吸困难或节律改变，口唇发绀，咳嗽，咳白色、粉红色或血性泡沫样痰液，肺部可闻及湿啰音或痰鸣音。

3. 循环系统　面色苍灰，皮肤花纹，四肢发凉，指（趾）发绀，出冷汗，毛细血管再充盈时间延长。心率增快或减慢，脉搏浅速或减弱甚至消失，血压升高或下降。

三、辅助检查

1. 血常规　白细胞总数及淋巴细胞计数可增高外，其余无明显变化。

2. 血糖　重型患儿空腹血糖水平明显升高。

3. 病原学检查　肠道病毒（CV-A16、EV-A71 等）特异性核酸阳性或相关肠道病毒阳性。咽、气道分泌物、疱疹液、粪便标本的阳性率较高，应及时、规范留取标本，尽快送检。

4. 血清学检查　急性期血清相关病毒 IgM 抗体阳性。恢复期血清相关肠道病毒的中和抗体比急性期升高 4 倍及以上。

5. 影像学检查　肺部影像学表现主要是病毒性肺炎和神经源性肺水肿。神经系统影像学主要表现为脑干延髓及颈髓的病变，常为双侧、对称性分布，位于延髓、脑桥的后部分、颈髓的腹侧，脑内病灶无明显分布和形态特点，病变呈略长 T_1、T_2 信号，多为斑片状，边界不清，弥散加权成像（DWI）图上呈略高信号。

四、诊断及鉴别诊断

（一）诊断要点

主要依据流行病学资料、临床表现及实验室检查，确诊须有病原学证据。主要依据：①学龄前儿童为主要发病对象，常以婴幼儿多见，在聚集的场所呈流行趋势；②临床主要表现为初起发热，继而口腔、手、足和臀等部位出现斑丘疹及疱疹样损害。

（二）鉴别诊断

本病需与水痘、疱疹性咽峡炎、口蹄疫等鉴别（表 17-5）。

表 17-5　手足口病相关疾病的鉴别

疾病	鉴别
水痘	由水痘-带状疱疹病毒所致。疱疹较手足口病稍大，呈向心性分布，躯干、头面多，四肢少，瘙痒明显，疱壁薄，易破溃结痂，且在同一时期、同一皮损区斑丘疹、疱疹、结痂并见为其特点
疱疹性咽峡炎	可由柯萨奇病毒引起，多见于 5 岁以下小儿，起病较急，常突发高热、流涕、口腔疼痛甚或拒食，体检可见软腭、悬雍垂、舌腭弓、扁桃体、咽后壁等口腔后部出现灰白色小疱疹，1 ~ 2 天内疱疹破溃形成溃疡，颌下淋巴结可肿大，但很少累及颊黏膜、舌、龈以及口腔以外部位皮肤
口蹄疫	由口蹄疫病毒引起。主要侵犯猪、牛、马等家畜，人较少患病，一般见于畜牧区成人牧民，四季均有。口腔黏膜疹易融合成较大溃疡，手背及指、趾间有疹子，有痒痛感

五、临床治疗

一般病例，采用中医辨证论治的方法治疗能获较好疗效。但对重症病例，宜采用中西医结合的方法，积极救治。

（一）中医治疗

1. 中医辨证思路　本病的辨证方法以脏腑辨证为主，结合卫气营血辨证。根据病程、疱疹特点以及临床伴随症状以判断病情轻重。病程短，疱疹仅现于手、足掌心及口腔部，稀疏散在，疹色红润，根盘红晕不著，疱液清亮，全身症状轻微者为轻证。病程长，疱疹除见于

笔记栏

手、足掌心及口腔部外，四肢、臀部等其他部位也常累及，且分布稠密，疹色紫暗，根盘红晕显著，疱液混浊，全身症状较重者是为重证。

2. 治疗原则　以清热祛湿解毒为基本治则。轻证治以宣肺解表，清热化湿；重证治以清气凉营，解毒祛湿。出现邪毒内陷或邪毒犯心者，又当配伍清心开窍、息风镇惊、益气养阴、活血化瘀等治法。

3. 辨证施治

（1）常证

1）肺脾湿热

证候：发热轻微，流涕咳嗽，咽红疼痛。1~2 天后或同时出现口腔内疱疹，破溃后形成小溃疡，疼痛拒食。随病情进展，手掌、足跖部出现米粒至豌豆大小斑丘疹，并迅速转为疱疹，分布稀疏，疹色红润，根盘红晕不著，疱液清亮，舌质红，苔薄黄腻，脉浮数。

治法：宣肺解表，清热化湿。

代表方：甘露消毒丹加减。

恶心呕吐者，加苏梗、竹茹；泄泻者，加泽泻、薏苡仁；高热者，加葛根、柴胡；肌肤痒甚者，加蝉蜕、白鲜皮。

2）湿热毒盛

证候：身热持续，烦躁口渴，口腔、手足、四肢、臀部疱疹，分布稠密，或成簇出现，疹色紫暗，根盘红晕显著，疱液混浊，口臭流涎，灼痛拒食，小便黄赤，大便秘结，舌质红绛，苔黄厚腻或黄燥，脉滑数。

治法：清热凉营，解毒祛湿。

代表方：清瘟败毒饮加减。

偏于湿重者，去知母、生地黄，加藿香、滑石、竹叶；大便秘结者，加生大黄、玄明粉；烦躁不安者，加淡豆豉、莲子心；瘙痒重者，加白鲜皮、地肤子。

（2）变证

1）邪陷心肝

证候：高热不退，烦躁谵语，疹点稠密，色浊紫暗，甚至神昏抽搐，舌暗红或红绛，苔黄起刺，脉数有力。

治法：凉营解毒，息风开窍。

代表方：清瘟败毒饮合千金龙胆汤加减。

另服安宫牛黄丸清心开窍，抽搐者加羚羊角粉。

2）邪犯心肺

证候：身热不退，频咳气急，胸闷心悸，烦躁不宁，手足厥冷，面色苍白，口唇发绀，可见粉红色或血性泡沫痰，舌质暗紫，苔白腻，脉沉细无力。

治法：泻肺逐水，温阳扶正。

代表方：己椒苈黄丸合参附汤加减。

若见面色灰白，四肢厥冷，汗出脉微的心阳虚衰危象，应急用参附龙牡救逆汤；若见心悸气短，脉象结代的气虚血瘀证，当用生脉散加通阳活血之品。

4. 中医其他疗法

常用中成药：①口腔疱疹者可选用西瓜霜、冰硼散涂搽口腔内患处，适用于湿热毒盛证；若口腔内疱疹破溃者，可选用珠黄散、锡类散涂搽口腔内患处，适用于湿热毒盛证。②手足疱疹者可选用如意金黄散、青黛散，麻油调敷于疱疹处，适用于湿热毒盛证。

（二）西医治疗

1. 对症治疗：注意隔离，避免交叉感染。适当休息，清淡饮食，做好口腔和皮肤护理。控制体温，体温>38.5℃时，采用物理降温（温水擦浴、退热贴等）或应用退热药物治疗。常

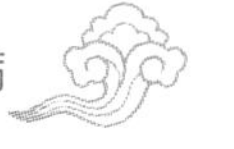

用药物有布洛芬、对乙酰氨基酚。皮肤瘙痒重者，给予炉甘石洗剂外涂；疱疹破溃时，外涂以 2% 甲紫溶液；口腔疱疹破溃者，用 1% ~3% 过氧化氢溶液或 2% 碳酸氢钠溶液漱口，疼痛严重者，进食前可先涂 2% 丁卡因或 1% 普鲁卡因溶液以止痛。

2. 对因治疗：目前尚无特效抗病毒药物和特异性治疗手段。研究显示，α 干扰素喷雾或雾化、利巴韦林静脉滴注早期使用可有一定疗效，若使用利巴韦林应关注其不良反应和生殖毒性。不应使用阿昔洛韦、更昔洛韦、单磷酸阿糖腺苷等药物治疗。

3. 神经系统受累治疗

（1）控制颅高压：限制入量，积极给予甘露醇降颅压。

（2）糖皮质激素治疗：甲泼尼龙 1~2mg/(kg · d)，或氢化可的松 3~5mg/(kg · d)，或地塞米松 0.2~0.5mg/(kg · d)，病情稳定后尽早减量或停用，一般疗程 3~5 天。

（3）静脉注射免疫球蛋白：酌情应用，总量 2g/kg，分 2~5 天给予。

六、预防与康复

1. 勤洗手，不要让儿童喝生水，吃生冷食物。避免儿童与手足口病患儿密切接触。

2. 注意养成个人良好卫生习惯，对被污染的日常用品、食具、患儿粪便及其他排泄物等应及时消毒处理，衣物置阳光下暴晒。

3. 患病期间应注意卧床休息，房间空气流通，定期开窗透气，保持空气新鲜。给予清淡、富含维生素的流质或软食，多饮温开水。进食前后可用生理盐水或温开水漱口，以减轻食物对口腔的刺激。

4. 注意保持皮肤清洁，对皮肤疱疹切勿挠抓，以防溃破感染。对已有破溃感染者，可用金黄散或青黛散麻油调后涂布患处，以收敛燥湿，助其痊愈。

5. 接种疫苗：EV-A71 灭活疫苗可用于 6 月龄~5 岁儿童预防 EV-A71 感染所致的手足口病，基础免疫程序为 2 剂次，间隔 1 个月，鼓励在 12 月龄前完成接种。

病案分析

病案：李某，3 岁，发热 2 天，体温 37.8℃，烦躁不安，食少，流涎。查体见神清，面红，唇干，手掌、足跖部皮肤散在红色丘疹和疱疹，形状多样，以长圆形为主，口腔黏膜、舌边及咽峡均有多数疱疹，破溃，周围红晕，颈部淋巴结肿大，伴触痛，心肺腹部均未见异常，舌质红、舌苔薄黄，脉数。血常规示 WBC 10.0×10^9/L，N 55%，L 45%。诊断为手足口病，辨证为斑疹温毒发疹，治法为解毒化湿。

处方：黄芩 10g、栀子 5g、石膏 10g、生地黄 10g、木通 3g、黄连 2g、白鲜皮 10g、竹叶 10g、紫草 5g、蝉蜕 5g，水煎服。局部破溃处涂 1% 甲紫溶液。

经治 4 天后病情明显好转，手足疱疹干缩而暗红，但口腔形成溃疡，涎多，拒食，大便干，小便黄，脉数。治法更为清热化湿，佐用滋阴养血。

处方：黄芩 10g、生地黄 10g、木通 5g、竹叶 10g、黄芪 10g、当归 10g、枳实 10g。配用吴茱萸研为细粉，醋调，敷双侧涌泉穴，连用 3 天。药后诸症悉除而愈。

分析：本案例初起邪浅，以肺脾失和为病理特点，毒热蒸腾则病进，若热犯脏腑则引起发热、烦躁、食少、便干等症状，毒伤气血而透达肌肤多可导致斑疹、疱疹等改变。根据本病病因病机以及临床表现等特点，以斑疹论治，应用清热解毒、化湿之法治疗均收奇效，后期以滋阴养血善其后而获痊愈。

（摘自《王烈教授婴童病案选读》）

笔记栏

第八节　流行性腮腺炎

流行性腮腺炎(mumps，epidemic parotitis)是由腮腺炎病毒引起的急性呼吸道传染病，临床以腮腺肿胀、疼痛为主要表现。腮腺炎病毒除侵犯腮腺外，还能引起脑膜脑炎、睾丸炎、卵巢炎和胰腺炎等。本病一年四季均可发生，冬、春两季较易流行。早期患者及隐性感染者均为传染源，易在儿童集体中流行，其传播途径主要通过直接接触或飞沫传播。任何年龄均可发病，以5~15岁患者较为多见，2岁以下小儿少见。感染后可获持久免疫。本病一般预后良好，极少数危重症可死于重症腮腺炎病毒性脑炎。

本病中医称"痄腮"，又称为"鸬鹚瘟""蛤蟆瘟"。

一、病因病理

(一) 中医病因病机

本病病因为感受风温时邪。病邪从口鼻而入，侵犯足少阳胆经，邪毒入里，壅阻少阳经脉，与气血相搏，凝结于耳下腮部所致。病位主要在少阳经脉，足少阳胆经与足厥阴肝经互为表里，热毒炽盛，邪盛正衰，邪毒内传，可出现内陷厥阴、毒窜睾腹等变证(图17-8)。

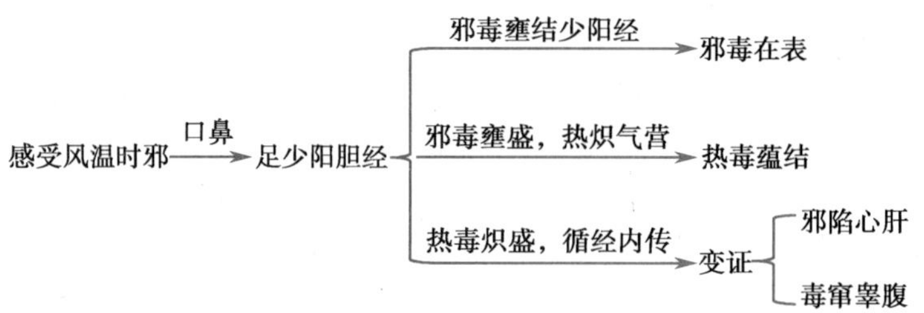

图17-8　流行性腮腺炎中医病因病机

(二) 西医病因病理

1. 病因　腮腺炎病毒属于副黏病毒科的单链RNA病毒，只有一个血清型，能被福尔马林溶液、甲酚皂溶液及紫外线迅速杀灭。人是该病毒的唯一宿主。

2. 发病机制　腮腺炎病毒通过呼吸道侵入人体后，在局部黏膜上皮细胞中增殖，并进入血液引起病毒血症，病毒经血液流至全身各器官。由于腮腺炎病毒对腺体组织和神经组织有高度亲和性，可导致多种腺体(腮腺、舌下腺、颌下腺、胰腺、生殖腺等)病变。如累及神经系统，可导致脑膜脑炎等严重病变。

3. 病理　流行性腮腺炎为非化脓性炎症，病理改变为间质充血、水肿、点状出血、淋巴细胞浸润和腺体细胞坏死。淀粉酶排出受阻，经淋巴管进入血流，使血和尿中淀粉酶增高。睾丸、卵巢和胰腺等受累时也可出现淋巴细胞浸润和水肿等病变。腮腺炎病毒所致脑膜脑炎的病理变化主要有神经细胞的变性、坏死、炎症浸润和脱髓鞘改变等。

二、主要临床表现

(一) 主要症状及体征

本病潜伏期为2~3周，平均18天。常无前驱期症状，部分病例可有头痛、发热等前驱症状。腮腺肿大常先见于一侧，然后累及对侧，肿大以耳垂为中心，向前、后、下发展，边缘不清，表面皮肤不红，触之有弹性感，有疼痛及触痛，咀嚼食物时疼痛加重。腮腺管口可见红肿。腮腺肿胀一般3~5天达高峰，1周左右消退。颌下腺和舌下腺也可同时受累。

不典型病例可无腮腺肿胀而以单纯睾丸炎或脑膜脑炎的症状出现，也有仅见颌下、舌下腺肿胀者。

（二）并发症

1. 脑膜脑炎　较常见，常在腮腺炎高峰时出现，表现为发热、头痛、呕吐、颈项强直、克尼格征阳性等，脑脊液改变与其他病毒性脑炎相似，一般预后良好。如侵犯脑实质，可出现嗜睡、抽搐、昏迷，或有神经系统后遗症，甚至死亡。

2. 生殖器并发症　表现为睾丸炎或卵巢炎。睾丸炎是男孩最常见的并发症，多为单侧。多发生在腮腺炎起病后的4~5天，睾丸疼痛，随之肿胀，伴剧烈触痛，可并发附睾炎、鞘膜积液和阴囊水肿。5%~7%的青春期女性患者可并发卵巢炎，症状较轻，出现下腹痛及压痛、月经不调等。1/3~1/2的病例可发生睾丸或卵巢的不同程度萎缩，可能影响成年后的生育功能。

3. 胰腺炎　常发生于腮腺肿大数日后，症见上腹剧痛和触痛，伴发热、寒战、反复呕吐等。由于单纯腮腺炎即可引起血、尿淀粉酶增高，因此淀粉酶升高不能作为诊断胰腺炎的证据，需做脂肪酶检查，有助于诊断。

4. 其他并发症　心肌炎较常见，而肾炎、乳腺炎、胸腺炎、关节炎、甲状腺炎等偶有发生。部分累及听神经，可导致永久性耳聋。

三、辅助检查

1. 血、尿淀粉酶测定　90%患者发病早期血清和尿淀粉酶有轻至中度增高，2周左右恢复正常。血脂肪酶增高有助于胰腺炎的诊断。

2. 血清学检查　采用ELISA法检测患者血清中腮腺炎病毒特异性IgM抗体，可以早期快速诊断。应用特异性抗体或单克隆抗体来检测腮腺炎病毒抗原，可作早期诊断。亦可用PCR技术检测腮腺炎病毒RNA，有很高的敏感性。

3. 病毒分离　可从患儿唾液、尿液、脑脊液或血液标本中分离出病毒。

四、诊断及鉴别诊断

（一）诊断要点

根据流行病学史、接触史，以及发热、腮腺和邻近腺体肿大疼痛等症状，临床不难诊断。对可疑病例可进行血清学检查及病毒分离以确诊。

（二）鉴别诊断

本病需与化脓性腮腺炎、其他病毒性腮腺炎和急性淋巴结炎鉴别（表17-6）。

表17-6　流行性腮腺炎相关疾病的鉴别

疾病	鉴别
化脓性腮腺炎	腮腺肿大多为一侧，局部疼痛剧烈拒按，红肿灼热明显。成脓时局部有波动感，按压腮部可见口腔内腮腺管口有脓液溢出。无传染性，常继发于细菌感染性疾病之后，血白细胞总数及中性粒细胞增高
其他病毒性腮腺炎	流感A病毒、副流感病毒、巨细胞病毒、艾滋病毒等都可引起腮腺肿大，对再次发生腮腺炎的病例，应作抗体测定，如为阴性，应考虑其他病毒引起的腮腺炎，可依据血清学检查和病毒分离加以鉴别
急性淋巴结炎	耳前、颈部、颌下淋巴结炎，有时易与腮腺炎、颌下腺炎相混淆，应注意鉴别。淋巴结发炎时，局部疼痛较重，肿胀的淋巴结边缘清楚，质地较硬，不以耳垂为中心，局部红肿灼热明显，腮腺管口无红肿，常有头面或口咽部感染灶，周围血象白细胞总数及中性粒细胞增高

笔记栏

五、临床治疗

一般病例,采用中医内服配合外治可有较好疗效。但对重症病例,宜采用中西医结合的方法,积极救治。

（一）中医治疗

1. 中医辨证思路　本病以经络辨证为主,根据全身及局部症状,以区别常证、变证。常证以少阳经脉病变为主,有轻、重之别。变证病在少阳、厥阴两经,临床表现除腮部肿痛外,属邪陷心肝者,伴见高热、神昏、项强、肢抽等;属邪毒内窜睾腹者,则见睾丸肿痛,或脘腹、少腹疼痛等。

2. 治疗原则　以清热解毒,软坚散结为治疗原则。常证邪毒在表治以疏风清热,散结消肿;热毒蕴结治以清热解毒,软坚散结。变证邪陷心肝治以清热解毒,开窍息风;毒窜睾腹治以清肝泻火、活血止痛等法。本病治疗在内服药物的同时,配合外治疗法,有助于腮部肿胀的消退。

3. 辨证施治

（1）常证

1）邪毒在表

证候:轻微发热恶寒,一侧或两侧耳下腮部漫肿疼痛,触之痛甚,咀嚼时胀痛加剧,或有头痛、咽红肿痛、纳少,舌质红,苔薄白或薄黄,脉浮数。

治法:疏风清热,散结消肿。

代表方:柴胡葛根汤加减。

热甚者,加石膏;咽喉肿痛者,加马勃、玄参;纳少呕吐者,加竹茹、陈皮;咳嗽者,加前胡、浙贝母。

2）热毒蕴结

证候:高热,一侧或两侧耳下腮部漫肿胀痛,坚硬拒按,张口咀嚼困难,或有烦躁不安,面赤唇红,口渴欲饮,头痛咽痛,纳少,尿少而黄,大便秘结,舌质红,舌苔黄,脉滑数。

治法:清热解毒,软坚散结。

代表方:普济消毒饮加减。

热甚者,加生石膏、知母;腮部肿胀甚,坚硬拒按者,加赤芍、牡丹皮、海藻、昆布、牡蛎。

（2）变证

1）邪陷心肝

证候:高热不退,耳下腮部漫肿疼痛,坚硬拒按,头痛项强,烦躁,呕吐剧烈,神昏嗜睡,反复抽搐,舌质红,舌苔黄,脉弦数。

治法:清热解毒,息风开窍。

代表方:清瘟败毒饮加减。

头痛剧烈者,加用龙胆草、石决明;恶心呕吐甚者,加竹茹、代赭石;神志昏迷者,加服至宝丹;抽搐频作者,加服紫雪丹。

2）毒窜睾腹

证候:腮部肿胀同时或腮肿渐消时,一侧或双侧睾丸肿胀疼痛,或脘腹疼痛,少腹疼痛,痛时拒按,或伴发热、呕吐,溲赤便结,舌质红,舌苔黄,脉数。

治法:清肝泻火,活血止痛。

代表方:龙胆泻肝汤加减。

睾丸肿大明显者,加青皮、莪术、皂角刺;伴腹痛呕吐者,加郁金、竹茹、半夏。若邪入胁

笔记栏

胁脘腹，少阳、阳明同病，脘腹痛甚，胀满拒按，呕吐频繁，大便秘结者，选用大柴胡汤加减。

4. 中医其他疗法

（1）常用中成药：①腮腺炎片，功能清热解毒，消肿散结，用于邪毒在表证；②赛金化毒散，功能清热解毒，用于热毒蕴结证；③龙胆泻肝丸，功能清肝胆，利湿热，用于毒窜睾腹变证。

（2）针灸治疗：主穴取翳风、颊车、合谷、外关、关冲，温毒郁表加风池、少商；热毒壅盛加商阳、曲池、大椎；睾丸肿痛加太冲、曲泉；惊厥神昏加人中、十宣；脘腹疼痛加中脘、足三里、阳陵泉。用泻法，强刺激，每日 1 次，每次留针 30 分钟，或点刺放血。

（3）中药外治法：①如意金黄散、青黛散、紫金锭（即玉枢丹）均具有清热解毒，消肿止痛作用，可任选 1 种，适量，以醋或茶水调，外敷患处，用于腮部肿痛，已破溃者禁用；②新鲜仙人掌，去刺，洗净后捣泥或切成薄片，贴敷患处，功能清热解毒，散瘀消肿，用于腮部肿痛。

（二）西医治疗

无特异性抗病毒治疗，以对症治疗和支持治疗为主。

1. 对症治疗　高热时给予物理降温或对乙酰氨基酚解热止痛；呕吐频繁，不能进食应予输液，保证液体量和电解质平衡。

2. 抗病毒治疗　发病早期可使用利巴韦林。

3. 并发症治疗　出现睾丸炎时可用棉花及丁字带托起阴囊，局部冷湿敷以减轻疼痛，重症可短期给予糖皮质激素。胰腺炎的早期治疗主要包括液体治疗、镇痛与营养支持等。脑膜脑炎按病毒性脑炎治疗。

六、预防与康复

1. 本病流行期间，居室应空气流通，少去公共场所，以避免感染。

2. 预防的重点是应用疫苗进行主动免疫。目前采用麻疹、风疹、腮腺炎三联疫苗，接种后 96% 以上可产生抗体。

3. 隔离患者至腮腺肿胀完全消退为止。有接触史的易感儿应检疫观察 3 周。

病案分析

病案：杜某，7 岁。旬余日来，头晕头痛，呕逆黄水，日来右颐肿大，曾服普济消毒饮一剂，次晨病情似有转剧之象，体温当时 38.2℃，头痛嗜睡，呕吐七八次，两耳下肿大如杏，出现病理反射，舌苔薄黄，脉浮数，结合脑脊液检查诊断为流行性腮腺炎并发脑炎，证属温毒内扰，灼伤肝胃，热扰神明。治法为清温解毒。

处方：广犀角（先煎）3g，金银花 12g，连翘 10g，丹皮 6g，赤芍 6g，生石膏 18g，竹叶 6g，全蝎 3g，蜈蚣 2 条，青竹茹 6g，玄参 6g。（犀角现已禁用，多用水牛角代）

服用 2 剂，体温大减，诸症已退，神经系统检查正常，仅腮腺肿大尚未消失，继服原方数剂而痊愈。

分析：腮腺炎一般投以普济消毒饮及银翘散等可获效，但重症则非普济消毒饮所能解决，盖因方中升麻、柴胡宣散温提，芩、连苦寒化燥，皆非温毒颐肿的适宜方药，必须投以清热、解毒、养阴的清瘟败毒饮，并佐用芳香化秽的紫雪丹或安宫牛黄丸等方能显效。

（摘自《赵心波儿科临床经验选编》）

笔记栏

第九节　中毒型细菌性痢疾

中毒型细菌性痢疾(toxic bacillary dysentery)是由感受湿热疫毒(痢疾杆菌)引起的细菌性痢疾的危重型,临床起病急骤,病情凶险,以突发高热、反复惊厥、嗜睡、昏迷和休克等为主要特征,而下痢脓血之症往往出现较晚。本病常发生于夏、秋季,多见于3~7岁的儿童,近年因环境和卫生观念提高,发病已明显减少。

本病疫毒之性毒烈、急暴,极易并发"内闭外脱"而早期死亡,属中医学"疫毒痢""疫痢""时疫痢""暴痢"范畴。疫毒痢之名,始见于南宋陈自明的《妇人大全良方·妇人滞下方》,古籍"痢下作惊搐""泄痢发搐""先发搐而后泄痢"等记载与本病相似。

一、病因病理

(一)中医病因病机

本病因饮食不洁,湿热疫毒侵入肠胃,内壅化火所致。小儿脾常不足,肠胃脆薄,夏秋季节,湿热熏蒸,脾胃受困,误食不洁之物,疫毒秽邪随之入于胃肠。湿热疫毒,其性暴戾,毒聚肠中,正盛邪实,疫毒蕴结肠内不得下泄,未及外达则火化,出现高热;热盛动风,内窜厥阴营分则抽搐,风盛动痰,痰闭清窍则神昏;病之初热、痰、风相互交织,故出现高热、抽搐、神昏等邪实内闭证。若疫毒炽盛,正不胜邪,阳气外脱,则可见面色苍白、肢厥汗出、呼吸不匀、脉微欲绝等内闭外脱证。湿热疫毒蒸腐肠道,灼伤血络,则见便下脓血、腹痛、里急后重等症状。

总之,本病病变主要在肠腑,病因为感受湿热疫毒之邪,病机为毒聚肠中,化火内陷,蒸腐肠道。疾病转归与小儿体质强弱、感邪轻重密切关联(图17-9)。

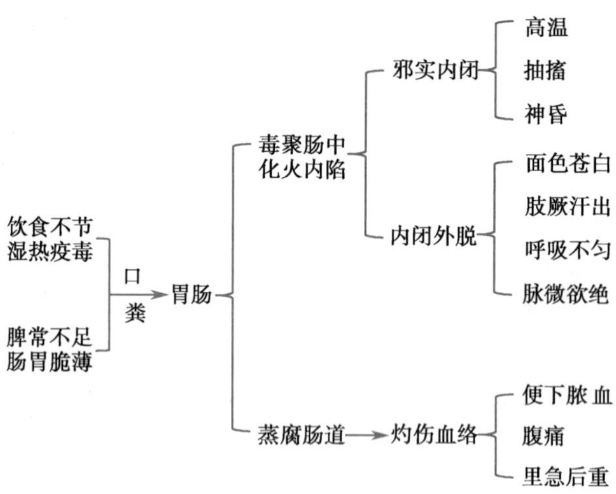

图17-9　中毒型细菌性痢疾中医病因病机

(二)西医病因病理

1. 病因　本病系由志贺菌属(痢疾杆菌)引起,革兰氏染色阴性,按其菌体O抗原结构和生化反应不同可分为A、B、C、D四个群,分别称为志贺氏菌、福氏菌、鲍氏菌、宋内氏菌。各群、型与亚型均各有免疫特异性,相互之间可能仅有少许交叉免疫。感染本病后可获得一定的免疫力,但不持久,且无交叉免疫,故易再感染,各型痢疾杆菌均可引起中毒性痢疾,没有特异性。

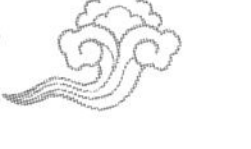

本病主要传染源为患者本人或带菌者，其次为被污染的食物、水、衣物、玩具、用品等；传播途径为粪-口途径，人群普遍易感。

2. 发病机制　痢疾杆菌经口侵入肠道，在碱性肠液中繁殖后直接入侵肠黏膜上皮细胞并在其内繁殖，继则进入固有层进行繁殖，引起结肠的炎性反应，并可引起固有层微循环障碍，使上皮细胞缺血、缺氧以致发生变性、坏死、脱落而形成浅表溃疡。菌体裂解释放出强烈的内毒素，引发机体释放大量乙酰胆碱和儿茶酚胺，使微血管舒缩功能紊乱，导致全身急性微循环障碍，从而进一步引发器官组织的五期病理变化：微循环缺血期、微循环淤血期、休克期、弥散性血管内凝血期、器官功能衰竭期等，可见急性微循环障碍是本病发生死亡的主要机制。

3. 病理　中毒型痢疾由于全身应激反应来势迅猛，胃肠道炎症病变则轻微，主要见于结肠，其次为小肠及阑尾。肉眼可见肠黏膜充血、水肿，镜下可见固有层内有局限性出血灶，黏膜下小血管扩张，并有血液瘀滞和水肿。

二、主要临床表现

本病潜伏期多为数小时至1~2天。起病急骤、发展迅速，以突发高热、反复惊厥、嗜睡、昏迷和休克等为主要特征。体温>40℃，甚至更高，有少数患儿可体温不升；早期精神萎靡、嗜睡，继之反复惊厥、昏迷，迅速发生循环及呼吸功能衰竭等严重症状，下痢脓血等胃肠症状早期可不明显。重者可迅速出现面色苍白、肢厥汗出、呼吸不匀、脉微欲绝等内闭外脱证。根据循环衰竭主要表现不同，临床可分为休克型（皮肤内脏微循环障碍型）、脑型（脑微循环障碍型）、肺型（肺循环障碍型）以及混合型等四型。危重病例常可并发 DIC、肾衰竭，偶可合并溶血尿毒综合征。

三、辅助检查

1. 大便常规　肉眼见脓血黏液样便，镜检可见较多白细胞、红细胞及吞噬细胞。但病初可见正常大便，有时需反复肛拭子或灌肠取粪便送检。

2. 粪便细菌培养　尽量在用抗生素前取粪便脓血或黏液部分送检，可提高志贺菌属阳性检出率。

3. 血常规与炎症指标　白细胞总数大多升高，分类中以中性粒细胞为主，C 反应蛋白和降钙素原水平升高。DIC 时血小板明显减少。

4. 免疫学与特异性核酸检测　通过免疫学检查能检测出血清中志贺杆菌特异性抗原；特异性核酸检测（PCR）可直接检测粪便中的痢疾杆菌核酸。PCR 具有特异性强、灵敏度高的特点。

四、诊断及鉴别诊断

（一）诊断要点

根据流行病学史，起病急，发展快，突起高热，伴反复惊厥、脑病和/或休克表现者均应考虑本病；病初无腹泻、或无脓血便、或大便无明显变化时，可用肛拭子或灌肠取粪便镜检有较多白细胞或红细胞可作初步确诊。

（二）鉴别诊断

本病需与热性惊厥、流行性乙型脑炎、急性出血性坏死性肠炎鉴别（表 17-7）。

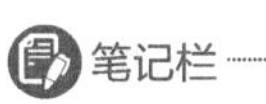
笔记栏

表 17-7　中毒型细菌性痢疾相关疾病的鉴别

疾病	鉴别
热性惊厥	6 个月 ~5 岁儿童多见，既往有高热惊厥史或家族史，可发生于任何季节，常在体温上升时出现抽搐，多不反复发作，持续时间短，惊厥后神志正常，一般情况良好，粪便常规未见异常
流行性乙型脑炎	多发生于 7—9 月，季节性明显。首发症状与本病相似，急性起病，突发高热，伴精神萎靡、嗜睡、惊厥等神经系统症状，惊厥发生在起病 3 ~4 天，脑膜刺激征阳性；脑脊液检查蛋白及白细胞增多；粪便常规无异常
急性出血性坏死性肠炎	夏、秋季多见，由 C 型产气荚膜杆菌引起，主要表现为发热、便血，腹痛、吐泻、严重者甚至发生肠穿孔、感染性休克等并发症，少有惊厥。大便常规可见大量红细胞

五、临床治疗

本病病情危急，发展迅速，疾病早期应积极抢救，以西医治疗为主，采取抗感染、抗休克、防治脑水肿和呼吸衰竭等治疗。中医则以急则治其标，缓则治其本为指导，待开闭固脱后，再进行辨证施治。

（一）中医治疗

1. 中医辨证思路　本病感受湿热疫毒之邪，病势凶险，突发高热，昏迷，抽搐等邪实内热之证，以卫气营血辨证为主。因本病进展快，首辨病位，是卫气同病，或卫营同病，或气营同病或热入血分；其次辨内闭、外脱，以及危重程度。注意内闭与外脱是兼而有之，还是虚实夹杂、或寒热并见。

（1）辨内闭轻重：内闭指毒热内闭，化火入营，窜陷厥阴，为热、痰、风三证相互交织，表现为高热，昏迷，抽搐。虽病情急重，亦有轻重之别。轻者壮热，但惊厥时短，醒后神清，大便泄痢而出；重者壮热不退，频繁抽搐，意识障碍程度深，昏迷不醒，腹胀便闭，脓痢内滞。本病胃肠道症状并非首发症状，故痢下脓血不能作为主证，辨证须加注意，以免误诊。

（2）辨外脱：外脱指毒热深陷，正不胜邪，阳气外脱。表现为手足厥冷，汗出湿冷，皮肤花斑，呼吸浅促微弱，神志不清，脉细弱无力等。外脱有轻重程度不同，出现呼吸节律改变、血压不易测出、伴各类出血症状为重度，预后差；反之为轻度。注意辨别内闭与外脱是否兼而有之，或虚实夹杂、或寒热并见。

2. 治疗原则　以清热解毒、开闭救脱为基本原则。毒热内闭者，宜开、宜泄、宜清，配合凉血解毒，息风开窍；阳气外脱者，首当回阳固脱，急救阳气，以防暴脱。内闭外脱者，当开闭固脱并进，或待闭开脱回后，再治疗痢证。本病凶险，应积极配合中西医结合抢救治疗。

3. 辨证施治

（1）毒热内闭

证候：突然高热，烦躁谵妄，甚至昏迷，反复抽搐，呼吸困难，或恶心呕吐，或见痢下脓血，或里急后重，或虽未见下痢症状，但肛拭或灌肠取到黏液脓血粪便。舌质红，苔黄厚或灰糙，脉滑数有力。

治法：清肠解毒，泻热开窍。

代表方：黄连解毒汤加减。

反复抽搐者，加钩藤、全蝎、地龙、僵蚕；痢下脓血者，加马齿苋、白头翁、地榆；呕吐较重者，加玉枢丹；大便量少，高热不退，腹胀明显，邪实正胜者，可重用清肠解毒、通腑泻下之生大黄、枳实、秦皮等。神志不清或昏迷者，加安宫牛黄丸或紫雪丹。

（2）内闭外脱

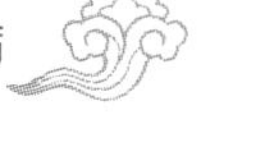

证候：在毒热内闭的同时，突然出现面色苍白或青灰，四肢厥冷，汗出面冷，皮肤花斑，口唇发绀，严重者呼吸浅促微弱不匀，呕血，便血，舌质淡，苔黄腻，脉微细欲绝。

治法：回阳救逆，固脱息风。

代表方：参附龙牡救逆汤加减。

呼吸浅促微弱者，重用五味子、山茱肉；口唇发绀，皮肤花斑者，加当归、桃仁、红花。当出现本证时，无论他症如何，均应积极应用中西医结合抢救治疗。

4. 中医其他疗法

（1）临床常用中成药：①生脉注射液，稀释后静脉滴注，用于内闭外脱证；②安宫牛黄丸，功能清热解毒，镇静开窍，用于毒热内闭证；③紫雪丹，功能清热解毒、解痉开窍，用于毒热内闭证。

（2）针灸疗法：①毒热内闭证者，先刺人中、百会、十宣，再针内关、风池、曲池、合谷，以中强刺激为宜，每日 1~2 次；②内闭外脱证者，针刺人中、中冲，用间隙性刺激法，进针后每隔 4~5 分钟捻针一次，同时艾灸气海、百会，每日 1~2 次。

（二）西医治疗

本病发病急剧，病情严重，治疗须分秒必争。

1. 降温止惊　积极给予退热药；惊厥不止者可用地西泮 0.3~0.5mg/kg 缓慢静脉注射，1~2mg/min（最大剂量每次不超过 10mg）；或咪达唑仑 0.3mg/kg（最大剂量每次不超过 10mg）肌内注射；或用 10% 水合氯醛 0.5ml/kg 灌肠。

2. 脓毒性休克的治疗　参照脓毒性休克章节。

3. 抗感染治疗　可选用阿米卡星、第三代及第四代头孢菌素、碳青霉烯类等抗生素。

六、预防与康复

1. 控制传染源，及时隔离患者及带菌者，对患者的粪便应予严格处理，食具和用具要严格消毒；彻底治疗患者，直至粪便培养连续 2 次阴性。

2. 对夏、秋季突然高热的小儿，查不出高热原因；或发病初期有高热和神经系统症状，尚未排便者，应冷盐水灌肠取其粪便做检查；或有不明原因的循环衰竭，即使不伴高热，均需警惕本病，应尽早明确诊断，早治疗，早隔离。

3. 切断传播途径，在流行季节，做好水源、饮食、粪便的管理，注意饮水、饮食卫生，消灭苍蝇。

4. 保护易感人群，流行季节可在集体托幼机构中服用新鲜的马齿苋、地锦草、凤尾叶、白头翁等单味中药煎剂，鲜品单用，每日 50~100g。

5. 密切观察患儿的面色、呼吸、神志、血压、瞳孔的变化，及时发现危重症以及时抢救。注意观察大便、四肢情况。昏迷患者宜经常翻身，及时清除呼吸道分泌物，保持呼吸道通畅。保证供给足够的水分和营养，宜予清淡、流质、易消化的饮食。

6. 病室应保持通风凉爽、安静，做好隔离消毒。

第十节　病毒性脑炎

病毒性脑炎（viral encephalitis）是指多种病毒引起的脑实质炎症。因病原体致病性和宿主反应过程的差异，可形成不同类型疾病。病变主要累及脑膜，临床表现为病毒性脑膜炎；病变主要影响大脑实质，则以病毒性脑炎为临床特征；脑膜和脑实质同时受累，此时称为病

笔记栏

毒性脑膜脑炎。本病是小儿最常见的神经系统感染性疾病，四季均可发病，夏、秋季多见，病情轻重不一，轻者预后良好，重者可留有后遗症甚至导致死亡。

本病属中医“温病”“惊风”范畴。

一、病因病理

（一）中医病因病机

病因为感受温热毒邪，包括风热、暑热、燥热毒邪等，暑热之邪常兼夹湿邪为患。温热毒邪侵袭人体，易于化热化燥，一旦发病，往往起病急骤，变化迅速，热极化火生风，病情一般按卫气营血传变，也可以不按卫气营血传变，但总不离热、痰、风的相互转化。“热盛生风，风盛生痰，痰盛生惊”，热为生风生痰的始动因素。热郁肌表，或邪热内扰，则发热；热邪灼津，炼液为痰，痰蒙清窍，则神志昏蒙；火热生风，或邪陷心肝，引动肝风，则抽搐（图 17-10）。

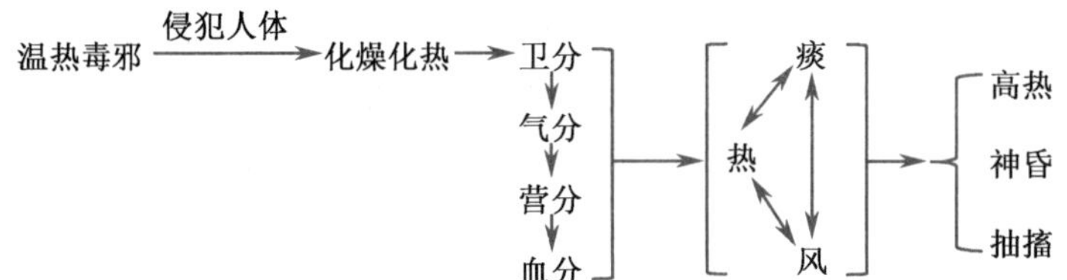

图 17-10 病毒性脑炎中医病因病机

（二）西医病因病理

1. 病因 多种病毒均可致病，以肠道病毒最常见，其次为虫媒病毒、腺病毒、单纯疱疹病毒、巨细胞病毒及某些传染病病毒等。

2. 发病机制 病毒主要经过皮肤、呼吸道、肠道和泌尿生殖系统进入机体淋巴系统复制繁殖，随血液扩散到全身器官，导致病毒血症，进入机体内还可经过初级复制侵入局部周围神经，沿周围神经轴索向中枢侵入。此外病毒还具有较强的免疫原性，能诱导机体产生免疫应答。因此病毒性脑炎一方面由于大量病毒对脑组织的直接入侵和破坏，另一方面是宿主对病毒抗原发生强烈的免疫应答反应，剧烈的组织反应可导致脱髓鞘病变及血管和血管周围的损伤，而血管病变又影响脑循环加重脑组织损伤。

3. 病理 受累脑组织及脑膜充血水肿，有单核细胞、浆细胞、淋巴细胞浸润，常环绕血管形成血管套。可有血管内皮及周围组织的坏死，胶质细胞增生可形成胶质结节。神经细胞呈现不同程度的变性、肿胀和坏死，可见噬神经细胞现象。神经细胞核内可形成包涵体，神经髓鞘变性、断裂。

二、主要临床表现

由于病毒性脑炎的病变部位和轻重程度差异很大，因此临床表现多种多样，且轻重不一。轻者 1~2 周恢复，重者可持续数周或数月，甚至可能急性期发生死亡或遗留后遗症。

1. 前驱症状 可有发热、头痛、上呼吸道感染症状、精神萎靡、恶心、呕吐、腹痛、肌痛等。

2. 神经系统症状

（1）颅内压增高：主要表现为头痛、呕吐、视乳头水肿，可伴血压升高、心动徐缓，婴儿可有前囟饱满、颅缝分离等，严重时可出现去脑强直状态，甚至出现脑疝而危及生命。

（2）意识障碍：可出现不同程度的意识障碍、精神症状和异常行为。病灶累及额叶底部、颞叶边缘系统可精神症状突出。

（3）惊厥：额叶皮层运动区受累，常出现反复惊厥，可为全身性或局灶性发作。

（4）局灶性症状及体征：如肢体瘫痪、失语、脑神经障碍等。一侧大脑血管病变为主者可出现小儿急性偏瘫；小脑受累明显时可出现共济失调；脑干受累明显时可出现交叉性偏瘫和中枢性呼吸衰竭；后组脑神经受累明显时则出现吞咽困难，声音低微；基底神经节受累明显则出现手足徐动、舞蹈动作和扭转痉挛等。锥体束受累可出现病理征。

3. 其他系统症状　如单纯疱疹病毒脑炎可伴有口唇或角膜疱疹，肠道病毒脑炎可伴有心肌炎和各种不同类型的皮疹，腮腺炎脑炎常伴有腮腺肿大等。

三、辅助检查

1. 脑脊液检查　外观清亮，压力正常或增加。白细胞数正常或轻度增多，分类计数早期可以中性细胞为主，后逐渐转为以淋巴细胞为主，蛋白质大多正常或轻度增高，糖含量正常。涂片和培养无细菌发现。

2. 病毒学检查

（1）病毒分离与鉴定：从脑脊液、脑组织中分离出病毒，具有确诊价值。

（2）血清学检查：血清学检查中最有诊断价值的是从脑脊液中测特异性抗体（IgM 或 IgG）阳性。

（3）分子生物学技术：采用 DNA 杂交、PCR 可从脑组织和脑脊液中检出病毒 DNA 序列。

3. 脑电图　可见弥漫性或局限性异常慢波活动，部分可见棘波、棘-慢复合波。

4. 影像检查　严重病例 CT 和 MRI 可见大小不等、界限不清、不规则炎性病灶，轻症患儿、疾病早期多无异常改变。

四、诊断及鉴别诊断

（一）诊断要点

病毒性脑炎的诊断主要靠病史、临床表现、脑脊液检查和病原学鉴定。

（二）鉴别诊断

在临床上应注意与其他脑炎进行鉴别（表 17-8）。

表 17-8　病毒性脑炎相关疾病的鉴别

疾病	鉴别
化脓性脑膜炎	由化脓性细菌引起的脑膜炎症，起病急骤，临床上除具有急性发热、惊厥、意识障碍、颅内压增高和脑膜刺激征外，脑脊液外观混浊、压力增高，白细胞增多以中性粒细胞为主，糖含量降低，蛋白含量增高。脑脊液涂片、细菌培养可协助诊断
结核性脑膜炎	常呈亚急性起病，不规则发热 1～2 周后才出现脑膜刺激征、惊厥或意识障碍等表现。有结核接触史、PPD 试验阳性或肺部等其他结核病灶支持诊断。脑脊液外观呈毛玻璃样，白细胞数明显增高，糖和氯化物同时减低。脑脊液抗酸染色和结核分枝杆菌培养可助诊断
隐球菌脑膜炎	起病较慢，病程较长，临床和脑脊液改变与结核性脑膜炎相似，但病情进展更缓慢，颅内压增高明显，头痛剧烈，脑脊液墨汁染色可确诊
无菌性脑膜炎	可见于累及脑膜的白血病、淋巴瘤和其他恶性肿瘤。鉴别主要依赖病史、神经系统以外器官损害的症状以及脑脊液的病原学检查

五、临床治疗

本病急性期尤其是重症患者，主要以西医对症和支持治疗为主；中医治疗按卫气营血辨证。恢复期、后遗症期患者，可配合针灸、按摩及功能训练等综合措施治疗。

（一）中医治疗

1. 中医辨证思路 本病辨证首分急缓，再辨脏腑，继辨虚实。一般发病急，热势盛者，出现热毒炽盛诸症；发病缓，无发热，以精神神经症状为主者，症见痰浊内阻表现。因心主神志，肝主筋，故神志改变病在心，抽搐瘫痪病在肝。故本病辨证，病机属热炽、痰浊；脏腑辨证在心、在肝，均有脑失精明之候；恢复期、后遗症期辨虚实，虚为阴伤气耗，实则痰阻经络。

2. 治疗原则 本病治疗以清热、涤痰为两大法则，佐以开窍、息风、活血。痰热壅盛者宜泻火涤痰，痰蒙清窍者以涤痰开窍为主，痰瘀阻络者宜涤痰通络，活血化瘀。后期应积极配合针灸、推拿治疗以利康复。

3. 辨证施治

（1）痰热壅盛

证候：高热口渴，头痛剧烈，恶心呕吐，烦躁不安，喉中痰鸣。甚或神昏谵语，颈项强直，四肢抽搐，舌质红绛，舌苔黄腻，脉数或滑数。

治法：泻火涤痰。

代表方：清瘟败毒饮加减。

头痛、烦躁者，加菊花、僵蚕、蔓荆子；高热神昏谵语者，加安宫牛黄丸或至宝丹；抽搐频繁者，加羚羊角粉、钩藤、僵蚕，合安宫牛黄丸或紫雪丹；喉间痰鸣、烦躁谵语者，加天竺黄、鲜竹沥。

（2）痰蒙清窍

证候：表情淡漠，目光呆滞，神志模糊，或见痴呆，语言不利，口角流涎，喉间痰鸣，纳差乏力，舌质胖嫩，舌苔白，脉弦滑。

治法：涤痰开窍。

代表方：涤痰汤加减。

四肢抽搐者，加全蝎、蜈蚣、僵蚕；昏迷深重，舌苔白腻者，合用苏合香丸。

（3）痰瘀阻络

证候：神志不明，肢体不用，僵硬强直，或震颤抖动，肌肉痿软，或见面瘫、斜视，舌紫暗或有瘀点，舌苔薄白，脉弦滑。

治法：涤痰通络，活血化瘀。

代表方：指迷茯苓丸合桃红四物汤加减。

肢体强直者，加白芍、生地黄；肢体震颤者，加阿胶、鳖甲、鸡子黄；肌萎瘦削、神疲乏力者，加人参、山药。

4. 中医其他疗法

（1）临床常用中成药：①安宫牛黄丸、至宝丹，功能清热解毒，镇惊开窍，用于痰热壅盛；②苏合香丸，功能芳香开窍，用于痰蒙清窍。

（2）针灸疗法：高热惊厥，抽搐，针刺人中、大椎、曲池、十宣；痰涎壅盛，针刺膻中、中脘、足三里、丰隆；失语，针刺哑门、通里、廉泉、合谷、涌泉；呼吸困难，针刺膻中、肺俞、中府；尿闭，针刺中极、三阴交；二便失禁，针刺太溪、关元、气海，灸长强。

（二）西医治疗

本病缺乏特异性治疗方法，但由于病程具有自限性，急性期正确的支持与对症治疗，是保证病情顺利恢复、降低病死率和致残率的关键。

1. 降温和控制惊厥发作 高热者可给予药物降温或物理降温。惊厥时可给予止惊剂如地西泮、苯妥英钠等，如无效，可在机械通气下给予肌肉松弛剂。

2. 控制脑水肿和颅高压 ①严格限制液体入量；②静脉注射脱水剂，如甘露醇、呋塞米

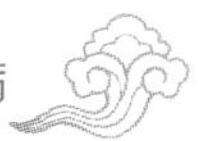

等；③过度通气，将 $PaCO_2$ 控制于 20~25kPa。

3. 抗病毒药物治疗　阿昔洛韦为单纯疱疹病毒、EB 病毒、水痘-带状疱疹病毒首选药物，每次 10mg/kg，每 8 小时 1 次；更昔洛韦对巨细胞病毒有效，每次 5mg/kg，每 12 小时 1 次；利巴韦林可能对 RNA 病毒感染有效，每次 10mg/kg，每日 1 次，三种药物均需连用静脉滴注 10~14 天。膦甲酸钠可用于严重中枢神经系统巨细胞病毒感染。

4. 维持内环境稳定　水、电解质、酸碱平衡与合理营养供给等支持治疗可保证病情顺利恢复。

5. 其他　急性期及重症应用肾上腺皮质激素可控制炎症反应、减轻脑水肿，对降颅压有一定疗效，但不宜长期使用，一般不超过 5 天。对于重症婴幼儿或继发细菌感染者，可适当给予抗生素治疗。

对重症恢复期患儿或留有后遗症者，应进行康复治疗，可给予功能训练、针灸、推拿、高压氧等康复措施，以促进各种功能的恢复。

六、预防与康复

ER-17-3 病毒性脑炎

1. 积极注射各种减毒疫苗（麻疹、乙型脑炎、风疹等），保护易感人群，防治病毒感染。对乙型脑炎等传染病，应有效控制传染源。

2. 加强锻炼，增强体质。积极消灭蚊虫，保证饮食卫生。

3. 昏迷、瘫痪患儿需经常翻身，拍背，随时吸痰，保持呼吸道通畅；注意患儿皮肤的清洁，防止压疮发生。

病案分析

病案：徐孩，发热 6 日，汗泄不畅，咳嗽气急，喉中痰声辘辘，咬牙嚼齿，时时抽搐，舌苔薄腻而黄，脉滑数。治以辛凉清热，麻黄 3g，杏仁 9g，甘草 3g，生石膏 9g，象贝 9g，天竺黄 6g，郁金 3g，鲜竹叶 30 张，竹沥（冲）15g，芦根 30g。

分析：此属风温病，风热夹痰壅阻于肺，从而引动肝风。方用麻杏石甘汤加减，麻黄辛甘温，宣肺解表而平喘，石膏辛甘大寒，清泄肺胃之热以生津，两药相配，既能宣肺，又能泻热；杏仁苦降肺气，止咳平喘，甘草顾护胃气，防石膏之大寒伤胃，调和麻黄、石膏之寒温。象贝、天竺黄、郁金、鲜竹叶、竹沥清热化痰止咳，芦根清热生津，诸药合用，清热宣肺，降气化痰，起到热退喘平、祛痰止咳、抽搐则止之效。

（摘自《丁甘仁医案》）

第十一节　化脓性脑膜炎

化脓性脑膜炎（purulent meningitis）简称化脑，亦称细菌性脑膜炎，是由化脓性致病菌感染引起的脑膜炎症，部分病例累及脑实质。临床主要以急性发热、惊厥、意识障碍、颅内压增高、脑膜刺激征及脑脊液化脓性改变为特征。

本病以婴幼儿时期较常见，2 岁以内发病者占本病的 75%，好发季节为冬、春季，但新生儿患病无季节性，约 1/3 幸存者遗留各种神经系统后遗症，年龄越小，病情越重。

化脑属中医“温病”“急惊风”“痉病”等范畴。

笔记栏

一、病因病理

（一）中医病因病机

本病的病因是感受温疫时邪，温邪由口鼻、皮毛侵入人体，按温病卫气营血规律传变。邪气侵入，首犯肺卫，温毒入里，气分热炽，气分不解，深入营分，气营两燔，热入营血，伤津劫液，吐衄发斑，甚者引动肝风，出现心神蒙闭，烦躁谵妄、四肢抽搐之症状。疾病后期，气阴耗伤，余热留恋不除，则低热绵延，神疲肢倦；或邪热已除，风痰蒙心阻络，则神志失清，失语，失聪，四肢不利。总之，本病为温邪入侵，可迅速出现犯卫、入气、入营、动血、生风之演变，病位在心、肝（图 17-11）。

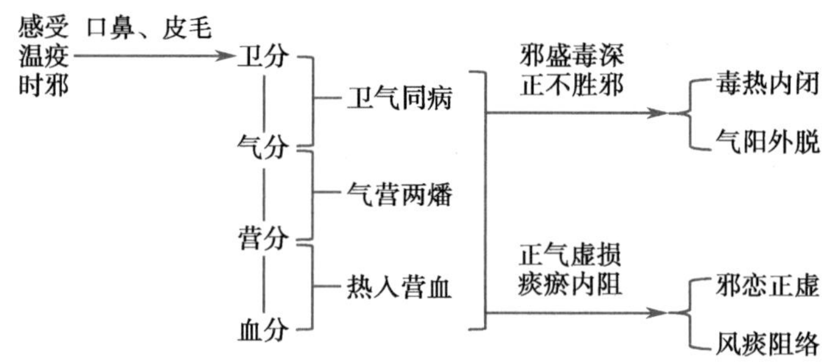

图 17-11 化脓性脑膜炎中医病因病机

（二）西医病因病理

1. 病因 多种化脓菌均可引起本病，在我国 2/3 以上病例由脑膜炎双球菌、肺炎链球菌和流感嗜血杆菌 3 种细菌引起。2 个月以下婴儿、新生儿及免疫缺陷病患者易发生肠道革兰氏阴性杆菌和金黄色葡萄球菌脑膜炎，其中前者以大肠杆菌最常见，其次是变形杆菌、铜绿假单胞菌、产气杆菌等。由脑膜炎双球菌引起的呈流行性。

2. 病理 在细菌毒素和多种炎症因子作用下，引起软脑膜、蛛网膜和表层脑组织为主的炎症性病变，表现为广泛血管充血、大量中性粒细胞浸润和纤维蛋白渗出，伴有弥漫性血管源性和细胞毒性脑水肿。严重者可有血管壁坏死、破裂与出血。

二、主要临床表现

多数患儿起病急骤，1 岁以下是发病高峰，病前多有上呼吸道或胃肠道感染病史，典型的临床表现可归纳为三个方面。

1. 感染中毒及急性脑功能障碍 骤然高热、头痛、呕吐、烦躁和进行性加重的意识障碍等。起病时神志一般清醒，病情进展可发生嗜睡、谵妄、昏睡、昏迷和惊厥，24 小时内出现惊厥、昏迷者病情严重。皮肤瘀点、瘀斑以流行性脑炎多见，如同时伴休克者称暴发性流行性脑炎。

2. 颅内压升高表现 剧烈头痛、喷射性呕吐为主要症状。婴幼儿可表现前囟饱满、张力增高、颅缝开裂等。若出现呼吸不规则、意识障碍、瞳孔不等大等体征，提示合并脑疝。

3. 脑膜刺激征 可见颈项强直、Kernig 征及 Brudzinski 征阳性等。

本病常出现硬脑膜下积液、脑室管膜炎、抗利尿激素异常分泌综合征、脑积水等并发症，可遗留智力低下、脑瘫、癫痫、视力、听力障碍及行为异常等后遗问题。

小婴儿及新生儿则缺乏典型临床表现，体温可高、可低或不升，颅压增高不典型，常易激

惹、拒食、吐奶、呼吸不规则、哭声尖锐、双目凝视等，惊厥常不典型，脑膜刺激征往往不明显。

三、辅助检查

1. 脑脊液检查　脑脊液外观混浊似米汤，压力增高，白细胞总数≥1 000×10^6/L，分类以中性粒细胞为主，糖含量明显降低，蛋白质含量显著增高，乳酸脱氢酶、乳酸可升高。

脑脊液涂片染色，能早期明确致病菌，可作为选用抗生素治疗的依据。细菌培养并可做药物敏感试验。此外可利用多种免疫学方法检测脑脊液中致病菌的特异性抗原，对涂片和培养未能检测到致病菌的患者诊断有参考价值。

2. 其他

（1）外周血象：白细胞总数大多明显升高，分类以中性粒细胞为主。重症患儿可见白细胞总数减少。C 反应蛋白、降钙素原常增高。

（2）血培养：能帮助确定致病菌。

（3）瘀点涂片：是发现脑膜炎双球菌重要而简便的方法，约 50% 阳性率。

（4）神经影像学：头颅 MRI 较 CT 更能清晰地反应脑实质病变。

四、诊断及鉴别诊断

（一）诊断要点

凡急性起病，持续高热，并伴有反复惊厥、意识障碍或颅内压增高表现的婴幼儿，应考虑到本病的可能，及时进行脑脊液检查明确诊断。对有明显颅内压增高者，应先适当降低颅内压后再进行腰椎穿刺，以防发生脑疝。

（二）鉴别诊断

本病需与病毒性脑炎、结核性脑膜炎、隐球菌性脑膜炎鉴别（表 17-9）。

表 17-9　化脓性脑膜炎相关疾病的鉴别

疾病	鉴别
病毒性脑炎	起病一般较急，全身毒血症症状常不明显，无皮肤瘀点和瘀斑，脑脊液清亮，细胞数大多 <500 ×10^6/L，糖和氯化物基本正常，蛋白轻度增加，培养无细菌生长
结核性脑膜炎	常呈亚急性起病，有结核接触史、PPD 试验阳性或肺部等其他结核病灶支持诊断。不规则发热 1～2 周后才出现脑膜刺激征、惊厥或意识障碍等表现，或于昏迷前先有脑神经或肢体麻痹。脑脊液外观呈毛玻璃样，白细胞数明显增高，糖和氯化物同时减低。脑脊液抗酸染色和结核分枝杆菌培养可助诊
隐球菌性脑膜炎	起病较慢，病程较长，临床和脑脊液改变与结核性脑膜炎相似，但病情进展更缓慢，颅内压增高明显，头痛剧烈，脑脊液墨汁染色可确诊

五、临床治疗

急性期尤其是重症患者，主要以西医对症和支持疗法为主；中医治疗按卫气营血辨证治疗。恢复期、后遗症期患者，可配合针灸、按摩及功能训练等综合措施治疗。

（一）中医治疗

1. 中医辨证思路　按照卫气营血辨证方法进行辨证，但应把握住不同阶段的症状特点。初期症见发热恶风，头身疼痛等表证明显是为卫分证；出现壮热、口渴、大汗出、脉洪大为主症状时为气分证；出现身热夜甚，神昏谵语斑疹隐现时为营分证；出现颈项强直、手足抽搐，各种出血症状时已进入血分。但疾病发展变化多端，病情演变并非全按卫气营血的规律传变，应根据实际情况进行辨证。

笔记栏

2. 治疗原则　本病治疗以扶正祛邪，补虚泻实为原则。根据卫气营血不同辨证阶段给予辛凉解表、辛寒清热、清营透热，凉血止血，息风开窍进行治疗。

3. 辨证施治

（1）卫气同病

证候：发热，头痛项强，肢体酸痛，恶心呕吐，精神不振，或烦躁嗜睡，皮肤少许瘀点。舌质红，舌苔薄黄，脉数。

治法：辛凉解表，清气泻热。

代表方：银翘散合白虎汤加减。

呕吐明显者，加竹茹、半夏；里热炽盛者，重用生石膏，或加寒水石；嗜睡者，加石菖蒲、郁金；惊惕欲搐者，加钩藤、僵蚕。

（2）气营两燔

证候：壮热，头痛，颈项强直，频繁呕吐，或烦躁谵妄，四肢抽搐，囟突目赤，或斑疹布露，溲黄便结。舌红绛，苔黄燥，脉弦数。

治法：清气凉营，清肝开窍。

代表方：清瘟败毒饮加减。

头痛剧烈者，加菊花、钩藤、蔓荆子；抽搐频繁者，加钩藤、石决明、僵蚕；热甚谵语者，加安宫牛黄丸、紫雪丹、牛黄清心丸；喉间痰鸣者，加竹沥、竹茹、石菖蒲。

（3）邪恋正虚

证候：低热绵延，或不发热，神萎面白，气短乏力，头痛如针刺，四肢不温，口渴，自汗或盗汗。舌质暗红或有瘀斑，苔薄白或少苔，脉细无力。

治法：益气养阴，托脓解毒。

代表方：托里透脓汤合通窍活血汤加减。

血虚者，加当归、熟地黄、川芎；阴虚火旺者，加青蒿、鳖甲；阳气虚衰，加肉桂、补骨脂、菟丝子。

（4）风痰阻络

证候：肢体震颤或瘫痪，失语，失聪，吞咽困难，神志不清，癫痫样发作。舌淡红，苔腻，脉涩。

治法：化痰开窍，活血通络。

代表方：导痰汤加减。

震颤明显者加白芍、当归；瘫痪者加人参、红花。

（5）毒热内闭

证候：壮热不退，头痛如劈，狂躁谵妄，神昏抽搐，四肢厥逆，面红气粗，喉间痰壅，呼吸不匀，喷射状呕吐。舌红绛，苔黄干，脉弦数。

治法：清热开闭，豁痰息风。

代表方：黄连解毒汤合羚角钩藤汤加减。

抽搐频繁者，加地龙、全蝎；大便秘结者，加大黄、玄明粉、枳实；痰多者，加礞石滚痰丸。

（6）气阳外脱

证候：高热骤降，面色苍白，大汗淋漓，意识模糊，四肢不温，口鼻气凉，皮肤发花，紫斑成片。舌红绛，少苔或无苔，脉微欲绝。

治法：益气固脱，回阳救逆。

代表方：参附龙牡救逆汤加减。

汗出多者加黄芪；四肢厥冷者加干姜、肉桂；亦可用参附注射液静脉滴注。

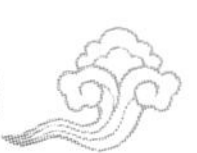

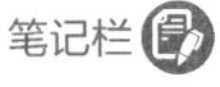

4. 中医其他疗法

（1）临床常用中成药：①紫雪丹，功能清热开窍，息风止痉，用于高热抽搐，神志昏迷；②玉枢丹，功能化痰开窍，辟秽解毒，用于呕吐较重者；③参附注射液、醒脑静注射液，用于神志不清者。

（2）针灸治疗：惊厥者，针刺人中、印堂、百会、内关、合谷、太冲、涌泉；高热者，针刺大椎、曲池，十宣放血。

（二）西医治疗

1. 治疗原则　及时、审慎，抗菌抗炎，降低颅内压，减少后遗症发生。

2. 抗菌治疗　及早合理应用抗生素是治疗化脑的关键。应选择对病原菌敏感，且能较高浓度透过血脑屏障的药物。急性期要静脉给药，做到早期、足量、足疗程。

在病原菌未明确时，多主张用第三代头孢菌素。病原菌明确后，应根据药物敏感试验结果选择抗生素。①肺炎链球菌：多对青霉素耐药，应按病原菌未明确方案选药，疗程 10～14 天；②脑膜炎球菌：目前大多数对青霉素仍然敏感，故首先选用，但耐药者需选用第三代头孢菌素，疗程 7 天；③流感嗜血杆菌：对氨苄西林敏感者可继续应用，耐药者可用第三代头孢菌素联合美罗培南，疗程 10～14 天；④金黄色葡萄球菌：应参照药敏试验选用萘夫西林钠、万古霉素或利福平等，疗程 21 天以上；⑤革兰氏阴性杆菌：除应用第三代头孢菌素外，可加用氨苄西林或氯霉素。若有并发症，还应适当延长疗程。

化脓性脑膜炎

3. 激素治疗　应用肾上腺皮质激素可抑制炎症因子产生，降低血管通透性，减轻脑水肿和颅高压。常用地塞米松，0.2～0.6mg/(kg·d)，分 4 次静脉注射，连用 2～3 天。

4. 对症治疗　颅压高者可脱水降颅压，高热者使用物理降温或使用退热剂，癫痫发作者给予抗癫痫药物以终止发作。

5. 并发症治疗　硬脑膜下积液多时应反复穿刺放液；若硬膜下积脓，可进行局部冲洗，并根据病原菌注入相应的抗生素；脑室管膜炎时可进行侧脑室控制性引流，并注入抗生素；脑性低钠血症时，应适当限制液体入量，以钠盐逐渐纠正；脑积水主要采取手术治疗。

六、预防与康复

1. 增强体质，并注意室内空气流通，减少呼吸道感染。积极治疗各种感染性疾病。

2. 密切监测患儿的生命体征，及时发现危重症。昏迷患儿要注意变换体位，清洁皮肤，防止压疮。

3. 对服中药困难的患儿，可通过鼻饲或灌肠给药。

知识拓展

化脑常见并发症

1. 硬脑膜下积液　其发生率可高达 80%，1 岁以内的患儿多发。化脑患儿治疗中出现高热持续，或热退后复升，或病情渐好转时又出现意识障碍、惊厥、呕吐、前囟饱满、头围增大等，应怀疑硬脑膜下积液。进一步做颅骨平片、头颅 B 超或 CT 检查有助于诊断。前囟硬膜下穿刺可明确诊断。硬膜下腔液体如超过 2ml，蛋白定量在 0.4g/L 以上，可诊断为硬脑膜下积液。

2. 脑室管膜炎　亦是较常见的并发症，年龄愈小，诊治愈不及时，发生率愈高。化脑患儿常规治疗中疗效欠佳、惊厥频繁、呼吸衰竭，CT 检查有脑室扩大，脑脊液培养出少见细菌，尤其是革兰氏阴性菌时，须考虑本症，侧脑室穿刺检查脑室液可确诊。治疗多困难，病死率和致残率高。

笔记栏

3. 脑性低钠血症　临床表现为昏睡、惊厥、昏迷、浮肿、四肢肌张力低下、尿少等症状，常与化脑本身表现相混，但一经纠正即可消失。其发生与炎症刺激神经垂体，使抗利尿激素分泌过多导致水钠潴留有关。

4. 脑积水　多见于治疗不当或治疗过晚的小婴儿，因脓性渗出物堵塞小孔道或发生粘连阻碍脑脊液循环所致。

第十二节　百　日　咳

百日咳(pertussis，whooping cough)是由百日咳鲍特菌引起的一种具有高度传染性的急性呼吸道传染病，临床以阵发性痉挛性咳嗽，咳后伴有深长的鸡鸣样吸气性吼声，咳出痰沫为特征。本病四季均可发病，以冬、春季多见。发病于任何年龄，10 岁以下多见，且以婴幼儿更易罹患；预后一般良好，病后可获得持久免疫。自广泛接种百日咳疫苗后，本病发病率、病死率明显下降。但近年来，中国百日咳报告病例数呈上升态势，与国际疫情趋势基本一致。病程较长，可持续 2~3 个月，年幼及体弱患者易并发肺炎、脑炎等，甚至死亡。

中医学称之为"顿咳""疫咳""天哮呛"等，民间俗称"鹭鸶咳""鸡咳"。

一、病因病理

（一）中医病因病机

本病病因主要为外感时行疫毒，病位主要在肺，病情严重者可涉及心、肝、胃、大肠、膀胱等多脏腑。病机为痰热胶结，深伏气道，肺失宣肃。病初表现为邪正相争，多为实证，后期邪退正虚或邪气留恋，多表现为虚证或虚实夹杂。

本病病程较长，日久必累及他脏：传至胃腑，腑气不降反升则呕吐；金旺乘木，则两胁作痛；肺热扰心，心火上炎则舌下生疮；火热伤络则咯血、衄血；肺气宣降失司，则见二便失禁、面目浮肿等。病至后期，邪退正复，咳嗽减轻，但因正气耗损，多见气阴不足或肺脾气虚证候。

年幼或体弱小儿，不耐邪毒痰热侵扰，毒热浸淫可导致变证丛生。若痰热壅盛，闭阻肺气，可并发肺炎喘嗽；若痰热内陷厥阴，则可致昏迷、抽搐等(图 17-12)。

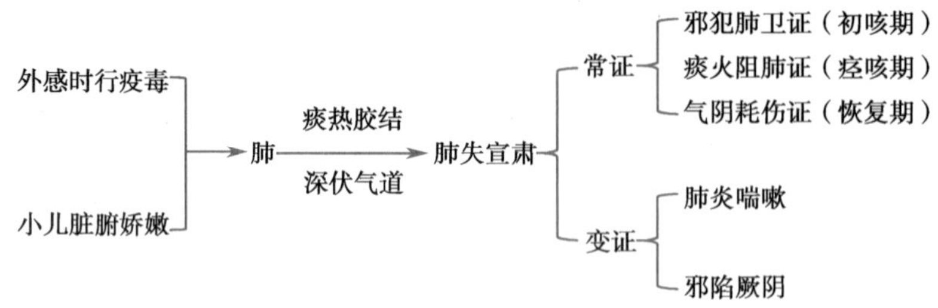

图 17-12　百日咳中医病因病机

（二）西医病因病理

1. 病因　百日咳鲍特菌为本病的致病菌。

2. 发病机制　百日咳鲍特菌通过咳嗽、飞沫、喷嚏等进入易感儿呼吸道后，附着在喉、

气管、支气管等黏膜上皮的纤毛上，大量繁殖并释放内毒素，增殖的细菌及产生的毒素使上皮细胞纤毛麻痹甚至坏死，纤毛正常功能受到破坏；同时，细菌及毒素还能引起腺体分泌增加，所产生的黏稠分泌物无法经由纤毛运动排出，不断堆积并刺激呼吸道末梢神经，反射性地通过咳嗽中枢引起痉挛性咳嗽，直至将分泌物排出。

若分泌物排出不净，可导致不同程度的呼吸道阻塞，继发其他细菌感染导致肺炎，阻塞严重还可出现肺不张、肺气肿、支气管扩张；持续性咳嗽导致脑部缺氧、充血、水肿甚至坏死，甚至并发颅内出血而出现百日咳脑病等。

患者为唯一传染源，主要是青少年和成人。潜伏期末 1~2 天至病后 6 周均有传染性，以病初 1~3 周传染性最强；传播途径为呼吸道飞沫；未接种过疫苗的小儿普遍易感，婴幼儿尤易罹患，且年龄越小，病情愈重。

二、主要临床表现

潜伏期为 2~21 天，一般 7~14 天，根据临床病程，可分为三期。

1. 初咳期　病程一般为 1~2 周。病初 1~3 天多表现为类同普通上呼吸道感染的一般症状；3~4 天后，咳嗽日渐加剧，常昼轻夜重，影响睡眠。

2. 痉咳期　本期的特征为阵发性痉挛性咳嗽，一般持续 2~6 周，亦可长达 2 个月以上。发作时先阵咳十数声或数十声，声短气促，咳嗽末伴 1 次深长吸气，由于空气迅速通过此时尚痉挛的喉肌，产生高音调鸡鸣样吼声，然后又开始下次痉咳发作，反复多次直到咳出（或呕吐）大量黏稠痰液为止。痉咳时患儿表情痛苦，一般表现为躯体弯曲作团状、面红唇绀、舌外伸、颈静脉怒张，甚者可见眼睑浮肿、眼结膜出血、舌系带溃疡、鼻出血、大小便失禁，重者可发生肺动脉高压、颅内出血等。早期出现上述症状或严重窒息者，多预后不佳。

3. 恢复期　一般为 2~3 周。咳嗽逐渐减轻，吸气性吼声消失，精神食欲恢复正常，一般情况良好。如遇烟熏、上呼吸道感染、刺激气味等诱因，痉咳可再次出现，病情迁延达数月之久。

本病自然病程约持续 3 个月，故被形象称作“百日咳”。若有并发症如百日咳脑病、肺炎、肺不张、肺气肿等，病程会相应延长。

三、辅助检查

1. 外周血检查　白细胞计数及淋巴细胞在痉咳期增高最为明显，白细胞总数可达 $20\sim50\times10^9/L$，甚至 $70\times10^9/L$，淋巴细胞分类一般为 60%~90%；若继发感染，中性粒细胞比率可升高。

2. 病原学检查　以鼻咽拭子或者鼻咽抽吸物为主，适于痉咳早期检查。核酸扩增法如 PCR 是诊断百日咳非常敏感的方法。最好在发病 3 周内采集标本。细菌培养法具有较高的特异性，但其敏感性会受到多种因素的影响，建议在不能开展 PCR 检查的实验室使用，或作为 PCR 检查方法的补充。血清学检查主要用于回顾性诊断或不典型病例的辅助诊断。

四、诊断及鉴别诊断

（一）诊断要点

我国将儿童分为 3 个年龄段，百日咳的临床诊断标准和实验室诊断标准建议如下。

1. 临床诊断标准

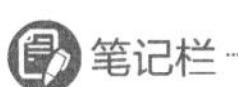
笔记栏

（1）0~3月龄：无热或低热，频率和严重度均进行性增加的咳嗽，加上鸡鸣样回声、呼吸暂停或咳嗽后呕吐、发绀、抽搐、肺炎、密切接触长期无热咳嗽的患者（多为家庭成员）中的1项即可诊断。也可不出现咳嗽，仅表现为阵发性呼吸暂停、发绀和抽搐。

（2）4月龄~9岁：无热或低热，阵发性咳嗽≥7天，非脓性鼻炎加上鸡鸣样回声、咳嗽后呕吐、呼吸暂停、抽搐、肺炎、症状夜间加重、密切接触长期无热咳嗽的患者（多为家庭成员）中1项即可诊断。

（3）≥10岁：阵发性干咳≥2周，非脓性鼻炎，无热加上鸡鸣样回声、呼吸暂停、发作间期阵发性多汗、咳嗽后呕吐，症状夜间加重中的1项即可诊断。

2. 实验室确诊标准

（1）0~3月龄：符合临床诊断标准，实验室检查有以下之一即可确诊。

1）血常规：提示白细胞计数升高（$\geqslant 20\times10^9/L$）伴淋巴细胞增多（淋巴细胞比例≥60%）。

2）PCR：检出百日咳鲍特菌核酸。

3）培养：检出百日咳鲍特菌。

4）发病初期与恢复期双份血清PT-IgG滴度出现显著升高4倍以上，适用于回顾性诊断。

（2）4月龄~9岁：符合临床诊断标准，实验室检查有以下之一即可确诊。

1）PCR：检出百日咳鲍特菌核酸。

2）培养：检出百日咳鲍特菌。

3）免疫接种超过1年后，单次ELISA检测PT-IgG滴度大于说明书用于诊断急性感染的推荐阈值。

4）发病初期与恢复期双份血清PT-IgG滴度出现显著升高4倍以上，适用于回顾性诊断。

（3）≥10岁：符合临床诊断标准，实验室检查有以下之一即可确诊。

1）PCR：检出百日咳鲍特菌核酸。

2）培养：检出百日咳鲍特菌。

3）单次ELISA检测PT-IgG滴度大于说明书用于诊断急性感染的推荐阈值。

4）发病初期与恢复期双份血清PT-IgG滴度出现显著升高4倍以上，适用于回顾性诊断。

（二）鉴别诊断

本病需与多种疾病鉴别，如百日咳综合征、支气管淋巴结结核等（表17-10）。

表17-10　百日咳相关疾病的鉴别

疾病	鉴别
百日咳综合征	是指一种在临床上难以与百日咳相区别的综合征，它不是由百日咳杆菌所引起，而是由包括病毒在内的其他微生物所致，其中最常见的是腺病毒，其他尚有肺炎支原体、衣原体、呼吸道合胞病毒及副百日咳杆菌等。其临床症状以发作性痉挛性咳嗽、咳末伴高声调鸡鸣样吼声为特征，表现与百日咳多有类似，故又称“类百日咳样综合征”，可通过病原体检查或血清学检查进行鉴别
支气管淋巴结结核	肺门淋巴结肿大压迫气管引起阵咳，但缺乏典型鸡鸣样回吼。根据结核病接触史、结核菌素试验、血沉、X线检查可作鉴别

五、临床治疗

本病中医根据病情及分期进行辨证施治，西医给予抗感染和对症治疗。

（一）中医治疗

1. 中医辨证思路　本病按病程发展可分三期辨证。初咳期，邪在肺卫，应辨风寒、风热；痉咳期痰火胶结为基本病机，应辨痰热、痰火；恢复期邪衰正虚，应辨气虚、阴虚。

2. 治疗原则　治疗以涤痰清热，降逆泻肺为主。初咳期宜疏风散邪，宣肺化痰；痉咳期宜清热泻肺，降气涤痰；恢复期宜养阴润肺，益气健脾。本病虽以痉咳不已为主症，但敛肺之品不可早用妄用，以防留邪为患；痉咳期虽痰火胶结，不宜早用养阴滋腻之品，以免碍邪外出。

3. 辨证施治

（1）邪犯肺卫（初咳期）

证候：早期喷嚏，鼻塞，流涕，咳嗽，或伴发热，2~3 天后咳嗽日渐加剧，昼轻夜重，痰少稀白或有痰难咳。舌尖红，苔薄白或薄黄，脉浮数，或指纹浮红或浮紫。

治法：疏风宣肺，化痰降逆。

代表方：偏于风寒者，杏苏散加减；偏于风热者，以桑菊饮加减。

寒郁重者，加荆芥、麻黄、细辛；呛咳气促，有痰难咳者，加瓜蒌、紫苏子、胆南星、百部；烦躁口渴，痰黄黏稠者，加黄芩、桑白皮、葶苈子、鲜竹沥。

（2）痰火阻肺（痉咳期）

证候：痉咳不已，昼轻夜重，伴吸气样回吼，咳必作呕，甚则涕泪交流，吐出痰涎及食物后，痉咳方得以暂时缓解；或两胁作痛，目睛红赤，咯血，衄血，舌下生疮等。舌质红，苔黄腻，脉滑数，或指纹紫滞。年幼及体弱的婴幼儿常以阵发性屏气或窒息、抽搐、神昏、发绀为特点。

治法：泻肺清热，涤痰镇咳。

代表方：桑白皮汤合清宁散加减。

痉咳频作者，加僵蚕、地龙、蝉蜕、全蝎；呕吐频频，影响进食者，加旋覆花、代赭石、枇杷叶、紫石英；两目红赤者，加龙胆草、菊花、青葙子；胁痛者，加柴胡、郁金、枳壳；咳血、衄血者加白茅根、侧柏叶、三七。

（3）气阴耗伤（恢复期）

证候：痉咳缓解，吸气样回吼消失，仍有咳嗽。偏于阴虚者，干咳无痰，或痰少而稠，声音嘶哑，伴低热，午后颧红、烦躁，夜寐不宁，盗汗，舌红，苔少或无苔，脉细数；偏于气虚者，咳声无力，痰白清稀，神倦乏力，气短懒言，纳差食少，自汗或盗汗，大便不实，舌淡，苔薄白，脉细弱，或指纹色淡。

治法：养阴润肺，益气健脾。

代表方：肺阴虚者用沙参麦冬汤加减，肺脾气虚者用人参五味子汤加减。

干咳无痰，加百合、款冬花、玉竹；盗汗甚者，加地骨皮、浮小麦、牡蛎；声音嘶哑者，加木蝴蝶、胖大海、桔梗；大便干结者，加麻仁、全瓜蒌、生地黄、玄参；咳嗽痰多者，加陈皮、半夏、川贝母、款冬花、紫菀；不思饮食者，加砂仁、神曲、鸡内金；神疲乏力者，加黄芪、黄精。

4. 中医其他疗法

（1）临床常用中成药：①鹭鸶咯丸，功能宣肺化痰止咳，用于痉咳期痰浊阻肺；②二冬膏：功能养阴润肺，用于恢复期肺阴不足。

（2）针灸疗法：①刺四缝，常规消毒后点刺出黏液，左右手交替，治疗 7~14 日，用于痉咳期及恢复期；②主穴取合谷、尺泽、肺俞，配穴取曲池、丰隆、内关；泻法，不留针，1 日 1 次，5 次为 1 个疗程。用于痉咳期。

笔记栏

（3）推拿疗法：逆运八卦，退六腑，推脾经，揉小横纹。1 日 1 次，10 次为 1 个疗程。用于痉咳期。

（二）西医治疗

1. 一般和对症治疗　保持室内空气流通及环境安静舒适，避免刺激诱发患儿痉咳。进食营养丰富及易于消化的食物，补充各种维生素和钙剂。必要时使用镇静剂，可减少患儿因恐惧、烦躁而引发的痉咳，同时保证睡眠。痰稠者可给予祛痰剂或雾化吸入糖皮质激素、支气管扩张剂；重症婴儿可静脉给予糖皮质激素以减轻炎症。

2. 抗生素治疗　治疗首选大环内酯类抗生素，如红霉素、阿奇霉素、罗红霉素或克拉霉素等。红霉素，30~50mg/（kg·d），最大剂量不超过 2g/d，口服一般疗程 2 周左右。阿奇霉素，优先选择口服给药，若口服不能耐受则选择静脉给药，<6 月龄婴儿 10mg/（kg·d），疗程 5 天；≥6 月龄儿童第一天 10mg/kg（最大剂量不超过 500mg），顿服，第 2~5 天 5mg/（kg·d）（最大剂量不超过 250mg），顿服，疗程 5 天。克拉霉素 15mg/（kg·d），分 2 次口服，连用 7 天。

疗效与用药早晚有关，初咳期应用抗生素可以减轻甚至不发生痉咳，进入痉咳期后应用，则不能缩短百日咳的临床过程，但可以缩短排菌期及预防继发感染。若大环内酯类抗生素过敏，或百日咳鲍特菌耐红霉素，可选用复方磺胺甲噁唑、氨苄西林等。因复方磺胺甲噁唑可与胆红素竞争在血浆蛋白上的结合部位，增加新生儿胆红素脑病发生的危险性，因此该类药物在 2 个月以下婴儿的应用属禁忌，此外使用前还需除外葡萄糖-6-磷酸脱氢酶缺乏症。

六、预防与康复

1. 完善中国百日咳疫苗免疫程序。

2. 易感儿在疾病流行期间避免去公共场所。

3. 呼吸道隔离至有效抗生素治疗 5 天，若没有进行抗生素治疗，呼吸道隔离至起病后 21 天。与百日咳患儿有接触史的易感儿应观察 3 周。

扫一扫，测一测

4. 居室空气新鲜，防止冷热、烟尘以及异味刺激而诱发痉咳。

5. 注意休息，保证充足睡眠，保持心情愉快，防止精神刺激、情绪波动。宜少食多餐，防止剧咳时呕吐。

6. 婴幼儿痉咳时可采取头低位，轻拍背。幼小患儿要注意防止呕吐物呛入气管，避免引起窒息。重症患儿发生窒息时应及时抢救治疗。

（张　涤　李　文　张桂菊　韩耀巍　梅　花　孙香娟）

复习思考题

1. 麻疹初期与感冒如何鉴别？
2. 为什么说麻毒攻喉是麻疹的严重并发症？如何发现其早期症状？
3. 简述幼儿急疹的发病过程。
4. 麻疹与幼儿急疹有何异同点？
5. 简述风疹的流行病学特点。
6. 简述获得性风疹的典型临床表现。
7. 请简述水痘的发病特点。
8. 猩红热患儿进行病情观察时应注意哪些问题？
9. 传染性单核细胞增多症进行体格检查的要点有哪些？

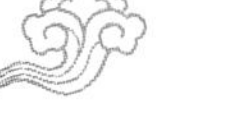

10. 简述手足口病的诊断要点。
11. 简述流行性腮腺炎的中医辨证思路。
12. 中毒性菌痢患儿中医辨证思路有哪些重点？
13. 试述病毒性脑炎、化脓性脑膜炎、结核性脑膜炎、隐球菌性脑炎的鉴别要点。
14. 化脓性脑膜炎的常见并发症有哪些？
15. 百日咳痉咳期有哪些临床表现？

笔记栏

第十八章
寄生虫病
PPT 课件

第十八章 寄生虫病

学习目标

1. 掌握蛔虫病、蛲虫病、绦虫病的感染途径、诊断及防治方法。
2. 熟悉蛔虫病、蛲虫病、绦虫病的中医病因病机、鉴别诊断。
3. 了解蛔虫病、蛲虫病、绦虫病的西医病因病理。

第一节 蛔虫病

蛔虫病(ascariasis)是蛔虫成虫寄生于人体小肠所致的疾病,是儿童时期最常见的肠道寄生虫病,以脐周疼痛、饮食异常、大便下虫或粪便镜检有蛔虫卵为主要特征。儿童因食入感染期虫卵而被感染,幼虫能在人体内移行可引起内脏移行症。蛔虫病患者是主要的传染源。由于在全国学校贯彻肠道感染综合防治方案,近年来感染率逐渐下降。

中医学称之为“蛕虫”“蛔虫病”。

一、病因病理

(一)中医病因病机

蛔虫病的病因多为吞入感染性蛔虫卵,病位在肠腑,可影响到脾胃、胆腑。虫踞肠内,频频扰动,致气机不利,肠腑不宁,故虫动则腹痛,虫静而痛止。蛔扰胃腑,胃气上逆,见呕恶流涎。蛔虫居于肠内,劫取水谷精微,脾失健运,故食欲异常。饮食不荣肌肤而见消瘦,重者面黄肌瘦,精神疲乏,甚至肚腹胀大,四肢瘦弱,形成蛔疳。虫聚肠内,脾胃失和,内生湿热,熏蒸于上,可见烦躁、磨牙等症。蛔虫窜入胆腑,发为蛔厥,表现为腹痛剧烈、阵发性加剧;虫团聚结肠腑,而成虫瘕,可见腹胀痛拒按,腹部可扪及质软的可移动团块(图18-1)。

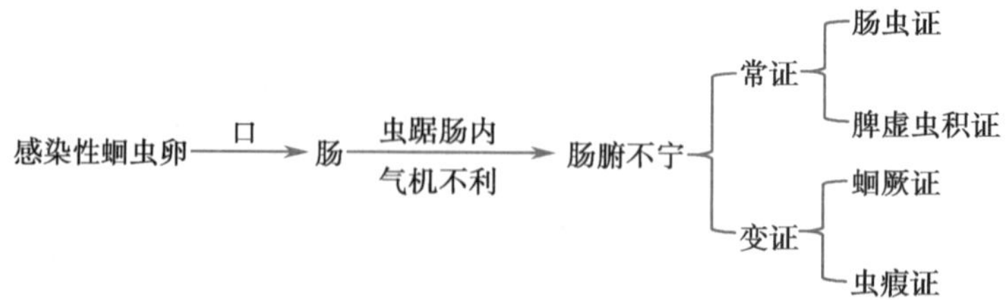

图18-1 蛔虫病中医病因病机

(二)西医病因病理

1. 病因 感染性虫卵污染食物或手,经口吞入是主要病因。

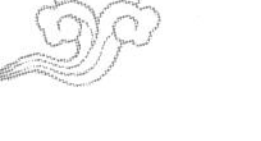

2. 发病机制　食入成熟虫卵，幼虫在消化液作用下破卵而出，钻入肠壁黏膜，沿微血管经门静脉系统进入肺脏，穿破肺组织进入肺泡，沿支气管、气管到达咽部，再次被吞咽经消化道进入小肠，在此过程中，逐步发育为成虫。幼虫在移行中，还可到达其他器官，引起相应的症状，如脑膜炎、癫痫、视网膜炎等。

二、主要临床表现

（一）主要症状

腹痛，多位于脐周，常反复发作，程度不重，喜揉按，食欲不振或多食易饥，异食癖，易发生恶心、呕吐、腹泻或便秘，部分患者烦躁或精神萎靡，磨牙，荨麻疹，哮喘等。感染日久者可造成营养不良、贫血，甚至生长发育迟缓。

（二）幼虫移行期症状

幼虫大量移行到肝可导致右上腹痛、肝大伴压痛、肝功能异常等改变；移行至肺可致咳嗽、胸闷、痰中带血丝，称为蛔蚴性肺炎；移行到脑、眼、脾、肾等其他器官可引起相应的症状，如脑膜炎、癫痫、视网膜炎等；此外，还可引发荨麻疹、皮肤瘙痒、哮喘、颜面浮肿、结膜炎、鼻或喉黏膜刺激等过敏症状。

（三）并发症

1. 胆道蛔虫症　最常见的并发症。蛔虫有游走钻孔的习性，可钻入开口于肠壁的各种管道，最常见为钻入胆道口，从而引发右上腹部剧烈绞痛、恶心呕吐、冷汗、面色苍白，可吐出胆汁或蛔虫，可伴胆道感染，出现发热、黄疸。蛔虫可直接窜入肝脏引起出血、脓肿或虫体钙化。其他并发症还包括胆道大出血、胆结石、胆囊破裂、胆汁性腹膜炎、急性出血性坏死性胰腺炎、肠穿孔等。

2. 蛔虫性肠梗阻　多见于 10 岁以下的儿童，其中 2 岁以下发病率最高。蛔虫在肠道内扭结成团，或蛔虫毒素刺激肠壁引起痉挛而导致梗阻。起病急骤，脐周或右下腹阵发性剧痛、呕吐、腹胀、肠鸣音亢进，可见肠型和蠕动波，可扪及条索状包块。

三、辅助检查

1. 粪便病原学检查　患儿粪便生理盐水直接涂片法或浓集法可查到蛔虫卵，检出率可高达 95%。

2. 血常规检查　嗜酸性粒细胞计数升高。

四、诊断及鉴别诊断

（一）诊断要点

1. 腹痛、食欲不振、严重者营养不良，甚至生长发育迟缓为主要表现。

2. 粪便中可检查到蛔虫卵、有吐虫或排虫史。

（二）鉴别诊断

本病应与以腹痛为主症的病证进行鉴别，如急性阑尾炎、肠痉挛等（表 18-1）。

表 18-1　蛔虫病相关疾病的鉴别

疾病	鉴别
急性阑尾炎	呈急性发病，常有发热，腹痛以右下腹为主，呈持续性发作，有固定压痛点、反跳痛及腹肌紧张，可行腹部 B 超检查
肠痉挛	可出现反复发作的阵发性腹痛，腹部无异常体征，排气、排便后可缓解

笔记栏

五、临床治疗

蛔虫病的治疗在于及时有效驱虫的同时，注重调理脾胃。

（一）中医治疗

1. 中医辨证思路 以脏腑辨证为纲，病在小肠、胃腑、胆腑、大肠；其次辨别虚实、危重证候。肠虫证最为多见，虫踞肠腑，多为实证；病久虫劫水谷精微，脾失健运，气血不荣，证属脾虚虫积。蛔虫窜入胆腑，发为蛔厥；虫团聚结肠腑，而成虫瘕，两者均见剧烈腹痛，为危候。

2. 治疗原则 以杀虫驱蛔为治本，辅以健脾和胃。体壮者，先驱虫后调养；体弱者，驱虫扶正并举；体虚甚者，应先益气养血，继而驱虫。腹痛患儿可配合外治、针灸等。

3. 辨证施治

（1）常证

1）肠虫证

证候：脐腹疼痛，时作时止；大便不调，或便秘，或泄泻，或便下蛔虫；不思饮食，或嗜异食；夜寐不安；面色黄，形体消瘦，肚腹胀大，严重者腹部可扪及条索状物。舌尖红，苔白或腻，脉弦滑。

治法：驱蛔杀虫，调理脾胃。

代表方：使君子散加减。

腹痛明显者，加延胡索、川楝子；腹胀便秘者，加大黄、槟榔；呕吐者，加竹茹、生姜。

2）脾虚虫积证

证候：腹部间歇疼痛，面色萎黄，体瘦腹大，饥不欲食，精神欠佳，可排出蛔虫，舌淡，苔薄，脉细弱。

治法：健脾杀虫，运脾消积。

代表方：布袋丸加减。

（2）变证

1）蛔厥证

证候：突然腹部绞痛，弯腰曲背，辗转不宁，肢冷汗出，恶心，呕吐胆汁或蛔虫；重者腹痛持续而阵发性加剧，可伴畏寒发热，甚至出现黄疸。

治法：安蛔定痛驱虫。

代表方：乌梅丸加减。

发热黄疸者，去干姜、附子、桂枝，加茵陈、栀子、黄芩、大黄。确诊为胆道死蛔者，予大承气汤加茵陈。

2）虫瘕证

证候：有肠蛔虫症状，突然阵发性脐腹剧烈疼痛，部位不定，频繁呕吐，可吐出蛔虫，腹胀痛拒按，腹部可扪及质软的可移动团块。

治法：通腑散结，驱蛔下虫。

代表方：驱蛔承气汤加减。

4. 中医其他疗法

（1）推拿疗法：①蛔厥证者，按压其上腹部剑突下 3~4cm 处，先轻后重，一压一推一松，连续 7~8 次，待腹肌放松时，重力推压 1 次，若疼痛消失或减轻，表明蛔虫已退出胆道，可停止。如重复 1~2 遍无效，则不宜再用。②虫瘕证者，将掌心以旋摩法顺时针按摩其脐部，先轻后重，可配合捏法，一般经 30~40 分钟，虫团即可解开。推拿前 1 小时口服植物油 50~100ml，效果更佳。

（2）针灸疗法：①取穴迎香、内关、足三里，用泻法，用于蛔厥证；②取穴天枢、中脘、足三里、内关、合谷，用泻法，用于虫瘕证。

（3）敷贴疗法：新鲜苦楝皮200g、全葱100g、胡椒20粒，共捣烂如泥，加醋150ml，炒热，以纱布包裹，置痛处，反复多次，以痛减为度。用于蛔虫腹痛。

（二）西医治疗

1. 驱虫治疗

（1）甲苯咪唑：广谱驱虫药，对成虫、幼虫、虫卵均有作用。2岁以上儿童每次100mg，每日2次，连服3日。口服吸收少，主要自粪便排出，副作用小。

（2）阿苯达唑：广谱驱虫药，2岁以上儿童每次400mg，睡前顿服，必要时10日后再次服用1次。癫痫、蛋白尿、化脓性或弥漫性皮炎及各种急性病患者，不宜使用。

（3）枸橼酸哌嗪：不兴奋虫体，适用于有并发症的患者，100～160mg/（kg·d），每日剂量≤3g，睡前顿服，连服2天。癫痫、肝肾功能不良者禁用，肠梗阻时慎用。

（4）左旋咪唑：广谱驱肠虫药，无蓄积中毒效应，2～3mg/（kg·d），睡前或空腹顿服。不良反应轻微，肝肾功能不良者慎用。

2. 并发症治疗

（1）胆道蛔虫症：解痉止痛、驱虫、控制感染及纠正脱水、酸中毒、电解质紊乱，驱虫应选用麻痹虫体肌肉类药物，必要时可手术治疗。

（2）蛔虫性肠梗阻：不完全性肠梗阻应予禁食、胃肠减压、解痉止痛等处理，疼痛缓解后给予驱虫治疗。完全性肠梗阻应及时手术治疗。

六、预防与康复

1. 普及卫生知识，注意个人卫生与饮食卫生。
2. 合理管理粪便、污水，切断传播途径。
3. 对托幼园所、中小学校等易感人群密集的场所，加强卫生管理，定期消毒、筛查。

第二节 蛲虫病

蛲虫病（enterobiasis）是由蛲虫寄生于人体小肠末端、盲肠、结肠所引起的疾病。以夜间肛门周围及会阴部瘙痒、睡眠不安并见到蛲虫为特征。本病分布具有儿童集体机构及家庭聚集性特点，感染主要由食入附着于污染物或者尘土的蛲虫卵而引起。蛲虫病患者是唯一传染源，感染者以儿童为主。我国南部和西南部地区为主要流行区，经济发达地区蛲虫感染率明显低于经济落后地区。

一、病因病理

（一）中医病因病机

本病病因常为饮食不洁、误食虫卵。病位在脾胃、肠腑。虫踞肠内，脾胃受损，运化失司，而致湿热内生。湿热下注，则见肛门奇痒、尿频或遗尿；湿热上扰心神，则烦躁不宁；蛲虫扰动，气机不利，可见恶心、腹痛；虫积日久，吸取水谷精微，气血不足，无以滋养肌肤，则面黄肌瘦，精疲乏力（图18-2）。

（二）西医病因病理

虫卵经口感染，或通过飞沫经口鼻吸入再咽下感染。虫卵在胃及十二指肠孵化成幼虫，

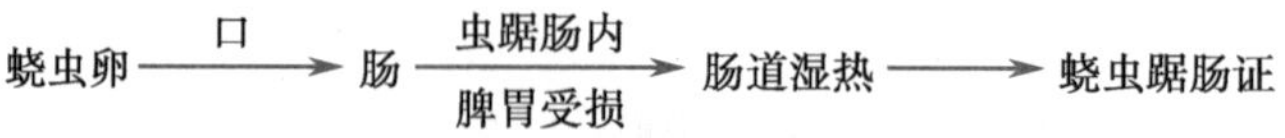

笔记栏

蛲虫卵 —口→ 肠 —虫踞肠内／脾胃受损→ 肠道湿热 ——→ 蛲虫踞肠证

图 18-2　蛲虫病中医病因病机

最终在小肠下段及大肠内发育为成虫，成虫于夜间爬出肠道，在肛门周围皮肤上产卵，引发剧烈瘙痒，在搔痒过程中造成虫卵播散，从而极易引起在集体和家庭间的传播。少数成虫排卵后可再进入肛门、阴道、尿道等处，引起异位损害。

二、主要临床表现

雌虫产卵时可引起肛周和会阴皮肤强烈瘙痒，局部皮肤可发生皮炎和继发感染。全身症状有恶心、呕吐、腹痛、腹泻、食欲不振等胃肠激惹现象，还可见噩梦、失眠、过度兴奋、注意力不集中等精神症状。蛲虫偶可寄生其他组织器官或侵入邻近器官而引起阑尾炎、腹膜炎、盆腔炎、尿道炎、阴道炎等。约 1/3 蛲虫感染者无症状。

三、辅助检查

从肛周皮肤褶皱处采集标本，入睡后或清晨起床前用透明胶纸粘取虫卵，于显微镜下观察，阳性率较高。也可于夜间患儿入睡后 1~3 小时观察肛周皮肤褶皱处有无白色小线虫。

四、诊断及鉴别诊断

（一）诊断要点

1. 肛门瘙痒、烦躁不宁、噩梦、失眠为主要表现。

2. 可检查到虫卵，夜间肛周可发现成虫。

（二）鉴别诊断

需与小儿肛周湿疹相鉴别。小儿肛周湿疹表现为肛周瘙痒发作不仅局限于夜间入睡后，且局部皮肤在未搔抓前就可见形态不一的皮疹。

五、临床治疗

本病的治疗主要在于杀虫止痒。一般采用内服与外治结合的方法。

（一）中医治疗

1. 中医辨证思路　以八纲辨证为主，重辨虚实。病初多属实证；若病程较久，耗伤气血，可引起一些全身症状，以脾胃虚弱证为主，但一般证候较轻。

2. 治疗原则　病久脾胃虚弱者，在驱虫、杀虫时，应注意调理脾胃；外治多采用直肠给药和涂药法。

3. 辨证施治

蛲虫踞肠证

证候：肛门、会阴瘙痒，夜间尤甚，睡眠不宁，或尿频、遗尿，或女孩前阴瘙痒；疾病日久可见食欲不振，形体消瘦，面色苍黄。

治法：杀虫止痒。

代表方：驱虫粉。使君子粉杀虫，大黄粉泻下虫体，以 8∶1比例混合。剂量为 0.3g ×（年龄+1）/次，每日 3 次，饭前 1 小时吞服，每日总量不超过 12g。疗程为 7 日。此后每周服药 1~2 次，可防止再感染。

4. 中医其他疗法

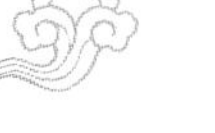

（1）中成药疗法：驱虫消食片，消积杀虫，健脾开胃，适用于脾胃虚弱患儿。

（2）外治疗法：①百部 150g，苦楝皮 60g，乌梅 9g，煎煮取汁，保留灌肠，用于驱杀蛲虫；②百部 50g，苦参 25g，共研细末，加凡士林调成膏状，睡前肛周外涂，连用 7 天，用于杀虫止痒。

（二）西医治疗

1. 驱虫治疗

（1）复方阿苯达唑（每片含阿苯达唑 67mg，双羟萘酸噻嘧啶 250mg）：1 片，顿服。

（2）阿苯达唑：200mg，顿服。

（3）甲苯达唑：100mg，顿服。

2. 局部用药　睡前清洗肛周、会阴，局部擦涂 10% 氧化锌油膏或将蛲虫软膏（含百部浸膏 30%，甲紫 0.2%）挤入肛门内，或用噻嘧啶栓剂塞肛，连用 3~5 日。

六、预防与康复

1. 纠正吸吮手指的不良卫生习惯，勤剪指甲，饭前便后洗手。
2. 勤洗肛门以止痒，避免患儿搔抓。
3. 治疗期间应配合清洁环境，患儿床单、内衣应勤换洗，并用开水煮沸消毒，0.5% 碘液可用于玩具的消毒。

第三节　绦虫病

绦虫病（taeniasis），是由绦虫寄生在人体肠道引起的疾病。以腹痛、腹泻、饮食异常、乏力、大便排出绦虫节片甚至发育迟缓为特征。我国带绦虫主要流行于西藏、四川等地域，常见的有猪带绦虫病和牛带绦虫病。猪带绦虫引起的囊虫病（囊尾蚴病），可引起癫痫、瘫痪，甚至失明。中间宿主是家猪和野猪、牛、羊等，唯一终宿主是人。

一、病因病理

（一）中医病因病机

本病常由食入未煮熟的、含有囊虫的猪肉或牛肉导致，绦虫寄生肠腑，刺激肠道，扰乱气机，损伤脾胃，见腹胀腹痛、恶心呕吐、便秘或腹泻等症；绦虫久踞肠腑，劫取水谷精微，气血不足，无以滋养，导致患儿营养不良及贫血，可见消瘦、面色不华、头晕等症，重者影响小儿生长发育。虫行肌肤脏腑，致气血凝滞，湿浊内生，聚而成痰，幼虫夹痰夹瘀，蕴结于皮肤腠理间。如其夹痰浊上犯头目，则可阻滞脑络（图 18-3）。

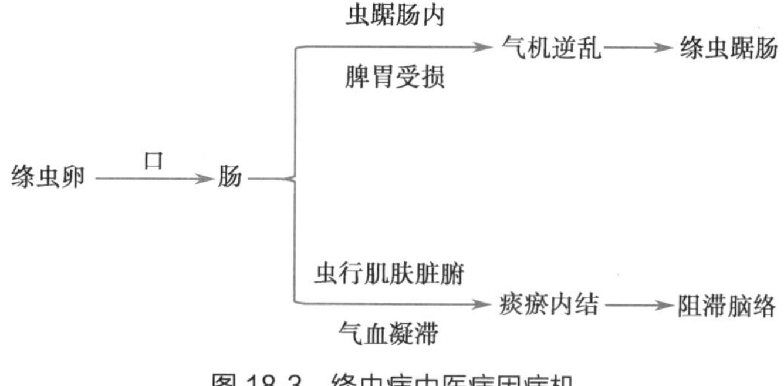

图 18-3　绦虫病中医病因病机

笔记栏

(二) 西医病因病理

生食或半生食含有囊尾蚴的猪肉、牛肉是本病主要的传播途径。含有囊尾蚴的肉未经煮熟被人食用后，囊尾蚴在人体小肠发育成为成虫。寄生在人体的绦虫除大量掠夺宿主的营养外，其固有器官吸盘和小钩对宿主肠道亦造成机械刺激和损伤。囊尾蚴在人体内寄生的危害性比绦虫病更大，其程度因囊尾蚴寄生的部位和数量而不同，其中以脑囊虫病最为严重。大脑是对包囊最敏感的器官，当入侵大脑的包囊数目多或其阻塞脑脊液通路时，可导致相关病理改变。包囊死亡分解后，可完全吸收或钙化。

二、主要临床表现

1. 成虫引起的症状 大便中或内裤上发现白色虫体节片，右中上腹和脐部隐痛，进食后缓解。部分患儿有恶心、呕吐、腹泻、食欲不振或亢进、体重降低。

2. 囊尾蚴寄生的症状

(1) 脑囊虫病：主要症状为癫痫发作、颅内压增高和精神症状，部分患者可出现瘫痪、知觉障碍，严重者可致猝死。

(2) 肌肉与皮下组织囊虫病：可触及圆形或卵圆形结节，黄豆或蚕豆大小，硬而有压痛，可活动，躯干多于四肢，无炎症反应，幼虫死后钙化。

(3) 眼囊虫病：轻者视力障碍，重者失明，以单眼多见。

三、辅助检查

1. 肠绦虫病 粪便检查发现绦虫卵或绦虫节片可确诊，孕节检查不但可以确诊绦虫病，还可鉴别绦虫种类。抗原皮内试验、补体结合试验、乳胶凝集试验等免疫学指标均可选用，阳性率为 73.3%~99.2%。疑似病例可以进行肠道钡餐检查，有助于诊断。

2. 囊虫病 皮下或肌肉结节活体组织检查有囊尾蚴头节。囊尾蚴寄生时间长，可能钙化而在 X 线检查时显影。免疫学检查可检测循环抗原，用各种 ELISA 及其改良方法、酶联免疫电印迹试验(EITB)等方法，可检测抗体，做到早期诊断。怀疑脑囊虫病可做脑 CT、MRI 扫描。眼囊虫病用眼底镜检查易于发现病灶。

四、诊断及鉴别诊断

(一) 诊断要点

1. 以腹痛、腹泻、饮食异常、乏力、大便排出绦虫节片或内裤上有绦虫节片，甚至发育迟缓为主要表现。

2. 有进食未煮熟或生的牛、猪肉史。

3. 粪便中发现绦虫节片或检出虫卵。

4. 皮下结节可做病理活检；出现视力障碍、瘫痪、共济失调等临床表现应作脑 CT 检查，有助于囊虫病的诊断。

(二) 鉴别诊断

需与痰核、瘰疬相鉴别。感染绦虫后导致的囊虫病症状具有多样性，形成的皮下结节易误诊为痰核、瘰疬，可以通过活体组织检查进行鉴别。

五、临床治疗

本病治疗重在迅速有效地驱虫的同时，注意调理脾胃。

(一) 中医治疗

1. 中医辨证思路 肠绦虫病病情相对较轻，初起多属实证，病久脾胃虚弱之象渐显，部

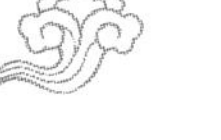

笔记栏

分患儿可能并发虫瘕或肠痈。囊虫病病情轻重不一，临床症状复杂多样，应分别以各自表现随证辨治。

2. 治疗原则 肠绦虫病以驱绦下虫和调理脾胃为基本法则。病初体实者，当驱泻虫体；病久体虚者，以驱虫为主，辅以调理脾胃，或先调脾胃，再予驱虫，或驱虫与调理脾胃并举。囊虫病的治疗应驱虫与化痰息风、活血化瘀、软坚散结等法结合，并注意标本兼顾。

3. 辨证施治

绦虫踞肠

证候：大便中发现白色节片，肛门作痒，或有腹胀、腹痛、腹泻，食欲异常，或见夜寐不宁、磨牙、皮肤瘙痒。疾病日久者，可见体倦乏力，面黄肌瘦，舌淡，脉细。

治法：驱绦下虫。

代表方：驱绦汤加减。

腹痛重者，加延胡索、香附；腹胀重者，加厚朴、苍术；夜寐不安者，加酸枣仁、夜交藤。

4. 中医其他疗法

槟榔雷丸散：生槟榔 9g、生雷丸 9g，共研细末，顿服，每小时 1 次，连服 4~5 次，未见腹泻者，加芒硝 10~15g 煎汤服下，用于绦虫踞肠证。

（二）西医治疗

1. 驱虫治疗

（1）吡喹酮：10~15mg/kg，清晨顿服，1 小时后服用硫酸镁。治疗脑囊虫病用药量为 20mg/(kg·d)，分 3 次服，9 日为 1 个疗程，疗程间隔 3~4 个月。不良反应包括过敏、脑水肿、诱发或加重癫痫发作。眼囊虫病患者禁用。

（2）甲苯咪唑：每次 300mg，每日 2 次，连服 3 天。

2. 手术治疗 眼囊虫病主张手术摘除。颅内尤其脑室内单个囊虫可行手术治疗。

六、预防与康复

1. 科学粪便管理，人畜分居，现代化饲养，避免牲畜受到感染成为中间宿主。

2. 做好肉类检疫工作，禁止含有囊尾蚴的肉类制品上市销售。

3. 改进烹调方法，不食用生的或未煮熟的肉，生熟刀砧分离，防止污染。

扫一扫，测一测

（孙香娟）

复习思考题

1. 蛔虫病所引发的并发症有哪些？各有什么临床表现？
2. 蛔虫病的主要症状有哪些？
3. 蛲虫病的治疗原则是什么？
4. 简述绦虫病的中医治疗原则。

笔记栏

第十九章
危急重症
PPT 课件

第十九章

危 急 重 症

学习目标

1. 掌握小儿心搏呼吸骤停、脓毒性休克、惊厥、急性呼吸衰竭等危急重症的概念、诊断、治疗原则及心肺复苏的方法和步骤。

2. 熟悉小儿心搏呼吸骤停、脓毒性休克、惊厥、急性呼吸衰竭的西医常用药物;惊厥的鉴别诊断。

3. 了解本章节相关疾病的西医病因病理。

第一节　心搏呼吸骤停与心肺复苏术

心搏呼吸骤停(cardiopulmonary arrest,CPA)是指患儿突然呼吸及循环功能停止,是最危急最严重的临床疾病状态。心肺复苏(cardiopulmonary resuscitation,CPR)是指采用急救措施,恢复并维持呼吸和有效血液循环的技术和方法,包括基本生命支持(basic life support,BLS),高级生命支持(advanced cardiac life support,ACLS)和延续生命支持(prolonged life support,PLS)。

一、病因病理

(一)病因

引起小儿心搏或呼吸骤停的原因与成人不尽相同,且多于成人。心搏呼吸骤停难以预料,心肺复苏的措施一旦启动,就应该考虑心搏呼吸骤停的原因。

1. 心搏骤停的原因　继发于呼吸功能衰竭或呼吸停止的疾患;心肌炎、严重心律失常、心力衰竭、先天性心脏病等心脏疾病;外伤及各种意外,如颅脑及胸部外伤、烧伤、电击、心胸手术、心导管检查、纤维支气管镜检查、气管插管或切开、机械通气意外、麻醉意外等;婴儿猝死综合征;严重低血压、电解质平衡失调;药物、毒物、植物误服引起中毒等。

2. 呼吸骤停的原因　喉痉挛、喉水肿、气管异物、胃食管反流、严重哮喘状态等引起上、下气道梗阻;重症肺炎、呼吸窘迫综合征、肺透明膜病等严重肺组织疾患;颅脑损伤、炎症、肿瘤、脑水肿、脑疝等中枢神经系统病变;感染性多发性神经根炎、重症肌无力、进行性脊髓性肌营养不良等肌肉神经疾患;胸廓损伤、双侧张力性气胸、大量胸腔积液、大的膈疝等;各种意外及中毒、代谢性疾病,以及继发于惊厥或心搏停止后。

(二)病理生理

多种病理生理学过程均可导致心搏骤停,最常见的是缺氧、心肌缺血和心律失常。心搏呼吸骤停可分 4 个阶段。①心搏骤停前期:指在心跳停止之前的一段时间;②无血流灌注

期：心搏停止，未开始 CPR 时，此期血流完全中断；③低血流灌注期：即 CPR 期间，此期心排血量取决于胸外按压力度（深度）和按压频率；④复苏后阶段：成功复苏后发生一系列独特而复杂的病理生理过程，包括心搏骤停后脑损伤、心肌功能不全、全身性缺血再灌注损伤等。

1. 缺氧、能量代谢障碍与代谢性酸中毒　心搏呼吸骤停首先导致机体缺氧，随之发生能量代谢障碍、电解质紊乱和代谢性酸中毒等。严重缺氧使心肌传导抑制，引起心律失常及心动过缓；同时细胞内钾离子释放也使心肌收缩功能受到抑制；心肌缺血 3~10 分钟，心肌即失去复苏可能。脑对缺氧更敏感，心跳停止 1~2 分钟，脑微循环的自动调节功能即因酸中毒影响而丧失，脑血管床扩张，脑水肿；脑细胞无氧代谢 4~5 分钟后即可死亡。

2. 二氧化碳（CO_2）潴留与呼吸性酸中毒　心搏呼吸骤停后，体内二氧化碳潴留，导致呼吸性酸中毒，抑制呼吸中枢，并可抑制窦房结和房室结的兴奋与传导，减弱心肌收缩力，扩张脑血管，增加毛细血管通透性而促使脑水肿形成。

3. 再灌注损伤　心跳恢复后，早期血流增加，脑过度灌注，造成脑充血、水肿，颅内压增高、血脑屏障受损；再灌注所带来的有害物质如钙离子、氧自由基等可加速脑细胞、心肌细胞死亡。再灌注损伤可持续 48~72 小时。

二、主要临床表现

1. 突然昏迷　一般在心搏停止 8~12 秒后出现，可有一过性抽搐。

2. 大动脉搏动消失　颈动脉、股动脉、肱动脉搏动消失，血压测不出。

3. 瞳孔扩大　心搏停止 30~40 秒瞳孔开始扩大，对光反射消失，瞳孔大小反映脑细胞受损程度。

4. 心音消失或心跳过缓　心脏停搏时心音消失；若心率<60 次/min，心音极其微弱，此时心脏虽未停搏，但由于心排血量已极低，无法满足机体所需，亦需进行心脏按压。

5. 呼吸停止　心脏停搏 30~40 秒后即出现呼吸停止，此时胸腹式呼吸运动消失，听诊无呼吸音，面色发绀或灰暗。应当注意的是，若呼吸过于浅弱不能进行有效气体交换，所造成的病理生理改变与呼吸停止相同，也要进行人工呼吸。

6. 心电图　常见等电位线、室颤、无脉性室速和无脉性电活动。

三、诊断

凡小儿突然昏迷，大动脉搏动或心音消失即可诊断心搏呼吸骤停，不必反复触摸脉搏或听心音，以免延误抢救时机。

四、心肺复苏方法

对于心搏呼吸骤停，必须分秒必争进行现场抢救，开始人工循环与人工呼吸，尽快恢复心跳，以迅速建立有效的血液循环和呼吸，保证全身尤其是心、脑重要器官血流灌注及氧供应。复苏开始无须强调寻找病因，待一期复苏成功后再考虑原发病的诊治。

婴儿及儿童复苏程序为 C-A-B；新生儿心脏骤停基本都是窒息性骤停，复苏程序为 A-B-C，但心脏病因导致的骤停除外。复苏步骤如下。

1. 人工循环（circulation，C）

（1）胸外心脏按压：强调高质量的胸外按压，这是提高抢救成功率的主要因素。操作时，患儿仰卧于硬板上，以保证按压效果，施术者通过向脊柱方向挤压胸骨，使心脏内血液被动排出而维持血液循环。对年长儿（8 岁以上）用双掌法，将手掌根部重叠置于患儿胸骨的下半部。施术者肘关节伸直，凭借体重、肩、臂之力垂直向患儿脊柱方向按压，每次按压后使

笔记栏

胸廓充分回弹；不可在每次按压后倚靠在患儿胸上。对于幼儿可用单掌按压法，仅用一只手掌按压，方法及位置同上。对婴儿、新生儿多采用环抱法，即用双手围绕患儿胸部，四手指重叠位居后背，用双拇指重叠按压。按压幅度应至少为胸部前后径的三分之一，婴儿大约4cm，儿童大约5cm，青少年最少5cm，但不超过6cm，按压频率为100~120次/min。未建立高级气道（气管插管）时，对于婴儿及儿童，单人CPR时，胸外按压与人工呼吸比为30∶2，双人复苏为15∶2；但对于青少年，无论单人、双人均为30∶2。建立高级气道后，负责按压者以100~120次/min的频率进行不间断按压，负责通气者每2~3秒钟给予1次人工呼吸通气，即20~30次/min。

（2）胸内心脏按压：胸外心脏按压10分钟无效，或胸骨、脊柱畸形、胸部外伤无法施行胸外心脏按压者可施行胸内心脏按压。操作时由外科医师协助施行，于第4或第5肋间自胸骨左缘至腋前线做横切口，将右手食指、中指及拇指置于心脏后方及前方，同时按压左、右心室，按压频率同上，直至心跳恢复。

心脏按压有效的指征是：可触及颈动脉、股动脉搏动，扩大的瞳孔缩小，对光反射恢复；口唇、甲床颜色好转；肌张力增强或有不自主运动；自主呼吸出现。

2. 通畅气道（airway，A）　快速清除口咽部分泌物、呕吐物或异物，保持头轻度后仰，使气道平直。在无颈椎损伤情况下，使用“仰头-提颌”法打开气道，使其咽后壁、喉和气管成直线，维持气道通畅。如怀疑颈椎损伤，应使用“推举下颌法”打开气道，这种方法能尽可能减少移动患儿颈部或头部。对于疑似颈椎损伤的创伤患者，如果下颌推力无法打开气道，则使用“仰头-提颌”法打开气道。

3. 人工呼吸（breathing，B）　借助人工方法维持机体气体交换，改善缺氧状态，与心脏按压同时进行。

（1）口对口人工呼吸法：简便易行，适用于现场抢救。操作时，施救者捏紧患儿鼻子，张大嘴完全封闭患儿口腔，于平静呼吸后给予通气，每次送气时间1秒钟，同时观察患儿胸部是否抬举。对于婴儿，可张口同时封闭患儿口、鼻进行通气。每3~5秒给1次人工呼吸，或者频率为12~20次/min。

采用口对口人工呼吸法即使方法正确，供氧浓度也<18%，更难于保证通气量恒定，故应尽快用复苏器取代。

（2）复苏器人工呼吸法：医疗人员在院内进行人工呼吸时，可使用气囊面罩通气，通过挤压呼吸囊进行正压通气。选择大小合适的面罩，以覆盖鼻、口腔，但不应压迫双眼为宜，使用E-C钳技术扣紧面罩并打开气道，左手拇指与食指呈C状将面罩紧扣于患儿面部，左手中指、无名指及小指呈E状打开气道，注意不要向下颌软组织上施加过多压力，以免阻塞气道。每次通气时观察胸部起伏及呼吸音强弱，是初步判断给气量是否适宜的依据。

（3）气管内人工呼吸法：通过气管插管或切开开放气道后施行，是通气效果最佳的人工呼吸方法。气管插管成功后将插管直接与呼吸机连接，或先接复苏器以手控通气，再视病情决定是否换用呼吸机。

4. 药物治疗（drugs，D）　在建立人工循环和人工呼吸的同时建立静脉通道，即可药物治疗。首先应在原有的静脉通道给药，若90秒钟尚不能开放静脉，应立即行骨髓穿刺。骨髓内给药可靠、安全，各种复苏药物、液体和血液均可经此途径给予并能迅速到达心脏，用药剂量与输液速度同静脉给药。由于静脉通路建立困难，部分药物可气管内给入，如肾上腺素、阿托品、多巴胺、利多卡因等，用药剂量较静脉剂量大才能达到同样的疗效。心内注射已不被采用。

（1）肾上腺素：为首选药物，适用于各种原因所致的心搏呼吸骤停，有正性肌力和正性

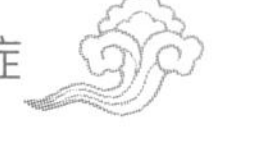

笔记栏

频率作用。在胸外按压开始后 5 分钟内给予初始剂量。首次静脉或骨髓内 0.01mg/kg（0.1ml/kg，1∶10 000 溶液）。若经气管导管内给药，剂量为 1∶1 000 肾上腺素 0.1mg/kg（0.1ml/kg）。每 3~5 分钟重复 1 次，直至恢复自主循环。

（2）阿托品：不推荐对心脏停搏者常规使用，但可运用于导致低血压和低灌注的心动过缓、Ⅱ度房室传导阻滞等。静脉或骨髓内注射，每次 0.02mg/kg，单次最小剂量 0.1mg；单次最大剂量儿童 0.5mg，青少年 1mg。无效可重复 1 次。

（3）碳酸氢钠：心跳呼吸骤停时，因通气障碍所导致的呼吸性酸中毒，在气管插管人工通气后可很快纠正；而若因未建立有效循环，组织灌注不良缺氧所导致的代谢性酸中毒，用碳酸氢钠往往并不容易纠正。因此，在复苏时使用碳酸氢钠要非常谨慎，以免矫枉过正，引起高钠血症、血液渗透压过高、代谢性碱中毒及血 CO_2 升高等。应用指征为 pH 值<7.20、严重肺动脉高压、高血钾症、钠通道阻滞剂中毒（包括三环类抗抑郁药）、长时间心停跳等。用 5%碳酸氢钠 5ml/kg 稀释成等张液体快速静脉滴注，此后视血气分析结果而定。

（4）葡萄糖：应快速进行床边监测血糖，低血糖时立即给葡萄糖。剂量为 0.5~1.0g/kg，最大浓度 25%，静脉或骨髓内输注。

（5）钙剂：仅在低钙血症、高钾血症（非洋地黄中毒时）、高镁血症和钙通道阻滞药过量时可考虑应用。可用氯化钙，每次 20mg/kg（10%氯化钙 0.2ml/kg），最大剂量为每次 1.0g。静脉或骨髓内缓慢注射。

（6）胺碘酮：对于室上速、室速、室颤、无脉型室性心动过速者，若经 CPR、2~3 次除颤及给予肾上腺素均无效，可考虑使用。剂量为 5mg/kg，最大剂量为 300mg，静脉或骨髓内注射。无效可重复，每日最大剂量 15mg/kg（或总量 2.2g）。对顽固性室颤、无脉性室速可重复注射最多 3 次。

（7）利多卡因：对于休克难治性的反复室颤或无脉搏性室速，如无胺碘酮，可用利多卡因。静脉或骨髓内注射，初始剂量 1mg/kg。若无效，15 分钟后可重复注射，最大量为 5mg/kg，维持量为 20~50μg/（kg·min），静脉或骨髓内持续输入。气管插管内给药用量为 2~3mg/kg。

5. 心电图和心脏超声（EKG and echocardiography，E） 心电监护或反复心电图检查，对了解心脏骤停原因，心脏受累程度，以及指导治疗非常重要。当有经过适当培训的人员时，可考虑超声心动图来确定心脏骤停的潜在可治疗原因，如心包填塞和心室充盈不足。

6. 除颤（defibrillation，F） 除颤是指在室颤导致心搏骤停时，为成功复苏用电击终止室颤，其目的是恢复有序的、可触及脉搏的心电节律和心肌收缩。发现室颤或无脉性室速应尽快除颤，除颤前先给予心肺复苏。首次除颤可用 2J/kg，如无效，第二次增到 4J/kg，后续电击可≥4J/kg，但最高不超过 10J/kg 或成人剂量。

7. 良好的记录（good record keeping，G） 包括详细、准确记录患儿的临床表现、实验室检查结果、呼吸心搏停止与恢复时间、抢救措施及患儿对治疗的反应等，为进一步治疗提供依据。

五、复苏后的处理

心肺复苏的最终目标不仅是重建呼吸和循环，而且要维持脑细胞功能，尽可能减少神经系统后遗症，保障生存价值。心跳恢复后应积极采取有效措施应对各种异常，包括维持有效循环，积极实施脑复苏，加强呼吸道管理，维持肾功能，防止水与电解质紊乱，避免继发感染等。此外，查找病因治疗原发病也非常重要，否则将再度引起心搏、呼吸骤停。

心脏骤停后的幸存者可能出现神经、认知、情绪等损害。因此，建议对儿科心脏骤停的

笔记栏

存活者进行康复评估,同时进行至少 1 年的神经系统评估。

第二节　脓毒性休克

脓毒症(sepsis)是指感染(可疑或证实)引起的全身炎症反应综合征(systemic inflammatory response syndrome,SIRS);严重脓毒症(severe sepsis)是指脓毒症导致的器官功能障碍或组织低灌注;脓毒症相关器官功能障碍(sepsis-associated organ dysfunction,SAOD)指严重感染导致的心血管和/或非心血管器官功能障碍。脓毒性休克(septic shock)是指严重感染导致的心功能障碍(包括低血压、需要使用活性血管药物或灌注损伤)。脓毒性休克主要为分布异常性休克,在儿童常同时伴有低血容量性休克。儿童脓毒性休克早期可以表现为血压正常,休克晚期呈难治性低血压。

本病属中医学"厥证""脱证"等范畴。

一、病因病理

(一)中医病因病机

本病病因为外感时邪,以感受温热邪毒为主。时邪入侵,化热化火,迅速传变,深入营血,热毒内郁,遏阻阳气,不得外达,以致热深厥深。邪毒内陷,内闭脏腑,毒伤脉络,气机逆乱,而致厥证。邪热燔灼营血,瘀血内生,热毒耗伤阴津,炼液成痰,痰热瘀血交结,气血运行失常。病情进一步发展,阴液大伤,正气暴脱,而成阴竭阳脱之证。

总之,本病初期表现为邪热内闭,热深厥深;进而邪毒炽盛,正不胜邪,元气衰败而致脱证;最终阴阳离决,导致死亡(图 19-1)。

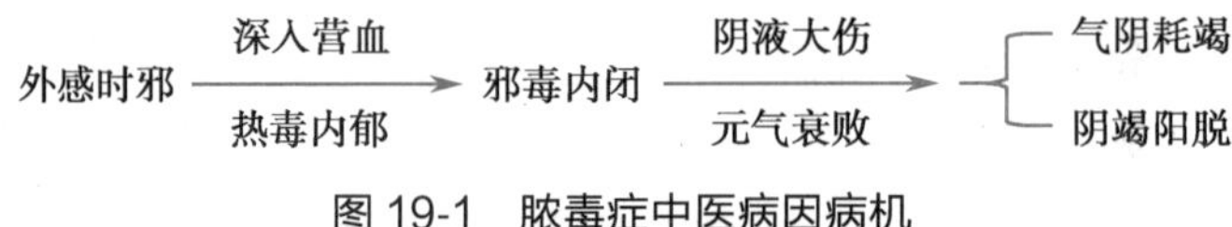

图 19-1　脓毒症中医病因病机

(二)西医病因病理

1. 病因　多种病原微生物的感染,包括细菌、病毒、真菌、支原体及寄生虫等均可引起脓毒性休克,其中细菌感染者多见。20 世纪 80 年代前,致病菌以革兰氏阴性(G^-)菌(如痢疾杆菌、大肠埃希菌、沙门菌等)为主,随后革兰氏阳性(G^+)菌(如肺炎球菌、金黄色葡萄球菌、链球菌等)感染率逐渐上升,到 20 世纪 80 年代中期 G^- 菌与 G^+ 菌感染率相当。目前,G^+ 菌感染(60%~70%)有多于 G^- 菌(28%~40%)的趋势。广谱抗生素的大量使用,使耐药致病微生物所导致的脓毒性休克发生率明显上升;而基因突变或宿主转移导致的重症病毒性传染病和慢性病恶化也呈上升趋势。本病多见于中毒性菌痢、重症肺炎、暴发型流行性脑脊髓膜炎、急性坏死性小肠结肠炎、重型手足口病、重型甲型 H1N1 流感等病的患儿。此外,原有白血病、恶性淋巴瘤、肝硬化、系统性红斑狼疮及其他重病基础,创伤烧伤、大手术后,使用激素、免疫抑制剂、细胞毒药物治疗,以及在重症监护室经导管插管或各种诊断性穿刺的患儿,均易发生感染导致脓毒性休克。

2. 发病机制　脓毒性休克的发病机制极为复杂,目前认为是外因、内因和医源性因素等构成的致病网络下,机体在全身炎症反应综合征、严重脓毒症和多脏器功能障碍综合征过程中的一个阶段,主要表现为组织低灌注和心血管功能障碍。

(1) 免疫炎症介质的作用:病原微生物作用于血管内皮细胞、T淋巴细胞、中性粒细胞和单核-巨噬细胞等,产生多种促炎和抗感染介质,由于促炎/抗炎平衡失调,产生全身炎症反应综合征(SIRS)或代偿性抗炎反应综合征(CARS)。

(2) 微循环障碍

1) 休克代偿期:在细菌内毒素等作用下,内源性儿茶酚胺等大量增加,微血管代偿性收缩,血液不经过毛细血管而经过动静脉交通支直接流入静脉,形成短路,组织缺血缺氧,血压大致正常。

2) 休克失代偿期:血中乳酸生成过多,导致代谢性酸中毒,毛细血管床大量开放,出现微循环淤血,流体静脉压上升,微血管周围的肥大细胞因缺氧而释放组胺,导致毛细血管通透性增高,大量血浆外渗,有效循环量锐减,进入淤血缺氧期。

3) 休克难治期:组织持续低灌注,液体不断向组织间隙漏出,血液浓缩,黏滞度增加,促使红细胞聚集,血管内皮细胞广泛损伤,释放促凝物质,启动内外凝血系统诱发弥散性血管内凝血(DIC),使肺、心、肝、脑、肠、肾等重要器官的微血管血流阻塞,发生多器官功能障碍。严重酸中毒和缺氧可使溶酶体酶释放,使细胞自溶,致使重要脏器发生"不可逆"损伤,成为难治性休克。

二、主要临床表现

除原发病和脓毒症的临床表现外,还存在组织灌注不足所致的休克征象。

1. 休克代偿期　患儿神志尚清,但表情淡漠,反应迟钝,可烦躁不安,面色苍白,唇、指(趾)端发绀,肢端发凉,呼吸、心率增快,血压正常或略低,脉压变小。

2. 休克失代偿期　患儿烦躁或意识不清,面色青灰,四肢厥冷,唇、指(趾)端明显发绀,毛细血管再充盈时间(CRT)>3秒,尿量减少,甚则无尿,呼吸急促或窘迫,心率明显增快,心音低钝,血压下降,低氧血症。此期可出现多器官功能障碍。

冷休克和暖休克的临床表现也存在不同。

1. 冷休克　低排高阻或低排低阻型休克,除意识改变和尿量减少外,表现为皮肤苍白或花斑纹,四肢凉,脉搏快、细弱,毛细血管再充盈时间延长。休克代偿期血压可正常,而失代偿期血压降低。

2. 暖休克　高排低阻型休克,可有意识改变、尿量减少或代谢性酸中毒等,但四肢温暖,脉搏有力,毛细血管再充盈时间无明显延长,心率快,血压降低。

对于个体的脓毒性休克患儿,其诊断是一个"评估/识别-指定目标-干预-再评估"的过程。

三、诊断

(一) 诊断标准

根据中华医学会儿科分会急救学组等于2015年发布的儿童脓毒性休克(感染性休克)诊治专家共识,脓毒症患者出现组织灌注不足和心血管功能障碍即可诊断为脓毒性休克。

1. 低血压　血压小于该年龄组第5百分位,或收缩压小于该年龄组正常值2个标准差以下,即1个月内<8.0kPa(60mmHg),1个月~1岁<9.33kPa(70mmHg),1~9岁<9.33kPa(70mmHg)+[2×年龄(岁)],≥10岁<12.0kPa(90mmHg)。

2. 需用血管活性药物始能维持血压在正常范围[多巴胺>5μg/(kg·min)]或任何剂量的多巴酚丁胺、去甲肾上腺素、肾上腺素。

3. 具备下列组织低灌注表现中的3条

笔记栏

（1）心率、脉搏变化：外周动脉搏动细弱，心率、脉搏增快。

（2）皮肤改变：面色苍白或苍灰，湿冷，大理石样花纹。如暖休克可表现为四肢温暖、皮肤干燥。

（3）毛细血管再充盈时间（CRT）延长（>3 秒）（需除外环境温度影响），暖休克时 CRT 可以正常。

（4）意识改变：早期烦躁不安或萎靡，表情淡漠。晚期意识模糊，甚至昏迷、惊厥。

（5）液体复苏后尿量仍<0.5ml/（kg·min），持续至少 2 小时。

（6）乳酸性酸中毒（除外其他缺血缺氧及代谢因素等），动脉血乳酸>2mmol/L。

（二）脓毒性休克分期

1. 代偿期　儿童脓毒性休克的诊断与成人不同之处在于不一定具备低血压。当患儿感染后出现上述 3 条或以上的组织低灌注表现，此时如果血压正常则诊断脓毒性休克代偿期。

2. 失代偿期　代偿期灌注不足表现加重伴血压下降，则进展为失代偿期。

四、临床治疗

早期识别，及时制订指导性、个体化治疗方案。休克早期以治疗原发病和纠正脏器低灌注并重，休克晚期以减轻细胞损害、纠正代谢紊乱、维护重要器官为重点。中医治疗上则根据辨证，分别予以清热解毒、活血化瘀、回阳救逆、益气固脱等。

（一）中医治疗

1. 中医辨证思路　以八纲辨证与卫气营血辨证为主，尤其是要注意辨别虚实的变化。若高热而手足逆冷，舌红而苔燥少津，为气阴耗竭、邪毒内闭之象；若喘急，神昏，大汗淋漓，四肢厥冷，脉微欲绝，则为阴竭阳脱之征。

2. 治疗原则　本病属危急重症，正气严重耗损，正虚而邪实，气滞而血瘀。故急救当以扶正固脱为主，兼以祛邪开闭，活血化瘀。

3. 辨证施治

（1）邪毒内闭

证候：高热，烦躁不安或精神萎靡，意识模糊，甚则神昏抽搐，喉中痰鸣，面色苍白发灰，唇、指、趾发绀，手足逆冷，口渴喜饮，大便秘结，小便短赤，舌红，苔黄燥，脉细数，或指纹紫滞。

治法：清热解毒，通腑开闭。

代表方：清瘟败毒饮合小承气汤加减，配用安宫牛黄丸开窍醒神。

（2）气阴耗竭

证候：身热骤降，神志不清，呼吸浅促而弱，皮肤干燥，四肢厥冷，口干不欲饮，尿少或无尿，舌红苔少而干，脉细数无力，或指纹淡。

治法：益气养阴，救逆固脱。

代表方：生脉散加味。

若兼见大片瘀斑扩大融合，加丹参、赤芍、川芎。

（3）阴竭阳脱

证候：神昏，呼吸不整，面色青灰，唇指青紫，皮肤紫花或大片瘀斑，大汗淋漓，四肢冰冷，体温不升，舌淡苔白，脉微欲绝，或指纹淡隐。

治法：益气固脱，回阳救逆。

代表方：参附龙牡救逆汤加减。

4. 中医其他疗法

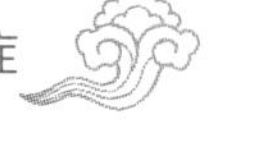

(1) 临床常用中成药:①参附注射液,可用于各证,阴竭阳脱证可重用;②川芎嗪注射液,用于邪毒内闭证及气阴耗竭证。

(2) 针灸:①针刺多用于厥证之属实证、闭证,常用穴位为人中、内关、百会、素髎、十宣、十井等穴,邪盛闭实者,可刺十宣,少量放血;②灸法常用于寒邪阻闭之虚脱证,常用穴位为百会、关元、神阙、气海、足三里。

（二）西医治疗

1. 初期复苏治疗目标　早期识别、及时诊断、及早治疗,是改善脓毒性休克预后,降低其病死率的关键。一旦诊断,应在第 1 个 6 小时内达到:CRT≤2 秒,血压正常(同等年龄),脉搏正常且外周和中央搏动无差异,肢端温暖,尿量 1ml/(kg·h),意识状态正常。初始液体复苏时血乳酸增高者,复查血乳酸至正常水平,血糖和离子钙浓度维持正常。

2. 呼吸、循环支持

(1) 呼吸支持:确保气道畅通,给予高流量鼻导管或面罩给氧。如鼻导管或面罩氧疗无效,则予以无创正压通气或尽早气管插管机械通气。在插管前,如血流动力学不稳定者,注意应先行适当的液体复苏或血管活性药物输注,以避免插管过程中加重休克。如患儿对液体复苏和外周正性肌力药物输注无反应,应尽早行机械通气治疗。

(2) 循环支持:通过液体复苏达到最佳心脏容量负荷,运用正性肌力药以增强心肌收缩力,或者用血管舒缩药物以调节适宜的心脏压力负荷,最终达到改善循环和维持足够的氧输送。

1) 液体治疗

①液体复苏:首剂首选等渗晶体(常用 0.9% 氯化钠)20ml/kg,5~10 分钟静脉输注。然后评估体循环灌注改善情况,若循环灌注改善不明显,可再予第 2 次、第 3 次液体,每次按 10~20ml/kg,1 小时内液体总量可达 40~60ml/kg。若仍无效,或存在毛细血管渗漏,或低蛋白血症者,可用等量 5% 白蛋白。液体复苏期间,严密监测患儿对容量的反应性,如出现肝大和肺部啰音(容量负荷过度),则停止液体复苏并利尿。第 1 小时液体复苏不用含糖液,若有低血糖可用葡萄糖 0.5~1g/kg 纠正。

②继续和维持输液:由于血液重新分配及毛细血管渗漏等,脓毒性休克的液体丢失和持续低血容量可能会持续数日,故需继续和维持输液,可根据情况降低液体张力,减慢补液速度。继续输液可用 1/2~2/3 张液体,可根据电解质测定结果进行调整,6~8 小时内输液速度为 5~10ml/(kg·h)。维持输液用 1/3 张液体,24 小时内输液速度为 2~4ml/(kg·h),24 小时后根据情况进行调整。

2) 血管活性药物:经液体复苏后仍存在低血压和低灌注者,需考虑用血管活性药物提高和维持组织灌注压,改善氧输送。

①肾上腺素:小剂量[0.05~0.30μg/(kg·min)]为正性肌力作用,较大剂量[0.3~2μg/(kg·min)]则用于多巴胺抵抗型休克。

②去甲肾上腺素:暖休克时首选去甲肾上腺素,输注剂量 0.05~1.00μg/(kg·min)。当需要增加剂量以维持血压时,建议加用肾上腺素或用肾上腺素替换。

③多巴胺:用于血容量足够和心脏节律稳定的组织低灌注及低血压患儿。多巴胺对心血管作用与剂量相关,中剂量[5~9μg/(kg·min)]增加心肌收缩力,故用于心输出量降低者;而大剂量[10~20μg/(kg·min)]则使血管收缩压增加,用于休克失代偿期。

④多巴酚丁胺:正性肌力作用,用于心输出量降低者。常用 5~10μg/(kg·min)持续静脉泵注,根据血压调整剂量,最大不宜超过 20μg/(kg·min)。多巴酚丁胺无效者可选用肾上腺素。

笔记栏

⑤米力农：属磷酸二酯酶抑制剂Ⅲ，具有增加心肌收缩力和扩血管作用，用于低排高阻型休克。可先予以负荷量25~50μg（静脉注射，>10min），然后维持量0.25~1.00μg/（kg·min）静脉输注。

⑥硝普钠：当血流动力学监测提示心输出量降低、外周血管阻力增加而血压尚正常时，可在扩容及运用正性肌力药物基础上，加用扩血管药物，以降低心室后负荷，以利于心室射血和心输出量增加。剂量0.5~8μg/（kg·min），应从小剂量开始，避光使用。

3. 积极抗感染治疗　在诊断脓毒性休克后的1小时内，应静脉使用有效抗微生物制剂。需依据流行病学及地方病原流行特点，选择覆盖所有疑似病原微生物的广谱抗菌药物治疗；并尽可能在应用抗生素前获取血培养或其他感染源培养（如尿、脑脊液、呼吸道分泌物、伤口、其他体液等）。降钙素原（PCT）、C反应蛋白（CRP）的动态检测有助于指导抗生素治疗。积极寻找感染源，选择合适的影像学检查。尽快确定和去除感染灶。

4. 肾上腺皮质激素　对液体复苏无效、儿茶酚胺（肾上腺素或去甲肾上腺素）抵抗型休克，或有暴发性紫癜、因慢性病接受肾上腺皮质激素治疗、垂体或肾上腺功能异常的脓毒性休克患儿，及时应用肾上腺皮质激素替代治疗。氢化可的松，应急剂量50mg/（m^2·d），维持剂量3~5mg/（kg·d）；或甲泼尼龙1~2mg/（kg·d），分2~3次给予。

5. 控制血糖　脓毒性休克可诱发应激性高血糖，如连续2次血糖超过10mmol/L，可予以胰岛素静脉输注，剂量0.05~0.10U/（kg·h），血糖控制目标值≤10mmol/L。使用过程中需严密监测血糖，随时调整剂量。

6. 血液制品　感染性休克或其他脓毒症相关器官功能障碍的患儿，如果血流动力学稳定，血红蛋白浓度≥70g/L，则不输注红细胞。对于血小板减少的非出血患儿，不应仅根据血小板水平进行预防性血小板输注。对凝血异常的非出血患儿不建议进行预防性血浆输注。对于脓毒性休克和脓毒症器官相关功能障碍患儿，不建议常规静脉注射丙种免疫球蛋白。

7. 血浆置换、肾脏替代疗法及体外支持　对于感染性休克或其他脓毒症相关器官功能障碍但无血小板减少相关多器官功能衰竭（TAMOF）的患儿，不建议使用血浆置换（PLEX）。若患儿存在液体超负荷且对液体限制和利尿剂治疗无反应时，建议使用肾脏替代疗法。脓毒症诱导的儿童急性呼吸窘迫综合征（PARDS）和难治性低血氧，建议使用静脉-静脉体外膜肺氧合（V-V ECMO），在其他治疗均无效的脓毒症休克患儿使用静脉-动脉体外膜肺氧合（V-A ECMO）作为挽救性治疗。

8. 其他综合措施　①保护重要脏器功能，防治脑水肿、心功能不全、儿童急性呼吸窘迫综合征（PARDS）及急性肾功能不全等。②营养支持。③必要时予治疗应激性溃疡、抗凝等。

第三节　惊　　厥

惊厥（convulsion）为儿科常见急重症，是大脑皮质运动区神经元突然大量异常放电引起的暂时性脑功能紊乱，导致全身或局部骨骼肌群突然不自主的强直或阵挛性抽动，常伴有关节运动，一般为全身性、对称性，多伴有不同程度的意识障碍。一般经数秒至数分钟缓解，若惊厥时间超过30分钟，或惊厥反复发作而间歇期意识无清醒持续时间超过30分钟者，称为惊厥持续状态。儿童期惊厥发生率较成人高10~15倍，年龄愈小发生率愈高。本病任何季节都可发生，以1~5岁小儿多见。

本症属中医“急惊风”范畴。在宋代以前无此病名，《太平圣惠方》首先提出“惊风”病名。

一、病因病理

（一）中医病因病机

惊厥的病因分为内因、外因两大类。小儿肌肤薄弱，卫外不固，元气未充、神气怯弱为其内因。外因则责之于外感时邪、湿热疫毒、暴受惊恐。因惊厥多见于外感时邪热病，所以外感时邪为其主要因素，其中又以风邪、暑邪及疫疠之邪为甚。

病变部位主要在心、肝。病机围绕热、痰、惊、风的演变与转化，且可相互影响，互为因果。病性属热、属实、属阳。若外感风寒或风热之邪，束于肌表，郁而化热，扰动心、肝，可见神昏、抽搐；若四时温邪，侵犯人体，化热化火，传变急骤，内陷厥阴，引动肝风，出现高热、神昏、痉厥、发斑；若饮食不洁，误食污秽或毒物，湿热疫毒蕴结肠腑，内陷心肝，扰乱神明，致高热，神昏，抽搐，痢下秽臭，甚者肢冷脉伏，口鼻气凉，皮肤花斑。小儿元气未充，神气怯弱，若猝见异物，乍闻异声，或不慎跌仆，暴受惊恐，惊则气乱，恐则气下，致使心失守舍，神无所依，轻者神志不宁，惊惕不安；重者心神失主，痰涎上壅，引动肝风，发为惊厥（图 19-2）。

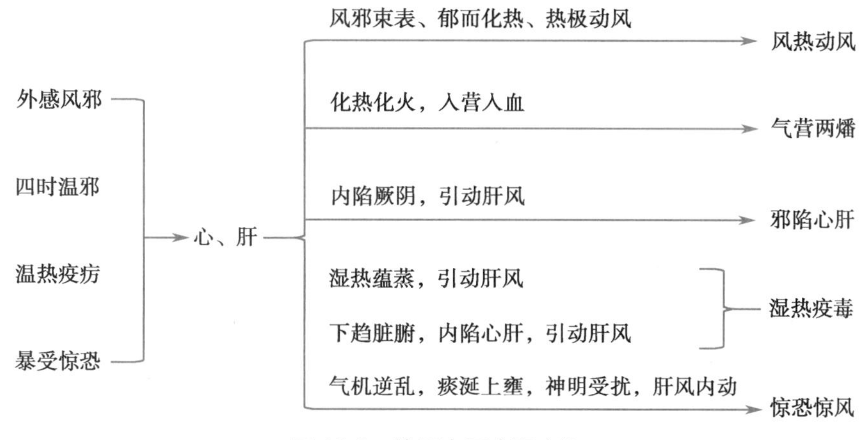

图 19-2 惊厥中医病因病机

（二）西医病因病理

1. 病因 小儿惊厥的病因可以概括为感染性和非感染性两大类。

（1）感染性病因

1）颅内感染：如由细菌、病毒、寄生虫、真菌引起的脑膜炎或脑炎。

2）颅外感染：非颅内感染性疾病引起的惊厥发作。包括因感染所致高热惊厥和以中毒型菌痢、伤寒、败血症、百日咳、重症肺炎等为原发病的中毒性脑病。

（2）非感染性病因

1）颅内疾病：①颅脑损伤与出血，如产伤、颅脑外伤和脑血管畸形等各种原因引起的颅内出血；②先天发育畸形，如颅脑发育异常、脑积水、神经皮肤综合征等；③颅内占位性病变，如天幕上、大脑半球的肿瘤、囊肿或血肿等。

2）颅外（全身性）疾病：①缺氧缺血性脑病，如分娩或生后窒息、溺水、心肺严重疾病等。②代谢性疾病，包括水、电解质紊乱；重度脱水、水中毒、低血钙、低血镁、低血钠、高血钠和低血糖症均可引起惊厥。③肝肾衰竭和瑞氏综合征。④遗传代谢性疾病，如苯丙酮尿症、半乳糖血症等。⑤中毒，如杀鼠药、农药和中枢神经兴奋药中毒。

2. 发病机制 惊厥的发病机制尚未完全明了，目前认为可能是运动神经元异常放电所致。小儿易发生惊厥的原因主要是由小儿不同年龄特定的解剖生理特点所决定的。婴儿大

笔记栏

脑皮层神经细胞分化不全，神经元树突发育不全，轴突的神经髓鞘未完全形成，神经兴奋易于泛化，且小儿血脑屏障功能差，免疫功能低下，各种细菌及毒素易进入脑组织，引起脑内感染及中毒性脑病。

除解剖生理因素外，生化因素亦参与发病。一般认为，γ-氨基丁酸为中枢神经的主要抑制性递质，乙酰胆碱为主要兴奋性递质。神经递质之间的不平衡，合成γ-氨基丁酸的酶或辅酶缺乏或不成熟，都可能是小儿发生惊厥的因素。

近来研究发现某些特殊疾病如先天性脑发育不全和遗传代谢病出现的惊厥性放电与其基因突变有关。

机体内环境的改变是惊厥发生的另一因素，如血钙降低时，神经肌肉对钠离子通透性增加而发生除极化，导致惊厥发生；当血清钠减低时，水由细胞外进入细胞内，可使神经细胞发生水肿，颅内压增高而发生惊厥；脑缺氧、低血糖时，脑细胞能量代谢障碍，引起脑神经元功能紊乱而出现惊厥；高热使中枢神经过于兴奋，对内外刺激的应激性增高，或使神经元代谢率增高，神经元功能紊乱而出现惊厥。

3. 病理　惊厥的病因较为复杂，不同病因所致的惊厥病理表现不同。由不同病原微生物感染所致的脑炎、脑膜炎、脑膜脑炎，脑脓肿，结核杆菌所致的脑结核瘤，脑囊虫病、脑型血吸虫、脑型疟疾，脑型肺吸虫等均有相应病理表现；非感染性惊厥，如颅脑损伤与出血、先天发育畸形、颅内占位性病变，颅外疾病如缺氧缺血性脑病、代谢性疾病、肝肾衰竭和瑞氏综合征、遗传代谢性疾病等所致的惊厥都有其各自表现，具体可见各章节。

热性惊厥很少有当时死亡者，有关病理解剖的资料很少。当前热性惊厥病理学研究主要集中在两方面：①热性惊厥能否引起脑结构异常；②海马区神经细胞改变与颞叶癫痫有何因果关系。

4. 分类　目前无统一的分类方法，临床一般根据是否发热分为热性惊厥与无热惊厥。

（1）热性惊厥

1）高热惊厥：指由小儿中枢神经系统以外感染所致发热38℃以上时出现的惊厥。临床上，在排除颅内感染、其他导致惊厥的器质性或代谢性异常后，方可诊断为高热惊厥。

2）颅内感染所致惊厥：由细菌、病毒、真菌等引起的脑炎、脑膜炎、脑脊髓膜炎、结核性脑膜炎、病毒性脑炎、乙型脑炎、隐球菌脑炎等；脑脓肿、脑囊虫、病毒感染后脑炎（如麻疹、水痘、腮腺炎及种痘后脑炎）及慢病毒感染性脑炎、宫内感染、巨细胞病毒感染所致新生儿脑炎等。

3）急性传染病及疫苗接种后惊厥：急性传染病初期及病毒疫苗接种后，部分患儿出现发热和惊厥。

（2）无热惊厥：无热惊厥包括癫痫、非感染性中枢神经系统疾病（如维生素K缺乏、凝血因子缺乏、先天性脑发育不全、核黄疸等）、水电解质及酸碱平衡紊乱、先天性遗传代谢病、中毒、瑞氏综合征、脑缺氧缺血性脑病、脑寄生虫病、高血压脑病等。

引起惊厥的原因很多，本节主要介绍热性惊厥。

二、主要临床表现

（一）主要症状及体征

惊厥的典型表现为阵挛性，或强直性，或强直-阵挛性发作。典型表现为突然起病，意识丧失，双手握拳，头向后仰，眼球固定，双目发直，眼露白睛，口吐白沫，牙关紧闭，四肢抽动。严重者可有颈项强直，角弓反张，呼吸不整，双唇青紫，二便失禁。婴儿期可表现为局限性、半侧性或由局限性发展为全身性惊厥。新生儿表现不典型，可仅有面肌抽动，眨眼或阵发性

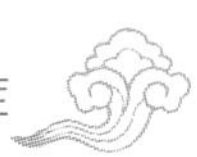

呼吸暂停。

（二）惊厥持续状态表现

凡一次惊厥发作持续30分钟以上，或反复发作而间歇期意识无好转超过30分钟者，可致脑损伤，称为惊厥持续状态。各种惊厥发作均可发生持续状态，但临床以强直-阵挛持续状态最常见。

（三）热性惊厥

热性惊厥是小儿时期最常见的惊厥性疾病，儿童期患病率3%～4%，热性惊厥发生多在热性疾病初期，体温骤然升高（大多39℃）时，70%以上与上呼吸道感染有关，其他伴发于出疹性疾病、中耳炎、下呼吸道感染或急性菌痢等疾病，但绝不包括颅内感染和各种颅脑病变引起的急性惊厥。首次发作年龄于生后6个月至3岁间，平均18～22个月，男孩稍多于女孩，大多数5岁后不再发作。

1. 单纯性热性惊厥　又称典型热性惊厥，多数呈全身性强直-阵挛性发作，少数也可有其他发作形式，如肌阵挛、失神等。持续数秒至10分钟，可伴有发作后短暂嗜睡。发作后患儿除原发疾病表现外，一切恢复如常，不留任何神经系统体征。在一次发热疾病过程中，大多只有1次，个别有2次发作。约50%的患儿会在今后发热疾病时再次或多次热性惊厥发作，大多数（3/4）的再次发作发生在首次发作后1年内。

2. 复杂性热性惊厥　指少数热性惊厥呈不典型经过，其主要特征包括：①一次惊厥发作持续15分钟以上；②24小时内反复发作≥2次；③局灶性发作；④反复频繁的发作，累计发作总数5次以上。

3. 热性惊厥附加症　在热性惊厥发展为典型癫痫之前，有2次以上的无热惊厥发作，或在6岁以后仍有热性惊厥者，称为热性惊厥附加症。

三、辅助检查

1. 外周血检查

（1）血常规：小儿惊厥时，白细胞计数可增高，故据此鉴别病毒性或细菌性感染的价值不大，但血中嗜酸性粒细胞显著增高常提示脑型寄生虫。

（2）C反应蛋白（CRP）：细菌感染时，血清CRP浓度上升，一般情况下随感染的加重而升高；非细菌感染时则上升不明显。

2. 大便常规　2～7岁病因不明的感染性惊厥，尤其在夏、秋季，必须做冷盐水灌肠取粪便镜检以排除中毒型菌痢。

3. 婴幼儿病因不明的感染性惊厥，应查尿液以除外泌尿道感染。

4. 血生化检查　血糖、血钙、血镁、血钠，血尿素氮、肌酐等。

5. 脑脊液检查　高热惊厥与中毒性脑病时脑脊液常规正常，颅内感染时脑脊液化验多异常。

6. 脑电图　有助于病情预后的推测。对于复杂性热性惊厥患儿，若脑电图中新出现痫样波发放，则可能提示癫痫发生的危险性。

7. 颅脑B超　适用于前囟未闭患儿，对脑室内出血、脑积水等诊断极为有用。

8. MRI及CT检查　CT对蛛网膜下腔出血等颅内出血、各种占位性病变和颅脑畸形等均有价值。MRI比CT更精确，尤其对脑内细小病变。

四、诊断及鉴别诊断

（一）诊断要点

惊厥仅是一个症状，由多种病因所致，故应尽快找出病因，可详细询问病史与体检，并结

笔记栏

合已有的实验室检查及其他检查来分析。首先按照有无发热等感染中毒表现，分辨属感染性或非感染性，然后考虑原发病在颅内还是颅外，最后有针对性地选择必要的实验室等检查以确诊。必须指出，“热性惊厥”一定要伴有原发病的诊断，还应进一步分辨是单纯型还是复杂型，以判断预后。此外，应及时做出“惊厥持续状态”的诊断。

1. 详细询问病史

（1）年龄：新生儿惊厥首先考虑缺氧缺血性脑病、颅内出血、颅脑畸形、代谢紊乱、脑膜炎、破伤风等。婴儿期多见于低血钙、化脓性脑膜炎、高热惊厥、颅脑畸形、脑损伤后遗症、婴儿痉挛症等。幼儿期多见于高热惊厥、颅内感染、中毒性脑病、低血糖、头部跌伤等。年长儿惊厥以癫痫、颅脑肿瘤、颅内感染、中毒、脑部外伤、中毒性脑病、高血压脑病多见。

（2）季节：冬、春季以流行性脑脊髓膜炎、维生素 D 缺乏性搐搦症、高热惊厥多见，夏、秋季以中毒型菌痢、流行性乙型脑炎多见。

（3）其他病史：包括家族癫痫史、围产期病史、生长发育史、喂养史、外伤史等。

2. 全面体格检查　包括意识状态、生命体征（体温、脉搏、呼吸、血压、瞳孔）、囟门、颅缝、神经系统体征、脑膜刺激征、颅内高压症、眼底改变、皮肤异常色素或皮疹、感染灶等。抽搐部位局限且恒定常有定位意义。

3. 其他　实验室及其他检查。

（二）鉴别诊断

本病应与多种发作性疾病鉴别，如晕厥、假性癫痫等（表 19-1）。

表 19-1　惊厥相关疾病的鉴别

疾病	鉴别
晕厥	常见于年长儿，为暂时性脑血流灌注不足或脑缺氧引起的一过性意识障碍。常有诱因，发作前多有耳鸣、眼花、眼前发黑、热感或冷感等先兆。晕厥几乎都在站立体位时发生，意识丧失时间短暂，平卧后能迅速自行缓解，感觉疲劳，但不嗜睡，对发作过程能记忆。发作期脑电图正常或有非特异性慢波，神经系统检查和智力正常
假性癫痫	又称癔症性发作，多在青春期发病，常有胸闷、心悸等各种不适。可表现为发作性昏厥和四肢抽动，抽搐呈摇动、震颤、杂乱无章，可几种动作同时出现，无意识丧失，面色正常，无舌咬伤及尿便失禁，发作时慢慢倒下并不受伤，发作后无深睡；有明显的情感变化，周围有人时往往发作加重；瞳孔反射存在，无神经系统病理体征；视频脑电图正常；暗示疗法可中止发作

五、临床治疗

本病病情危急，早期应积极抢救。西医治疗原则为尽快控制惊厥，对症处理，祛除病因。中医以清热、豁痰、镇惊、息风为治疗原则。

（一）中医治疗

1. 中医辨证思路

（1）辨病因：六淫致病，春季以春温为主，兼夹火热；夏季以暑热为主，暑必夹湿，暑喜归心，其症以高热、昏迷为主，兼见抽搐；若夏季高热、抽搐、昏迷，伴下痢脓血，则为湿热疫毒，内陷厥阴。

（2）辨痰热、痰火、痰浊：神志昏迷，高热痰鸣，为痰热上蒙清窍；妄言谵语，狂躁不宁，为痰火上扰清空；深度昏迷，嗜睡不动，为痰浊内陷心包，蒙蔽心神。

（3）辨轻证、重证：一般说来，抽搐发作次数较少（仅 1 次），持续时间较短（5 分钟以内），发作后无神志障碍者为轻证；若发作次数较多，或抽搐时间较长，发作后神志不清者为重证。热、痰、风、惊四症俱全，反复抽搐，神志不清，病情严重。

2. 治疗原则 急惊风的主症是热、痰、惊、风，治疗应以清热、豁痰、镇惊、息风为基本法则。

3. 辨证施治

（1）风热动风

证候：起病急骤，发热，头痛，鼻塞，流涕，咳嗽，咽痛，随即出现烦躁、神昏、惊风，舌苔薄白或薄黄，脉浮数。

治法：疏风清热，息风镇惊。

代表方：银翘散加减。

高热不退者，加生石膏、羚羊角粉。

（2）气营两燔

证候：多见于盛夏之季，起病较急，壮热多汗，头痛项强，恶心呕吐，烦躁嗜睡，抽搐，口渴便秘，舌红苔黄，脉弦数。病情严重者高热不退，反复抽搐，神志昏迷，舌红苔黄腻，脉滑数。

治法：清气凉营，息风开窍。

代表方：清瘟败毒饮加减。

大便秘结者，加大黄、玄明粉；昏迷较深者，可选用牛黄清心丸或紫雪丹。

（3）邪陷心肝

证候：起病急骤，高热不退，烦躁口渴，谵语，神志昏迷，反复抽搐，两目上视，舌质红，苔黄腻，脉数。

治法：清心开窍，平肝息风。

代表方：羚角钩藤汤加减。

头痛剧烈者，加石决明、龙胆草；神昏抽搐者，加服安宫牛黄丸。

（4）湿热疫毒

证候：持续高热，频繁抽风，神志昏迷，谵语，腹痛呕吐，大便黏腻或夹脓血，舌质红，苔黄腻，脉滑数。

治法：清热化湿，解毒息风。

代表方：黄连解毒汤合白头翁汤加减。

呕吐腹痛明显者，加用玉枢丹；大便脓血，可用生大黄水煎灌肠。

（5）惊恐惊风

证候：暴受惊恐后惊惕不安，身体战栗，喜投母怀，夜间惊啼，甚至惊厥、抽风，神志不清，大便色青，脉律不整，或指纹紫滞。

治法：镇惊安神，平肝息风。

代表方：琥珀抱龙丸加减。

4. 中医其他疗法

（1）临床常用中成药：①小儿牛黄散，功能清热镇惊，散风化痰，用于风热动风证；②回春散，功能清热定惊，祛风祛痰，用于小儿惊风；③牛黄镇惊丸，功能镇静安神、祛风豁痰，用于暴受惊恐症；④紫雪散，功能清热解毒、镇痉开窍，用于邪入心肝证。

（2）针灸疗法：①体针取穴人中、合谷、太冲、手十二井（少商、商阳、中冲、关冲、少冲、少泽），或十宣、大椎，以上各穴均施行捻转泻法，强刺激。人中穴向上斜刺，用雀啄法；手十二井或十宣点刺放血。②耳针取穴神门、脑（皮质下）、心、脑点、交感。

（3）推拿疗法：①急惊风欲作时，大敦穴上拿之，或鞋带穴拿之。②惊风发作时，身向前屈者，将委中穴掐住；身向后仰者，掐膝眼穴。牙关不利，神昏窍闭，掐合谷穴。

（二）西医治疗

治疗原则是尽快控制惊厥，稳定生命体征，明确原因进行针对性治疗。

笔记栏

1. 一般治疗　严密观察意识、瞳孔及生命体征变化，注意记录惊厥发作的具体症状学表现，注意保护，防止意外伤害，保持头向一侧偏斜，保持呼吸道通畅，避免窒息及误吸，不要向口腔内塞入任何物体，不要过度用力按压患儿，以免造成骨折，避免不必要刺激，必要时予吸氧，监测生命体征及时发现病情变化（如脑疝、呼吸骤停等）。

2. 控制惊厥　首选地西泮，大多在1~3分钟内止惊，每次剂量0.3~0.5mg/kg，一次总量不超过10mg。原液可不稀释直接缓慢静脉推注，但为控制静脉推注速度可加生理盐水稀释，速度不超过1~2mg/min（新生儿0.2mg/min）。必要时15~20分钟后可重复一次，24小时内可用2~4次。一般不用于肌内注射，因肌内注射吸收慢，难以迅速止惊。静脉推注中要密切观察有无呼吸抑制。

如难以建立或尚未建立静脉通路，可予咪达唑仑0.3mg/kg（≤10mg/次），肌内注射或100g/L水合氯醛溶液0.5ml/kg灌肠，也可发挥止惊效果。对于热性惊厥持续状态的患儿需要静脉用药积极止惊，并密切监护发作后表现，积极退热，寻找并处理发热和惊厥的原因。

3. 其他对症治疗

（1）高热者应积极退热，注意退热药物和其他物理降温措施的应用。

（2）预防用药：对于少数复杂型热性惊厥、热性惊厥短时间内频繁发作（6个月内≥3次或1年内≥4次），或者曾经发生过惊厥持续状态，需止惊药物治疗才能终止发作的患儿，在和家长对于疗效及药物不良反应进行充分的讨论沟通后，可以考虑采取预防措施。

1）间歇性预防治疗：在发热早期及时口服或直肠应用地西泮，剂量为每次0.3mg/kg，可每间隔8小时应用1次，最多连续应用3次，大多可有效防止惊厥发生。

2）长期预防治疗：单纯性热性惊厥远期预后良好，不推荐长期使用抗癫痫药物治疗。热性惊厥持续状态、复杂性热性惊厥等具有复发或存在继发癫痫高风险的患儿，建议到儿科神经专科进一步评估。

4. 病因治疗　尽快找出病因，采取相应治疗。

5. 惊厥持续状态的处理

（1）尽快控制惊厥发作：按癫痫持续状态处理指南，丙戊酸15mg/kg缓慢静脉推注，持续至少5分钟，然后静脉滴注每小时1~2mg/kg。

（2）支持治疗：①生命体征监测，重点注意呼吸循环衰竭或脑疝体征；②保持呼吸道通畅，吸氧，必要时人工机械通气；③监测与矫治血气、血糖、血渗透压及血电解质异常；④预防脑损伤，20%甘露醇每次0.5~1g/kg，于20~30分钟内快速静脉滴注，必要时6~8小时重复1次。

六、预防与康复

1. 注意饮食卫生，合理喂养，避免病从口入；加强体育锻炼，增强体质，提高抗病能力。
2. 积极治疗原发病，防止惊厥反复发作。
3. 使惊厥患儿平卧，头转向一侧，保持呼吸道通畅，及时吸痰，注意给氧。
4. 保持室内安静，避免过度刺激。
5. 加强护理，建立特别护理记录，详细观察并记录病情变化，密切观察患儿面色、体温、血压、呼吸、脉搏、心律变化。
6. 抽搐发作时，切勿强制按压，以防骨折，不要强行置压舌板于齿间，做好安全防护，防止碰伤、摔伤；体温过高者采取降温措施；已有窒息或呼吸不规则者，进行人工呼吸或紧急气管插管及机械通气。

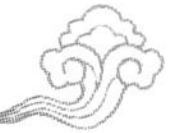

笔记栏

第四节　急性呼吸衰竭

急性呼吸衰竭(acute respiratory failure)是指由于呼吸系统原发或继发病变引起通气或换气功能严重障碍,使机体在正常大气压下不能维持足够的气体交换,导致较严重的缺氧或合并二氧化碳潴留,而产生一系列生理功能紊乱的临床综合征。临床上儿童呼吸衰竭常以血气分析指标来判断(在海平面、呼吸室内空气、静息状态、排除发绀性心脏病的前提下),低氧性呼吸衰竭系指 PaO_2<60mmHg;高碳酸血症型呼吸衰竭(又称为通气衰竭,ventilatory failure)系指 $PaCO_2$>50mmHg。儿童呼吸衰竭多为急性呼吸衰竭,是导致儿童心搏呼吸骤停的主要原因,病死率较高。

中医学无呼吸衰竭这一病名,但对其症状的描述却可上溯至先秦时代。呼吸衰竭的患者多以呼吸困难为主症,轻则呼吸费力,重则呼吸窘迫,属"喘证""肺胀""脱证"等多种危重症范畴。

一、病因病理

(一)中医病因病机

急性呼吸衰竭病因分为内因,外因。多因小儿先天肺气不足,卫外不固,外邪每易乘袭,复感邪气诱使病情日益加重。本病属本虚标实之证,本虚即肺、肾、脾虚损,为产生本病的主要原因,而感受外邪是引起本病的主要诱因;痰浊壅肺、血瘀水阻是其产生变证的主要根源。痰瘀互阻、虚实互患的病理恶性循环,最终伤及阴阳气血,累及五脏。其主要病位在肺,继而影响肝、脾、肾,后期病及于心(图 19-3)。

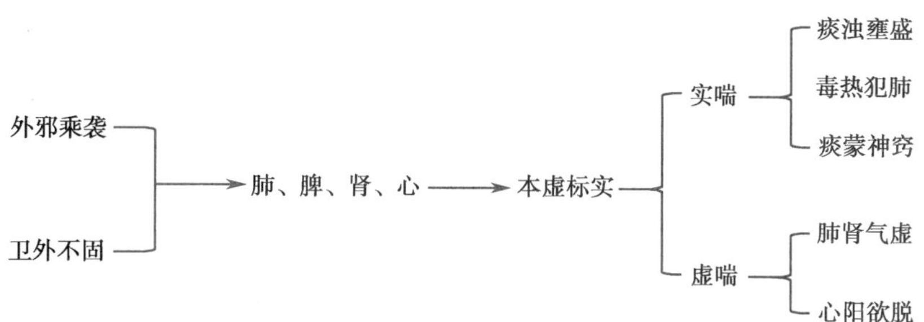

图 19-3　急性呼吸衰竭中医病因病机

(二)西医病因病理

1. 病因　急性呼吸衰竭的病因主要为三大类:气道阻塞性疾病、肺实质病变及呼吸泵异常。

(1) 气道阻塞性疾病:喉气管支气管炎、急性喉炎、气管内异物、咽后壁脓肿、气管软化、气管狭窄和声带麻痹等。

(2) 肺实质病变:①一般性肺实质疾病,包括各种肺部感染(肺炎、毛细支气管炎),间质性肺疾病,肺水肿;②新生儿呼吸窘迫综合征(RDS),见于早产儿,由于肺表面活性物质缺乏,引起广泛肺不张;③急性呼吸窘迫综合征(ARDS),常见于严重感染、外伤、大手术或其他严重疾病史出现,以进行性低氧血症和呼吸窘迫为特征。

(3) 呼吸泵异常:包括从呼吸中枢、脊髓到呼吸肌和胸廓各部位的病变,如脑炎、脑膜炎、颅内出血、脊髓炎、吉兰-巴雷综合征、重症肌无力、肌营养不良和胸廓畸形等。

2. 发病机制　呼吸衰竭的基本机制是肺通气功能障碍和/或换气功能障碍。

笔记栏

（1）通气功能障碍：即肺泡与外界新鲜气体交换有障碍。从呼吸中枢至呼吸效应器官的任何部位发生病变，均可通过以下机制造成缺氧及二氧化碳潴留。

①限制性通气不足：指吸气时肺泡扩张受限所引起的肺泡通气不足。常见原因有呼吸中枢和周围神经受损；或脊髓炎、吉兰-巴雷综合征造成的神经冲动传递障碍，导致呼吸动力减弱；呼吸肌损伤，呼吸肌病变、外伤或疲劳引起呼吸肌乏力；胸廓畸形、胸膜纤维化、多发性肋骨骨折、大量胸腔积液和气胸均会限制肺扩张；肺淤血、肺水肿、肺实变和肺表面活性物质缺乏，使肺顺应性降低，导致通气障碍。

②阻塞性通气障碍：常由于各种原因导致的气道阻力增加所致，如喉炎、气管内异物、毛细支气管炎、哮喘等导致气道痉挛、狭窄或阻塞。

肺泡通气不足导致的后果有以下三个特点：$PaCO_2$ 升高；PaO_2 下降，但 PaO_2 不会过低；低氧血症容易被吸氧纠正。

（2）换气功能障碍：指肺泡内气体与流经肺泡血液内气体的交换发生障碍，此时主要导致 PaO_2 降低。

1）通气/血流比率（V/Q）失衡：是引起气体交换障碍最重要机制。正常 V/Q 平均为 0.8，V/Q 比增加呈无效腔样通气，即肺泡有通气但血流不足。可用无效腔量（VD）与潮气量（VT）比值（VD/VT）表示，正常为 0.3。肺栓塞、急性肺损伤、ARDS 时，VD/VT 明显增加。

V/Q 下降即功能性分流，指肺泡通气不足而血流正常，为严重低氧血症的原因。主要表现为 PaO_2 显著降低，增加吸氧浓度不能提高动脉血氧分压。用分流分数来表示，正常仅 5%，大于 15% 将会严重影响氧合作用。多见于局部通气异常，如肺炎、肺不张、肺水肿等。

2）弥散障碍：氧通过肺泡毛细血管膜进行弥散时存在异常，凡弥散面积减少（如肺炎、肺不张）或弥散膜增厚（如肺水肿、肺纤维化）和弥散时间缩短均导致弥散障碍。由于二氧化碳的弥散能力约是氧的 20 倍，因此弥散障碍主要指氧而言，其特点是导致 PaO_2 下降，但无二氧化碳潴留。

3）肺内解剖分流增加：生理情况下，肺内存在右向左分流即解剖分流，其血流量约占心输出量的 2%～3%。当广泛肺不张、肺实变等导致病变肺泡完全无通气，而血流灌注仍良好时，流经该部分肺泡的静脉血完全未进行气体交换，类似于解剖分流增加。

通常，换气障碍用肺泡-动脉氧分压差来判断，较 PaO_2 更敏感，它能较早反应摄取氧的情况，肺泡-动脉氧分压差正常值为 5～15mmHg，升高提示换气障碍。

换气功能不足的后果有以下三个特点：PaO_2 下降；$PaCO_2$ 一般不增高；增加吸氧浓度 PaO_2 提高不明显。

二、主要临床表现

1. 原发疾病的临床表现　因原发病的不同而表现各异。

2. 呼吸系统的临床表现　周围性急性呼吸衰竭表现为呼吸困难。早期呼吸多浅速，但节律齐，之后出现呼吸无力及缓慢。凡呼吸减至 8～10 次/min 提示病情极其严重。一旦减至 5～6 次/min，则数分钟内呼吸即可停止。呼气性呻吟是婴儿和儿童呼吸衰竭的另一临床征象。其机制是在呼气初期会厌过早关闭，伴呼吸肌的积极收缩以增加气道压从而维持或增加功能残气量。周围性呼吸衰竭严重时往往伴有中枢性呼吸衰竭。

中枢性急性呼吸衰竭表现为呼吸节律不齐。早期多为潮式呼吸，晚期出现抽泣样呼吸，叹息样呼吸、呼吸暂停及下颌式呼吸等。

3. 低氧血症临床表现　①发绀：一般血氧饱和度<80% 出现发绀，但是否出现与血中非饱和血红蛋白百分比有关。严重贫血虽缺氧严重，但发绀不明显。休克时由于末梢循环不

良，血氧饱和度>80%亦可出现发绀表现。②神经系统：烦躁、意识模糊，甚至昏迷、惊厥。③循环系统：心率增快，后可减慢，心音低钝，轻度低氧血症时心输出量增加，严重时减少，血压先增高后降低，严重缺氧可导致心律失常。④消化系统：可有消化道出血、肝功能受损。⑤肾：尿少或无尿，尿中出现蛋白、白细胞及管型，因严重缺氧引起肾小管坏死，甚至出现肾衰竭。

4. 高碳酸血症临床表现　早期可有头痛、烦躁、摇头、多汗、肌震颤。神经精神异常表现有淡漠、嗜睡、谵语，严重者可有昏迷、抽搐，视盘水肿甚至脑疝。循环系统表现有心率快，心输出量增加，血压上升。严重时心率减慢，血压下降，心律不齐。毛细血管扩张表现为四肢湿，皮肤潮红，唇红，眼结膜充血及水肿。

5. 水电解质紊乱　血钾多偏高，因缺氧影响泵功能，钾离子向细胞外转移。高碳酸血症使细胞内外离子交换增多也可致高血钾。酸中毒时肾排酸增多；二氧化碳潴留时，碳酸氢根离子代偿保留，因而血氯相应减少。

6. 并发症　呼吸衰竭时易引起各种并发症，及时发现并适当干预可改善预后。主要的并发症包括：①感染，肺部感染或败血症为急性呼吸衰竭最常见的并发症，原因多为继发性免疫功能低下、肺清除功能受损等；②循环系统可见心律失常，右心衰竭等；③消化道出血多因应激反应并发胃炎胃溃疡；④肾衰竭及酸碱平衡紊乱；⑤弥散性血管内凝血。

三、辅助检查

血气分析　是诊断呼吸衰竭的重要依据，可根据动脉血气结果判定呼吸衰竭类型。

四、诊断

血气分析　是诊断呼吸衰竭的重要手段，但尚需要结合患儿的病因、临床表现等综合判断。不能过分依赖血气分析，需根据病史，临床表现和其他检查手段做出全面分析。

1. 有引起呼吸衰竭的病因　即引起呼吸衰竭的原发病或继发病变，这是诊断呼吸衰竭的前提条件。详细了解病史、明确病因，不仅有助于了解呼吸衰竭发生的基础，还有利于进行针对性治疗。

2. 符合呼吸衰竭的呼吸系统临床表现　一般呼吸功能障碍都有一个逐渐加重的过程，因此严密观察评估患儿的意识状态、气道通畅程度、呼吸频率及呼吸做功等情况有利于识别潜在的呼吸衰竭，而且急性呼吸衰竭是小儿心搏骤停的最常见原因，尽早识别和干预处理尤为重要。

3. 血气分析

（1）Ⅰ型呼吸衰竭：即低氧血症型呼吸衰竭。PaO_2<60mmHg，$PaCO_2$ 正常或降低，多因肺实质病变引起，主要为换气功能不足。

（2）Ⅱ型呼吸衰竭：即高碳酸低氧血症型呼吸衰竭。$PaCO_2$>50mmHg，同时有不同程度低氧血症。多因呼吸泵功能异常及气道梗阻所致，主要为肺泡通气功能不足。在儿童中许多急性呼吸衰竭常是两种类型混合存在。

五、临床治疗

因本病危重，急则治其标，应当先以西医急救治疗为主，缓则治其本，对脱离危险后缓解期患儿，配合中药以扶正祛邪为基本治疗原则。西医治疗关键在于呼吸支持，以改善呼吸功能，维持血气接近正常，争取时间治疗原发病。基本原则是改善肺部氧合及促进二氧化碳排出。早期及轻症用一般内科治疗配合中药即可，晚期或者危重病例，则需气管插管或气管切

笔记栏

开、机械辅助通气等治疗。

（一）中医治疗

1. 中医辨证思路　本病辨证总属本虚标实，但有偏实、偏虚的不同。因此应分清其标本、虚实的主次。一般感邪时偏于邪实，平素偏于本虚。偏实者须分清痰浊、水饮、血瘀的偏盛。早期以痰浊为主，渐而痰瘀并重，并可兼见气滞、水饮错杂为患。后期痰瘀壅盛，正气虚衰，本虚标实并重。偏虚者当区分阳（气）虚、阴虚的性质，肺、心、肾、脾病变的主次。早期以气虚为主，或气阴两虚，病在肺、脾、肾；后期气虚及阳，则可见阴阳两虚，病变则以肺、肾、心为主。

2. 治疗原则　治疗应抓住标、本两个方面，扶正与祛邪共施，依其标本缓急，有所侧重。标实者，根据病邪的性质，分别采取祛痰化浊，降逆平喘，通腑泻下，甚或活血、开窍等法。本虚应以补肺益气、补肾纳气为主，兼调和阴阳。正气欲脱时则扶正固脱，回阳救逆。

3. 辨证施治

紧急处理之后，可按实喘、虚喘进行辨证论治，对于呼吸衰竭发作期或缓解期原发病的辨证论治是中医治疗的优势，可有效改善病情，预防复发。

（1）实喘

1）痰浊壅盛

证候：喘咳痰鸣、痰多质黏、咯吐不利，胸中窒闷、口唇青紫。舌苔白腻，脉滑。

治法：祛痰化浊，降逆平喘

代表方：二陈汤合三子养亲汤加减。

痰多，痰质黏稠不易咯吐者，加川贝、鱼腥草，瓜蒌皮等；痰多喘息不得平卧者，加莱菔子，葶苈子，射干；痰浊夹瘀者，加地龙，桃仁等。

2）毒热犯肺

证候：喘促气急、呼吸气粗、甚则鼻翼扇动，高热不退，面红目赤或青紫，烦躁不安，重者神昏谵语。舌脉舌红绛而干，苔黄厚，脉数或洪大。

治法：清热解毒，泻肺开窍。

代表方：黄连解毒汤合麻杏石甘汤加减。

热重者，加重楼，虎杖、蒲公英、败酱草；腹胀、大便秘结者，加生大黄、玄明粉；口干鼻燥、涕泪俱无者，加玄参、麦冬；咳嗽重者，加紫菀、款冬花；烦躁不宁者，加石菖蒲，珍珠母。

3）痰蒙神窍

证候：喘促痰鸣，神志恍惚，谵语，烦躁不安，嗜睡，甚至抽搐、昏迷，颜面发绀，舌暗紫，苔白腻，脉滑数。

治法：涤痰开窍，息风止痉。

代表方：涤痰汤加减。

痰热盛者加天竺黄、竹沥；抽搐甚者，加钩藤、全蝎、僵蚕。

（2）虚喘

1）肺肾气虚

证候：呼吸浅短难续，甚则张口抬肩，不能平卧，咳嗽无力，痰白如沫，咯吐不利。胸闷心慌，形寒汗出，舌淡，苔白润，脉沉细无力。

治法：补益肺肾，纳气平喘。

代表方：补肺汤合参蛤散。

形寒甚者，加肉桂，细辛；兼见低热者，加玉竹、麦冬。

2）心阳欲脱

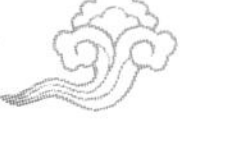

证候：喘促、大汗淋漓、四肢厥冷。面色青紫、心悸怔忡。舌淡苔白，脉微欲绝。

治法：温补心阳，救逆固脱。

代表方：参附龙牡救逆汤。

伴见右胁下瘀块明显者，加当归、红花、丹参。

（二）西医治疗

呼吸衰竭治疗目标是恢复正常的气体交换，同时使并发症减少到最低程度。

1. 一般治疗

（1）气道管理和通畅气道：①保持合适体位，及时清除气道分泌物；加强湿化、雾化及排痰；②解除支气管痉挛和水肿，对气道高反应性和有气道梗阻性疾病的患儿，使用沙丁胺醇、异丙托溴铵和糖皮质激素等雾化吸入。

（2）保障呼吸和大脑功能：①给氧以温湿化给氧为宜，根据患儿年龄、低氧程度选择合适的给氧方式，如鼻导管、面罩、头罩和持续气道正压给氧等；②改善通气，通畅气道，必要时机械通气；③降颅压、控制脑水肿，使用渗透性利尿剂的原则为“既脱又补”“边脱边补”。

（3）维持循环功能：①强心药，多用快速制剂，如毛花苷丙；②利尿剂：对右心衰竭及肺水肿有效果；③血管活性药物。

（4）其他药物治疗：针对病因对症治疗。急性呼吸衰竭所致的酸中毒通过积极改善通气可纠正，pH 值<7.25 的代谢性酸中毒或混合性酸中毒应加用碱性药物积极纠酸。

（5）病因治疗：尽早明确病因，对因治疗。比如感染者，选择适当的抗生素和/或抗病毒药物。

（6）液体治疗：液体入量一般为 60~80ml/(kg·d)，脑水肿时酌情减量。注意保持水电解质和酸碱平衡。

2. 机械通气　利用呼吸机产生间歇正压，将气体送入肺内再借助胸廓和肺的自然回缩完成呼气。呼吸机的作用是改善通气功能，减少呼吸肌做功，也有利于保持气道通畅。机械通气的相对禁忌证为张力性气胸、肺大疱。

（1）无创性通气支持：低氧血症较高碳酸血症的危害更大，而用氧相对比较安全，故在呼吸衰竭早期应给予吸氧；并可在启动辅助机械通气前，尝试使用无创性通气支持方法。目前临床常用的无创正压通气包括持续气道正压（continuous positive airway pressure，CPAP）和双水平气道内正压通气（bilevel positive airway pressure，BiPAP）。与有创通气相比，无创通气可以减少感染风险和喉部损伤，减少镇静剂的使用，增加患儿的舒适度。

（2）常规呼吸机通气：对难以解除的上气道梗阻、需清除大量下呼吸道分泌物、呼吸肌麻痹或需要较高吸气压力以维持有效呼吸时，则需要气管插管或气管切开进行机械通气。目前通气模式有多种，如辅助控制通气、压力控制通气等。其选择应当根据患儿年龄、自主呼吸节律是否规整有效、呼吸衰竭的原发病并发症等病理生理情况综合考虑，在保证有效通气氧合的同时，防止减少并发症的发生。

（3）特殊的呼吸支持：对重症呼吸衰竭患儿在常规呼吸支持无效的情况下，可给予特殊的呼吸或生命支持。

1）高频通气：是指通气频率为正常呼吸频率 4 倍以上的机械通气。目前该模式越来越多被用于急性呼吸衰竭。在某些情况下（如支气管胸膜瘘），高频通气效果明显优于常规呼吸机。

2）体外膜氧合（ECMO）：原理是通过插管将非氧合血引出体外，通过膜氧合器进行氧合，再进入患者循环，起到人工肺的作用。ECMO 在新生儿和小婴儿常规机械呼吸无效、危及生命的难治性呼吸衰竭并预计短时间能够解决问题时使用。而对于非新生儿，ECMO 与

笔记栏

常规机械通气的优势尚不明确。

3）一氧化氮：是许多生理过程的内源性介质，参与肺、体循环血管张力调节，可选择性扩张肺血管，降低肺血管阻力，改善氧合。

4）肺泡表面活性物质：内源性表面活性物质主要功能是降低肺泡表面张力防止肺不张。外源性表面活性物质治疗早产儿肺透明膜病的疗效是公认的，明显降低患儿病死率。

六、预防与康复

扫一扫，测一测

1. 注意饮食卫生，合理喂养，避免病从口入；加强体育锻炼，增强体质，提高抗病能力。

2. 积极治疗原发病、基础病，对感染等危险因素应足够重视，及早识别及早干预，避免其发生。

3. 加强护理，建立特别护理记录，监测生命体征，详细观察并记录变化，密切观察患儿面色、体温、血压、呼吸、脉搏、心律、血氧及周围循环变化。

（陈晓刚　吴振起）

复习思考题

1. 心搏呼吸骤停的主要临床表现是什么？
2. 简述脓毒性休克的诊断标准。
3. 简述惊厥发作患儿的抢救具体过程。
4. 通过血气分析将呼吸衰竭分型的标准是什么？
5. 周围性和中枢性呼吸衰竭的临床表现区别有哪些？

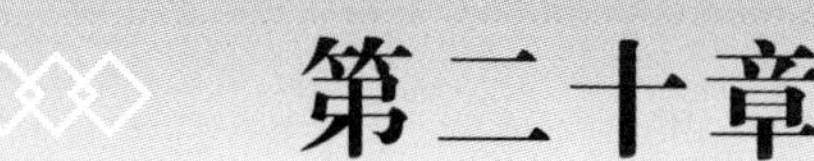

第二十章

其他病症

第二十章
其他病症
PPT 课件

学习目标

1. 掌握小儿反复呼吸道感染、厌食、积滞、呕吐、便秘、腹痛、遗尿的诊断要点、中医病因病机、分型论治。
2. 熟悉本章节相关疾病的概念、西医病因病理、鉴别诊断。
3. 了解本章节相关疾病的中医其他疗法。

第一节　反复呼吸道感染

反复呼吸道感染(recurrent respiratory tract in fections,RRTIs)是指1年内发生上、下呼吸道感染的次数超出一定范围。上呼吸道感染包括鼻炎、咽炎、扁桃体炎;下呼吸道感染包括气管-支气管炎、毛细支气管炎及肺炎等。本病为儿童常见病之一,任何年龄皆可发生,多见于6个月~6岁的小儿,其中1~3岁的幼儿发病率最高。四季皆可见,以气候骤变及冬、春季发病率高。若反复呼吸道感染日久不愈,易发生慢性鼻炎、咳嗽及肾炎、风湿病等疾患,严重影响小儿的生长发育与身心健康。

中医古籍无此病名,类似中医的"体虚感冒""虚人感冒"。

一、病因病理

(一)中医病因病机

病因有内因和外因之分。感受外邪,透邪不彻;或重复感冒,邪气留恋;或用药不当,损伤正气,皆属外来之因。内因者为禀赋不足、喂养不当、调护失宜、特殊体质等导致正气不足,体虚易感。

本病的发病有虚实之分,虚者为主,实者为次。虚者主要责之于肺脾之损和肾元之亏。先后天不足,正气不能卫外,屏风不密,反复感受六淫之侵,而体虚易感。实者主要责之于肺胃,为平素嗜食辛辣肥甘厚腻或热病余邪未清,邪热留伏于肺胃,或积于胃肠,常引外邪侵袭,则易见反复感冒,寒热错杂之证。若反复呼吸道感染持续数年,必致正气亏虚,身体虚弱,引发他患,病变丛生(图20-1)。

(二)西医病因病理

1. 病因　除能引起呼吸道感染的病因外,还与下列因素有关:①先天免疫缺陷或后天免疫功能低下(IgA和/或IgG亚类缺乏症等);②生理和遗传因素(特异性反应家族史、低体重儿、早产儿、气道结构异常、会咽吞咽功能不全、原发纤毛功能异常、肺发育不良、肺囊肿等);③环境因素(空气污染、被动吸烟、家庭居住环境、气候骤变等);④饮食不节(缺乏母乳

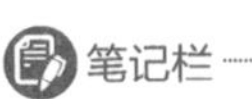
笔记栏

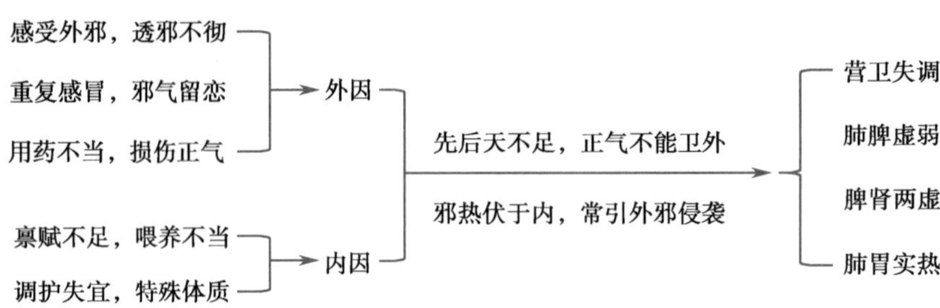

图 20-1　反复呼吸道感染中医病因病机

喂养、偏食、厌食所致的微量元素缺乏或维生素摄入不足）；⑤维生素 D 代谢异常；⑥精神因素（精神紧张及情绪紊乱可降低呼吸道黏膜抵抗力）；⑦慢性疾病的影响（贫血、营养不良、结核病、肾病及胃肠疾病等）。

2. 发病机制及病理　引起鼻咽部、扁桃体、喉、气管支气管、肺泡及间质的炎性病变，其发病机制及病理详见急性上呼吸道感染、急性支气管炎、肺炎等章节。

二、主要临床表现

反复出现上、下呼吸道感染的症状，可伴有先天性心脏病、贫血、营养不良及维生素 D 缺乏性佝偻病等疾病史。平时可见体弱乏力、形体消瘦、多汗等表现。

三、辅助检查

1. 血常规　病毒感染时白细胞总数正常或偏低，中性粒细胞减少，淋巴细胞计数相对增高；细菌感染时白细胞总数及中性粒细胞均增高。

2. 病原学检查　咽拭子或鼻咽分泌物病毒分离、痰培养、支气管灌洗液培养和血清特异性抗体检测，可明确病原。链球菌感染者，血中 ASO 滴度增高。

3. X 线胸片　上呼吸道感染摄片多正常。气管支气管炎或见肺纹理增粗，少数可见肺门阴影增深。支气管肺炎可表现为点状或小斑片状肺实质浸润阴影。

4. 体液免疫功能　主要是检测血清免疫球蛋白（IgG、IgA、IgM 及 IgE），也可检测血浆蛋白定量及血清蛋白电泳，初步判断患儿的体液免疫状态。

5. 细胞免疫功能　包括淋巴细胞数量检测（T 淋巴细胞、B 淋巴细胞及自然杀伤细胞等）、中性粒细胞功能测定（如硝基四唑氮蓝试验等）及迟发性超敏反应皮肤试验（PPD 试验、PHA 试验）。

6. 其他辅助检查　除上述检查外，若此类患儿自婴儿期即有症状，长期反复肺部炎症可造成生长发育落后、杵状指等表现，可通过支气管黏膜活检电镜检测纤毛结构、汗液试验、基因检测等方法确定诊断。

四、诊断

（一）诊断要点

根据年龄、潜在的原因及部位不同，将反复呼吸道感染分为反复上呼吸道感染和反复下呼吸道感染，后者又可分为反复气管支气管炎和反复肺炎。可根据 2022 年中华医学会儿科学会分会呼吸学组制定的判断条件做出诊断（表 20-1）。

表 20-1 反复呼吸道感染的判断条件

单位：次

年龄	每年上呼吸道感染次数	每年下呼吸道感染次数	
		反复气管支气管炎	反复肺炎
≤2 岁	7	3	2
2~5 岁	6	2	2
6~14 岁	5	2	2

注：1. 两次感染间隔时间至少 7 天。

2. 若上呼吸道感染次数不够，可以将上、下呼吸道感染次数相加，反之则不能。但若反复感染是以下呼吸道为主，则应定义为反复下呼吸道感染。

3. 确定次数需连续观察 1 年。

4. 反复肺炎是指 1 年内反复患肺炎 2 次，肺炎需由肺部体征和影像学证实，两次肺炎诊断期间肺炎体征和影像学改变应完全消失。

五、临床治疗

本病采用中西医结合的综合治疗方法。西医主要是针对引起患儿反复感染的病因进行治疗，酌情配合免疫调节剂，以消除易感因素；中医以扶正固本为主，调整脏腑功能，提高患儿抗病能力。

（一）中医治疗

1. 中医辨证思路　本病的辨证，主要在于辨别邪正的消长与疾病病程分期。感染期以邪实为主，应注意分辨表里寒热，初起多有外感表证，当辨风寒、风热、外寒里热的不同，夹积、夹痰的差异，本虚标实的病机；迁延期邪毒渐平，虚象显露，热、痰、积未尽，肺、脾、肾虚显现；恢复期正暂胜而邪暂退，当辨肺脾肾何脏虚损为主。

2. 治疗原则　属实证者，宜清泻肺胃为主。属虚证者，治疗以补虚为要，或健脾补肺，或益气养阴，使"正气存内，邪不可干"。

3. 辨证施治

（1）营卫失调

证候：反复外感，恶风、恶寒，面色少华，四肢不温，多汗，舌质淡，苔薄白，脉无力，或指纹淡红。

治法：调和营卫，固表益气。

代表方：黄芪桂枝五物汤加减。

汗多者，加龙骨、牡蛎；兼有咳嗽者，加杏仁、款冬花、百部；身热未清者，加青蒿、连翘、银柴胡；咽红、扁桃体肿大未消者，加玄参、夏枯草。

（2）肺脾虚弱

证候：反复感冒、咳嗽迁延难愈，或愈后又作，面黄少华，形体消瘦，少气懒言，食少纳呆，动则易汗，或大便溏薄，舌质淡，苔薄白，脉无力，指纹淡。或手足心热，低热，盗汗，神疲乏力，口干喜饮，纳呆食少，舌质红，少苔或无苔，脉细无力，或指纹淡红。

治法：健脾益气，培土生金或益气养阴，清解余热。

代表方：玉屏风散或人参五味子汤加减。

肺脾气虚者，用玉屏风散加减；肺胃阴虚者，用人参五味子汤加减；余邪未清者，加竹叶、大青叶、连翘；汗多者，加五味子、浮小麦；纳呆者，加鸡内金、炒谷芽、焦山楂。

（3）脾肾两虚

证候：反复外感，面色萎黄或少华，形体消瘦，肌肉松软，或见鸡胸龟背，腰膝酸软，形寒

笔记栏

肢冷，四肢不温，发育落后，气短，动则喘甚，少气懒言，多汗易汗，食少纳呆，舌质淡，苔薄白，脉沉细。

治法：温补肾阳，健脾益气。

代表方：补肾地黄丸加减。

汗多者，加黄芪、煅龙骨；余热未尽者，加鳖甲、地骨皮；阳虚者，加紫河车、肉苁蓉。

（4）肺胃实热

证候：反复外感，咽微红，口臭、口舌易生疮，汗多而黏，夜寐欠安，大便干，舌质红，苔黄，脉滑数。

治法：清泻肺胃。

代表方：凉膈散加减。

咽微红者，加胖大海、金果榄；扁桃体肿大者，加浙贝母、赤芍、玄参；口舌生疮者，加栀子、通草；舌苔厚者，加焦山楂、鸡内金。

4. 中医其他疗法

（1）临床常用中成药：①童康片，功能补肺固表，健脾益胃，用于肺脾两虚证；②槐杞黄颗粒，功能益气养阴，用于气阴两虚证；③蓝芩口服液，功能清热解毒利咽，用于肺胃实热证。

（2）捏脊疗法：有调阴阳、理气血、和脏腑、通经络的作用，可提高患儿免疫力，增强体质，防治小儿反复呼吸道感染。每天 1 次，每周治疗 5 天，4 周为 1 个疗程。

（3）药物外治：每年三伏、三九期间，采用甘遂、细辛、白芥子、延胡索、生姜等药研末，用姜汁（或凡士林等）调膏，以无菌辅料敷于肺俞、膏肓、膻中、天突等穴位，每次 2~4 小时。

（二）西医治疗

1. 治疗原则　主要是针对病因进行治疗，酌情配合免疫调节剂，以消除易感因素。

2. 抗感染治疗　细菌感染者可根据药物敏感试验选用适当抗生素；病毒感染者酌情使用抗病毒药物。

3. 维生素治疗　对于维生素缺乏者，可根据需要补充维生素 A、C、D、E 等。

4. 微量元素　对于微量元素缺乏者，可根据需要给予锌、铁、钙等。

5. 免疫调节剂　对于患有免疫缺陷或免疫功能低下者，应给予免疫调节剂。常用药物如免疫刺激剂（细菌溶解产物）、免疫增强剂、生物制剂（胸腺肽、转移因子等）、化学制剂（匹多莫德等）、血液制品（丙种球蛋白等）。

六、预防与康复

1. 增强体质，睡眠充足，合理饮食，营养均衡。
2. 气候变化时及时更换衣服，避免过冷过热。
3. 感冒流行期间不去公共场所。
4. 积极防治各种慢性病，如维生素 D 缺乏性佝偻病、营养不良、贫血等。
5. 按时预防接种，增强机体抗病能力。对于反复肺炎患儿接种 23 价肺炎球菌疫苗可减少肺炎感染。

第二节　厌　食

厌食（anorexia）是指小儿较长时期见食不贪，食欲不振，但精神尚好的病症。各年龄都可发病，尤以 1~6 岁小儿多见，城市儿童发病率较高。发病无明显季节性。预后一般较好。

笔记栏

但若长期不愈者,可日渐消瘦而成为疳证。古籍对于此病有“恶食”“不思饮食”“不嗜食”等记载。西医无相应病名。

一、病因病理

（一）中医病因病机

喂养不当、损伤脾胃,或病后失调、脾胃气阴不足,亦或突受惊吓、所欲不遂,情志抑郁,肝气乘脾犯胃,均可致脾胃功能受损,脾胃不和,受纳功能失调,出现厌食(图 20-2)。

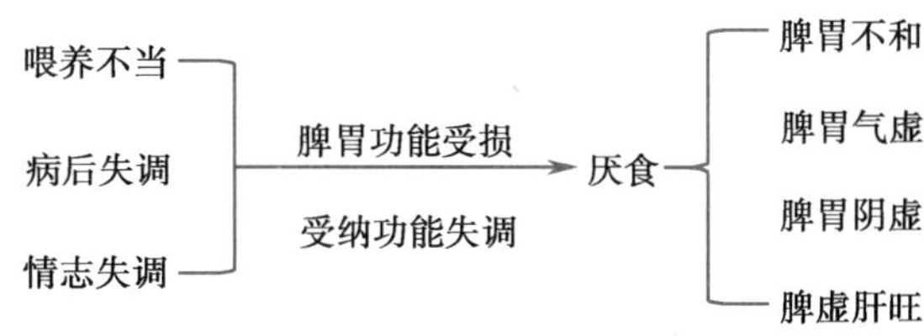

图 20-2　厌食中医病因病机

（二）西医病因病理

1. 病因

（1）饮食因素

1）未及时添加辅食:婴儿对于辅食的添加有不同的敏感期,如未在此期及时添加辅食,易致厌食。

2）饮食习惯不良或结构不合理:平素吃较多零食;摄入冷饮、饮料过多以及喂养不定时,或饮食结构中蛋白质或糖类比例过大。

（2）精神因素:儿童受到惊吓、恐惧、紧张等不良心理刺激,可通过交感神经系统的内脏反应使消化功能的调节失去平衡引起食欲减退而导致厌食。

（3）维生素 B 族或微量元素锌缺乏:缺锌影响了核酸和蛋白的合成,从而影响了味觉素的合成,还可使唾液中磷酸酶减少及黏膜增生,使味蕾的功能减退。B 族维生素缺乏亦可引起小儿味觉功能和胃黏膜消化功能的降低。

（4）其他因素:常见急慢性感染性疾病病后失调;长期应用抗生素引起的肠道菌群失调;某些慢性病如消化性溃疡、慢性肝炎、消化不良及长期便秘等因素也是其潜在原因。

2. 发病机制及病理　小儿厌食症是临床常见的摄食行为异常性疾病,其发病机制至今尚未完全明确。可能与下丘脑“食欲调节网络”相关,并与激素水平失调、脑肠肽水平、不良饮食习惯、某些维生素或微量元素的缺乏、肠道菌群失调及胃肠运动功能紊乱等因素有关。除器质性疾病所致的厌食外,一般无特殊病理变化。

二、主要临床表现

长期食欲减退或食量减少,具体表现为见食不张口,含在口中不吞,进食时间延长,纳食量为同龄儿童的二分之一,或三分之一。体重不增或下降,形体消瘦。可伴免疫力下降,倦怠、面色萎黄。

三、辅助检查

1. 血常规　正常,时间偏长可有血红蛋白降低。
2. 肝功能　一般在正常范围内。
3. 微量元素检测　锌、铜、铁等微量元素含量偏低。

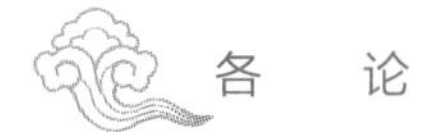

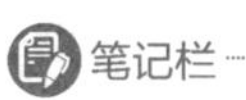
笔记栏

四、诊断及鉴别诊断

（一）诊断要点

1. 长期食欲不振，食量明显少于同龄正常儿童。

2. 面色少华，形体偏瘦，但精神尚好，活动如常。

3. 有喂养不当史，如进食无定时、定量，喜食生冷、甘甜厚味食品，喜吃零食，或偏食或有情志变化等。

4. 排除外感及器质性疾病或其他慢性疾病引起的厌食。

（二）鉴别诊断

厌食应与以下疾病相鉴别（表 20-2）。

表 20-2　厌食相关疾病的鉴别

疾病	鉴别
积滞	有伤乳、伤食病史，导致乳食停积中脘，除食欲不振，不思乳食外，伴有嗳气酸腐，大便酸臭，脘腹胀痛。积滞日久，可转化为疳证
疳证	因脾胃功能较长时间受损，气阴耗伤所致，病情缠绵日久，可见食欲不振、食欲亢进或嗜食异物，必有形体消瘦，并可见面黄发枯、神疲或烦躁等症状
疰夏	以食欲不振为主，同时可见全身倦怠，大便不调，或有发热，具“春夏剧、秋冬瘥”的季节特点

五、临床治疗

本病采用中西医结合的综合治疗方法。西医强调合理喂养、培养良好的卫生习惯，积极治疗原发病等。中医以脏腑辨证为纲，主要从脾胃论治。

（一）中医治疗

1. 中医辨证思路　首辨虚实，凡病程短，仅表现纳呆食少，食而乏味，形体尚可，舌脉正常者为实证；病程长，除食欲不振，食量减少外，尚伴面色少华，形体偏瘦，大便不调者为虚证。其次，结合临床症状及舌象辨别证型，脾胃不和者舌质淡红，苔白腻；脾胃气虚伴面色萎黄，大便不实，舌质淡，或有齿痕，苔薄白；脾胃阴虚者食少饮多，舌质偏红，苔少或花剥苔。脾虚肝旺者见食欲不振伴情志失调。

2. 治疗原则　基本原则为运脾开胃。“以和为贵，以运为健”，使脾胃调和，脾运复健，则胃纳自开。

3. 辨证施治

（1）脾胃不和

证候：食欲不振，多食或强迫进食可见脘腹饱胀，精神良好，舌淡红，苔薄白或白腻。

治法：运脾和胃。

代表方：不换金正气散加减。

脘腹胀满者，加木香、莱菔子；暑湿困阻者，加荷叶、扁豆花；嗳气泛恶者，加半夏、竹茹；大便偏干，加枳实。

（2）脾胃气虚

证候：食欲不振，少食，面色萎黄，懒言乏力，大便不实和/或夹不消化食物残渣等，舌淡，苔薄白，脉缓无力。

治法：健脾益气。

代表方：异功散加减。

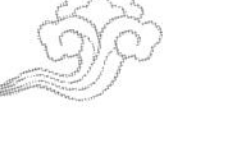

便稀苔腻者，去白术，加苍术、薏苡仁；汗多易感者，加黄芪、防风；情志抑郁者，加柴胡、佛手。

（3）脾胃阴虚

证候：不欲进食，伴口舌干燥，食少饮多，皮肤失润，大便偏干，小便黄赤；素体阴虚或热病伤阴。舌红少津，苔少或花剥。

治法：滋养胃阴。

代表方：养胃增液汤加减。

口渴烦躁者，加天花粉、芦根、胡黄连；大便干结者，加火麻仁、郁李仁、瓜蒌仁；夜寐不宁、手足心热者，加牡丹皮、莲子心、酸枣仁。

（4）脾虚肝旺

证候：不欲进食或拒食，性躁易怒，好动多哭，夜寐龂齿，大便不调，小便黄赤；舌红少津，苔少或花剥，脉弦。

治法：疏肝调脾。

代表方：逍遥散加减。

食少不化者，加谷芽、神曲；脘腹胀满者，加木香、厚朴、莱菔子；大便偏稀者，加山药、薏苡仁。

4. 中医其他疗法

（1）临床常用中成药：①小儿消食颗粒，功能健脾和胃消食，用于脾胃不和证；②小儿香橘丸，功能健脾和胃，消食止泻，用于脾胃气虚证；③健胃消食口服液，功能健脾和胃化滞，用于脾胃气虚证；④醒脾养儿颗粒，功能醒脾开胃，养血安神，固肠止泻，用于脾胃气虚所致儿童厌食。

（2）推拿疗法：常用补脾经，顺运内八卦，清胃经，揉推四横纹，顺摩腹，揉板门，按揉足三里，揉中脘，揉脾俞；脾胃不和证者，加分手阴阳（阳重阴轻），清肝经；脾胃气虚证者，加推三关，补肾经，分手阴阳；脾胃阴虚证者，加揉二马、揉涌泉、补肾经、分手阴阳（阴重阳轻）、补脾经；脾虚肝旺证者，加清肝经。以上各证均可配合使用捏脊疗法（具体操作见总论相关部分）。

（3）敷脐疗法：丁香、吴茱萸各 30g，肉桂、细辛、木香各 10g，白术、五倍子各 20g，共研末，取药粉 5~10g，用酒或生姜汁调糊状，外敷神阙，24 小时换药 1 次，7~10 天为 1 个疗程。

（二）西医治疗

有器质性疾病所致的厌食者，针对病因进行治疗，如积极治疗肠胃炎、上呼吸道感染等原发病、避免应用损伤胃黏膜药物。功能性厌食，一般以对症治疗为主，主要采用饮食疗法、心理疗法和药物治疗。如补充缺乏的维生素微量元素（如锌制剂）、补充调整肠道微生态制剂（复方嗜酸乳杆菌片等）。

六、预防与康复

1. 养成良好饮食习惯，纠正不良喂养方法。
2. 根据小儿生长发育特性，及时合理增加辅食。
3. 出现食欲不振时，及时查明原因，采取针对性治疗措施。
4. 注意精神调护，培养良好性格。

笔记栏

病案分析

病案：王某，男，2岁，河南郑州。以"厌恶进食，食量减少2个月余"为代主诉就诊。患儿厌恶进食，食量减少伴腹胀，大便偏干，小便短黄，舌红少津，苔花剥，脉弦滑。证属本虚标实，予"补脾气、益胃阴"，结合助运之法而愈。

方药：党参5g，白术5g，茯苓5g，砂仁3g，白蔻3g，青皮3g，香附3g，炒麦芽5g，炒神曲5g，焦山楂5g，沙参3g，麦冬3g，生地黄3g。

分析：本证由于素体脾虚，加之病后伤津，胃阴亏乏，失于濡养而食欲不振，发为厌食。方中党参、白术、茯苓功专健脾化湿；沙参、麦冬、生地黄擅滋养胃阴，但养阴药多滋腻碍胃，使脾失健运，故在养阴的同时辅以白蔻、青皮、香附理气助运。另外，脾气失运必然饮食内积，故酌加炒麦芽、炒神曲、焦山楂以消食助运，然因本方性燥伤阴，故宜小剂量应用。

（摘自《丁樱医案选录》）

第三节　积　　滞

积滞是以不思乳食，食而不化，腹部胀满，嗳气酸腐，大便溏薄或秘结为临床特征的常见病症。本病一年四季均可发生，尤其是夏、秋季暑湿当令之时发病率较高。婴幼儿多见。一般预后良好，个别患儿可因积滞日久，迁延失治，进一步损伤脾胃，导致气血化源不足，营养及生长发育障碍，转化为疳证。西医没有相应的病名，消化不良的主要临床表现与本病相似。

一、病因病理

（一）中医病因病机

乳食不节，伤及脾胃，致脾胃运化功能失调。或暴饮暴食，或饮食无律，夜间添食等，致宿食停聚，积而不化，或脾胃虚弱，腐熟运化不及，乳食停滞不化。若积久不消，迁延失治，则可进一步损伤脾胃，导致气血生化乏源，暗耗气血津液，形体日渐消瘦从而发展转化为疳证，故有"积为疳之母，无积不成疳"之说。其病位在脾胃，基本病理机制为乳食停聚中脘，积而不化，气滞不行（图20-3）。

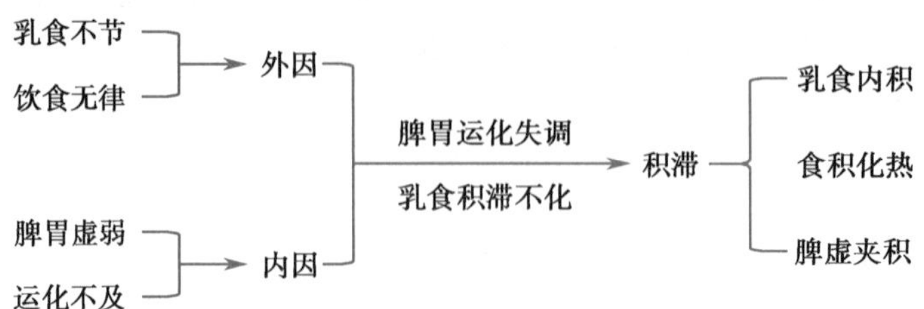

图20-3　积滞中医病因病机

（二）西医病因病理

积滞无相对应的西医病名，临床以腹胀为主要表现。其发病机制包括胃运动功能的异常和由中枢或外周致敏、低度炎症和遗传易感性导致的内脏感觉过敏。此外，进食后胃舒张能力下降所引起的胃适应性舒张功能障碍也已得到证实。

二、主要临床表现

临床上一般以食少，甚则不思食，纳呆，脘腹胀满，嗳腐吞酸，大便酸臭或秘结，伴有呕吐酸腐及不消化食物或吐乳、腹痛、腹泻等脾胃症状为主。小婴儿有时以吐舌、弄舌、流涎、哭闹不安为主要表现。

三、诊断及鉴别诊断

（一）诊断要点

有伤乳、伤食病史，具有以上临床表现，大便化验检查有不消化食物残渣或脂肪滴。

（二）鉴别诊断

本病需与厌食鉴别，厌食表现为长期食欲不振，厌恶进食，一般无脘腹胀满、大便酸臭等症。积滞是以不思乳食，食而不化，脘腹胀满，嗳气酸腐，大便酸臭为特征。

四、临床治疗

本病以中医药治疗为主。西医强调合理饮食，对症治疗等。中医以脏腑辨证为纲，主要从脾胃论治。

（一）中医治疗

1. 中医辨证思路　本病重在辨虚实，其次辨寒热。病位以脾胃为主，病多属实，但若患儿素体脾气虚弱，可呈虚实夹杂之证。由脾胃虚弱所致者，初起即表现虚实夹杂证候。积滞内停，又有寒积或化热的演变，可根据病史、伴随症状以及病程长短以辨别其虚、实、寒、热。由脾胃虚弱所致者，初起即表现虚实夹杂证候。

2. 治疗原则　治疗本病以消食化积，理气行滞为基本法则。实证以消为主，虚实夹杂者，宜消补兼施。本病治疗，除内服药外，亦可运用推拿及外治等疗法。

3. 辨证施治

（1）乳食内积

证候：不思乳食，嗳腐酸臭或呕吐食物、乳块，脘腹胀满，疼痛拒按，大便酸臭，或便秘，夜眠不安，舌质淡，苔白厚腻，脉象弦滑，或指纹紫滞。

治法：消乳化食，和中导滞。

代表方：消乳丸或保和丸加减。

乳积者，选消乳丸加减。食积者，选保和丸加减。腹胀明显者，加木香、厚朴、枳实；恶心呕吐者，加竹茹、生姜；大便稀溏者，加扁豆、薏苡仁；舌红苔黄，低热口渴者，加胡黄连、石斛、天花粉。

（2）食积化热

证候：面色苍黄，食欲不振，经常腹痛腹胀，但胀痛不剧，肚腹手足心热，心烦急躁，或伴低热盗汗，睡眠不安，喜俯卧，常龂齿，口中气秽，或大便酸臭，舌质红，苔黄腻，脉象弦滑，或指纹紫滞。

治法：消乳化食，清热导滞。

代表方：枳实导滞丸加减。

积热内盛者，加胡黄连、连翘、栀子、青黛；热扰肝经者，加夏枯草、芦荟；盗汗明显者，加地骨皮、青蒿、银柴胡。

（3）脾虚夹积

证候：面色萎黄，形体消瘦，神疲肢倦，不思乳食，食则饱胀，腹满喜按，大便稀溏，夹有乳

笔记栏

片或不消化食物残渣，舌质淡，苔白，脉细滑，或指纹淡滞。

治法：健脾助运，消食化滞。

代表方：健脾丸加减。

呕吐者，加生姜、丁香、半夏；大便稀溏者，加山药、薏苡仁、苍术；腹痛喜温喜按者，加干姜、白芍、木香；舌苔白腻者，加藿香、佩兰。

4. 中医其他疗法

（1）中成药：①胃肠安丸，功能芳香化浊，理气止痛，健胃导滞，用于积滞各证；②化积口服液，健脾导滞，化积除疳，用于乳食内积证；③小儿化食丸，消食化滞，泻火通便，用于食积化热证；④小儿香橘丸，健脾和胃，消食止泻，用于脾虚夹积证；⑤一捻金，消食导滞，祛痰通便，用于乳食内积证。

（2）耳穴：取胃、大肠、神门、交感、脾。每次选3~4穴，用王不留行子贴压，左右交替，每日按压3~4次。

（3）推拿疗法：①清胃经，揉板门，运内八卦，推四横纹，揉按中脘、足三里，推下七节骨，分腹阴阳，用于乳食内积证；②以上取穴，加清天河，清大肠，用于食积化热证；③补脾经，运内八卦，揉中脘，推大肠，揉按足三里，用于脾虚夹积证。以上各证均可配合使用捏脊法。

（4）药物外治法：①玄明粉3g，胡椒粉0.5g，研细粉拌匀，置于脐中，外盖纱布，胶布固定，每日换1次，用于乳食内积证；②神曲30g，麦芽30g，山楂30g，槟榔10g，生大黄10g，芒硝20g，共研细末，以麻油调上药，敷于中脘、神阙穴，先热敷5分钟后继续保留24小时，隔日1次，3次为1个疗程，用于积滞腹胀痛者。

（二）西医治疗

积滞与功能性消化不良临床表现相似，治疗一般以对症为主，主要有饮食疗法、心理疏导和药物治疗。应避免摄入引起症状加重的食物（如含咖啡因、辛辣、多脂肪类的食物）；对能加重症状的心理因素应加以疏导；对以疼痛为主要症状的患儿，可加质子泵抑制剂（如奥美拉唑）或H_2受体拮抗剂（如法莫替丁、西咪替丁）来抑酸。

五、预防与康复

1. 提倡母乳喂养，合理添加辅食，营养均衡，不应偏食、杂食，定时排便。
2. 起居调养，适宜户外活动，注意水分补充及衣物增减。
3. 伤食积滞患儿应暂时控制饮食，给予药物调理，积滞消除后，逐渐恢复正常饮食。
4. 注意病情变化，给予适当处理。呕吐者，可暂停进饮食，并给生姜汁数滴加少许糖水饮服；腹胀者，可揉摩腹部；便秘者，可蜂蜜10~20ml冲服，严重者可予开塞露外导；脾胃虚弱者，常灸足三里穴。

第四节 呕 吐

呕吐是指乳食由胃中上逆，经口吐出的一种证候。古人谓，有物有声谓之呕，有物无声谓之吐，有声无物谓之哕。呕与吐常同时发生，故合称呕吐。是小儿常见的一种证候。小儿呕吐以婴幼儿较为常见，凡乳食内伤、感受外邪，以及其他脏腑疾病影响到胃的功能失调而致胃气上逆，均可引起呕吐。

西医学的许多疾病，如消化道功能紊乱、先天性肥厚性幽门狭窄、肠梗阻等消化系统疾病，肝炎等一些急性传染病，或颅脑疾患、尿毒症，以及药物、食物影响等都可引起呕吐。

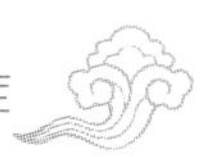

一、病因病理

(一) 中医病因病机

呕吐的病因有内因和外因。乳食内伤,外感六淫,胃中蕴热或脾胃虚寒,胃阴不足,肝气犯胃,暴受惊恐等均可影响胃的正常功能,导致胃失和降而引起呕吐。病位在胃,病性为虚实夹杂。病机为胃失和降,气机上逆(图 20-4)。

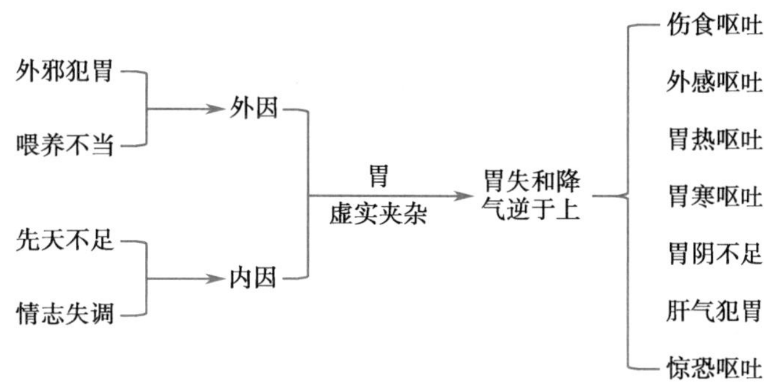

图 20-4 呕吐中医病因病机

(二) 西医病因病理

1. 病因 引起呕吐的原因很多,常见有消化道功能紊乱,消化道感染性疾病如胃炎、肠炎、阑尾炎等,全身感染性疾病,消化道器质性梗阻,代谢紊乱,中枢神经系统感染,颅内病变等。

2. 发病机制 呕吐中枢位于延髓背外侧,当其受刺激即可发生呕吐。咽喉、胃肠道、胸膜、心脏、泌尿生殖系统和肝胆系统等脏器的梗阻或感染等刺激可通过神经传入呕吐中枢,以及平衡器失调、代谢紊乱、氮质血症和一些药物都可刺激呕吐中枢,从而反射性地使胃肠发生逆蠕动,并伴随腹肌强力收缩,迫使食物或胃内容物由口鼻涌出。

二、主要临床表现

1. 呕吐分型 常见以下两型。

(1) 普通呕吐:呕吐前常见恶心,继之发生呕吐。

(2) 喷射状呕吐:吐前多无恶心,大量的胃内容物突然经口腔,有时同时从鼻孔喷涌而出。可见于小婴儿吞咽大量空气,幽门梗阻及各种原因引起的颅内压增高(如脑膜炎、蛛网膜下腔出血等)。

2. 呕吐的时间与呕吐物的性质 不同疾病引起的呕吐,发生的时间和呕吐物的性质不同。例如,上部胃肠道梗阻和秋季腹泻多在疾病早期即出现呕吐;下部胃肠道梗阻和肾衰竭,呕吐通常出现于疾病的晚期;先天性幽门肥大,喂奶后很快就发生呕吐;溃疡病并发部分幽门梗阻时,多在饭后 6~12 小时呕吐。肥大性幽门狭窄虽呕吐严重,但只吐奶,不吐胆汁;十二指肠下部梗阻吐胆汁;下部肠道梗阻,可吐出粪便;呕吐剧烈时,吐物可带血或咖啡样物。吐出胃内容物多带酸味;胃排空困难食物潴留时,吐物可有酸腐味;吐物中有粪便时,可有粪臭味。

三、辅助检查

1. 血常规 多数正常,部分患儿可有白细胞总数和中性粒细胞比例偏高。

2. 血生化 呕吐严重者,常伴有电解质紊乱,低钠、低钾等,必要时应测尿素氮、肌酐、

笔记栏

尿酮体等。

3. 血气分析　可有代谢性酸中毒改变。

4. 大小便常规、腹部超声、胃肠镜等可以帮助明确呕吐原因。

5. 脑脊液检查　怀疑神经系统感染者应做脑脊液常规检查。

四、诊断及鉴别诊断

（一）诊断要点

不管何种病因，呕吐常伴有其他症状和体征，应逐个系统排除。结合呕吐的特点可做初步辨别，如肥大性幽门狭窄多在进食后短时间内吐出；食管疾患引起的吐物多为进食的奶液，而无凝块；幽门疾患引起的吐物，为奶及黏液，有凝块而无胆汁；肠道以下疾患引起的吐物，可含胆汁，甚至可吐出粪便样物；严重而剧烈的呕吐，甚至因呕吐而致吐血，多表示消化道的梗阻，喷射性的呕吐见于颅内压增高症，如脑膜炎、脑炎等。

（二）鉴别诊断

小儿呕吐因年龄、进食情况、呕吐物的性质、以往发作情况、呕吐的程度及伴发的症状及体征的不同，而从属于不同的疾病。出现呕吐的常见疾病鉴别见表 20-3。

表 20-3　可引起呕吐症状的常见疾病的鉴别

疾病	鉴别
胃炎	多有饮食不洁史，呕吐常发生于进食过程中或餐后，伴有上腹部疼痛、食欲不振、恶心、腹胀等症状，严重者可出现呕血或黑便，常反复发作，胃镜检查可明确诊断
颅内感染	呕吐多呈喷射状，常伴有发热等全身中毒症状，头痛，精神萎靡或烦躁不安，甚至出现抽搐，血常规、C 反应蛋白可了解感染情况，腰穿抽取脑脊液查常规、生化及病原学检查可明确感染病因
急腹症	除呕吐外，常有剧烈腹痛，腹痛以脐周、下腹部为主，伴有腹肌紧张、腹部压痛及反跳痛，腹部摄片及超声检查可明确诊断

五、临床治疗

本病应采用中西医结合治疗。中医可根据寒热虚实等辨证施治。西医应积极治疗原发病及对症治疗等。

（一）中医治疗

1. 中医辨证思路　临床主要辨虚实及审证求因。实证呕吐的特点为发病急，病程短，有邪实、形实的见证。凡外邪犯胃、饮食积滞、胃中蕴热、跌仆惊恐、肝气犯胃等所致呕吐，多为实证。虚证呕吐的特点为发病缓，病程长，有正虚和形不足的见证，如脾胃虚寒、胃阴不足者属虚证。

辨证时要审证求因，辨明属寒、热、饮食、惊恐或其他脏腑病变影响到胃的功能。如食入即吐，呕吐频繁，多为胃热呕吐；食后移时方吐，吐物不化，常属脾胃虚寒；吐物酸馊，吐后觉舒，多因乳食积滞；若在跌仆受惊之后，呕吐清涎者则为惊恐所致；若嗳气泛酸而呕吐者，常由肝逆犯胃而致。

2. 治疗原则　祛除病邪，和胃降逆。外感者，解表为主；伤食者，消导为要。审因论治，治病求本。

3. 辨证施治

（1）伤食呕吐

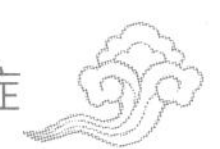

证候：呕吐酸腐，不思饮食，脘腹胀满，吐后觉舒，大便秘结或泻下，舌质淡，苔厚腻，脉滑有力。

治法：消食导滞，和胃降逆。

代表方：保和丸加减。

若因肉食而吐者，重用山楂；因米食而吐者，加谷芽；因面食而吐者，重用莱菔子，加麦芽；饮食鱼蟹而吐者，加苏叶、生姜；因豆制品而吐者，加生萝卜汁。

（2）外感呕吐

证候：猝然呕吐，伴流涕，喷嚏，恶寒发热，头身不适，舌质淡，苔白，脉浮。

治法：疏解表邪为主，同时辅以和胃降逆。

代表方：藿香正气散加减。

如风寒偏重，症见寒热无汗，头痛身楚，加荆芥、防风、羌活；夏令感受暑湿，呕吐而并见心烦口渴者，去香燥甘温之药，加入黄连、佩兰、荷叶。

（3）胃热呕吐

证候：呕吐频繁，食入即吐，吐物酸臭，口渴多饮，面赤唇红，烦躁少寐，舌红，苔黄，脉滑数。

治法：清热和胃。

代表方：藿连汤加减。

兼食积者，加焦六神曲、焦山楂、炒麦芽；大便不通者，加大黄；口渴者，加天花粉、麦冬；吐甚者，加代赭石。

（4）胃寒呕吐

证候：食久方吐，或朝食暮吐，吐出物多为清稀痰水，或不消化乳食残渣，伴面色苍白，精神疲倦，四肢欠温，食少不化，腹痛便溏。唇舌淡白，苔白，脉细少力。

治法：温中散寒，和胃降逆。

代表方：丁萸理中汤加减。

若呕吐清水，大便稀溏，四肢欠温者，加制附子、高良姜、肉桂；腹痛绵绵者，加香附、陈皮、柿蒂。

（5）胃阴不足

证候：呕吐反复发作，常呈干呕，饥而不欲进食，口燥，咽干，唇红，大便干结如羊屎，舌红少津，苔少，脉细数。

治法：滋阴养胃，降逆止呕。

代表方：麦门冬汤加减。

若呕吐较剧者，加竹茹、枇杷叶；大便干结者，加瓜蒌仁、火麻仁、白蜜。

（6）肝气犯胃

证候：呕吐酸苦，或嗳气频频，胸胁胀痛，精神郁闷，易怒易哭，舌边红，苔薄腻，脉弦。

治法：疏肝理气，和胃降逆。

代表方：解肝煎加减。

频繁呕吐者，加旋覆花、代赭石；呕吐黄苦水者，加柴胡、黄芩。

（7）惊恐呕吐

证候：跌仆惊恐后，呕吐清涎。面色忽青忽白，心神烦乱，睡卧不安或惊惕哭闹。舌质淡，苔薄，脉弦。

治法：抑肝扶脾，和胃止呕。

代表方：全蝎观音散加减。

笔记栏

小儿心神不安，睡中惊惕较重者，加朱茯苓；若手足蠕动，似有抽搐者，加钩藤、蝉蜕；如唇红舌赤者，加黄连、竹茹。

4. 中医其他疗法

（1）临床常用中成药：①玉枢丹，功能疏风辟秽，解毒止呕，用于外感呕吐；②香砂养胃丸，功能温中和胃，用于胃寒呕吐；③小儿化食丸，功能消食导滞，用于伤食呕吐；④牛黄清胃丸，功能清胃泻热，用于胃热呕吐；⑤舒肝丸，功能疏肝解胃、理气止痛，用于肝气犯胃呕吐。

（2）针灸疗法：①针刺主穴取内关、中脘、足三里，配穴取太冲、内庭；②艾灸主穴取天枢、关元、气海。

（3）推拿疗法：①寒吐补脾经，揉外劳宫，推三关，推天柱骨，揉中脘；②热吐清脾胃，清大肠，退六腑，掐合谷，运内八卦，挤揉天突，推下七脊骨；③伤食吐清板门，逆运内八卦，清补脾经，分腹阴阳，摩腹。

（二）西医治疗

主要应查清病因，针对原发病治疗，单纯用止吐药往往无效，且可能延误诊断。有些止吐药如甲氧氯普胺，在儿童易产生锥体外系反应，应慎用。多潘立酮不易通过血脑屏障，罕见发生锥体外症状，儿童剂量为每次0.3mg/kg，饭前15~30分钟服（婴儿慎用），在呕吐病因明确又一时难以解除时，可作为对症治疗用药，如用于肿瘤化学治疗过程中的呕吐反应。呕吐引起的水电解质紊乱也应进行相关的补液治疗。

六、预防与康复

1. 哺乳时不宜过急，以防吞咽进空气。哺乳后，将小儿竖抱，轻拍背部，使吸入空气得以排出。

2. 食物宜新鲜清洁，勿食生冷，不过食辛辣、炙烤和肥腻的食物。

3. 呕吐患儿，应专人护理，安静休息，消除恐惧心理。呕吐时，抱患儿取坐位，头向前倾，用手挽扶前额，使呕吐物吐出畅通，防止呛入气管。呕吐较轻者，可进食少量易消化的流质或半流质食物。呕吐较重者应暂予禁食。

病案分析

病案：叶某，女，10个月，1周来频频作呕，纳食后随即喷吐而出，呕出水液及乳汁，有酸味。两目微陷，囟门低凹，晚间发热，大便日行2~3次，稀薄而夹残渣，气味热臭，小咳，四肢温，未见抽搐，舌质红，舌苔薄白。患病前曾感受温热，蕴于阳明，旋因新寒诱发，清浊不分，大便溏泻，证已1周；频频作恶，呕吐不止，又系肝火犯胃之征。治宜和中降逆，抑肝平胃。

拟方：姜半夏3g，藿香10g，川黄连1g，广陈皮5g，吴茱萸1g，炒麦芽10g，姜竹茹6g，生姜渣0.5g，另用辟瘟丹1锭，分2次调服。

服药1剂，呕吐已止，乳食能进，诸症随之而解。

分析：本例属肝火犯胃，中焦湿热，方用藿香、半夏、黄连、陈皮、竹茹等燥湿泻火，理气化湿。其中吴茱萸、炒麦芽又有敛肝疏肝之效，加服辟瘟丹除瘟辟秽。用治温热湿邪阻滞脾胃之证。

（江育仁，汪受传．脾病治肝法在儿科临床的运用[J]．湖南中医杂志，1986；2(4)：20.）

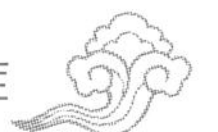

第五节　便　秘

便秘是指大便干燥坚硬、秘结不通、排便次数减少、间隔时间延长，或虽便意频繁而排出困难的一种病症。西医认为便秘包括器质性便秘和功能性便秘两大类，功能性便秘是指结肠、直肠未发现明显器质性病变而以功能性改变为特征的排便障碍，占儿童便秘的 90% 以上，与肠动力缺乏、肠道刺激不足引起的肠黏膜应激力减弱有关。器质性便秘包括肛门裂、肛门狭窄、先天性巨结肠等疾病。本节主要论述功能性便秘。

一、病因病理

（一）中医病因病机

便秘的病性可分为虚、实两类。小儿乳食积滞，传导受阻；或燥热内结，伤津耗液，致津液不足，肠道干涩而传导失常；或肝脾郁结，气滞不行，脾胃运化传导功能失常；或气血亏虚，大便传导无力；或病久及肾，真阴渐亏，肠道随之干涸，阴损及阳，温煦无权，不能蒸化津液，水不行舟，凡此种种均可使大肠传导功能失司而致便秘。病位在大肠，常与脾、肝、肾三脏有关。病机关键是大肠传导功能失司（图 20-5）。

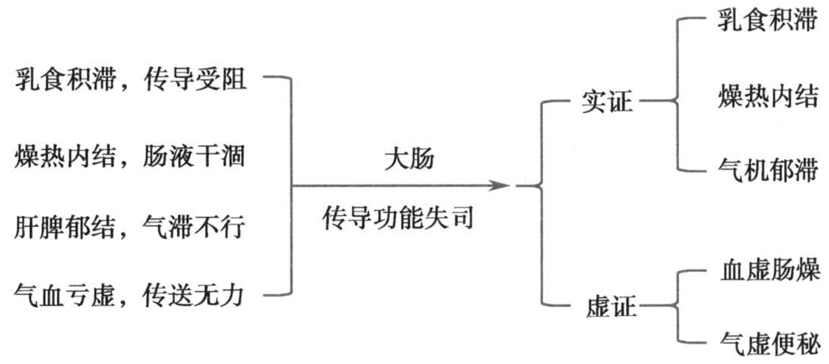

图 20-5　便秘中医病因病机

（二）西医病因病理

1. 病因　单纯性便秘多因结肠吸收水分增多引起，常见病因有：①饮食不足；②食物成分不当；③肠道功能失常④体质与遗传因素；⑤精神因素。

2. 发病机制　当粪便运送至横结肠时，被结肠的集团蠕动送到乙状结肠、直肠，直肠黏膜受到粪便充盈扩张的机械性刺激，产生感觉冲动，经盆腔神经、腰骶脊髓传入大脑皮质，又经传出冲动使直肠收缩、肛门括约肌松弛、腹肌膈肌收缩而使粪便从肛门排出，上述排便反射过程的任一环节有障碍时，均可发生便秘。

二、主要临床表现

粪便干燥、坚硬，排出困难，排便次数可减少，有时粪便擦伤肠黏膜或肛门引起出血，而大便表面可带有少量血或黏液。排便时肛门疼痛、慢性便秘者常有精神萎靡、食欲不振，久之导致营养不良，更加重便秘。有时便秘患儿常有便意却不能排净，使便次增多。严重便秘，大便在局部嵌塞，可不自觉地自干粪周围流出肠分泌液似大便失禁。此外，便秘是引起肠绞痛的常见原因。

笔记栏

三、辅助检查

1. 腹部平片 检查结肠或直肠粪便潴留程度最简便的方法。

2. 肛门直肠指诊 有助于排除肛门直肠器质性疾病，了解肛门括约肌功能。

3. 球囊逼出试验 可作为排便障碍型便秘的初筛检查。

4. 结肠传输时间测定 通过测定标记物在消化道内的行走路径，计算通过时间，以准确反映胃肠道传输情况，是明确便秘原因的首选检查方法。适合>4 岁反复出现便秘或腹泻，并排除器质性疾病的儿童。

5. 钡餐检查 可了解钡剂通过胃肠道的时间、功能状态。肠梗阻患者禁忌钡餐检查。

6. 钡灌肠或肠镜检查 可排除结肠器质性病变引起的便秘。

7. 排粪造影 能检出慢性便秘患者存在的形态学异常和排出功能异常。

8. 针对顽固性便秘儿童可进行结肠测压、脊柱磁共振成像（排外腰骶脊柱畸形）、直肠全层活检、结肠核素显像等检查。

四、诊断及鉴别诊断

（一）诊断要点

1. 不同程度的大便干燥，轻者仅大便前部干硬，重者大便全程干硬，或如羊屎状，或便条粗甚，类于成人。

2. 排便次数减少，间隔时间延长，常 2~3 日排便 1 次，甚者可达 6~7 日 1 次。

3. 虽大便间隔时间如常，但排便艰涩或时间延长，或便意频频，或难以排出或排净。

4. 可伴有腹胀、腹痛、食欲不振、排便哭闹等症。可因便秘而发生肛裂、便血、痔疮。

5. 部分患儿左下腹部可触及粪块。

（二）鉴别诊断

功能性便秘确诊要排除器质性疾病引起的便秘（表 20-4）。

表 20-4 与先天性巨结肠、机械性肠梗阻引起的便秘鉴别

疾病	鉴别
先天性巨结肠	腹胀以上腹部为主，常可扪及横结肠，可伴有呕吐、消瘦、生长发育落后。肛门指诊有空虚感。钡餐灌肠检查显示近直肠-乙状结肠处狭窄，上段结肠异常扩大
机械性肠梗阻	表现为急性便秘，伴有阵发性剧烈腹痛、腹胀、恶心呕吐及肠鸣音亢进，腹部 X 线检查示多个扩张肠袢及较宽液平面，而结肠远端及直肠无气

五、临床治疗

宜采用中西医结合的治疗方法。中医宗以通为用之旨，辨虚实而治。西医主要治疗原发病，培养良好饮食及排便习惯。

（一）中医治疗

1. 中医辨证思路 便秘论治，先别虚实。阳结便秘，为邪气有余，属实，多有身热心烦，舌红苔黄，或腹胀满而痛，得温则痛加剧等症；阴结便秘，为精气不足，属虚，常有畏寒肢冷，舌淡苔白，或腹痛绵绵，喜按，得温则痛减轻等症。

2. 治疗原则 治疗当本着六腑传化物而不藏，以通为用之旨，运用通便开秘，以下为主的法则。但运用通下之法，贵在审因而下，不可动则以硝、黄之类攻下。阳结者，为邪热内阻，当然宜攻、宜泻；阴结者，为精气内亏，则宜滋、宜补。故临床尚须根据病因或兼证的不

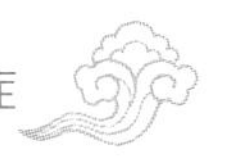

同，分别运用清热通下、消导通下、行气通下、养血通下、益气通下、养阴通下、温阳通下之法。

运用下法，尚须注意病之标本缓急，若形实、气实、脉实又能食者，为有可下之证即下之，但宜中病即止，不可过剂；而形虚、气虚、脉虚又食少者，虽有可下之证，也宜缓图。总之，虚实之辨，最宜详审。

3. 辨证施治

（1）乳食积滞

证候：大便秘结，脘腹胀痛，不思乳食，或恶心呕吐，手足心热，小便短黄，舌质红，苔黄腻，脉沉实，或指纹紫滞。

治法：消积导滞，清热化湿。

代表方：乳积者，消乳丸加减。食积者，保和丸加减。

大便干结甚者，加大黄、郁李仁、瓜蒌子；腹胀甚者，加枳实、厚朴；口气臭秽，舌苔黄垢者，加胡黄连、槟榔；恶心呕吐者，加紫苏梗、竹茹。

（2）燥热内结

证候：大便干结，排出困难，甚至秘结不通，腹胀不适，或兼呕吐，或兼口臭唇疮，面赤身热，舌红，苔黄燥，脉滑，或指纹紫滞。

治法：清腑泻热，润肠通便。

代表方：麻子仁丸加减。

口干者，加天花粉、北沙参、麦冬，身热面赤者，加葛根、黄芩；口舌生疮者，加黄连、栀子。

（3）气机郁滞

证候：胸胁苦满，嗳气频作，胃纳减少，欲便不便，甚则腹胀疼痛，舌红，苔薄白腻，脉弦或指纹滞。

治法：疏肝运脾，导滞通便。

代表方：六磨汤加减。

腹痛甚者，加青皮、厚朴；若气郁化火，口苦咽干者，加黄芩、栀子。

（4）血虚肠燥

证候：大便干结，努挣难下，面唇爪甲淡白无华，目眩心悸，舌淡嫩，苔薄白，脉细弱，或指纹淡。

治法：养血润燥通便。

代表方：四物汤加味。

大便干燥甚者，加玄参、麦冬；心悸者，加酸枣仁、柏子仁；唇甲色淡者，加阿胶；血虚有热，口干心烦者，加玄参、牡丹皮、栀子。

（5）气虚便秘

证候：神疲乏力，面色㿠白，时有便意，大便不干硬，但努挣乏力，用力则汗出短气，便后疲乏，舌淡，苔薄，脉虚，或指纹淡。

治法：健脾益气，润肠通便。

代表方：黄芪汤加味。

汗多气短者，加北沙参、麦冬、五味子；气虚下陷脱肛者，重用黄芪，加升麻、柴胡。

4. 中医其他疗法

（1）临床常用中成药：①保和丸，功能消食导滞，用于乳食积滞证；②麻仁丸，功能润肠通便，健脾和胃，用于燥热内结证；③木香槟榔丸，功能理气解郁，消积通便，用于气机郁滞证；④补中益气口服液，功能益气健脾，用于气虚不运证；⑤通便灵，功能养血润肠，用于血虚肠燥证。

笔记栏

（2）针灸疗法：取大肠俞、天枢、支沟等穴，实证用泻法，虚证用补法。热证加合谷、曲池；气滞加中脘、行间；气血虚弱加脾俞、胃俞；气虚有寒加灸神阙、气海。

（3）推拿疗法：清天河水、退六腑、补脾经、清大肠、清胃经、摩腹、推下七节骨、捏脊等。

（4）食疗方药：①苏麻粥，用紫苏子、火麻仁各适量，水浸捣泥，与粳米煮粥吃，用于血虚便秘；②三仁粥，用桃仁、柏子仁、郁李仁各适量，水浸捣泥，与粳米煮粥吃，用于虚证便秘。

（5）单方验方：莱菔子炒黄研末，瓶装备用，每次10~30g，并视年龄大小而改量，每晚用开水（或蜂蜜水）送服，用于食积便秘。

（二）西医治疗

1. 一般治疗　包括饮食、锻炼、改变不良习惯等方面。对于没有器质性便秘的患者来说，食疗是治疗便秘的首选，即在饮食中增加纤维食物，如麸糠、水果、蔬菜等。纠正生活中的紧张情绪及纠正长期忍便等不良习惯。

2. 训练排便习惯　粪便在结肠内停留时间过长，水分被继续吸收，使粪便干结，因此训练并养成定时排便习惯十分重要。由于胃-结肠反射可促进结肠蠕动，排便时间最好安排在饭后，每天1~2次，每次5~10分钟。

3. 对于饮食及排便训练无法改善的顽固性便秘，可服用乳果糖通便，肠道益生菌调节肠道功能，必要时用开塞露塞肛通便。

六、预防与康复

1. 小儿便秘多因燥热、食积引起，故平时应少食香燥辛热的食物，纠正偏食和吃零食的习惯。便秘时更应注意饮食清淡，多吃蔬菜、水果、豆类、红薯、土豆等食物。饮用牛奶的小儿，便秘时适当多加一些蜂蜜、果汁。饮食烹调以稀软易于消化为原则，不宜吃油煎炙烤之品。不宜乱用泻药。

2. 大便干硬，可用甘油栓之类纳入肛门中，使大便易于排出。热病之后，由于进食甚少而多日未大便，此时不必急以通便，只需扶养胃气，待饮食渐增，大便自能正常。

病案分析

病案：刘某，女，15个月。患儿近日来大便干结，食欲不振，夜寐哭吵不安，睡中龂齿，头汗量多，舌苔黄腻，脉滑数。证属食积不化，内生湿热。治宜消食安中，化湿清热。

处方：焦山楂10g、焦神曲10g、焦麦芽10g、莱菔子10g、鸡内金10g、藿香10g、佩兰10g、木香3g、莲子心3g、草豆蔻3g、赤芍3g、黄连2g。

服药2剂后，便通，食纳增，夜卧宁，龂齿除，头汗净。随访2个月，病未反复。

分析：本案属饮食积滞，肠腑不通。方中焦山楂、焦神曲、焦麦芽、莱菔子消食导滞；藿香、佩兰、草豆蔻清热燥湿；木香行气除满。共奏行气消积，润肠通便之功。

（张纲，马杰，梁跃华，等．梁宗翰老中医治疗小儿积滞证的经验．辽宁中医杂志，1986，(2)：14.）

第六节　腹　　痛

腹痛是指以腹部疼痛为主的病证。腹部按位置分为大腹、脐腹、小腹与少腹。大腹痛，

指胃脘以下，脐部以上的疼痛；脐腹痛，指脐周的疼痛；小腹痛，指脐下腹部正中的疼痛；少腹痛，指小腹部的两侧或一侧疼痛。腹痛见于多种急、慢性感染，胃肠功能失调，肠系膜淋巴结肿大等各种疾病。

腹痛是小儿常见的症状，可见于任何年龄与季节。婴幼儿不能诉说或表述不清，腹痛常表现为啼哭。因引起腹痛的原因很多，临床必须尽可能详细检查，以免贻误病情。

一、病因病理

（一）中医病因病机

腹痛的病因很多，小儿外感风寒、暑湿等外邪，内犯胃肠；或饮食不节，乳食停滞；或过食生冷，寒凝气滞；或蛔虫内扰，脏腑不和，胃肠气机失宜；或脾胃虚寒，寒湿内停，失于温养；或跌仆损伤，瘀血内留；或久病不愈，邪入脉络，气血瘀阻，均可导致气机壅滞，不通则痛，从而出现腹部疼痛的症状。病位主要在脾、胃、小肠、大肠，亦可与肝相关（图 20-6）。

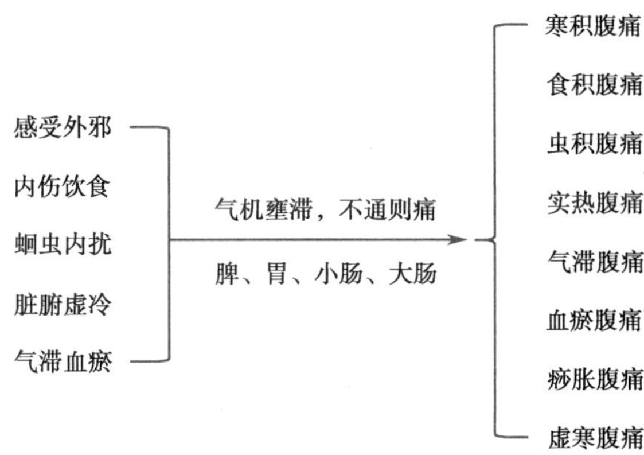

图 20-6　腹痛中医病因病机

（二）西医病因病理

1. 病因　引起小儿腹痛的原因很多，主要分 3 类。

（1）全身性疾病及腹部以外器官疾病产生的腹痛，常见如败血症、过敏性紫癜、荨麻疹等。

（2）腹部器官的器质性疾病，如胰腺炎、肝炎、胆道疾病、肠梗阻等。

（3）功能性腹痛，占腹痛患儿总数的 50%～70%，其主要特点有：①腹痛突然发作，持续时间不长，能自行缓解。②腹痛以脐周为主，疼痛可轻可重，但腹部无明显体征。③无伴随的病灶器官症状，如发热、呕吐、腹泻、咳嗽、气喘、尿频、尿急、尿痛等。④有反复发作的特点，每次发作时症状相似。

腹痛部位对区分、判断病因有很大帮助。

2. 发病机制　腹痛是一种主观感觉，与腹痛的发生和传导有关的神经有两种：一种是躯体神经，痛觉敏感，定位准确，所以对刺激的感觉是局限性锐痛；另一种是自主神经，痛觉不敏感，定位较模糊，故对刺激的感觉是非局限性钝痛。在临床，腹痛可有三种形式。

（1）绞痛：多由管状器官的肌肉痉挛或梗阻所致。

（2）钝痛：由器官被膜受牵扯引起。

（3）放射痛：内脏疼痛通过自主神经沿着相应的脊神经反射到相应的部位而形成。

笔记栏

二、主要临床表现

腹痛，是在胃脘以下，脐周以及耻骨以上部位发生的疼痛。分其部位，包括大腹痛、脐腹痛、少腹痛和小腹痛。常有反复发作史，发作时可以自行缓解。疼痛的性质，有钝痛、胀痛、刺痛、掣痛等不同，但在小儿常难以表达清楚。腹痛常时作时止、时轻时重，若疼痛持续不止，或逐渐加重，应注意排除器质性疾病。伴随症状可有啼哭不宁、腹胀、肠鸣、嗳气等。

三、辅助检查

1. 一般检查　白细胞计数和分类计数对炎症引起的腹痛的诊断有较大帮助；大便常规检查有助于肠内感染和肠套叠的诊断；粪便寄生虫检查可以确定肠道寄生虫病；尿常规检查可确定有无泌尿系统疾病；必要时需检测血和尿的胰淀粉酶等。此外，应根据初步的判断，有选择地进行其他实验室检查，如怀疑肝炎引起的腹痛，应进行肝功等有关检查。

2. 特殊检查　腹部正侧位、卧位X线平片对外科急腹症的诊断很有帮助，常能明确肠梗阻、肠穿孔、腹膜炎等疾患的诊断；胃肠钡餐检查可证实消化道溃疡、憩室、息肉等；空气或钡灌肠可证实肠套叠、结肠息肉等。疑有腹型癫痫应做脑电图。怀疑泌尿系结石、肝病及腹部有肿块者均应进行B型超声波检查。疑腹腔有积液或出血，可进行腹腔诊断性穿刺，吸取液体进行常规检查和细胞学检查，可以确定病变性质。

四、诊断及鉴别诊断

（一）诊断要点

详细了解腹痛的病史，进行仔细的体格检查，是诊断腹痛的主要方法。根据每一个患儿的具体情况，必要时结合相关辅助检查，综合分析，以做出正确的诊断。了解腹痛的部位、性状、发作频率、持续时间，是否伴恶心、呕吐、厌食、腹泻、便秘、便血等胃肠道症状，可作为器质性疾病的判断依据。

（二）鉴别诊断

腹痛的部位对腹痛的鉴别诊断有很大意义（表20-5）。

表20-5　腹痛部位与不同疾病的相关性

腹痛部位	腹内疾病	外科急腹症	腹外疾病
中上腹	胃炎 消化性溃疡 胆道蛔虫症 胰腺炎 急性阑尾炎（早期）	膈疝 消化性溃疡并穿孔	心包炎 右心衰
右上腹	病毒性肝炎 肝脓肿 胆道蛔虫症 急性胆囊炎	急性梗阻性化脓性胆管炎 膈下脓肿	右肺下部大叶肺炎 右膈胸膜炎 右肾结石 右肾盂炎
左上腹	急性胰腺炎 脾大 胃溃疡	脾脓肿 脾损伤	左肺下部大叶肺炎 左膈胸膜炎 左肾结石 左肾盂炎

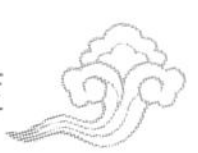

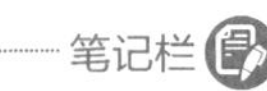

续表

腹痛部位	腹内疾病	外科急腹症	腹外疾病
脐周	急性阑尾炎（早期） 急性出血性坏死性肠炎 结核性腹膜炎 原发性腹膜炎 肠系膜淋巴结炎 溃疡性结肠炎	化脓性腹膜炎	腹型癫痫 结节性多动脉炎 药源性腹痛（红霉素、铁剂、水杨酸钠等）
右下腹	肠结核 肠系膜淋巴结炎 阿米巴痢疾	急性阑尾炎	右输卵管结石 睾丸炎
左下腹	细菌性痢疾 便秘 结肠过敏	乙状结肠扭转	睾丸炎
弥漫性及不定位	腹膜病变 大网膜病变	肠穿孔 肠梗阻 化脓性腹膜炎	中毒性、代谢性、过敏性疾病 结缔组织病、功能性疾病 癫痫

五、临床治疗

腹痛者应查明原因，针对病因进行治疗。根据病情给予适当的禁食、输液，纠正水、电解质和酸碱平衡的紊乱。有胃肠梗阻者应予胃肠减压。有感染存在者应用抗生素控制感染。严重者使用解痉止痛剂，一般禁用麻醉止痛剂。监测生命体征，积极抢救休克。中医以调理气机、疏通经脉为基本治疗原则。

（一）中医治疗

1. 中医辨证思路　小儿腹痛涉及范围甚广，病情复杂多变，常有兼夹症状，故临床辨证尤需全面审慎。其辨证要领大抵以腹痛的部位而言，若大腹痛者，多属脾胃、大小肠之病；痛在右上腹部，多为肝胆疾患；小腹与少腹痛者，其病多在大肠，或厥阴肝经病变；虫积腹痛多以脐周阵痛；脐之右下方疼痛者，需防肠痈。

以腹痛的性质而言，痛而有形者，常为食积、虫积、瘀血痛；痛而无形者，常为寒、热、虚痛。新痛，暴痛攻撑，胀满气逆，拒按畏食者，常为实痛；久痛，其痛绵绵不休，喜温喜按者，常为虚痛。

又有婴幼儿腹痛，因不能自述病情，尤需细心观察，详细询问，方能做出诊断。若见婴儿突然反常哭闹，屈腰啼叫，时急时缓，或双手捧腹，起卧颠倒，呻吟不已，或屏气汗出，面色苍白，精神萎靡，常为急性腹痛的表现，应予特别重视。

2. 治疗原则　治疗以调理气机、疏通经脉为主要原则，根据不同的证型分别采用温中散寒、消食导滞、通腑泻热、温中理脾、活血化瘀之法。除内服药外，还常使用推拿、外治、针灸等法配合治疗，可提高疗效。

3. 辨证施治

（1）寒积腹痛

证候：腹部疼痛，阵阵发作，痛处喜暖，得温则舒，遇寒痛甚，肠鸣辘辘，或兼吐泻。痛甚者，额冷汗出，面色苍白，唇色紫暗，手足发凉，舌淡红，苔白滑，脉沉弦紧，或指纹青红。

治法：温中散寒，理气止痛。

代表方：养脏散加减。

本方温中散寒作用较强，适用于里寒较甚者。腹胀者，加砂仁、枳壳；恶心呕吐者，加法半夏、藿香；兼泄泻者，加炮姜、煨肉豆蔻；抽掣阵痛者，加小茴香、延胡索。

（2）食积腹痛

证候：脘腹胀满，疼痛拒按，不思乳食，嗳腐吞酸，或腹痛欲泻，泻后痛减，时有呕吐，吐物酸馊，夜卧不安，时时啼哭，舌淡红，苔厚腻，脉沉滑，或指纹紫滞。

治法：消食导滞，行气止痛。

代表方：香砂平胃散加减。

腹胀明显、大便不通者，加槟榔、莱菔子；兼感寒邪者，加藿香、干姜；食积郁而化热者，加生大黄、黄连。

（3）虫积腹痛

证候：脐周腹痛，时作时止，痛起有梗状，痛喜揉按，按之痛缓，疼痛时泛吐清涎，饮食不思，精神疲倦，不痛时饮食嬉戏如常。或为突然上腹部绞痛，弯腰曲背，辗转不安，恶心吐蛔，肢冷汗出，脉沉伏。患儿常喜异食，面黄肌瘦，睡中齘齿，大便时有虫下，舌红，苔多腻，脉滑，或指纹淡紫。

治法：安蛔止痛。

代表方：乌梅丸加减。

可先服用生豆油80~100ml，以润肠驱虫。

（4）实热腹痛

证候：腹痛胀满，疼痛拒按，潮热，大便秘结，烦躁口渴，手足心热，唇红舌红，苔黄燥，脉滑数或沉实，或指纹紫滞。

治法：通腑泻热。

代表方：大承气汤加减。

口干苔少者，加玄参、麦冬；脘腹胀满者，加木香、黄连；热结腹痛者，用增液承气汤加减。

（5）气滞腹痛

证候：脘腹胀痛，走窜攻冲，痛引两胁，或痛引小腹，嗳气或矢气则痛减，舌淡，苔薄，脉弦，或指纹淡。

治法：理气止痛。

代表方：四逆散加味。

痛甚者，加延胡索、川楝子；腹痛喜暖者，加乌药、炮附子；腹痛喜寒者，加栀子、牡丹皮；痛在少腹或睾丸坠痛者，用导气汤加味；腹痛肠鸣腹泻者，可合用痛泻要方。

（6）血瘀腹痛

证候：腹痛经久不愈，痛有定处，痛如锥刺，或腹部积块拒按，肚腹硬胀，青筋显露，舌紫暗或有瘀点，苔少，脉多涩。

治法：活血化瘀。

代表方：少腹逐瘀汤加减。

滞胀痛者，加川楝子、檀香、乌药；有癥块者，加三棱、莪术、穿山甲。因血蓄下焦，小腹拘急硬痛，大便秘结不通者，用桃仁承气汤。

（7）痧胀腹痛

证候：猝然腹中绞痛，欲吐不得吐，欲泻不得泻，烦躁闷乱，面色苍白，手足厥冷，头额多汗，脉沉伏。

治法：化浊辟秽，理气开闭。

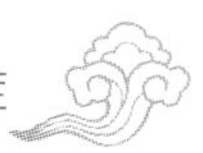

代表方：内服玉枢丹，以开水磨汁调服。

亦可用藿香正气水加温开水调服。或用红皮大蒜1～2瓣，捣如泥，加温开水少量，顿服。待气机宣通，痛势减轻后，再煎服藿香正气散以善其后。

(8) 虚寒腹痛

证候：腹痛绵绵，时作时止，痛处喜温喜按，面白少华，精神倦怠，手足清冷，饮食较少，或食后作胀，大便稀溏，唇舌淡白，苔少，脉沉细，或指纹淡红。

治法：温中补虚，缓急止痛。

代表方：小建中汤加减。

面白唇淡者，去干姜，加黄芪、当归；肾阳不足，手足逆冷者，加附子、肉桂；痛而呕吐清涎者，加丁香、吴茱萸；纳差腹胀者，用厚朴温中汤加减。

4. 中医其他疗法

(1) 临床常用中成药：①元胡止痛片，功能理气活血止痛，用于气滞血瘀之腹痛；②越鞠丸，功能解郁宽中，行气止痛，用于诸郁结滞引起的脘腹胀痛；③五积丸，功能温中散寒，理气止痛，用于外感风寒、内伤生冷引起的腹痛；④附子理中丸，功能温中散寒止痛，用于脾胃虚寒引起的腹痛。

(2) 外治疗法：①葱白、生姜、淡豆豉、粗盐适量，同炒至热，用细布包裹，温熨脐部。用于寒性腹痛。②公丁香3g，白豆蔻3g，肉桂2g，白胡椒4g，共研细末，过100目筛，贮瓶备用。用时取药末1～1.5g，填敷脐中，再外贴万应膏。用于腹部中寒证、脾胃虚寒证。

(3) 针灸疗法：针刺中脘、天枢、气海、足三里。若为寒证加灸神阙，食积加针刺内庭。快速进针，平补平泻，捻转或提插，年龄较大儿童可留针15分钟，留至腹痛消失。

(4) 推拿疗法：①补脾经，揉外劳宫，推三关，摩腹，捏揉一窝风，拿肚角，用于寒性腹痛；②补脾经，清大肠，揉板门，运内八卦，揉中脘，揉天枢，分腹阴阳，拿肚角，用于伤食腹痛；③补脾经，补肾经，推三关，揉外劳宫，揉中脘，揉脐，按揉足三里，用于虚寒腹痛。

(二) 西医治疗

器质性腹痛根据不同病因进行相应的内、外科处理。多数功能性腹痛发作时间短暂，平卧、腹部热水袋热敷，多可自行缓解。有便秘或粪便积存者，应用开塞露或甘油灌肠。诊断明确的功能性腹痛经上述处理半小时，仍不缓解者，可用解痉药，如颠茄，必要时4小时后可重复，需注意口干、面赤及瞳孔散大等不良反应。

注意饮食习惯，按时进食，进食前后稍休息，要细嚼慢咽，鼓励多吃含纤维素丰富的食物，少食易产气食物如白薯、豆类。疑有乳糖耐受不良者，宜停食奶类制品。平时要养成定时排便习惯，并避免精神过度紧张或精神创伤。注意要反复检查以排除器质性疾病。

六、预防与康复

1. 避免感受寒邪，注意腹部保暖。注意饮食卫生，不过食生冷瓜果，不进食馊腐变质食品。饭后稍事休息，勿做剧烈运动。

2. 对食积腹痛者，宜控制饮食；虫积腹痛者，忌用甜食，并适当给予酸味食品；虚寒腹痛者，宜予甘温之味。剧烈腹痛或腹痛持续不止者应卧床休息，加强观察，随时检查腹部体征，并做必要的其他辅助检查，以便尽早明确诊断，及时处理。

第七节 遗 尿

遗尿又称遗溺、尿床，是指5周岁以上小儿不能自主控制排尿，经常睡中小便自遗，醒后

笔记栏

方觉的一种疾病。多见于10岁以下的儿童,男孩发病率高于女孩,常有家族史。该病随年龄增大有自愈倾向,1%~2%的患儿遗尿症状会持续到成年。

临床分为原发性遗尿和继发性遗尿两种,原发性遗尿较多见,多为功能性;继发性多伴有全身或肾系疾患。本节主要讨论的是原发性遗尿。

本病的预后一般较好。反复发作,长期不愈者,可引起自闭、忧郁等心理问题,影响身心健康。由于某些先天性疾病引起者,则不易治愈。

一、病因病理

(一)中医病因病机

遗尿的病因主要是肺、脾、肾的不足和肝经湿热。病位主要在膀胱,与肺、脾、肾三脏关系密切。

病机为三焦气化失司,膀胱约束不利。肾的开阖主要靠肾的气化功能来调节。肾气不足,则下焦虚寒,气化功能失调,闭藏失司,不能约束水道而遗尿。肺脾气虚,若素体虚弱,或大病久病之后,肺气虚弱,治节不行,气虚下陷,决渎失司,膀胱不约;脾气虚弱,运化失职,上不能输布津液,下不能制约膀胱;上虚不能治下,下虚不能上承,致使无权约束水道,则小便自遗。肝经湿热,热郁化火,迫注膀胱而致遗尿。

此外,尚需注意不良习惯和其他因素所致(图20-7)。

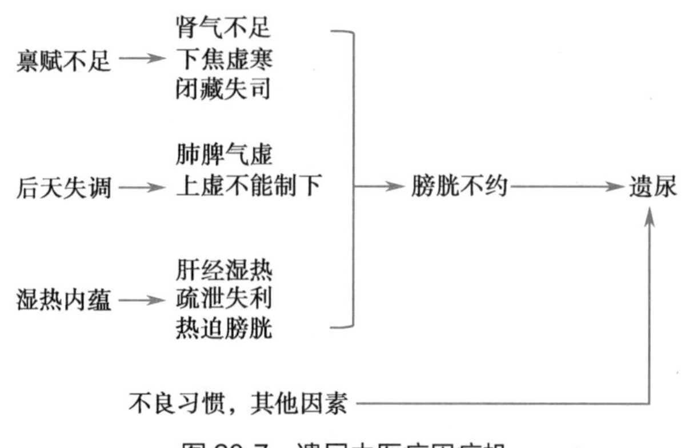

图20-7 遗尿中医病因病机

(二)西医病因病理

1. 病因 原发性遗尿多属功能性,常见原因为大脑皮质发育延迟、睡眠过深、心理因素、遗传因素、精神因素等,与遗传、内分泌因素和中枢神经系统神经递质及受体异常等。遗尿与隐性脊柱裂可能也有一定关系。由全身性或泌尿系统疾病如糖尿病、尿崩症,或智力低下、神经精神创伤、泌尿道畸形、感染等引起的继发性遗尿,均不在本节讨论范围。

2. 发病机制及病理 遗尿的发病机制尚不完全清楚,目前认为主要涉及睡眠觉醒功能异常、抗利尿激素失调以及膀胱尿道功能异常。

(1)觉醒功能异常 觉醒阈值增高、中枢对膀胱充盈信号不敏感、膀胱感觉减退、白天睡眠剥夺、睡眠中缺氧等,导致觉醒功能异常。

(2)抗利尿激素失调 睡前饮水过多、抗利尿激素夜间分泌不足、抗利尿激素敏感性下降等,导致夜间多尿。

(3)膀胱尿道功能异常 膀胱容量小、逼尿肌过度活动、尿道括约肌不稳定、排尿控制功能发育延迟等,导致膀胱尿道功能异常。

3. 临床分型

笔记栏

（1）根据遗尿发生的特点，分为原发性和继发性遗尿。自幼遗尿，没有6个月以上的不尿床期，并除外器质性疾病者为原发性；无论是自愈或者经过治疗，若曾经有过连续6个月以上的不尿床期，又出现尿床，为继发性。

（2）根据是否伴随有白天下尿路症状，分为原发单症状性夜间遗尿及非单症状性夜间遗尿。

（3）根据是否有夜间多尿和膀胱容量，分为5种类型：夜间多尿型；膀胱功能异常型；尿道功能异常型（尿道不稳定、逼尿肌-括约肌协同失调）；混合型（同时存在前面几种类型）；其他型（既无夜间多尿也无膀胱容量小）。

（4）顽固性遗尿，指经3个月正规治疗，疗效欠佳或者停药后复发者。

二、主要临床表现

小儿遗尿，多见于夜间熟睡之时，也可见于白天睡眠之中。每周2~3个夜晚尿床属于轻度遗尿；每周4~6个夜晚尿床属于中度遗尿；每周7个夜晚均尿床属于重度遗尿。持续时间长短不一，可呈一时性，亦可持续数日，或数月后消失，而后又反复出现。患儿多伴神疲乏力，面色苍白或萎黄，食欲不振，腰膝酸软等症。

三、辅助检查

1. 尿常规　可以帮助排除糖尿病和无症状的尿路感染等。晨起首次尿比重有助于判断去氨加压素治疗遗尿的疗效。

2. 影像学检查　腹部和盆腔超声检查可以发现泌尿系统结构异常、膀胱壁厚度、残余尿量。腰骶部X线平片或MRI检查有助于脊柱裂和脊髓及神经病变的诊断。排尿期膀胱尿道造影对有显著白天排尿症状和反复尿路感染患者的诊断有帮助。

3. 尿动力学检查　顽固性遗尿、非单症状性夜间遗尿或有尿道、膀胱病史且家长不能配合完成记录排尿日记患儿，需要进行尿动力学检查。

四、诊断及鉴别诊断

（一）诊断要点

1. 年龄≥5岁。
2. 睡眠中不自主排尿，每周≥2次，并持续3个月以上。
3. 对于大年龄儿童诊断标准可适当放宽夜间遗尿次数。

（二）鉴别诊断

应除外生理性遗尿，如婴幼儿对排尿控制能力差而出现遗尿，学龄儿童因白天嬉戏过度、过度疲劳或睡前多饮水偶尔发生遗尿，皆为生理现象。此外要注意与下列疾病鉴别（表20-6）。

表20-6　遗尿相关疾病的鉴别

疾病	鉴别
尿失禁	尿液自遗，不分昼夜，不分寤寐，尿量少而次数多，多见于先天发育不全及脑病后遗症小儿
尿频（神经性）	其特点是白天尿频，量不多，入睡后不尿床，尿常规检查正常
热淋（尿路感染）	常伴尿频、尿急和排尿痛等尿路刺激症状，小便常规检查有白细胞增多或脓细胞，尿细菌培养可呈阳性

笔记栏

五、临床治疗

以中医辨证治疗联合特色方法为主，病情严重者可适当加以西药。此外，要注意心理疏导及培养良好的排尿及生活习惯。

（一）中医治疗

1. 中医辨证思路　本病主要辨别寒热虚实。虚证主要为肾气不足，下元虚寒，伴见小便清长，形寒肢冷；以及肺脾气虚，膀胱失约，伴见神疲乏力，气短懒言，食欲不振，大便溏薄。实证多为肝经湿热，伴见性情急躁，夜间呓语。

2. 治疗原则　以固涩止遗为治疗总则。下元虚寒者，治以温补肾阳；脾肺气虚者，治以益气健脾；肝经湿热者，治以清肝泻热。

对除尿床外，别无其他任何症状的患儿，主要是加强教育，改善不良习惯。若因白天嬉戏过度，困睡呼之不醒者，应注意生活调节，避免过度疲劳。

3. 辨证施治

（1）下元虚寒

证候：遗尿，多则一夜数次，醒后方觉，尿量较多，小便清长，神疲乏力，面色苍白，精神不振，形寒肢冷，下肢无力，或伴记忆力减退。舌质淡，苔薄白，脉沉迟无力。

治法：温补肾阳，固涩小便。

代表方：菟丝子散加减。

伴有痰湿内蕴，呼之不醒者，加胆南星、半夏、石菖蒲、远志；若纳差，便溏者，加党参、白术、茯苓、山楂。

（2）肺脾气虚

证候：遗尿，尿频而量多，面色无华，神疲乏力，食欲不振，大便溏薄。舌质淡，苔薄白，脉缓细。

治法：补肺健脾，固涩小便。

代表方：补中益气汤合缩泉丸加减。

困睡不醒者，加石菖蒲、远志、郁金、半夏；大便稀溏者，加炮姜、薏苡仁。

（3）肝经湿热

证候：遗尿，尿频量少，尿味腥臊，急躁易怒，面赤唇红。舌质红，苔黄，脉弦滑。

治法：泻肝清热，利湿止遗。

代表方：龙胆泻肝汤加减。

夜卧不宁者，加黄连、灯心草；困睡不醒者，加郁金、石菖蒲、远志。

4. 中医其他疗法

（1）临床常用中成药：①缩泉丸，功能补肾缩尿，用于肾气不足证；②五子衍宗丸，功能补肾益精，用于肾气不足证；③龙胆泻肝丸，功能清泻肝胆实火，清利肝经湿热，用于肝经湿热证。

（2）针灸疗法：①体针取穴肾俞、关元、膀胱俞、中极、三焦俞、委中、委阳、三阴交等，每次取 1~2 穴，隔日 1 次；取穴夜尿点（掌面小指第二指关节横纹中点处）每次留针 15 分钟，隔日 1 次，7 次为 1 个疗程；②耳针取膀胱、肾、脾、三焦、心、脑点及神门点，以王不留行子贴之，每日按压 3 次，每次 5 分钟，睡前加按 1 次，两耳交替。

（3）推拿疗法：①每日下午揉丹田 200 次，摩腹 20 分钟，龟尾 30 次。较大儿童可用擦法，横擦肾俞、八髎，以热为度，7 日为 1 个疗程；②补脾土 800 次，补肾水 800 次，推三关 30 次，揉丹田 20 次，按百会 50 次，每日下午进行，7 日为 1 个疗程。

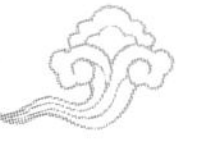

（4）捏脊疗法：从长强穴开始沿督脉两侧由下向上捏到大椎穴处为 1 遍，捏 2 遍，第 3 遍开始用“捏三提一”法，重点提捏膀胱俞、肾俞处。捏完后用拇指沿督脉的命门至大椎和两侧膀胱经从膀胱俞至肝俞各直推 100 次，然后在命门、膀胱俞、肾俞处各揉按约 1 分钟。每日 1 次。

（二）西医治疗

1. 基础治疗　贯穿治疗的全过程，主要包括作息饮食调节、行为治疗、觉醒训练与心理治疗。

2. 药物治疗　在警铃疗法（夜间在患儿身下放置一个对尿湿有反应的衬垫，尿湿后即发出警报，提醒患儿起床排空膀胱）的基础上选择不同的药物，包括去氨加压素、M 受体拮抗剂等。①夜间多尿型：6 岁以上儿童，可口服去氨加压素治疗；②膀胱功能异常型：联合 M 受体拮抗剂；③混合型：可选择去氨加压素联合警铃疗法，或联合 M 受体拮抗剂等；④尿道功能异常型（尿道不稳定、逼尿肌-括约肌协同失调）：选择生物反馈和括约肌（会阴部）电刺激疗法；⑤其他型（膀胱容量和夜间尿量均正常）：予警铃疗法或去氨加压素治疗；伴有晚上觉醒障碍者睡前口服盐酸甲氯芬酯胶囊。

六、预防与康复

扫一扫，测一测

1. 耐心教育，鼓励患儿，消除紧张情绪，建立起战胜疾病的信心。
2. 每日晚饭后注意控制饮水量。白天不宜过度游戏玩乐，以免疲劳贪睡。
3. 临睡前提醒患儿排尿，睡后按时唤醒排尿 1~2 次，从而逐渐养成能自行排尿的习惯。

（史艳平　刘 英　任献青）

复习思考题

1. 反复呼吸道感染的诊断要点有哪些？
2. 厌食的治疗原则是什么？怎样进行辨证论治？
3. 厌食、积滞与疳证三者如何鉴别？
4. 呕吐病因不一，临床表现各有何不同？
5. 便秘患儿是否可以使用泻药？
6. 功能性腹痛有哪些特点？
7. 遗尿的定义及治疗原则是什么？
8. 下元虚寒与肺脾气虚之遗尿的证候、治法及方药是什么？

附　录

附录一　儿科血液一般检测正常值

项目	年龄	静脉血		末梢血	
		男	女	男	女
白细胞计数(WBC)	0 ~<7 天	(5.0 ~25)$\times10^9$/L		(5.0 ~25)$\times10^9$/L	
	7 ~<28 天	(5.0 ~15)$\times10^9$/L		(5.0 ~15)$\times10^9$/L	
	28 天 ~<6 个月	(4.3 ~14.2)$\times10^9$/L		(5.6 ~14.5)$\times10^9$/L	
	6 个月 ~<1 岁	(4.8 ~14.6)$\times10^9$/L		(5.0 ~14.2)$\times10^9$/L	
	1 ~<2 岁	(5.1 ~14.1)$\times10^9$/L		(5.5 ~13.6)$\times10^9$/L	
	2 ~<6 岁	(4.4 ~11.9)$\times10^9$/L		(4.9 ~12.7)$\times10^9$/L	
	6 ~<13 岁	(4.3 ~11.3)$\times10^9$/L		(4.6 ~11.9)$\times10^9$/L	
	13 ~18 岁	(4.1 ~11.0)$\times10^9$/L		(4.6 ~11.3)$\times10^9$/L	
中性粒细胞百分比	0 ~<6 个月	7% ~56%		7% ~51%	
	6 个月 ~<1 岁	9% ~57%		9% ~53%	
	1 ~<2 岁	13% ~55%		13% ~54%	
	2 ~<6 岁	22% ~65%		23% ~64%	
	6 ~<13 岁	31% ~70%		32% ~71%	
	13 ~18 岁	37% ~77%		33% ~74%	
淋巴细胞百分比	0 ~<6 个月	26% ~83%		34% ~81%	
	6 个月 ~<1 岁	31% ~81%		37% ~82%	
	1 ~<2 岁	33% ~77%		35% ~76%	
	2 ~<6 岁	23% ~69%		26% ~67%	
	6 ~<13 岁	23% ~59%		22% ~57%	
	13 ~18 岁	17% ~54%		20% ~54%	
单核细胞百分比	0 ~<6 个月	3% ~16%		3% ~18%	
	6 个月 ~<2 岁	2% ~13%		2% ~14%	
	2<18 岁	2% ~11%		2% ~11%	
嗜酸性粒细胞百分比	0 ~<1 岁	1% ~10%		0.8% ~11%	
	1 ~18 岁	0 ~9%		0.5% ~9%	
嗜碱性粒细胞百分比	0 ~18 岁	0 ~1%		0 ~1%	

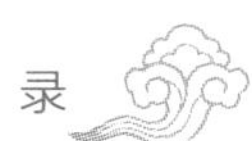

续表

项目	年龄	静脉血		末梢血	
		男	女	男	女
红细胞计数(RBC)	0～<28天	(5.2～6.4)×10^{12}/L		(5.2～6.4)×10^{12}/L	
	28天～<6个月	(3.3～5.2)×10^{12}/L		(3.5～5.6)×10^{12}/L	
	6个月～<6岁	(4.0～5.5)×10^{12}/L		(4.1～5.5)×10^{12}/L	
	6～<13岁	(4.2～5.7)×10^{12}/L		(4.3～5.7)×10^{12}/L	
	13<18岁	(4.5～5.9)×10^{12}/L (4.1～5.3)×10^{12}/L		(4.5～6.2)×10^{12}/L (4.1～5.7)×10^{12}/L	
血红蛋白(Hb)	0～<7天	140～210g/L		140～210g/L	
	7～<28天	140～190g/L		140～190g/L	
	28天～<6个月	97～183g/L		99～196g/L	
	6个月～<1岁	97～141g/L		103～138g/L	
	1～<2岁	107～141g/L		104～146g/L	
	2～<6岁	112～149g/L		115～150g/L	
	6～<13岁	118～156g/L		121～158g/L	
	13～18岁	129～172g/L	114～154g/L	131～179g/L	114～159g/L
血细胞比容(Hct)	0～<28天	35%～55%		35%～55%	
	28天～<6个月	28%～52%		29%～57%	
	6个月～<1岁	30%～41%		32%～45%	
	1～<2岁	32%～42%		32%～43%	
	2～<6岁	34%～43%		35%～45%	
	6～<13岁	36%～46%		37%～47%	
	13～18岁	39%～51%	36%～47%	39%～53%	35%～48%
血小板计数(PLT)	0～<6个月	(183～614)×10^{9}/L		(203～653)×10^{9}/L	
	6个月～<1岁	(190～579)×10^{9}/L		(172～601)×10^{9}/L	
	1～<2岁	(190～524)×10^{9}/L		(191～516)×10^{9}/L	
	2～<6岁	(188～472)×10^{9}/L		(187～475)×10^{9}/L	
	6～<12岁	(167～453)×10^{9}/L		(177～446)×10^{9}/L	
	12～18岁	(150～407)×10^{9}/L		(148～399)×10^{9}/L	

附录二 计划免疫程序

项目	结核病	脊髓灰质炎	麻疹	百日咳、白喉、破伤风	乙型肝炎
免疫原	卡介苗(减毒活结核菌混悬液)	脊髓灰质炎减毒糖丸活疫苗	麻疹减毒活疫苗	百日咳菌液、白喉类毒素、破伤风类毒素的混悬液	乙肝疫苗
接种方法	皮内注射	口服	皮下注射	皮下注射	肌内注射
每次剂量	0.1ml	1丸三型混合糖丸疫苗	0.5ml	0.2～0.5ml	5μg
初种年龄	出生后24小时内完成	2个月以上(第一次2个月，第二次3个月，第三次4个月)口服	8个月首次接种	3个月以上(第一次3个月，第二次4个月，第三次5个月)	第一次出生时，第二次1个月，第三次6个月

续表

项目	结核病	脊髓灰质炎	麻疹	百日咳、白喉、破伤风	乙型肝炎
复种	不复种	4 岁加强口服（三价混合糖丸疫苗）	不复种	18～24 月龄复种一次	周岁时复查，有免疫功能者 3～5 年加强，免疫失败重复基础免疫
反应及处理	接种后 4～6 周局部有小溃疡，保护创口不受感染。 腋下或锁骨上淋巴结肿大或化脓时的处理：肿大热敷；化脓用干针筒抽出脓液；溃破涂 5% 异烟肼软膏或 20% PAS 软膏	一般无特殊反应，有时可有低热或轻度腹泻	部分小儿接种后 9～12 天，有发热及卡他症状，一般持续 2～3 天，也有个别小儿出现散在皮疹或麻疹黏膜斑	一般无反应，偶有轻度发热，个别局部轻度红肿、疼痛，发痒。处理：多饮开水，肿痛可很快消退。硬块可逐渐吸收	一般无反应，个别局部红肿、疼痛
注意点	≥ 2 个月小儿接种前做结核菌素试验，阴性可接种	冷开水送服或含服，1 小时内禁用热开水	接种前 1 个月及接种后 2 周避免使用胎盘球蛋白及丙种球蛋白制剂	掌握间隔期，避免无效注射	

附录三　常见急性传染病的潜伏期、隔离期和检疫期

病名	潜伏期（常见）	隔离期	接触者检疫期
水痘	10～21 天（13～17 天）	隔离至全部皮疹干燥、结痂、脱落为止，不得少于发病后 2 周	医学观察 21 天
麻疹	6～18 天（10～12 天）	隔离至出疹后 5 天，合并肺炎者延长隔离至出疹后 10 天	易感者医学观察 21 天，接受过被动免疫者检疫 28 天
风疹	5～25 天（14～21 天）	隔离至出疹后 5 天	不检疫
流行性腮腺炎	8～30 天（14～21 天）	隔离至腮腺肿胀完全消退为止或发病后 10 天	医学观察 21 天
流行性感冒	数小时～4 天（1～2 天）	隔离至症状消失为止或热退后 2 天	大流行期间，集体机构人员应检疫 4 天
猩红热	1～7 天（2～4 天）	隔离至接受治疗后 7 天或咽拭子转阴	医学观察 7～12 天
白喉	1～7 天（2～4 天）	隔离至症状消失后咽拭培养 2 次阴性为止或于症状消失后 14 天	医学观察 7 天
百日咳	2～21 天（7～10 天）	隔离至发病后 7 周或痉咳后 4 周	医学观察 21 天
流行性脑脊髓膜炎	1～7 天（2～3 天）	隔离至症状消失后 3 天或发病后 7 天	医学观察 7 天
流行性乙型脑炎	4～21 天（10～14 天）	隔离至体温正常为止，隔离在有防蚊设备室内	不检疫

续表

病名	潜伏期（常见）	隔离期	接触者检疫期
脊髓灰质炎	3~35天（5~14天）	隔离期不少于发病后40天	集体机构儿童检疫35天
病毒性肝炎	甲型15~40天（3~4周） 乙型2~6个月（60~160天）	隔离自发病天起不少于30天	密切接触者检疫40天
细菌性痢疾	数小时~7天（1~2天）	隔离至症状消失后粪便培养连续3次阴性为止	医学观察7天
阿米巴痢疾	4天~1年（7~14天）	隔离至症状消失后粪便检查3次阴性为止	不检疫
食物中毒	沙门氏菌4小时~3天（18小时） 葡萄球菌0.5~6小时（2.5~3小时） 肉毒杆菌2小时~10天（12~36小时） 嗜盐菌（副溶血弧菌）1~99小时（6~20小时）	患者集中隔离治疗	不检疫
伤寒	5~40天（7~14天）	隔离至体温正常后16天为止；或症状消失，停药3天后大便培养连续3次阴性止	医学观察25天
副伤寒	2~15天（6~8天）	同伤寒	医学观察15天
霍乱副霍乱	数小时~7天（1~3天）	隔离至症状消失后，大便培养连续3次阴性止，或自发病天起至少2周	医学观察5天，并大便培养3次阴性
流行性斑疹伤寒	5~21天（10~14天）	彻底灭虱，或体温正常后12天解除隔离	彻底灭虱，医学观察15天
恶性疟	7~15天（12天）	不隔离，住室内应防蚊、灭蚊	不检疫
疟疾间日疟、卵形疟	10~20天（13~15天） （长潜伏期原虫可达6个月以上）	不隔离，住室内应防蚊、灭蚊	不检疫
三日疟	14~45天（21~30天）	不隔离，住室内应防蚊、灭蚊	不检疫
流行性出血热	4~46天（7~14天）	隔离至急性症状消失为止	不检疫
布鲁菌病	3天~1年（14天）	隔离至临床症状消失为止	不检疫
钩端螺旋体病	3~28天（10天）	隔离治疗至痊愈为主	不检疫
鼠疫、腺鼠疫	1~12天（3~4天）	隔离治疗至淋巴结肿完全愈合，菌检3次阴性为止	医学观察9天，接受过预防接种或血清者检疫12天
肺鼠疫	数小时~3天（1~3天）	隔离至症状消失后痰液培养3次阴性	同上
狂犬病	10天~1年以上（12~99天）	病程中隔离治疗	不检疫，被可疑狂犬咬伤后注射疫苗

英汉医学名词对照

A

acute bronchitis	急性支气管炎
acute glomerulonephritis, AGN	急性肾小球肾炎
acute respiratory failure	急性呼吸衰竭
acute tonsillitis	急性扁桃体炎
acute upper respiratorytract infection	急性上呼吸道感染
adenoid hypertrophy	腺样体肥大
advanced cardiac life support, ACLS	高级生命支持
allergic crease	变应性皱褶
allergic rhinitis, AR	变应性鼻炎
allergic shiner	变应性黑眼圈
anaphylactoid purpura	过敏性紫癜
anorexia	厌食
ascariasis	蛔虫病
atopic cough, AC	变应性咳嗽
attention deficit hyperactivity disorder, ADHD	注意缺陷多动障碍

B

basic life support, BLS	基本生命支持
birth weight, BW	出生体重
body mass index, BMI	体重指数
bronchial asthma	支气管哮喘
Brudzinski sign	布鲁津斯基征

C

cancellation tasks	划消任务
cancellation tests	划消测试
cardiac arrhythmia	心律失常
cardiopulmonary arrest, CPA	心搏呼吸骤停
cardiopulmonary resuscitation, CPR	心肺复苏
cerebral palsy, CP	脑性瘫痪
chickenpox, varicella	水痘

chronic cough in children	儿童慢性咳嗽
congenital heart disease	先天性心脏病
congenital rubella syndrome, CRS	先天性风疹综合征
congestive heart failure	充血性心力衰竭
convulsion	惊厥
cough variant asthma, CVA	咳嗽变异性哮喘
coxsackievirus, CV	柯萨奇病毒

D

defibrillation	除颤
diabetes mellitus	糖尿病

E

Eisenmenger syndrome	艾森门格综合征
EKG and echocardiography	心电图和心脏超声
enterobiasis	蛲虫病
enterovirus A71, EV-A71	肠道病毒 71 型
epilepsy	癫痫
Epstein-Barr Virus, EBV	EB 病毒
exanthema subitum, ES	幼儿急疹

F

free erythrocyte protoporphyrin, FEP	红细胞游离原卟啉

G

gastritis	胃炎
gastroesophageal reflux cough, GERC	胃食管反流性咳嗽
german measles, rubella	风疹
gestational age, GA	胎龄
good record keeping	良好的记录
Guillain-Barré syndrome, GBS	吉兰-巴雷综合征

H

hand foot mouth disease, HFMD	手足口病
helicobacter pylori, Hp	幽门螺杆菌
hematuria	血尿
Henoch-Schonlein syndrome, Henoch-Schonleinpurpura, HSP	亨-舒综合征
herpetic stomatitis	疱疹性口炎
human herpes virus, HHV	人类疱疹病毒
hypoxic-ischemic encephalopathy, HIE	新生儿缺氧缺血性脑病

I

infantile diarrhea	小儿腹泻病

infectious mononucleosis	传染性单核细胞增多症

J

juvenile idiopathic arthritis, JIA	幼年特发性关节炎

K

Kawasaki disease, KD	川崎病
Kernig sign	克尼格征

M

Marfan syndrome	马方综合征
measles	麻疹
mucocutaneous lymph node syndrome, MCLS	皮肤黏膜淋巴结综合征
mumps, epidemic parotitis	流行性腮腺炎

N

neonatal jaundice	新生儿黄疸
neonate, newborn	新生儿
nephrotic syndrome, NS	肾病综合征
non-asthma eosinophilic bronchitis, NAEB	非哮喘性嗜酸性粒细胞性支气管炎

O

obstructive sleep apnea hypopnea syndrome, OSAHS	阻塞性睡眠呼吸暂停低通气综合征
oral rehydration salt, ORS	口服补液盐

P

perinatology	围生医学
pertussis, whooping cough	百日咳
pneumonia	肺炎
polysomnography, PSG	多导睡眠监测
post-infection cough, PIC	感染后咳嗽
precocious puberty	性早熟
primary immune thrombocytopenia	原发免疫性血小板减少症
prolonged life support, PLS	延续生命支持
protein-energy malnutrition, PEM	蛋白质-能量营养不良
purulent meningitis	化脓性脑膜炎

Q

questionnaire-children with difficulties	困难儿童问卷调查，QCD 问卷

R

recurrent respiratory tract in fections, RRTIs	反复呼吸道感染

rheumatic fever, RF 风湿热

S

scarlet fever 猩红热
sepsis 脓毒症
sepsis-associated organ dysfunction, SAOD 脓毒症相关器官功能障碍
serum ferritin, SF 血清铁蛋白
serum iron, SI 血清铁
severe sepsis 严重脓毒症
short stature 矮小症
simple obesity 单纯性肥胖
stomatitis 口炎
systemic inflammatory response syndrome, SIRS 全身炎症反应综合征

T

taeniasis 绦虫病
tetany of vitamin D deficiency 维生素 D 缺乏性手足搐搦症
tetralogy of Fallot, TOF 法洛四联症
thrush, oral candidiasis 鹅口疮
tic disorders, TD 抽动障碍
total iron binding capacity, TIBC 血清总铁结合力
toxic bacillary dysentery 中毒型细菌性痢疾
transferrin saturation, TS 转铁蛋白饱和度
troponin, Tn 肌钙蛋白

U

upper airway cough syndrome, UACS 上气道咳嗽综合征
urinary tract infection, UTI 尿路感染

V

ventilatory failure 通气衰竭
ventricular septal defect, VSD 室间隔缺损
viral encephalitis 病毒性脑炎
viral myocarditis 病毒性心肌炎
vitamin D deficiency rickets 维生素 D 缺乏性佝偻病

W

Wechsler intelligence scale for children, WISC 韦氏儿童智力量表

方剂汇编

一　画

一贯煎(《续名医类案》)　北沙参　麦冬　当归　地黄　枸杞子　川楝子

二　画

二至丸(《医方集解》)　墨旱莲　女贞子

二陈汤(《太平惠民和剂局方》)　半夏　橘红　茯苓　炙甘草

丁萸理中汤(《医宗金鉴》)　丁香　制吴茱萸　人参　白术　干姜　炙甘草

十味温胆汤(《世医得效方》)　半夏　枳实　陈皮　白茯苓　酸枣仁　大远志　北五味子　熟地黄　条参　粉草

七味白术散(《小儿药证直诀》)　人参　白茯苓　炒白术　甘草　藿香叶　木香　葛根

人参五味子汤(《幼幼集成》)　人参　白术　茯苓　五味子　麦冬　炙甘草

人参乌梅汤(《温病条辨》)　人参　炒莲子　炙甘草　乌梅　木瓜　山药

八正散(《太平惠民和剂局方》)　木通　萹蓄　车前子　瞿麦　滑石　大黄　栀子　灯心草　炙甘草

三　画

三子养亲汤(《韩氏医通》)　紫苏子　白芥子　莱菔子

三拗汤(《太平惠民和剂局方》)　麻黄　杏仁　甘草

大补阴丸(《丹溪心法》)　熟地黄　龟板　黄柏　知母

大青龙汤(《伤寒论》)　麻黄　桂枝　甘草　杏仁　生姜　大枣　石膏

大定风珠(《温病条辨》)　生白芍　阿胶　生龟板　干地黄　麻仁　五味子　生牡蛎　麦冬　炙甘草　鸡子黄　鳖甲

大承气汤(《伤寒论》)　大黄　厚朴　枳实　芒硝

大秦艽汤(《素问病机气宜保命集》)　秦艽　川芎　川独活　当归　白芍药　石膏　甘草　川羌活　防风　白芷　黄芩　白术　白茯苓　生地黄　熟地黄　细辛

大柴胡汤(《伤寒论》)　柴胡　黄芩　芍药　半夏　生姜　枳实　大枣　大黄

小青龙汤(《伤寒论》)　麻黄　桂枝　芍药　细辛　半夏　干姜　五味子　甘草

小建中汤(《伤寒论》)　饴糖　桂枝　芍药　生姜　大枣　炙甘草

小承气汤(《伤寒论》)　大黄　厚朴　枳实

小蓟饮子(《济生方》)　生地黄　小蓟根　滑石　通草　蒲黄　藕节　淡竹叶　当归　山栀仁　甘草

(《千金》)龙胆汤(《备急千金要方》)　龙胆　钩藤　柴胡　黄芩　桔梗　白芍　茯苓　甘草

蜣螂　大黄

(《千金》)苇茎汤(《备急千金要方》)　苇茎　瓜瓣　薏苡仁　桃仁

己椒苈黄丸(《金匮要略》)　防己　椒目　葶苈　大黄

四　画

无比山药丸《太平惠民和剂局方》　山药　肉苁蓉　五味子　菟丝子　杜仲　牛膝　泽泻　干地黄　山茱萸　茯苓　巴戟天　赤石脂

五皮饮(《三因极一病证方论》)　生姜皮　桑白皮　陈橘皮　大腹皮　茯苓皮

五苓散(《伤寒论》)　白术　桂枝　猪苓　泽泻　茯苓

五虎汤(《仁斋直指》)　麻黄　杏仁　甘草　细茶　石膏

五味消毒饮(《医宗金鉴》)　野菊花　金银花　蒲公英　紫花地丁　紫背天葵子

不换金正气散(《古今医统大全》)　厚朴　苍术　陈皮　半夏　藿香叶　甘草　草果

少腹逐瘀汤(《医林改错》)　小茴香　干姜　元胡　没药　当归　川芎　官桂　赤芍　生蒲黄　五灵脂

牛黄清心丸(《痘疹世医心法》)　黄连　黄芩　山栀仁　郁金　辰砂　牛黄

化斑解毒汤(《外科正宗》)　升麻　石膏　连翘　牛蒡子　人中黄　黄连　知母　玄参　竹叶　甘草

丹栀逍遥散(《太平惠民和剂局方》)　炙甘草　当归　芍药　茯苓　炒白术　柴胡　牡丹皮　栀子

乌头汤(《金匮要略》)　麻黄　芍药　黄芪　炙甘草　川乌

乌梅丸(《伤寒论》)　乌梅　细辛　干姜　黄连　当归　附子　蜀椒　桂枝　人参　黄柏

六君子汤(《世医得效方》)　人参　白术　茯苓　甘草　陈皮　半夏

六味地黄丸(《小儿药证直诀》)　熟地黄　干山药　山萸肉　白茯苓　泽泻　牡丹皮

六磨汤(《世医得效方》)　大槟榔　沉香　木香　乌药　大黄　枳壳

双合汤(《杂病源流犀烛》)　当归　川芎　白芍　生地黄　陈皮　半夏　茯苓　白芥子　桃仁　红花　甘草

五　画

玉女煎(《景岳全书》)　生石膏　熟地黄　知母　麦冬　牛膝

玉枢丹(《是斋百一选方》)　山慈菇　五倍子　大戟　朱砂　雄黄　麝香

玉屏风散(《丹溪心法》)　防风　黄芪　白术

甘麦大枣汤(《金匮要略》)　甘草　小麦　大枣

甘露消毒丹(《温热经纬》)　滑石　茵陈　石菖蒲　黄芩　川贝母　连翘　广藿香　射干　木通　豆蔻　薄荷

左归丸(《景岳全书》)　熟地黄　山药　山茱萸　枸杞子　菟丝子　鹿角胶　龟甲胶　牛膝

右归丸(《景岳全书》)　熟地黄　山药　山茱萸　枸杞子　菟丝子　鹿角胶　杜仲　当归　肉桂　制附子

石斛夜光丸(《原机启微》)　天门冬　人参　茯苓　炒五味子　白蒺藜　石斛　肉苁蓉　川芎　炙甘草　枳壳　青葙子　防风　黄连　犀角(现用水牛角代)　羚羊角　菊花　菟丝子　山药　枸杞子　牛膝　杏仁　麦冬　熟地黄　生地黄　决明子

布袋丸(《补要袖珍小儿方论》)　夜明砂　芜荑　使君子　白茯苓　白术　人参　甘草　芦荟

龙胆泻肝汤(《太平惠民和剂局方》)　龙胆草　黄芩　栀子　泽泻　木通　车前子　当归　生

地黄　柴胡　甘草

归脾汤(《济生方》)　白茯苓　黄芪　龙眼肉　木香　酸枣仁　当归　远志　甘草　人参　白术　生姜　大枣

四君子汤(《太平惠民和剂局方》)　人参　白术　茯苓　甘草

四妙丸(《成方便读》)　苍术　黄柏　牛膝　薏苡仁

四物汤(《太平惠民和剂局方》)　熟地黄　当归　白芍　川芎

四逆散(《伤寒论》)　甘草　枳实　柴胡　芍药

生脉散(《医学启源》)　人参　麦冬　五味子

失笑散(《太平惠民和剂局方》)　五灵脂　蒲黄

白头翁汤(《伤寒论》)　白头翁　黄连　黄柏　秦皮

白虎加人参汤(《伤寒论》)　知母　石膏　甘草　粳米　人参

白虎汤(《伤寒论》)　生石膏　知母　粳米　甘草

瓜蒌薤白半夏汤(《金匮要略》)　瓜蒌实　薤白　半夏　白酒

加味二妙散(《丹溪心法》)　黄柏　苍术　牛膝　归尾　泽兰叶　薏苡仁　乳香　没药　穿山甲　甘草　水蛭

圣愈汤(《兰室秘藏》)　生地黄　熟地黄　川芎　人参　当归　黄芪

六　画

托里透脓汤(透脓散)(《外科正宗》)　生黄芪　当归　川芎　穿山甲　皂角刺

芍药甘草汤(《伤寒论》)　芍药　炙甘草

百合固金汤(《医方集解》)　生地黄　熟地黄　当归　赤芍　百合　川贝母　麦冬　玄参　桔梗　生甘草

竹叶石膏汤(《外台秘要》)　石膏　竹叶　麦门冬　人参　半夏　甘草

华盖散(《太平惠民和剂局方》)　紫苏子　赤茯苓　桑白皮　陈皮　杏仁　麻黄　甘草

血府逐瘀汤(《医林改错》)　当归　生地黄　牛膝　红花　桃仁　柴胡　枳壳　赤芍　川芎　桔梗　甘草

全蝎观音散(《古今医统大全》)　黄芪　人参　木香　炙草　石莲肉　扁豆　白茯苓　白芷　全蝎　防风　羌活　天麻

安宫牛黄丸(《温病条辨》)　牛黄　犀角(现用水牛角代)　麝香　珍珠　朱砂　雄黄　黄连　黄芩　栀子　郁金　冰片

导赤散(《小儿药证直诀》)　生地黄　木通(常用通草替代)　甘草梢　淡竹叶

导痰汤(《严氏济生方》)　半夏　橘红　枳实　赤茯苓　甘草　胆南星

异功散(《小儿药证直诀》)　人参　白术　茯苓　甘草　陈皮

防己黄芪汤(《金匮要略》)　防己　黄芪　白术　生姜　甘草　大枣

七　画

麦门冬汤(《金匮要略》)　麦门冬　半夏　人参　甘草　粳米　大枣

麦味地黄丸(《疡科心得集》)　生地黄　山茱萸　山药　茯苓　牡丹皮　泽泻　五味子　麦门冬

运脾化痰通窍方(验方)　苍术　薏苡仁　石菖蒲　黄芩　辛夷　浙贝母　夏枯草　丝瓜络　生牡蛎　甘草

苏子降气汤(《太平惠民和剂局方》)　苏子　半夏　当归　甘草　前胡　厚朴　肉桂

苏合香丸(《太平惠民和剂局方》) 朱砂 青木香 苏合香油 诃子肉 荜茇 沉香 香附 麝香 犀角(现用水牛角代) 檀香 丁香 冰片 白术 安息香 熏陆香

杏苏散(《温病条辨》) 杏仁 苏叶 橘皮 半夏 枳壳 前胡 茯苓 甘草 生姜 大枣

杞菊地黄丸(《麻疹全书》) 枸杞子 菊花 熟地黄 山萸肉 山药 牡丹皮 泽泻 茯苓

连翘败毒散(《伤寒全生集》) 连翘 山栀 羌活 元参 薄荷 防风 柴胡 桔梗 升麻 川芎 当归 黄芩 芍药 牛蒡子

辛夷清肺饮(《医宗金鉴》) 辛夷 石膏 栀子 黄芩 枇杷叶 升麻 百合 麦冬 甘草

沙参麦冬汤(《温病条辨》) 沙参 麦冬 玉竹 桑叶 甘草 天花粉 白扁豆

良附丸(《良方集腋》) 高良姜 香附子

补中益气汤(《脾胃论》) 黄芪 人参 白术 甘草 当归 陈皮 升麻 柴胡

补阳还五汤(《医林改错》) 黄芪 生归尾 赤芍 地龙 川芎 桃仁 红花

补肾地黄丸(《活幼心书》) 干山药 山茱萸 熟干地黄 鹿茸 川牛膝 牡丹根皮 白茯苓 泽泻

补肺汤(《永类钤方》) 人参 黄芪 五味子 熟地黄 紫菀 桑白皮

附子泻心汤(《伤寒论》) 大黄 黄连 黄芩 炮附子

驱绦汤(验方) 南瓜子 槟榔

驱蛔承气汤(验方) 大黄 元明粉 槟榔 川楝子 乌梅 木香 苦参 川椒

八　画

青蒿鳖甲汤(《温病条辨》) 青蒿 鳖甲 细生地黄 知母 丹皮

苓桂术甘汤(《金匮要略》) 茯苓 桂枝 白术 甘草

虎潜丸(《丹溪心法》) 黄柏 龟板 知母 白芍 锁阳 虎骨(用代用品) 熟地黄 干姜 陈皮

肾气丸(《金匮要略》) 熟地黄 山药 山萸肉 茯苓 牡丹皮 泽泻 桂枝 制附子

固真汤(《活幼心书》) 人参 附子 白茯苓 白术 山药 黄芪(蜜泡涂,炙) 肉桂(去粗皮) 甘草(湿纸裹,煨透)

知柏地黄丸(《医方考》) 知母 黄柏 熟地黄 山萸肉 山药 泽泻 牡丹皮 茯苓

使君子散(《证治准绳》) 使君子 甘草 白芜荑 苦楝子

肥儿丸(《太平惠民和剂局方》) 神曲 黄连 肉豆蔻 使君子 麦芽 槟榔 木香

炙甘草汤(《伤寒论》) 炙甘草 生姜 桂枝 人参 生地黄 阿胶 麦门冬 麻子仁 大枣

河车八味丸(《幼幼集成》) 紫河车 鹿茸 制附子 肉桂 生地黄 山药 茯苓 牡丹皮 泽泻 五味子 麦冬 大枣

泻心导赤散(《医宗金鉴》) 木通 生地黄 黄连 生甘草 灯心草

泻白散(《小儿药证直诀》) 桑白皮 地骨皮 甘草 粳米

泻青丸(《小儿药证直诀》) 当归 冰片 川芎 栀子仁 大黄 羌活 防风 竹叶

泻黄散(《小儿药证直诀》) 藿香 山栀仁 石膏 甘草 防风

定痫丸(《医学心悟》) 天麻 川贝 胆南星 法半夏 陈皮 茯苓 茯神 丹参 麦冬 石菖蒲 远志 全蝎 僵蚕 琥珀 辰砂 竹沥 姜汁 甘草

实脾饮(《证治准绳》) 厚朴 白术 木瓜 木香 草果仁 大腹子 附子 白茯苓 干姜 甘草 生姜 大枣

参术汤(《赤水玄珠》) 人参 白术 黄芪 茯苓 陈皮 炙甘草

参芪地黄丸(《沈氏尊生书》) 人参 黄芪 熟地黄 怀山药 山茱萸 牡丹皮 茯苓 泽泻

参附龙牡救逆汤(验方) 人参 附子 龙骨 牡蛎 白芍 炙甘草

参附汤(《严氏济生方》) 人参 附子

参苓白术散(《太平惠民和剂局方》) 人参 茯苓 山药 白扁豆 莲子 薏苡仁 砂仁 桔梗 白术 大枣 甘草

参蛤散(《普济方》) 人参 蛤蚧

九　画

指迷茯苓丸(《医宗金鉴》) 半夏(制) 茯苓 风化硝 枳壳 姜汁

荆防败毒散(《摄生众妙方》) 荆芥 防风 羌活 独活 柴胡 川芎 枳壳 茯苓 甘草 桔梗 前胡

茜根散(《景岳全书》) 茜草根 黄芩 阿胶 侧柏叶 生地黄 甘草

茵陈理中汤(《张氏医通》) 茵陈 党参 干姜 白术 甘草

茵陈蒿汤(《伤寒论》) 茵陈蒿 栀子 大黄

枳实导滞丸(《内外伤辨惑论》) 枳实 大黄 黄连 黄芩 六神曲 白术 茯苓 泽泻

钩藤汤(《诚书》) 橘红 钩藤 胆南星 天麻 僵蚕 人参 远志 石菖蒲 犀角(现用水牛角代)

香砂平胃散(《济阳纲目》) 香附 陈皮 枳实 山楂 麦芽 砂仁 木香 干姜 槟榔 甘草 青皮

保和丸(《丹溪心法》) 山楂 茯苓 半夏 六神曲 陈皮 莱菔子 连翘

独活寄生汤(《外科正宗》) 独活 茯苓 川芎 当归 防风 白芍 细辛 人参 桂心 杜仲 秦艽 牛膝 熟地黄 桑寄生 甘草

养心汤(《仁斋直指方论》) 炙黄芪 茯苓 茯神 半夏 当归 川芎 远志 肉桂 柏子仁 酸枣仁 五味子 人参 炙甘草

养胃增液汤(验方) 石斛 乌梅 北沙参 玉竹 甘草 白芍

养脏散(《幼科指南》) 肉桂 木香 当归 川芎 丁香 沉香

宣毒发表汤(《麻科活人全书》) 升麻 葛根 防风 荆芥 桔梗 薄荷 甘草 牛蒡子 连翘 前胡 杏仁 枳壳 木通 竹叶

宣痹汤(《温病条辨》) 防己 薏苡仁 杏仁 滑石 连翘 山栀 半夏 蚕沙 赤小豆皮

十　画

都气丸(《症因脉治》) 熟地黄 山茱萸 五味子 山药 茯苓 泽泻 牡丹皮

真武汤(《伤寒论》) 茯苓 芍药 生姜 白术 附子

桂枝甘草龙骨牡蛎汤(《伤寒论》) 桂枝 炙甘草 牡蛎 龙骨

桃仁红花煎(《陈素庵妇科补解》) 红花 当归 桃仁 香附 延胡索 赤芍 川芎 乳香 丹参 青皮 生地黄

桃红四物汤(《医宗金鉴》) 桃仁 红花 熟地黄 川芎 当归 白芍

逐寒荡惊汤(《福幼编》) 胡椒 炮姜 肉桂 丁香 灶心土

柴胡葛根汤(《外科正宗》) 柴胡 天花粉 葛根 黄芩 桔梗 连翘 牛蒡子 石膏 甘草 升麻

柴胡疏肝散(《景岳全书》) 柴胡 陈皮 川芎 香附 枳壳 白芍 炙甘草

逍遥散(《太平惠民和剂局方》) 柴胡 当归 白芍 白术 茯苓 生姜 薄荷 炙甘草

透疹凉解汤(《中医儿科学》) 桑叶 甘菊 薄荷 连翘 牛蒡子 赤芍 蝉蜕 紫花地丁

黄连　藏红花

健脾丸(《医方集解》)　人参　白术　陈皮　麦芽　山楂　枳实

射干麻黄汤(《金匮要略》)　射干　麻黄　细辛　五味子　紫菀　款冬花　半夏　大枣　生姜

资生丸(《先醒斋医学广笔记》,原名“保胎资生丸”)　人参　白术　白茯苓　陈皮　山楂　炙甘草　山药　黄连　薏苡仁　白扁豆　白豆蔻　藿香　莲肉　泽泻　桔梗　芡实　麦芽

凉营清气汤(《喉痧症治概要》)　犀角(现用水牛角代)　赤芍　牡丹皮　生地黄　玄参　黄连　山栀　石膏　石斛　竹叶　芦根　白茅根　连翘　薄荷　金汁　甘草

凉膈散(《太平惠民和剂局方》)　芒硝　大黄　栀子　连翘　黄芩　甘草　薄荷　竹叶

益脾镇惊散(《医宗金鉴》)　人参　炒白术　茯苓　朱砂　钩藤　炙甘草

消乳丸(《证治准绳》)　香附　甘草　陈皮　砂仁　神曲　麦芽

涤痰汤(《类证治裁》)　半夏　橘红　甘草　竹茹　枳实　生姜　胆南星　人参　石菖蒲

通窍活血汤(《医林改错》)　赤芍　川芎　桃仁　红花　生姜　红枣　麝香　黄酒　葱白

桑白皮汤(《景岳全书》)　桑白皮　半夏　苏子　杏仁　贝母　黄芩　黄连　栀子

桑杏汤(《温病条辨》)　桑叶　杏仁　沙参　贝母　豆豉　栀子　梨皮

桑菊饮(《温病条辨》)　桑叶　菊花　桔梗　杏仁　连翘　芦根　薄荷　甘草

十一画

黄芪汤(《金匮翼》)　黄芪　麻仁　白蜜　陈皮

黄芪建中汤(《金匮要略》)　黄芪　桂枝　白芍　生姜　炙甘草　大枣　饴糖

黄芪桂枝五物汤(《金匮要略》)　黄芪　桂枝　芍药　生姜　大枣

黄连温胆汤(《六因条辨》)　黄连　竹茹　枳实　半夏　陈皮　茯苓　生姜　甘草

黄连解毒汤(《外台秘要》)　黄连　黄芩　黄柏　栀子

菟丝子散(《太平圣惠方》)　菟丝子　牡蛎　肉苁蓉　附子　五味子　鸡内金

银翘马勃散(《温病条辨》)　连翘　牛蒡子　银花　射干　马勃

银翘散(《温病条辨》)　银花　连翘　竹叶　芥穗　牛蒡子　薄荷　淡豆豉　桔梗　芦根　生甘草

麻子仁丸(《伤寒论》)　麻子仁　芍药　枳实　大黄　厚朴　杏仁

麻黄杏仁甘草石膏汤(《伤寒论》)　麻黄　杏仁　生石膏　甘草

麻黄连翘赤小豆汤(《伤寒论》)　麻黄　连翘　赤小豆　杏仁　生梓白皮　生姜　大枣　炙甘草

麻黄附子细辛汤(《伤寒论》)　麻黄　附子　细辛

羚角钩藤汤(《重订通俗伤寒论》)　羚羊角　桑叶　川贝母　生地黄　钩藤　菊花　茯神　白芍　甘草

清宁散(《幼幼集成》)　桑白皮　甜葶苈　赤茯苓　车前子　炙甘草

清宁散(《直指小儿方》)　桑白皮　葶苈子　赤茯苓　车前子　栀子　炙甘草　生姜　大枣

清肝化痰丸(《医门补要》)　生地黄　丹皮　海藻　贝母　柴胡　昆布　海带　夏枯草　僵蚕　当归　连翘　栀子

清肝达郁汤(《重订通俗伤寒论》)　焦山栀　白芍　菊花　当归　橘白　柴胡　薄荷　牡丹皮　炙甘草　鲜青橘叶

清金化痰汤(《医学统旨》)　黄芩　栀子　知母　桑白皮　瓜蒌仁　贝母　麦冬　橘红　茯苓　桔梗　甘草

清胃解毒汤（《痘疹传心录》） 当归 黄连 生地黄 连翘 升麻 牡丹皮 天花粉 赤芍药

清咽下痰汤（《验方新编》） 玄参 桔梗 炒牛蒡子 浙贝母 瓜蒌 射干 荆芥 马兜铃 甘草

清咽利膈汤（《仁术便览》） 连翘 栀子 牛蒡子 黄芩 薄荷 防风 荆芥 朴硝 玄参 大黄 桔梗 黄连 甘草

清络饮（《温病条辨》） 金银花 鲜扁豆花 西瓜翠衣 鲜竹叶心 鲜荷叶边 丝瓜皮

清解透表汤（验方） 桑叶 菊花 金银花 连翘 牛蒡子 升麻 葛根 蝉蜕 紫草根 西河柳 甘草

清热泻脾散（《医宗金鉴》） 山栀 石膏 黄连 黄芩 生地黄 赤茯苓 灯心草

清瘟败毒饮（《疫疹一得》） 生石膏 生地黄 乌犀角（现用水牛角代） 黄连 生栀子 桔梗 黄芩 知母 赤芍 玄参 连翘 竹叶 甘草 牡丹皮

清燥救肺汤（《医门法律》） 桑叶 石膏 甘草 胡麻仁 阿胶 枇杷叶 人参 麦门冬 杏仁

十 二 画

琥珀抱龙丸（《活幼心书》） 山药 朱砂 甘草 琥珀 天竺黄 檀香 枳壳 茯苓 胆南星 枳实 人参

越婢加术汤（《金匮要略》） 麻黄 石膏 甘草 大枣 白术 生姜

葛根黄芩黄连汤（《伤寒论》） 葛根 黄芩 黄连 甘草

葶苈大枣泻肺汤（《金匮要略》） 葶苈子 大枣

紫雪丹（《太平惠民和剂局方》） 石膏 寒水石 磁石 滑石 犀角（现用水牛角代） 羚羊角 木香 沉香 玄参 升麻 甘草 丁香 朴硝 硝石 麝香 朱砂

舒筋汤（《外科理例》） 姜黄 甘草 羌活 当归 赤芍 白术 海桐皮

普济消毒饮（《东垣试效方》） 黄芩 黄连 陈皮 甘草 玄参 柴胡 桔梗 连翘 板蓝根 马勃 牛蒡子 薄荷 僵蚕 升麻

温肺止流丹（《辨证录》） 人参 荆芥 细辛 桔梗 诃子 鱼脑石 甘草

温胆汤（《三因极一病证方论》） 半夏 陈皮 甘草 竹茹 枳实 生姜 大枣 茯苓

犀角地黄汤（《备急千金要方》） 犀角（现用水牛角代） 生地黄 牡丹皮 芍药

犀地清络饮（《重订通俗伤寒论》） 犀角（现用水牛角代） 丹皮 连翘 淡竹沥 生地黄 赤芍 桃仁 生姜

缓肝理脾汤（《医宗金鉴》） 桂枝 人参 白茯苓 炒白芍 炒白术 陈皮 炒山药 炒扁豆 炙甘草

十 三 画

解肌透痧汤（《喉痧症治概要》） 荆芥穗 牛蒡子 蝉蜕 浮萍 僵蚕 射干 淡豆豉 马勃 葛根 桔梗 前胡 连翘 竹茹 甘草

解肝煎（《景岳全书》） 陈皮 半夏 厚朴 茯苓 苏叶 芍药 砂仁

新加香薷饮（《温病条辨》） 香薷 金银花 鲜扁豆花 厚朴 连翘

十 四 画

缩泉丸（《魏氏家藏方》） 乌药 益智仁 山药

十五画及以上

增液汤(《温病条辨》)　玄参　麦冬　生地黄

镇惊丸(《医宗金鉴》)　茯神　麦冬　朱砂　远志　石菖蒲　酸枣仁　牛黄　黄连　珍珠　胆南星　钩藤　天竺黄　犀角(现用水牛角代)　甘草

黛蛤散(《卫生鸿宝》)　青黛　蛤壳

藿连汤(《幼幼集成》)　黄连　厚朴　藿香　生姜　大枣

藿香正气散(《太平惠民和剂局方》)　大腹皮　白芷　紫苏　茯苓　半夏曲　白术　陈皮　厚朴　桔梗　藿香　甘草

蠲痹汤(《医方考》)　黄芪　防风　羌活　赤芍　姜黄　当归　甘草

主要参考书目

1. 王雪峰,郑健. 中西医结合儿科学[M]. 北京:中国中医药出版社,2021.
2. 江载芳,申昆玲,沈颖. 诸福棠实用儿科学[M]. 9版. 北京:人民卫生出版社,2022.
3. 汪受传,丁樱. 中医儿科学[M]. 北京:中国中医药出版社,2021.
4. 张奇文,朱锦善. 实用中医儿科学[M]. 北京:中国中医药出版社,2016.
5. 王卫平,孙锟,常立文. 儿科学[M]. 北京:人民卫生出版社,2018.
6. 刘蓬. 中医耳鼻咽喉科学[M]. 5版. 北京:中国中医药出版社,2021.
7. 孙虹,张罗. 耳鼻咽喉头颈外科学[M]. 9版. 北京:人民卫生出版社,2018.
8. 陈信义,杨文华. 中医血液病学[M]. 北京:中国中医药出版社,2019

复习思考题
答案要点

模拟试卷